令和6年版

全国
登録販売者試験
過去問 正解

令和5年度実施

全8ブロック　960問

別冊カラー解説

薬事日報社

はじめに

　令和5年度の登録販売者試験は、前年度と同じく、【北海道・東北】【北関東・甲信越】【南関東】【北陸・東海】【奈良】【関西広域連合・福井】【中国・四国】【九州・沖縄】の8ブロックで実施されました。

　さて、厚生労働省のホームページでは「試験問題の作成に関する手引き」が公表されており、登録販売者試験の作問の"手引き"となっているため、これが登録販売者試験の出題範囲となります。登録販売者試験の出題範囲は全く変わらないものではなく、医薬品医療機器等法関連法令の改正に併せて随時改められます。

　令和6年春に「試験問題の作成に関する手引き」が改められた場合には、薬事日報社のホームページ「https://www.yakuji.co.jp/book_electronic-media」に、本書に影響が及ぶ範囲について掲載しますのでご確認ください。

　なお、都道府県によっては、一般的な難易度ではなく、難度が高めの問題をズラリとならべてくるところもあります。"難問系試験"を実施する都道府県を事前に予測することは困難であるとともに、難問系試験は合格率の顕著な低下に直結してしまいます。

　試験会場において難問系試験であることが判明した場合であっても、うろたえずに対処できるよう、相応のテキストや問題集などで対策しておくことをお勧めします。

　本書は、令和5年度に全国8ブロックで実施された過去問960問を収載しておりますので、存分に活用して登録販売者試験の合格を勝ち取ってください。

令和6年　新春

團　野　　浩

登録販売者試験	受験資格	出題範囲
平成25年度以前の試験	実務経験等が必要	平成19年8月(H21.6 一部改定)の「手引き」
平成26年度の試験		平成26年3月(H26.11 一部改定)の「手引き」
平成27〜29年度の試験	すべて撤廃	平成27年4月(H28.3 正誤表)の「手引き」
平成30年〜令和3年度の試験		平成30年3月の「手引き」
令和4年度の試験		令和4年3月の「手引き」
令和5年度以降の試験		令和5年4月の「手引き」

登録販売者試験の概要

1　登録販売者とは

　　医薬品の販売業務は、薬剤師又は登録販売者でなければ行うことができません。登録販売者は、一般用医薬品のうち、第二類医薬品と第三類医薬品を販売できる公的資格です。

2　登録販売試験

① 登録販売者試験の受験資格は設けられていないため、誰でも受けることができます。

② マークシート方式の筆記試験です。

③ 120問(午前2時間で60問、午後2時間で60問)が出題され、その内訳は次のとおりです。

　　　　第1章(医薬品に共通する特性と基本的な知識)　20問

　　　　第2章(人体の働きと医薬品)　20問

　　　　第3章(主な医薬品とその作用)　40問

　　　　第4章(薬事関係法規と制度)　20問

　　　　第5章(医薬品の適正使用・安全対策)　20問

④ 合格基準は、120問中84問以上を正解すること、かつ、各章の正解率が35%以上(40%以上とする都道府県もある)であることです。

⑤ 毎年、通常1回、都道府県ごとに8月末から12月にかけて試験が行われます。

⑥ 試験の日時、場所、申込方法等は、5月頃から各都道府県のホームページ等に掲載されます。

⑦ どの都道府県の試験でも受けることができます。例えば、埼玉県に居住する人が、群馬県の試験を受験することもできます。また、同一年度に複数の都道府県の試験を受けることができます。例えば、同じ年に山梨県、神奈川県、静岡県の3つの試験を受けることもできます。

⑧ 1つの都道府県で合格すれば、どこの都道府県でも有効です。例えば、北海道の試験合格者が、沖縄県で登録販売者として働くこともできます。

⑨ 試験合格に有効期限はありません。一度合格すれば、一生涯にわたって、登録販売者として働くための販売従事登録を受けることができます。

3　出題範囲

　　厚生労働省作成の「試験問題作成に関する手引き」から出題されるため、この"手引き"に沿った学習が合格の近道になります。

4　販売従事登録

　　試験合格者は、勤務地の都道府県で販売従事登録を受けることにより、登録販売者として働くことができます。販売従事登録の申請方法は、各都道府県のホームページ等に掲載されています。

目 次

登録販売者試験の概要　4

北海道・東北【共通問題】
北海道／青森／岩手／宮城／秋田／山形／福島

（令和5年8月30日実施）

＜第1章＞

問1 医薬品の本質に関する以下の記述の正誤について、正しい組み合わせはどれか。

a 医薬品は、人の疾病の治療若しくは予防に使用されるものであり、疾病の診断のためには使用されない。

b 医薬品は、人の身体の構造や機能に影響を及ぼすことを目的とする生命関連製品である。

c 医薬品は、市販後にも、医学・薬学等の新たな知見、使用成績等に基づき、その有効性、安全性等の確認が行われる仕組みになっている。

d 医薬品は、人の生命や健康に密接に関連するものであるため、高い水準で均一な品質が保証されていなければならない。

	a	b	c	d			a	b	c	d
1	正	正	正	正		2	誤	正	正	正
3	正	誤	正	正		4	正	正	誤	正
5	正	正	正	誤						

問2 医薬品のリスク評価に関する以下の記述の正誤について、正しい組み合わせはどれか。

a ヒトを対象とした臨床試験の実施の基準には、国際的に Good Clinical Practice（GCP）が制定されている。

b 医薬品に対しては、製造販売後の調査及び試験の実施の基準として Good Vigilance Practice（GVP）が制定されている。

c 薬物用量が治療量上限を超えると、やがて効果よりも有害反応が強く発現する「最小致死量」となり、「中毒量」を経て、「致死量」に至る。

d 少量の医薬品の投与でも、発がん作用、胎児毒性や組織・臓器の機能不全を生じる場合がある。

	a	b	c	d			a	b	c	d
1	正	誤	正	誤		2	誤	誤	正	正
3	正	正	誤	正		4	正	誤	誤	正
5	誤	正	正	誤						

問3 医薬品の品質に関する以下の記述の正誤について、正しい組み合わせはどれか。

a 医薬品を保管・陳列する場所については、清潔性が保たれるとともに、温度や湿度に留意する必要がある。

b 医薬品に表示されている使用期限は、開封・未開封を問わず、製品の品質が保持される期限である。

c 品質が承認された基準に適合しない医薬品や、その全部又は一部が変質・変敗した物質から成っている医薬品は販売が禁止されている。

d 医薬品は、適切な保管・陳列がなされていれば、経時変化による品質の劣化を生じることはない。

	a	b	c	d			a	b	c	d
1	正	正	誤	正		2	正	誤	正	誤
3	誤	正	正	誤		4	正	誤	誤	正
5	誤	正	正	正						

問4 健康食品に関する以下の記述の正誤について、正しい組み合わせはどれか。

a いわゆる健康食品は、その多くが摂取しやすいように錠剤やカプセル等の医薬品に類似した形状で販売されている。

b 栄養機能食品は、身体の健全な成長や発達、健康維持に必要な栄養成分（ビタミン、ミネラルなど）の補給を目的としたものである。

c 古くから特定の食品摂取と健康増進の関連は関心が持たれており、「薬（医）食同源」という言葉もある。

d 機能性表示食品は、疾病に罹患していない者の疾病リスクの低減を図る旨を表示することができる。

	a	b	c	d			a	b	c	d
1	正	正	正	正		2	誤	正	正	正
3	正	誤	正	正		4	正	正	誤	正
5	正	正	正	誤						

北海道・東北

北関東・甲信越

南関東

北陸・東海

奈良

関西広域連合・福井

中国・四国

九州・沖縄

問5　アレルギー(過敏反応)に関する以下の記述の正誤について、正しい組み合わせはどれか。

a 通常の免疫反応の場合、炎症やそれに伴って発生する痛み、発熱等は、人体にとって有害なものを体内から排除するための必要な過程である。

b アレルギーには体質的要素はあるが、遺伝的な要素はない。

c アレルゲンとなり得る添加物として、黄色4号(タートラジン)、カゼイン、亜硫酸塩(亜硫酸ナトリウム、ピロ硫酸カリウム等)がある。

d 普段は医薬品にアレルギーを起こしたことがない人でも、病気等に対する抵抗力が低下している状態などの場合には、医薬品がアレルゲンになることがある。

	a	b	c	d			a	b	c	d
1	正	正	正	誤		2	誤	正	誤	正
3	正	誤	正	正		4	誤	誤	正	誤
5	正	誤	誤	正						

問6　医薬品の副作用に関する以下の記述の正誤について、正しい組み合わせはどれか。

a 一般用医薬品は、通常、その使用を中断することによる不利益よりも、重大な副作用を回避することが優先される。

b 医薬品を使用してアレルギーを起こしたことがある人は、その原因となった医薬品の使用を避ける必要がある。

c 副作用は、容易に異変を自覚できるものばかりであり、血液や内臓機能への影響については直ちに明確な自覚症状が現れる。

d 医薬品が人体に及ぼす作用は、すべてが解明されているわけではないため、十分注意して適正に使用された場合であっても、副作用が生じることがある。

	a	b	c	d			a	b	c	d
1	正	誤	誤	正		2	正	正	誤	正
3	正	正	正	誤		4	誤	正	正	正
5	誤	誤	正	誤						

問7　医薬品の相互作用等に関する以下の記述の正誤について、正しい組み合わせはどれか。

a 相互作用による副作用のリスクを減らす観点から、緩和を図りたい症状が明確である場合には、なるべくその症状に合った成分のみが配合された医薬品が選択されることが望ましい。

b 食品は、外用薬や注射薬の作用や代謝に影響を与えない。

c 解熱鎮痛薬、鎮静薬、鎮咳去痰薬、アレルギー用薬等では、成分や作用が重複することが多く、通常、これらの薬効群に属する医薬品の併用は避けることとされている。

d 医薬品の相互作用は、医薬品が薬理作用をもたらす部位においてのみ起こる。

	a	b	c	d			a	b	c	d
1	誤	正	誤	正		2	誤	正	正	正
3	正	正	誤	誤		4	正	誤	正	誤
5	正	誤	誤	正						

問8　一般用医薬品の不適正な使用と有害事象に関する以下の記述の正誤について、正しい組み合わせはどれか。

a 一般用医薬品は、購入者等の誤解や認識不足のために適正に使用されないことがある。

b みだりに他の医薬品や酒類等と一緒に摂取するといった乱用がなされると、過量摂取による急性中毒等を生じる危険性が高くなる。

c 青少年は、薬物乱用の危険性に関する認識や理解が必ずしも十分でなく、好奇心から身近に入手できる薬物を興味本位で乱用することがある。

d 長期連用により精神的な依存がおこり、使用量が増え、購入するための経済的な負担が大きくなる例も見られる。

	a	b	c	d			a	b	c	d
1	正	正	正	正		2	誤	正	正	正
3	正	誤	正	正		4	正	正	誤	正
5	正	正	正	誤						

問9　以下の医薬品とアルコールの相互作用に関する記述について、( )の中に入れるべき字句の正しい組み合わせはどれか。

酒類(アルコール)は、医薬品の吸収や代謝に影響を与えることがある。アルコールは、主として肝臓で代謝されるため、酒類(アルコール)をよく摂取する者では、肝臓の代謝機能が(a)ことが多い。その結果、代謝によって産生する物質(代

北海道・東北

北関東・甲信越

南関東

北陸・東海

奈良

関西広域連合・福井

中国・四国

九州・沖縄

謝産物）に薬効がある医薬品の場合、作用が（ b ）、逆に、代謝産物が人体に悪影響を及ぼす医薬品の場合は副作用が（ c ）なる。

	a	b	c
1	高まっている	強く出過ぎたり	現れやすく
2	高まっている	弱くなり過ぎたり	現れにくく
3	高まっている	強く出過ぎたり	現れにくく
4	弱まっている	弱くなり過ぎたり	現れにくく
5	弱まっている	強く出過ぎたり	現れやすく

問10　小児等の医薬品使用に関する以下の記述の正誤について、正しい組み合わせはどれか。

a　小児は、肝臓や腎臓の機能が未発達であるため、医薬品の成分の代謝・排泄が大人よりも速い。

b　小児は、血液脳関門が未発達であるため、吸収されて循環血液中に移行した医薬品の成分が脳に達しやすく、中枢神経系に影響を与える医薬品で副作用を起こしやすい。

c　小児向けの用法用量が定められていない医薬品の場合、医薬品の販売に従事する専門家は、保護者等に対して、成人用の医薬品の量を減らして小児へ与えるよう説明することが重要である。

d　乳幼児は、医薬品が喉につかえると、大事に至らなくても咳き込んで吐き出し苦しむことになり、その体験から医薬品の服用に対する拒否意識を生じることがある。

```
     a   b   c   d
1    正   正   正   誤       2    誤   誤   正   正
3    誤   正   誤   正       4    正   誤   誤   正
5    誤   正   正   誤
```

問11　妊婦、妊娠していると思われる女性及び授乳婦に関する以下の記述の正誤について、正しい組み合わせはどれか。

a　一般用医薬品において、多くの場合、妊婦が使用した場合における安全性に関する評価が困難であるため、妊婦の使用については「相談すること」としているものが多い。

b　医薬品の種類によっては、授乳婦が使用した医薬品の成分の一部が乳汁中に移行し、母乳を介して乳児が医薬品の成分を摂取することになる場合がある。

c　胎盤には、胎児の血液と母体の血液とが混ざりあう仕組み（血液－胎盤関門）がある。

d　便秘薬は、配合成分やその用量によって流産や早産を誘発するおそれがある。

```
     a   b   c   d
1    正   誤   誤   正       2    正   正   誤   正
3    正   正   正   誤       4    誤   正   正   正
5    誤   誤   正   誤
```

問12　医療機関で治療を受けている人等の医薬品使用に関する以下の記述の正誤について、正しい組み合わせはどれか。

a　登録販売者には、医療機関・薬局で交付された薬剤を使用している人について、一般用医薬品との併用の可否を判断することが義務付けられている。

b　一般用医薬品を使用しても、生活習慣病等の慢性疾患が悪化することはない。

c　疾患の程度や購入しようとする一般用医薬品の種類等に応じて、問題を生じるおそれがあれば使用を避けることができるよう情報提供がなされることが重要である。

d　医療機関で治療を受ける際には、使用している一般用医薬品の情報を医療機関の医師や薬局の薬剤師等に伝えるよう購入者等に説明することが重要である。

```
     a   b   c   d
1    正   正   正   誤       2    誤   誤   正   正
3    誤   正   誤   正       4    正   誤   誤   正
5    誤   正   正   誤
```

問13　以下のプラセボ効果に関する記述について、（　）の中に入れるべき字句の正しい組み合わせはどれか。

　　プラセボ効果は、医薬品を使用したこと自体による（　a　）や、条件付けによる生体反応、時間経過による（　b　）等が関与して生じると考えられている。プラセボ効果によってもたらされる反応や変化は不確実であり、それを目的として医薬品が（　c　）。

	a	b	c
1	楽観的な結果への期待	自然発生的な変化	使用されるべきではない
2	意図しない作用	代謝産物の増加	使用されるべきである
3	意図しない作用	自然発生的な変化	使用されるべきではない
4	意図しない作用	代謝産物の増加	使用されるべきではない
5	楽観的な結果への期待	代謝産物の増加	使用されるべきである

問14　適切な医薬品選択と受診勧奨に関する以下の記述の正誤について、正しい組み合わせはどれか。

　a　一般用医薬品は、医薬品のうち、その効能及び効果において人体に対する作用が著しくないものであって、医薬関係者の選択により使用されることが目的とされているものである。

　b　情報提供は必ずしも医薬品の販売に結びつけるのでなく、医療機関の受診を勧めたり、医薬品の使用によらない対処を勧めることが適切な場合がある。

　c　一般用医薬品で対処可能な症状等の範囲は、医薬品を使用する人によって変わるものではない。

　d　一般用医薬品にも、使用すればドーピングに該当する成分を含んだものがある。

```
    a  b  c  d
1   正 正 正 誤    2   誤 誤 正 正
3   誤 正 誤 正    4   正 誤 誤 正
5   誤 正 正 誤
```

問15　一般用医薬品の役割に関する以下の記述の正誤について、正しい組み合わせはどれか。

　a　健康の維持・増進

　b　軽度な疾病に伴う症状の改善

　c　健康状態の自己検査

　d　生活の質（QOL）の改善・向上

```
    a  b  c  d
1   正 正 正 正    2   誤 正 正 正
3   正 誤 正 正    4   正 正 誤 正
5   正 正 正 誤
```

問16　高齢者の医薬品の使用に関する以下の記述の正誤について、正しい組み合わせはどれか。

　a　一般に高齢者は生理機能が衰えつつあり、特に、腎臓の機能が低下していると医薬品の作用が現れにくくなる。

　b　添付文書上、おおよその目安として60歳以上を「高齢者」としている。

　c　高齢者は、医薬品の取り違えや飲み忘れを起こしやすい等の傾向があるため、家族や周囲の人（介護関係者等）の理解や協力が重要となる。

　d　高齢者は、喉の筋肉が衰えて飲食物を飲み込む力が弱まっている（嚥下障害）場合があり、内服薬を使用する際に喉に詰まらせやすい。

```
    a  b  c  d
1   正 正 正 誤    2   誤 正 誤 誤
3   正 誤 誤 正    4   誤 誤 正 正
5   正 誤 誤 誤
```

問17　サリドマイド製剤及びサリドマイド訴訟に関する以下の記述の正誤について、正しい組み合わせはどれか。

　a　サリドマイド訴訟は、日本では、国及び製薬企業を被告として提訴され、その後に和解が成立した損害賠償訴訟である。

　b　サリドマイドの光学異性体のうち、R体には有害作用がないことから、R体のサリドマイドを分離して製剤化すると催奇形性を避けることができる。

　c　サリドマイド製剤は、一般用医薬品として販売されていたことはない。

　d　催眠鎮静成分であるサリドマイドには、血管新生を妨げる作用もある。

```
    a  b  c  d
1   正 正 誤 正    2   正 誤 正 誤
3   誤 正 正 誤    4   正 誤 誤 正
5   誤 正 正 正
```

問18　以下のスモン訴訟に関する記述について、（　）の中に入れるべき字句の正しい組み合わせはどれか。

スモン訴訟は、（ a ）として販売されていたキノホルム製剤を使用したことにより、（ b ）に罹患したことに対する損害賠償訴訟である。1979年、スモン訴訟等を契機として（ c ）が創設された。

	a	b	c
1	整腸剤	慢性脊髄視神経症	生物由来製品感染等被害救済制度
2	整腸剤	亜急性脊髄視神経症	生物由来製品感染等被害救済制度
3	整腸剤	亜急性脊髄視神経症	医薬品副作用被害救済制度
4	解熱鎮痛剤	慢性脊髄視神経症	医薬品副作用被害救済制度
5	解熱鎮痛剤	亜急性脊髄視神経症	生物由来製品感染等被害救済制度

問19　ヒト免疫不全ウイルス（HIV）訴訟に関する以下の記述の正誤について、正しい組み合わせはどれか。

a　白血病患者が、HIVが混入した原料血漿から製造された血液凝固因子製剤の投与を受けたことにより、HIVに感染したことに対する損害賠償訴訟である。

b　HIV訴訟を契機に、血液製剤の安全確保対策として検査や献血時の問診の充実が図られた。

c　HIV訴訟を契機として、緊急に必要とされる医薬品を迅速に供給するための「緊急輸入」制度の創設等を内容とする改正薬事法が成立した。

d　HIV訴訟は、国及び医療機関を被告として、大阪地裁、東京地裁で提訴された。

```
  a b c d
1 正 正 誤 正   2 正 誤 正 誤
3 誤 正 正 誤   4 正 誤 誤 正
5 誤 正 正 正
```

問20　以下のクロイツフェルト・ヤコブ病（CJD）及びCJD訴訟に関する記述について、（　）の中に入れるべき字句の正しい組み合わせはどれか。

CJDは、（ a ）の一種であるプリオンが原因とされる神経難病である。CJD訴訟は、（ b ）外科手術等に用いられていた（ c ）を介してCJDに罹患したことに対する損害賠償訴訟である。

	a	b	c
1	ウイルス	心臓	ヒト乾燥硬膜
2	タンパク質	脳	ヒト乾燥硬膜
3	タンパク質	脳	ウシ乾燥硬膜
4	タンパク質	心臓	ヒト乾燥硬膜
5	ウイルス	心臓	ウシ乾燥硬膜

＜第3章＞

問21　次の記述は、かぜ（感冒）等に関するものである。正しいものの組み合わせはどれか。

a　冬場に発熱や頭痛を伴って悪心・嘔吐や、下痢等の消化器症状が現れた場合、インフルエンザ（流行性感冒）である場合が多い。

b　かぜ薬は、ウイルスの増殖を抑えたり、ウイルスを体内から除去するものではなく、咳で眠れなかったり、発熱で体力を消耗しそうなときなどに、それら諸症状の緩和を図る対症療法薬である。

c　小児がインフルエンザにかかった場合、サリチルアミドを選択することが望ましい。

d　鎮咳成分であるジヒドロコデインリン酸塩は依存性があり、12歳未満の小児には使用禁忌となっている。

1（a,c）2（a,d）3（b,c）4（b,d）

問２２　かぜ薬及びその配合成分に関する以下の記述のうち、誤っているものはどれか。

1　鼻粘膜の充血を和らげ、気管・気管支を拡げる目的で配合されているマオウには、依存性があることに留意する必要がある。

2　炎症の発生を抑え、腫れを和らげる目的で配合されているトラネキサム酸を、血栓のある人や血栓を起こすおそれのある人に使用する場合は、治療を行っている医師又は処方薬の調剤を行った薬剤師に相談するなどの対応が必要である。

3　解熱鎮痛成分の鎮痛作用を補助する目的で配合されているブロモバレリル尿素には、依存性があることに留意する必要がある。

4　グリチルリチン酸二カリウムは、大量に摂取すると偽アルドステロン症を生じるおそれがあり、購入者等に対してグリチルリチン酸の総摂取量が継続して過剰にならないよう注意を促す必要がある。

5　ブロムヘキシン塩酸塩は、抗ヒスタミン成分や鎮静成分の作用による眠気を解消する目的で配合されている。

問２３　以下の化学的に合成された解熱鎮痛成分の作用に関する記述について、（　）の中に入れるべき字句の正しい組み合わせはどれか。なお、2箇所の（ b ）内はどちらも同じ字句が入る。

解熱に関しては、プロスタグランジンの産生抑制作用のほか、腎臓における水分の（ a ）を促して循環血流量を増し、発汗を促進する作用も寄与している。循環血流量の増加は（ b ）の負担を増大させるため、（ b ）に障害がある場合は、その症状を悪化させるおそれがある。

プロスタグランジンには胃酸分泌調節作用や胃腸粘膜保護作用もあるが、これらの作用が解熱鎮痛成分によって妨げられると、胃酸分泌が増加するとともに胃壁の血流量が（ c ）して、胃粘膜障害を起こしやすくなる。そうした胃への悪影響を軽減するため、なるべく空腹時を避けて服用することとなっている場合が多い。

```
         a      b      c
1   排泄    心臓    増加
2   排泄    肝臓    低下
```

3　再吸収　心臓　低下
4　排泄　　心臓　低下
5　再吸収　肝臓　増加

問２４　解熱鎮痛薬に関する以下の記述の正誤について、正しい組み合わせはどれか。

a　サリチル酸系解熱鎮痛成分において特に留意されるべき点は、ライ症候群の発生が示唆されていることであり、アスピリンは、小児に対しては、いかなる場合も一般用医薬品として使用してはならない。

b　イソプロピルアンチピリンは、現在、一般用医薬品で唯一のピリン系解熱鎮痛成分である。

c　頭痛が頻繁に出現して 24 時間以上続く場合や、一般用医薬品の解熱鎮痛薬を使用しても痛みを抑えられない場合は、自己治療で対処できる範囲を超えていると判断される。

d　頭痛の発症とその程度には、頭痛が起こるのでないかという不安感も含め、心理的な影響が大きいため、解熱鎮痛薬は、頭痛の症状が現れる前に予防的に使用すべきである。

```
      a    b    c    d
1    正   正   正   誤     2   誤   正   正   誤
3    誤   正   誤   正     4   誤   誤   誤   正
5    正   誤   正   正
```

問２５　鎮暈薬（乗物酔い防止薬）に含まれる成分とその成分を配合する目的との関係について、正しいものの組み合わせはどれか。

a　ジメンヒドリナート　―　嘔吐中枢への刺激や自律神経反射を抑える

b　カフェイン　―　中枢神経系を興奮させる

c　スコポラミン臭化水素酸塩水和物　―　胃粘膜への麻酔作用で嘔吐刺激を和らげる

d　ジフェニドール塩酸塩　―　不安や緊張などの心理的な要因を和らげる

1（a , b）2（a , d）3（b , c）4（c , d）

問２６　次のうち、小児の疳を適応症とする漢方処方製剤として、正しいものの組み合わせはどれか。

a　桂枝加朮附湯　　b　香蘇散
c　柴胡加竜骨牡蛎湯　　d　小建中湯

1（a , b）2（a , c）3（b , d）4（c , d）

【問題】北海道・東北

北海道・東北

北関東・甲信越

南関東

北陸・東海

奈良

関西広域連合・福井

中国・四国

九州・沖縄

問27 次の成分を含む鎮咳去痰薬に関する以下の記述の正誤について、正しい組み合わせはどれか。

6 錠中	
テオフィリン	300 mg
dl－メチルエフェドリン塩酸塩	37.5 mg
グアイフェネシン	300 mg
キキョウエキス（原生薬量 540 mg）	120 mg
セネガエキス（原生薬量 500 mg）	30 mg
カンゾウエキス末（原生薬量 756 mg）	108 mg

a メチルエフェドリン塩酸塩は、交感神経系への抑制作用によって、心臓血管系や、肝臓でのエネルギー代謝等にも影響が生じることが考えられる。

b グアイフェネシンは、粘液成分の含量比を調整して痰の切れを良くする。

c セネガの摂取により糖尿病の検査値に影響を生じることがある。

d カンゾウは、抗炎症作用のほか、気道粘膜からの粘液分泌を促す等の作用も期待される。

```
    a b c d
1  正 正 正 誤    2  誤 誤 正 正
3  誤 正 誤 正    4  正 誤 誤 正
5  誤 正 正 誤
```

問28 第1欄の記述は、咳止めや痰を出しやすくする目的で用いられる漢方処方製剤に関するものである。第1欄の記述に該当する漢方処方製剤として正しいものは第2欄のどれか。

第1欄 体力中等度以下で、痰が切れにくく、ときに強く咳こみ、又は咽頭の乾燥感があるもののから咳、気管支炎、気管支喘息、咽頭炎、しわがれ声に適すとされるが、水様痰の多い人には不向きとされる。まれに重篤な副作用として間質性肺炎、肝機能障害を生じることが知られている。

第2欄 1 麻杏甘石湯 2 柴胡桂枝湯
3 麦門冬湯 4 半夏厚朴湯 5 柴朴湯

問29 口腔咽喉薬及び含嗽薬に関する以下の記述のうち、誤っているものはどれか。

1 トローチ剤やドロップ剤は、有効成分が口腔内や咽頭部に行き渡るよう、口中に含み、噛まずにゆっくり溶かすようにして使用されることが重要である。

2 噴射式の液剤では、軽く息を吐きながら噴射することが望ましい。

3 口腔咽喉薬・含嗽薬は、口腔内や咽頭における局所的な作用を目的としているので、全身的な影響は生じない。

4 ポビドンヨードが配合された含嗽薬では、その使用によって銀を含有する義歯等が変色することがある。

問30 制酸薬に関する以下の記述の正誤について、正しい組み合わせはどれか。

a 胃液の分泌亢進による胃酸過多や、それに伴う胸やけ、腹部の不快感、吐きけ等の症状を緩和することを目的とする医薬品である。

b ロートエキスやピレンゼピン塩酸塩は、中和反応によって胃酸の働きを弱める。

c 透析療法を受けている人は、アルミニウムを含む制酸薬の使用を避ける必要がある。

d 胃酸との中和反応を目的とする制酸薬を酸度の高い食品と一緒に使用すると、胃酸に対する中和作用が低下することが考えられるため、炭酸飲料等での服用は適当でない。

```
    a b c d
1  正 正 正 誤    2  誤 正 誤 正
3  正 誤 正 正    4  誤 誤 正 誤
5  正 誤 誤 正
```

問31 止瀉成分に関する以下の記述の正誤について、正しい組み合わせはどれか。

a 収斂成分を主体とする止瀉薬は、細菌性の下痢や食中毒のときに使用して腸の運動を鎮めると、かえって状態を悪化させるおそれがある。

b ロペラミド塩酸塩は、中枢神経系を抑制する作用があり、副作用としてめまいや眠気が現れることがある。

c タンニン酸ベルベリンは、牛乳にアレルギーがある人では使用を避ける必要がある。

d 木クレオソートは、過剰な腸管の(蠕動)運動を正常化し、あわせて水分や電解質の分泌も抑える止瀉作用がある。

```
    a b c d
1  正 正 正 正    2  誤 正 正 正
3  正 誤 正 正    4  正 正 誤 正
5  正 正 正 誤
```

問32 次の記述は、瀉下成分に関するものである。正しいものの組み合わせはどれか。

a マルツエキスは、瀉下薬としては比較的作用が穏やかなため、主に乳幼児の便秘に用いられる。

b センノシドは、大腸に生息する腸内細菌によって分解され、分解生成物が大腸を刺激して瀉下作用をもたらすと考えられている。

c ヒマシ油は、大腸のうち特に結腸や直腸の粘膜を刺激して、排便を促すと考えられている。

d ビサコジルは、小腸でリパーゼの働きによって生じる分解物が、小腸を刺激することで瀉下作用をもたらすと考えられている。

1（a，b） 2（a，c） 3（b，d） 4（c，d）

問33 腸の不調に対する薬や受診勧奨に関する以下の記述の正誤について、正しい組み合わせはどれか。

a 整腸薬には、医薬部外品として製造販売されている製品もあるが、配合できる成分やその上限量が定められており、また、効能・効果の範囲も限定されている。

b 下痢に伴って脱水症状を招きやすいため、下痢への対処においては水分・電解質の補給が重要である。

c 刺激性瀉下成分を主体とする瀉下薬は、常用しても効果が弱くなることはないため、継続的に使用するよう説明する。

d 便秘による腹痛が著しい場合や、便秘に伴って吐きけや嘔吐が現れた場合には、急性腹症の可能性があるため、安易に瀉下薬を使用せずに医師の診療を受けるなどの対応が必要である。

```
   a b c d
1  正 正 正 正    2  誤 正 正 正
3  正 誤 正 正    4  正 正 誤 正
5  正 正 正 誤
```

問34 胃腸鎮痛鎮痙薬に関する以下の記述の正誤について、正しい組み合わせはどれか。

a 抗コリン成分は、副交感神経の伝達物質と受容体の反応を妨げることで、胃痛、腹痛、さしこみ（疝痛、癪）を鎮める。

b 胃腸鎮痛鎮痙薬に配合される抗コリン成分として、オキセサゼインがある。

c アミノ安息香酸エチルは、メトヘモグロビン血症を起こすおそれがあるため、6歳未満の小児への使用は避ける必要がある。

d パパベリン塩酸塩は、消化管の平滑筋に直接働いて胃腸の痙攣を鎮める作用を示す。

```
   a b c d
1  正 正 誤 正    2  正 誤 正 正
3  誤 正 正 誤    4  誤 誤 正 正
5  誤 正 誤 誤
```

問35 次の記述は、浣腸薬に関するものである。正しいものの組み合わせはどれか。

a 注入剤を注入した後は、できるだけすぐに排便を試みる。

b 注入剤を半量で使用した場合、残量は再利用せず廃棄する。

c 直腸内に適用される医薬品であり、剤形には注入剤（肛門から薬液を注入するもの）のみが存在する。

d 肛門や直腸の粘膜に損傷があり出血しているときにグリセリンが配合された浣腸薬を使用すると、赤血球の破壊（溶血）を引き起こすおそれがある。

1（a，b） 2（a，c） 3（b，d） 4（c，d）

問36 駆虫薬に関する以下の記述の正誤について、正しい組み合わせはどれか。

a 一般用医薬品の駆虫薬が対象とする寄生虫は、回虫と条虫である。

b 腸管内に生息する虫体のほか、虫卵にも作用する。

c 駆虫効果を高めるため、複数の駆虫薬を併用することが推奨される。

d ヒマシ油を使用すると腸管内で駆虫成分が吸収されやすくなり、副作用を生じる危険性が高まるため、ヒマシ油との併用は避ける必要がある。

```
   a b c d
1  正 誤 正 誤    2  正 誤 誤 正
3  誤 正 正 正    4  誤 誤 誤 正
5  正 正 誤 誤
```

問37 第1欄の記述は、強心作用を期待して用いられる生薬成分に関するものである。第1欄

北海道・東北

北関東・甲信越

南関東

北陸・東海

奈良

関西広域連合・福井

中国・四国

九州・沖縄

の記述に該当する生薬成分として正しいものは第2欄のどれか。

第1欄　ヒキガエル科のアジアヒキガエル等の耳腺の分泌物を集めたものを基原とする生薬で、微量で強い強心作用を示す。皮膚や粘膜に触れると局所麻酔作用を示し、内服固形製剤は口中で噛み砕くと舌等が麻痺することがあるため、噛まずに服用することとされている。

第2欄　1　センソ　　2　ジャコウ
　　　　3　ロクジョウ　4　ゴオウ　　5　シンジュ

問38　脂質異常症及び高コレステロール改善薬に関する以下の記述の正誤について、正しい組み合わせはどれか。

a　医療機関で測定した低密度リポタンパク質（LDL）の検査値が 140 mg/dL であった場合、脂質異常症とされる。

b　大豆油不けん化物（ソイステロール）は、コレステロールと結合して代謝されやすいコレステロールエステルを形成するとされ、肝臓におけるコレステロールの代謝を促す効果を期待して用いられる。

c　パンテチンは、腸管におけるコレステロールの吸収を抑える働きがあるとされる。

d　ビタミンEは、コレステロールからの過酸化脂質の生成を抑えるほか、末梢血管における血行を促進する作用があるとされ、血中コレステロール異常に伴う末梢血行障害の緩和等を目的として用いられる。

	a	b	c	d			a	b	c	d
1	正	正	正	誤		2	正	誤	誤	正
3	誤	誤	正	正		4	誤	正	誤	誤
5	誤	誤	正	誤						

問39　次の記述は、貧血用薬に関するものである。正しいものの組み合わせはどれか。

a　フマル酸第一鉄は、不足した鉄分を補充することを目的として用いられる。

b　鉄製剤を服用すると便が黒くなることがあるが、使用の中止を要する副作用等の異常ではなく、服用前の便の状況との対比は不要である。

c　銅は、ヘモグロビンの産生過程で、鉄の代謝や輸送に重要な役割を持つため、補充した鉄分を利用してヘモグロビンが産生されるの

を助ける目的で、硫酸銅が配合されている場合がある。

d　マンガンは、赤血球ができる過程で必要不可欠なビタミンB12の構成成分であり、骨髄での造血機能を高める目的で、硫酸マンガンが配合されている場合がある。

1（a, b）2（a, c）3（b, d）4（c, d）

問40　次の記述は、ユビデカレノン（コエンザイムQ10）に関するものである。正しいものの組み合わせはどれか。

a　肝臓や心臓などの臓器に多く存在し、エネルギー代謝に関与する酵素の働きを助ける成分で、摂取された栄養素からエネルギーが産生される際にビタミンB群とともに働く。

b　医薬品的な効能効果が標榜又は暗示されていなければ、食品の素材として流通することが可能である。

c　小児における心疾患による動悸、息切れ、むくみの症状があるような場合にも使用できる一般用医薬品がある。

d　効果がみられるまでには時間がかかるため、症状の改善がみられなくても4週間以上は使用を続けるように説明することが重要である。

1（a, b）2（a, c）3（b, d）4（c, d）

問41　痔疾用薬及びその配合成分に関する以下の記述の正誤について、正しい組み合わせはどれか。

a　リドカインが配合された痔疾用薬は、まれに重篤な副作用としてショック（アナフィラキシー）を生じることがある。

b　局所への穏やかな刺激によって痒みを抑える効果を期待して、熱感刺激を生じさせるカンフルが配合されている場合がある。

c　痔疾患に伴う局所の感染を防止することを目的として、タンニン酸が配合されている場合がある。

d　カイカは、シソ科のコガネバナの周皮を除いた根を基原とする生薬で、主に抗炎症作用を期待して用いられる。

	a	b	c	d			a	b	c	d
1	正	正	正	誤		2	誤	正	誤	誤
3	正	誤	誤	正		4	誤	誤	正	正
5	正	誤	誤	誤						

問４２　泌尿器用薬及びその配合成分に関する以下の記述の正誤について、正しい組み合わせはどれか。

a　日本薬局方収載のカゴソウは、煎薬として残尿感、排尿に際して不快感のあるものに用いられる。

b　サンキライは、アケビ科のアケビ又はミツバアケビの蔓性の茎を、通例、横切りしたものを基原とする生薬である。

c　竜胆瀉肝湯は、体力中等度以上で、下腹部に熱感や痛みがあるものの排尿痛、残尿感、尿の濁り、こしけ（おりもの）、頻尿に適すとされる。

d　猪苓湯は、体力に関わらず使用でき、排尿異常があり、ときに口が渇くものの排尿困難、排尿痛、残尿感、頻尿、むくみに適すとされる。

```
    a  b  c  d
1   誤 正 正 誤    2  正 正 誤 正
3   正 誤 正 誤    4  誤 誤 誤 正
5   正 誤 正 正
```

問４３　女性の月経に関する以下の記述の正誤について、正しい組み合わせはどれか。

a　血の道症とは、臓器・組織の形態的異常があり、抑うつや寝つきが悪くなる、神経質、集中力の低下等の精神神経症状が現れる病態のことをいう。

b　月経は、子宮の内壁を覆っている膜（子宮内膜）が剥がれ落ち、血液（経血）と共に排出される生理現象である。

c　月経不順とは、加齢とともに卵巣からの女性ホルモンの分泌が減少していき、やがて月経が停止して、妊娠可能な期間が終了することをいう。

d　月経周期には、扁桃体で産生されるホルモンと、卵巣で産生される女性ホルモンが関与する。

```
    a  b  c  d
1   誤 正 誤 正    2  正 誤 誤 正
3   正 正 正 誤    4  誤 正 誤 誤
5   正 誤 正 正
```

問４４　次の記述は、婦人薬として用いられる漢方処方製剤に関するものである。正しいものの組み合わせはどれか。

a　加味逍遙散は、まれに重篤な副作用として、肝機能障害、腸間膜静脈硬化症を生じることが知られている。

b　桃核承気湯は、体力中等度以下で、冷え症、貧血気味、神経過敏で、動悸、息切れ、ときにねあせ、頭部の発汗、口の渇きがあるものの更年期障害、血の道症、不眠症、神経症、動悸、息切れ、かぜの後期の症状、気管支炎に適すとされる。

c　五積散は、体の虚弱な人（体力の衰えている人、体の弱い人）、胃腸の弱い人、発汗傾向の著しい人では、不向きとされる。

d　当帰芍薬散は、比較的体力があり、ときに下腹部痛、肩こり、頭重、めまい、のぼせて足冷えなどを訴えるものの、月経不順、月経異常、月経痛、更年期障害、血の道症、肩こり、めまい、頭重、打ち身（打撲症）、しもやけ、しみ、湿疹・皮膚炎、にきびに適すとされる。

1（a, b）　2（a, c）　3（b, d）　4（c, d）

問４５　にきび、吹き出物等の要因と基礎的なケア及び抗菌作用を有する配合成分に関する以下の記述の正誤について、正しい組み合わせはどれか。

a　バシトラシンは、細菌の細胞壁合成を阻害することにより抗菌作用を示す。

b　フラジオマイシン硫酸塩は、細菌の DNA 合成を阻害することにより抗菌作用を示す。

c　皮膚常在菌であるにきび桿菌（アクネ菌）が毛穴から侵入し、皮脂腺、汗腺で増殖して生じた吹き出物を毛嚢炎（疔）という。

d　油分の多い化粧品はにきびを悪化させることがあり、基礎的ケアとしては、水性成分主体のものを選択することが望ましい。

```
    a  b  c  d
1   正 正 誤 正    2  正 誤 正 誤
3   正 誤 誤 正    4  誤 誤 正 正
5   誤 正 誤 誤
```

問４６　鼻に用いる薬の成分等に関する以下の記述の正誤について、正しい組み合わせはどれか。

a　鼻粘膜の過敏性や痛みや痒みを抑える目的で、ケトチフェンフマル酸塩が局所麻酔成分として配合されている場合がある。

北海道・東北

北関東・甲信越

南関東

北陸・東海

奈良

関西広域連合・福井

中国・四国

九州・沖縄

b　鼻粘膜を清潔に保ち、細菌による二次感染を防止する目的で、ベンゼトニウム塩化物が殺菌消毒成分として配合されている場合がある。

c　フェニレフリン塩酸塩は、交感神経系を刺激して鼻粘膜を通っている血管を拡張させることにより、鼻粘膜の充血や腫れを和らげる。

d　クロモグリク酸ナトリウムの使用は、医療機関において減感作療法等のアレルギーの治療を受けている人では、治療の妨げとなるおそれがある。

	a	b	c	d			a	b	c	d
1	正	誤	正	正		2	誤	正	正	正
3	正	正	誤	誤		4	誤	誤	正	誤
5	誤	正	誤	正						

問47　点眼薬に関する以下の記述の正誤について、正しい組み合わせはどれか。

a　コンタクトレンズをしたままでの点眼は、ソフトコンタクトレンズ、ハードコンタクトレンズに関わらず、添付文書に使用可能と記載されてない限り行うべきでない。

b　一般的に、点眼薬の1滴の薬液量は、結膜嚢の容積より少ない。

c　薬液を結膜嚢内に行き渡らせるため、点眼直後にまばたきを数回行うと効果的である。

d　容器の先端が眼瞼（まぶた）や睫毛（まつげ）に触れないように点眼する。

	a	b	c	d			a	b	c	d
1	正	正	正	誤		2	誤	正	誤	正
3	正	誤	正	正		4	誤	誤	正	誤
5	正	誤	誤	正						

問48　眼科用薬に含まれる成分とその主な配合目的に関する以下の記述のうち、正しいものの組み合わせはどれか。

a　コンドロイチン硫酸ナトリウムは、細菌感染によるものもらいの症状を改善することを目的として配合される。

b　ホウ酸は、抗菌作用による防腐効果を期待して、点眼薬の添加物（防腐剤）として配合されることがある。

c　アラントインは、炎症を生じた眼粘膜の組織修復を促す作用を期待して配合される。

d　アズレンスルホン酸ナトリウム（水溶性アズレン）は、角膜の乾燥を防ぐことを目的として配合される。

1（a, b）　2（a, d）　3（b, c）　4（c, d）

問49　皮膚に用いる薬に配合される成分に関する以下の記述の正誤について、正しい組み合わせはどれか。

a　ケトプロフェンが配合された貼付剤を使用している間及び使用後も当分の間は、天候にかかわらず、戸外活動を避けるとともに、貼付部に紫外線が当たるのを避ける必要がある。

b　フェルビナクは、過度に使用しても鎮痛効果が増すことはなく、その場合の安全性は確認されていないため、貼付剤については連続して2週間以上の使用は避けることとされている製品が多い。

c　サリチル酸メチルは、主として局所刺激により患部の血行を促し、また、末梢の知覚神経に軽い麻痺を起こすことにより、鎮痛作用をもたらすと考えられている。

d　ニコチン酸ベンジルエステルが配合された貼付剤は、入浴後、皮膚がほてっているうちに貼付することが望ましい。

	a	b	c	d			a	b	c	d
1	正	正	正	誤		2	誤	正	誤	誤
3	正	誤	正	正		4	誤	誤	正	誤
5	正	誤	誤	正						

問50　角質軟化薬及び肌の角質化、かさつき等を改善する配合成分に関する以下の記述のうち、正しいものはどれか。

1　角質層の水分保持量を高め、皮膚の乾燥を改善することを目的として、オリブ油（モクセイ科の *Olea europaea* Linné の果実を圧搾して得た脂肪油）が用いられる。

2　サリチル酸は、皮膚の角質層を構成するケラチンを変質させることにより、角質軟化作用を示す。

3　イオウは、頭皮の落屑（ふけ）を抑える効果を期待して、毛髪用医薬品に配合されている場合がある。

4　角質軟化薬のうち、いぼに用いる製品については、医薬部外品として認められているものもある。

問51 抗真菌作用を有する外皮用薬及びその配合成分に関する以下の記述のうち、正しいものはどれか。

1 ピロールニトリンは、患部を酸性にすることで、皮膚糸状菌の発育を抑える。

2 クロトリマゾールは、皮膚糸状菌の細胞膜を構成する成分の産生を妨げたり、細胞膜の透過性を変化させることにより、その増殖を抑える。

3 一般的に、軟膏は、じゅくじゅくと湿潤している患部には適さないとされる。

4 湿疹か皮膚糸状菌による皮膚感染かはっきりしない場合、抗真菌成分が配合された医薬品を使用することが適当である。

問52 次の記述は、毛髪用薬及びその配合成分に関するものである。正しいものの組み合わせはどれか。

a 毛髪用薬のうち、円形脱毛症の疾患名を掲げた効能・効果は、医薬部外品（育毛剤、養毛剤）においても認められている。

b カルプロニウム塩化物の副作用として、コリン作用による局所又は全身性の発汗、それに伴う寒気、震え、吐きけが現れることがある。

c エストラジオール安息香酸エステルは、女性ホルモン成分の一種であるため、妊婦又は妊娠していると思われる女性では使用を避ける必要がある。

d チクセツニンジンは、頭皮における脂質代謝を高めて、余分な皮脂を取り除く作用を期待して用いられる。

1（a, b） 2（a, d） 3（b, c） 4（b, d） 5（c, d）

問53 喫煙習慣と禁煙補助剤に関する以下の記述の正誤について、正しい組み合わせはどれか。

a 口腔内が酸性になるとニコチンの吸収が低下するため、ニコチン置換療法として咀嚼剤を用いる際は、コーヒーや炭酸飲料など口腔内を酸性にする食品を摂取した後しばらくは使用を避けることとされている。

b 咀嚼剤は、菓子のガムのように噛むと唾液が多く分泌され、ニコチンが唾液とともに飲み込まれてしまい、吐きけや腹痛等の副作用が現れやすくなるため、ゆっくりと断続的に噛むこととされている。

c 禁煙達成のためには、1年以上の長期間継続して使用すべきである。

d ニコチンは、アドレナリン作動成分が配合された医薬品との併用により、その作用を減弱させるおそれがある。

```
    a  b  c  d
1  正 正 正 誤    2  誤 正 誤 正
3  正 正 誤 誤    4  正 誤 誤 正
5  誤 誤 正 正
```

問54 ビタミン成分を含む製剤に関する以下の記述の正誤について、正しい組み合わせはどれか。

a リボフラビン酪酸エステルを主薬とする製剤を摂取することによって、尿が黄色くなることがある。

b 妊娠3ヶ月以内の妊婦、妊娠していると思われる女性及び妊娠を希望する女性は、胎児に先天異常を起こす危険性が高まるため、ビタミンAの過剰摂取に留意する必要がある。

c アスコルビン酸を主薬とする製剤は、抗酸化作用を示し、しみ、そばかすや歯ぐきからの出血・鼻血の予防に用いられる。

d トコフェロールは、下垂体や副腎系に作用し、ホルモン分泌の調節に関与するとされ、主薬製剤の服用後、ときに生理が早く来たり、経血量が多くなったりすることがある。

```
    a  b  c  d
1  正 正 正 正    2  誤 正 正 正
3  正 誤 正 正    4  正 正 誤 正
5  正 正 正 誤
```

問55 滋養強壮保健薬及びその成分に関する以下の記述の正誤について、正しい組み合わせはどれか。

a 神経痛、筋肉痛、関節痛、しみ・そばかす等のような特定部位の症状に対する効能・効果は、医薬品にのみ認められている。

b ヘスペリジンはビタミン様物質のひとつで、ビタミンCの吸収を助ける等の作用があるとされ、滋養強壮保健薬のほか、かぜ薬等にも配合されている場合がある。

c システインは、髪の毛や爪などに存在するアミノ酸の一種であり、これが主薬として配合された製剤は、二日酔いの症状の緩和に用いられる。

d タウリンは、米油及び米胚芽油から見出された抗酸化作用を示す成分で、ビタミンE等と組み合わせて配合されている場合がある。

	a	b	c	d			a	b	c	d
1	正	正	正	誤		2	誤	正	誤	誤
3	正	誤	誤	正		4	誤	誤	正	正
5	正	誤	誤	誤						

問56 漢方薬に関する以下の記述の正誤について、正しい組み合わせはどれか。

a 防風通聖散は、体力中等度以下で、疲れやすく、汗のかきやすい傾向があるものの肥満に伴う関節の腫れや痛み、むくみ、多汗症、肥満症に適すとされる。

b 生薬成分は、医薬品にのみ含まれているため、食品として流通することはない。

c 漢方の病態認識には虚実、陰陽、気血水、五臓などがあり、このうち陰は「体力虚弱」、陽は「体力が充実」と表現される。

d 漢方薬の購入者等が、「漢方薬は副作用が少ない」などといった誤った考えで使用することのないよう、登録販売者は積極的な情報提供を行うことに努める必要がある。

	a	b	c	d			a	b	c	d
1	正	正	誤	誤		2	誤	正	正	誤
3	誤	誤	正	正		4	誤	誤	誤	正
5	正	誤	誤	誤						

問57 消毒薬及びその配合成分に関する以下の記述の正誤について、正しい組み合わせはどれか。

a 消毒薬による消毒は、生存する微生物の数を減らすために行われる処置であるが、生息条件が整えば消毒薬の溶液中で生存、増殖する微生物もいる。

b 消毒を目的とする製品は医薬部外品として流通可能であるが、手指又は皮膚の消毒を目的とする製品は、医薬部外品としては製造販売されていない。

c クレゾール石ケン液は、一般細菌類、真菌類に対して比較的広い殺菌消毒作用を示すが、結核菌や大部分のウイルスに対する殺菌消毒作用はない。

d 次亜塩素酸ナトリウムは、一般細菌類、真菌類、ウイルス全般に対する殺菌消毒作用を示し、皮膚刺激性が弱いことから、手指の消毒によく用いられる。

	a	b	c	d			a	b	c	d
1	正	正	正	誤		2	誤	正	誤	誤
3	正	誤	誤	正		4	誤	誤	正	正
5	正	誤	誤	誤						

問58 次の記述は、衛生害虫及び殺虫剤・忌避剤に関するものである。正しいものの組み合わせはどれか。

a 忌避剤は、人体に直接使用することで、蚊やノミ等が吸血するのを防止する効果と虫さされによる痒みや腫れなどの症状を和らげる効果を持つ。

b イエバエは、様々な病原体を媒介する衛生害虫であり、幼虫（ウジ）が人の体内や皮膚などに潜り込むことで、人体に直接的な健康被害を与えることがある。

c チャバネゴキブリの殺虫のために使用する空間噴射の燻蒸剤は、成虫、幼虫及び卵の全てに殺虫効果を示す。

d ツツガムシは、ツツガムシ病リケッチアを媒介するダニの一種である。

1（a，b） 2（a，c） 3（b，d） 4（c，d）

問59 殺虫剤・忌避剤及びその配合成分に関する以下の記述のうち、誤っているものはどれか。

1 有機リン系殺虫成分であるジクロルボスは、アセチルコリンエステラーゼと不可逆的に結合し、その働きを阻害することで殺虫作用を示す。

2 シラミの駆除を目的とする製品中のフェノトリンは、殺虫成分で唯一人体に直接適用されるものである。

3 昆虫成長阻害成分であるメトプレンは、幼虫が蛹になるのを妨げるが、蛹にならずに成虫になる不完全変態の昆虫やダニには無効である。

4 ディートを含有する忌避剤（医薬品及び医薬部外品）は、生後6ヶ月未満の乳児については、顔面への使用を避け、1日の使用限度（1日1回）を守って使用する必要がある。

5 スプレー剤となっている忌避剤を顔面に使用する場合は、目や口の粘膜に触れることのないよう、いったん手のひらに噴霧してから塗布する等、直接顔面に噴霧しないようにする必要がある。

北海道・東北

北関東・甲信越

南関東

北陸・東海

奈良

関西広域連合・福井

中国・四国

九州・沖縄

問60 一般用検査薬に関する以下の記述の正誤について、正しい組み合わせはどれか。

a 一般用検査薬の検体は、尿、糞便、鼻汁、唾液、涙液などである。

b 尿タンパクを検査する際の採尿は、激しい運動の直後を避ける必要がある。

c 尿糖検査が陽性であっても、高血糖を伴わない場合がある。

d 一般的な妊娠検査薬は、月経予定日の概ね1週間前の検査が推奨されている。

	a	b	c	d			a	b	c	d
1	正	正	誤	正		2	正	正	正	誤
3	誤	誤	正	正		4	誤	正	誤	正
5	正	誤	誤	誤						

<第2章>

問61 消化器系に関する以下の記述のうち、正しいものはどれか。

1 消化管は、口腔から肛門まで続く管で、平均的な成人で全長約9mある。

2 消化管には、胃、小腸、大腸、胆嚢が含まれる。

3 消化液に含まれる消化酵素の作用によって、飲食物を分解することを機械的消化という。

4 膵液は、脂質を分解するアミラーゼなど、多くの消化酵素を含んでいる。

問62 消化器系に関する以下の記述の正誤について、正しい組み合わせはどれか。

a 十二指腸で分泌される腸液に含まれる成分の働きによって、膵液中のトリプシノーゲンがトリプシンになる。

b 舌の表面には、舌乳頭という無数の小さな突起があり、味覚を感知する部位である味蕾が分布している。

c 大腸内には腸内細菌が多く存在し、腸管内の食物繊維(難消化性多糖類)を発酵分解する。

d 飲食物を飲み込む運動(嚥下)が起きるときには、喉頭の入り口にある弁(喉頭蓋)が反射的に開くことにより、飲食物が食道へと送られる。

	a	b	c	d			a	b	c	d
1	正	正	誤	正		2	誤	正	正	誤
3	正	誤	誤	正		4	誤	誤	正	正
5	正	正	正	誤						

問63 呼吸器系に関する以下の記述の正誤について、正しい組み合わせはどれか。

a 咽頭は、気道に属するが、消化管には属さない。

b 呼吸器系では、侵入してくる細菌、ウイルス等に対する免疫反応は行われない。

c 肺自体は、自力で膨らんだり縮んだりするのではなく、横隔膜や肋間筋によって拡張・収縮して呼吸運動が行われている。

d 肺の内部で気管支が細かく枝分かれし、末端はブドウの房のような構造となっており、その球状の袋部分を肺胞という。

	a	b	c	d			a	b	c	d
1	正	誤	正	誤		2	正	正	誤	正
3	誤	誤	正	正		4	正	正	正	誤
5	誤	正	誤	正						

問64 循環器系に関する以下の記述のうち、誤っているものはどれか。

1 心臓の内部は、上部左右の心房、下部左右の心室の4つの空洞に分かれている。

2 肺でのガス交換が行われた血液は、心臓の右側部分(右心房、右心室)に入り、そこから全身に送り出される。

3 静脈にかかる圧力は比較的低いため、血管壁は動脈よりも薄い。

4 毛細血管の薄い血管壁を通して、酸素と栄養分が血液中から組織へ運び込まれ、それと交換に二酸化炭素や老廃物が組織から血液中へ取り込まれる。

5 血管壁にかかる圧力(血圧)は、通常、上腕部の動脈で測定される。

問65 次の記述は、胆嚢及び肝臓に関するものである。正しいものの組み合わせはどれか。

a 胆嚢は、十二指腸に内容物が入ってくると収縮して腸管内にインスリンを送り込む。

b アミノ酸が分解された場合等に生成するアンモニアは、体内に滞留すると有害な物質であり、肝臓において尿素へと代謝される。

c 小腸で吸収されたグリコーゲンは、血液によって肝臓に運ばれてブドウ糖として蓄えられる。

d 肝臓は、横隔膜の直下に位置する。

1 (a, b) 2 (a, c) 3 (b, d) 4 (c, d)

北海道・東北

北関東・甲信越

南関東

北陸・東海

奈良

関西広域連合・福井

中国・四国

九州・沖縄

問66　泌尿器系に関する以下の記述の正誤について、正しい組み合わせはどれか。

a　副腎髄質では、自律神経系に作用するアドレナリンとノルアドレナリンが産生・分泌される。

b　ボウマン嚢から1本の尿細管が伸びて、腎小体と尿細管とで腎臓の基本的な機能単位（ネフロン）を構成している。

c　食品から摂取あるいは体内で生合成されたビタミンDは、腎臓で活性型ビタミンDに転換されて、骨の形成や維持の作用を発揮する。

d　女性は尿道が短いため、細菌などが侵入したとき膀胱まで感染を生じやすい。

	a	b	c	d			a	b	c	d
1	正	正	正	正		2	誤	正	正	正
3	正	誤	正	正		4	正	正	誤	正
5	正	正	正	誤						

問67　次の記述は、目に関するものである。正しいものの組み合わせはどれか。

a　ビタミンAが不足すると、夜間視力の低下（夜盲症）を生じる。

b　角膜と水晶体の間は、組織液（房水）で満たされ、眼内に一定の圧（眼圧）を生じさせている。

c　涙腺は上眼瞼の裏側にある分泌腺で、リンパ液から涙液を産生する。

d　主に硝子体の厚みを変化させることによって、遠近の焦点調節が行われている。

1（a，b）　2（a，d）　3（b，c）　4（c，d）

問68　次の記述は、鼻及び耳に関するものである。正しいものの組み合わせはどれか。

a　副鼻腔は、薄い板状の軟骨と骨でできた鼻中隔によって左右に仕切られている。

b　内耳は、平衡器官である蝸牛と、聴覚器官である前庭の2つの部分からなる。

c　乗物酔い（動揺病）は、乗り物に乗っているとき反復される加速度刺激や動揺によって、平衡感覚が混乱して生じる身体の変調である。

d　外耳道にある耳垢腺（汗腺の一種）や皮脂腺からの分泌物に、埃や外耳道上皮の老廃物などが混じって耳垢（耳あか）となる。

1（a，b）　2（a，d）　3（b，c）　4（b，d）　5（c，d）

問69　外皮系に関する以下の記述のうち、誤っているものはどれか。

1　皮膚の色は、表皮や真皮に沈着したメラニン色素によるものである。

2　表皮は、線維芽細胞とその細胞で産生された線維性のタンパク質（コラーゲン、フィブリリン、エラスチン等）からなる結合組織の層である。

3　皮脂は、皮膚を潤いのある柔軟な状態に保つとともに、外部からの異物に対する保護膜としての働きがある。

4　汗腺には、腋窩（わきのした）などの毛根部に分布するアポクリン腺（体臭腺）と、手のひらなど毛根がないところも含め全身に分布するエクリン腺の二種類がある。

問70　骨格系及び筋組織に関する以下の記述の正誤について、正しい組み合わせはどれか。

a　骨は生きた組織であり、成長が停止した後は破壊（骨吸収）と修復（骨形成）が行われなくなる。

b　骨には身体各部の支持機能、臓器保護機能のほか、カルシウムを蓄える貯蔵機能がある。

c　筋組織は、筋細胞と結合組織からできている。

d　随意筋は、自律神経系に支配されている。

	a	b	c	d			a	b	c	d
1	正	正	誤	誤		2	正	誤	正	誤
3	誤	正	正	誤		4	正	誤	誤	正
5	誤	正	正	正						

問71　中枢神経系に関する以下の記述の正誤について、正しい組み合わせはどれか。

a　脊髄は、末梢からの刺激の一部に対して脳を介さずに刺激を返す場合があり、これを脊髄反射と呼ぶ。

b　延髄には、心拍数を調節する心臓中枢、呼吸を調節する呼吸中枢等がある。

c　中枢は、末梢からの刺激を受け取って統合し、それらに反応して興奮を起こし、末梢へ刺激を送り出すことで、人間の身体を制御している。

d　脳の血管は末梢に比べて物質の透過に関する選択性が低く、タンパク質などの大分子や小分子でもイオン化した物質は、血液中から脳の組織へ移行しやすい。

	a	b	c	d			a	b	c	d
1	正	正	正	誤		2	正	誤	正	正
3	正	誤	誤	正		4	誤	正	正	誤
5	誤	正	誤	正						

問72 次の記述は、自律神経系に関するものである。正しいものの組み合わせはどれか。

a 交感神経の節後線維の末端から放出される神経伝達物質はアセチルコリンであり、副交感神経の節後線維の末端から放出される神経伝達物質はノルアドレナリンである。

b 通常、交感神経系と副交感神経系は、互いに拮抗して働く。

c 目では、交感神経系が活発になると瞳孔が収縮する。

d 胃では、副交感神経が活発になると胃液の分泌が亢進する。

1（a, c）2（a, d）3（b, c）4（b, d）

問73 医薬品の有効成分の吸収に関する以下の記述のうち、誤っているものはどれか。

1 一般に、内服薬の有効成分の消化管からの吸収は、濃度の高い方から低い方へ受動的に拡散していく現象である。

2 内服薬の有効成分の吸収量や吸収速度は、消化管内容物や他の医薬品の作用によって影響を受ける。

3 鼻腔粘膜の下には毛細血管が豊富なため、点鼻薬の成分は循環血液中に移行しやすい。

4 アレルギー反応は微量の抗原でも生じるため、点眼薬や含嗽薬でもショック（アナフィラキシー）等のアレルギー性副作用を生じることがある。

5 坐剤は、内服の場合よりも全身作用が現れるのが遅い。

問74 次の記述は、薬の代謝及び排泄に関するものである。正しいものの組み合わせはどれか。

a 経口投与後、消化管で吸収された医薬品の有効成分は、全身循環に入る前にリンパ管を経由して肝臓を通過する。

b 医薬品の有効成分と血漿タンパク質との複合体は、腎臓で濾過されないため、この複合体が形成されると、有効成分が長く循環血液中に留まることとなり、作用が持続する原因となる。

c 肝初回通過効果とは、全身循環に移行する有効成分の量が、消化管で吸収された量よりも、肝臓で代謝を受けた分だけ少なくなることをいう。

d 医薬品の有効成分は、未変化体のままで、あるいは代謝物として体外へ排出されるが、肺から呼気中へ排出されることはない。

1（a, b）2（a, c）3（a, d）4（b, c）5（b, d）

問75 医薬品が原因となる肝機能障害に関する以下の記述の正誤について、正しい組み合わせはどれか。

a 軽度の肝機能障害の場合は自覚症状がなく、健康診断等の血液検査で初めて判明することが多い。

b 黄疸は、ビリルビンが血液中へ排出されず、胆汁中に滞留することにより生じる。

c 医薬品により生じる肝機能障害は、中毒性のものと、アレルギー性のものに大別される。

d 原因と考えられる薬物を漫然と使用し続けると、不可逆的な病変（肝不全）を生じ、死に至ることがある。

	a	b	c	d
1	誤	正	誤	誤
2	正	誤	正	正
3	誤	正	正	誤
4	正	正	誤	正
5	誤	誤	正	正

問76 医薬品の剤形に関する以下の記述の正誤について、正しい組み合わせはどれか。

a カプセル剤は、カプセル内に散剤や顆粒剤、液剤等を充填した剤形であり、内服用の医薬品として広く用いられている。

b 散剤を服用するときは、飛散を防ぐため、あらかじめ少量の水（又はぬるま湯）を口に含んだ上で服用したり、何回かに分けて少しずつ服用するなどの工夫をするとよい。

c 口腔内崩壊錠は、薬効を期待する部位が口の中や喉であるものが多く、飲み込まずに口の中で舐めて、徐々に溶かして使用する。

d 軟膏剤は、油性の基剤で皮膚への刺激が弱く、適用部位を水から遮断したい場合等に用いる。

	a	b	c	d
1	誤	正	正	誤
2	正	正	誤	誤
3	誤	誤	正	正
4	正	正	誤	正
5	正	誤	正	正

問77 全身的に現れる医薬品の副作用に関する以下の記述のうち、正しいものはどれか。

1　ショック(アナフィラキシー)は、生体異物に対する即時型のアレルギー反応の一種であるが、発症後の病態の進行は比較的緩やかである。

2　皮膚粘膜眼症候群は、発症する可能性のある医薬品は限られるため、発症の予測は容易である。

3　中毒性表皮壊死融解症の症例の多くが皮膚粘膜眼症候群の進展型とみられる。

4　偽アルドステロン症は、体内にカリウムと水が貯留し、体からナトリウムが失われることによって生じる病態である。

問78　精神神経系に現れる医薬品の副作用に関する以下の記述の正誤について、正しい組み合わせはどれか。

a　眠気を催すことが知られている医薬品を使用した後は、乗物や危険な機械類の運転作業に従事しないように十分注意することが必要である。

b　無菌性髄膜炎は、早期に原因医薬品の使用を中止しても、予後は不良となることがほとんどである。

c　無菌性髄膜炎は、医薬品の副作用が原因の場合、全身性エリテマトーデス、混合性結合組織病、関節リウマチ等の基礎疾患がある人で発症リスクが高い。

d　心臓や血管に作用する医薬品により、頭痛やめまい、浮動感(体がふわふわと宙に浮いたような感じ)、不安定感(体がぐらぐらする感じ)等が生じることがある。

	a	b	c	d			a	b	c	d
1	正	正	正	正		2	誤	正	正	正
3	正	誤	正	正		4	正	正	誤	正
5	正	正	正	誤						

問79　循環器系及び泌尿器系に現れる医薬品の副作用に関する以下の記述のうち、誤っているものはどれか。

1　うっ血性心不全とは、全身が必要とする量の血液を心臓から送り出すことができなくなり、肺に血液が貯留して、種々の症状を示す疾患である。

2　不整脈とは、心筋の自動性や興奮伝導の異常が原因で心臓の拍動リズムが乱れる病態である。

3　副交感神経系の機能を亢進する作用がある医薬品を使用すると、膀胱の排尿筋の収縮が抑制され、尿が出にくい、残尿感がある等の症状を生じることがある。

4　膀胱炎様症状では、尿の回数の増加、排尿時の疼痛、残尿感等の症状が現れる。

問80　次の記述は、呼吸器系に現れる副作用に関するものである。正しいものの組み合わせはどれか。

a　間質性肺炎は、肺の中で肺胞と毛細血管を取り囲んで支持している組織(間質)が炎症を起こしたものである。

b　間質性肺炎は、一般的に医薬品の使用開始から1〜2時間程度で起きることが多い。

c　間質性肺炎は、症状が一過性に現れ、自然と回復することもあるが、悪化すると肺線維症(肺が線維化を起こして硬くなる状態)に移行することがある。

d　喘息は、合併症の有無にかかわらず、原因となった医薬品の有効成分が体内から消失しても症状は寛解しない。

1(a, b)　2(a, c)　3(b, c)　4(b, d)　5(c, d)

<第4章>

問81　以下の医薬品医療機器等法第1条の条文について、( )の中に入れるべき字句の正しい組み合わせはどれか。なお、2箇所の(a)内は、いずれも同じ字句が入る。

この法律は、医薬品、医薬部外品、化粧品、医療機器及び再生医療等製品の品質、有効性及び安全性の確保並びにこれらの使用による(a)上の危害の発生及び拡大の防止のために必要な規制を行うとともに、指定薬物の規制に関する措置を講ずるほか、医療上特にその(b)が高い医薬品、医療機器及び再生医療等製品の(c)の促進のために必要な措置を講ずることにより、(a)の向上を図ることを目的とする。

	a	b	c
1	国民生活	必要性	研究開発
2	国民生活	信頼性	安全使用
3	保健衛生	必要性	研究開発
4	保健衛生	信頼性	安全使用
5	保健衛生	信頼性	研究開発

北海道・東北

北関東・甲信越

南関東

北陸・東海

奈良

関西広域連合・福井

中国・四国

九州・沖縄

問82　登録販売者に関する以下の記述の正誤について、正しい組み合わせはどれか。

a　登録販売者試験に合格した者であって、医薬品の販売又は授与に従事しようとする者は、厚生労働大臣の登録を受けなければならない。

b　購入者等に対して正確かつ適切な情報提供が行えるよう、日々最新の情報の入手、自らの研鑽に努める必要がある。

c　登録事項に変更を生じたときは、30日以内に、その旨を届け出なければならない。

d　一般用医薬品の販売又は授与に従事しようとしなくなったときは、45日以内に、登録販売者名簿の登録の消除を申請しなければならない。

```
    a   b   c   d
1   誤  誤  誤  正      2   正  正  正  正
3   正  誤  誤  正      4   誤  正  正  誤
5   正  正  誤  誤
```

問83　次の記述は、医薬部外品及び化粧品に関するものである。正しいものの組み合わせはどれか。

a　医薬部外品の直接の容器又は直接の被包には、「薬用」の文字の表示その他定められた事項の表示が義務付けられている。

b　指定医薬部外品は、用法用量や使用上の注意を守って適正に使用することが他の医薬部外品と比べてより重要であるため、各製品の容器や包装等に識別表示がなされている。

c　化粧品の中には、人の身体の構造若しくは機能に影響を及ぼすことを目的としているものも含まれている。

d　化粧品の効能効果について、「清涼感を与える」、「爽快にする」等の使用感等を表示し、広告することは事実に反しない限り認められる。

1（a，b）　2（a，c）　3（b，d）　4（c，d）

問84　次の記述は、一般用医薬品及び要指導医薬品に関するものである。正しいものの組み合わせはどれか。

a　一般用医薬品及び要指導医薬品は、あらかじめ定められた用量に基づき、適正使用することによって効果を期待するものである。

b　店舗販売業では、要指導医薬品の販売は認められていない。

c　卸売販売業者は、配置販売業者に対し、一般用医薬品以外の医薬品を販売又は授与してはならない。

d　検体の採取に身体への直接のリスクを伴う検査薬（例えば、血液を検体とするもの）は、要指導医薬品として認められている。

1（a，b）　2（a，c）　3（b，d）　4（c，d）

問85　以下の毒薬及び劇薬に関する記述について、（　）の中に入れるべき字句の正しい組み合わせはどれか。

毒薬については、それを収める直接の容器又は被包（以下「容器等」という。）に、（　a　）をもって、当該医薬品の品名及び「毒」の文字が記載されていなければならず、劇薬については、容器等に（　b　）をもって、当該医薬品の品名及び「劇」の文字が記載されていなければならないとされている。

	a	b
1	白地に黒枠、黒字	白地に赤枠、赤字
2	白地に黒枠、黒字	赤地に白枠、白字
3	白地に赤枠、赤字	赤地に白枠、白字
4	黒地に白枠、白字	白地に黒枠、黒字
5	黒地に白枠、白字	白地に赤枠、赤字

問86　生物由来製品に関する以下の記述の正誤について、正しい組み合わせはどれか。

a　医薬品、医薬部外品、化粧品又は医療機器が指定の対象となる。

b　特定生物由来製品とは、生物由来製品のうち、販売し、貸与し、又は授与した後において当該生物由来製品による保健衛生上の危害の発生又は拡大を防止するための措置を講ずることが必要なものであって、厚生労働大臣が薬事・食品衛生審議会の意見を聴いて指定するものをいう。

c　生物由来製品は、製品の使用によるアレルギーの発生リスクに着目して指定されている。

d　現在、生物由来製品として指定された一般用医薬品及び要指導医薬品はない。

```
    a   b   c   d
1   正  正  正  誤      2   正  正  誤  正
3   正  誤  正  正      4   誤  正  正  誤
5   誤  誤  誤  正
```

問87　次の記述は、医薬品の容器又は外箱等への必要な記載事項に関するものである。正しいものの組み合わせはどれか。

a　医薬品の法定表示事項は、購入者が読みやすく理解しやすい用語による正確なものでなければならない。

b　法定表示が適切になされていない医薬品を販売した場合、製造販売業者のみの責任となり、薬局及び医薬品販売業者が罰せられることはない。

c　日本薬局方に収載されている医薬品以外の医薬品においても、その有効成分の名称及びその分量を表示する必要がある。

d　指定第二類医薬品にあっては、枠の中に「指定」の文字を記載しなければならない。

1（a，b）　2（a，c）　3（b，d）　4（c，d）

問88　次の記述は、保健機能食品等の食品に関するものである。正しいものの組み合わせはどれか。

a　食品衛生法（昭和22年法律第233号）において、食品とは、医薬品、医薬部外品及び再生医療等製品以外のすべての飲食物をいう。

b　健康食品という単語は、法令で定義された用語であり、栄養補助食品、サプリメント、ダイエット食品と呼ばれることもある。

c　特別用途食品（特定保健用食品を除く。）は、「特別の用途に適する旨の表示」をする食品であり、消費者庁の許可等のマークが付されている。

d　機能性表示食品は、1日当たりの摂取目安量に含まれる栄養成分の量が基準に適合しており、栄養表示しようとする場合には、その栄養成分の機能の表示を行わなければならない。

1（a，b）　2（a，c）　3（b，d）　4（c，d）

問89　次の記述は、店舗販売業に関するものである。正しいものの組み合わせはどれか。

a　店舗販売業の許可は、5年ごとに、その更新を受けなければ、その期間の経過によって、その効力を失う。

b　店舗管理者は、医薬品医療機器等法第29条第2項の規定により、店舗販売業者に対し、必要な意見を口頭により述べなければならない。

c　従事期間が通算して一年以上であって、店舗管理者としての業務の経験がある登録販売者は、第二類医薬品又は第三類医薬品を販売する店舗の店舗管理者になることができる。

d　第一類医薬品を販売する店舗の店舗販売業者は、当該店舗の店舗管理者が薬剤師でない場合には、店舗管理者を補佐する者として薬剤師を置かなければならない。

1（a，b）　2（a，c）　3（b，d）　4（c，d）

問90　薬局に関する以下の記述の正誤について、正しい組み合わせはどれか。なお、本設問において、「都道府県知事」とは、「都道府県知事（その薬局の所在地が保健所設置市又は特別区の区域にある場合においては、市長又は区長）」とする。

a　調剤を実施する薬局は、医療法（昭和23年法律第205号）第1条の2第2項に基づく医療提供施設には該当しない。

b　薬局開設者が薬剤師でないときは、その薬局で薬事に関する実務に従事する薬剤師から管理者を指定して実地に管理させなければならない。

c　薬局の管理者は、その薬局の所在地の都道府県知事の許可を受けた場合を除き、その薬局以外の場所で業として薬局の管理その他薬事に関する実務に従事する者であってはならない。

d　健康サポート薬局とは、患者が継続して利用するために必要な機能及び個人の主体的な健康の保持増進への取組を積極的に支援する機能を有する薬局をいう。

	a	b	c	d			a	b	c	d
1	正	正	正	誤		2	正	正	誤	正
3	誤	正	正	正		4	正	誤	誤	誤
5	誤	誤	誤	正						

北海道・東北

北関東・甲信越

南関東

北陸・東海

奈良

関西広域連合・福井

中国・四国

九州・沖縄

問91　次の記述は、医薬品のリスク区分に応じた情報提供に関するものである。正しいものの組み合わせはどれか。

a　第一類医薬品を販売するときは、登録販売者はあらかじめ、使用しようとする者の年齢、他の薬剤又は医薬品の使用の状況、性別等を確認しなければならない。

b　第一類医薬品を使用しようとする者が、薬剤服用歴その他の情報を一元的かつ経時的に管理できる手帳を所持しない場合は、その所持を勧奨しなければならない。

c　指定第二類医薬品は、薬剤師又は登録販売者による積極的な情報提供の機会がより確保されるよう、陳列方法を工夫する等の対応が求められる。

d　店舗販売業者が、第三類医薬品を販売又は授与する場合には、薬剤師又は登録販売者に必要な情報提供をさせることが望ましい。

1（a，b）2（a，c）3（b，d）4（c，d）

問92　医薬品の陳列に関する以下の記述の正誤について、正しい組み合わせはどれか。

a　第一類医薬品、第二類医薬品及び第三類医薬品を薬効分類ごとに陳列しなければならない。

b　店舗販売業者は、一般用医薬品を販売しない時間は、一般用医薬品を通常陳列し、又は交付する場所を閉鎖しなければならない。

c　指定第二類医薬品を、鍵をかけた陳列設備に陳列する場合、情報提供を行うための設備から7メートル以内の範囲に陳列する必要はない。

d　店舗販売業者が販売等することにより、一般の生活者に医薬品でない製品（食品、医薬部外品、化粧品等）について医薬品的な誤認を与えることのないよう、十分配慮する必要がある。

```
   a  b  c  d              a  b  c  d
1  正  正  誤  正      2  誤  正  正  正
3  誤  誤  正  正      4  誤  正  誤  誤
5  正  誤  誤  誤
```

問93　薬局がインターネットで行う特定販売に関する以下の記述の正誤について、正しい組み合わせはどれか。

a　特定販売を行う場合は、当該薬局以外の場

所に貯蔵し、又は陳列している一般用医薬品を販売又は授与することができる。

b　特定販売を行うことについて広告をするときは、医薬品の薬効分類ごとに表示しなければならない。

c　特定販売により一般用医薬品を購入しようとする者から、対面又は電話により相談応需の希望があった場合には、薬局開設者は、その薬局において医薬品の販売又は授与に従事する薬剤師又は登録販売者に、対面又は電話により情報提供を行わせなければならない。

d　薬局製造販売医薬品（毒薬及び劇薬であるものを除く。）は、特定販売の方法により販売することができる。

```
   a  b  c  d              a  b  c  d
1  正  誤  正  誤      2  正  正  誤  誤
3  正  誤  誤  正      4  誤  正  誤  誤
5  誤  誤  正  正
```

問94　濫用等のおそれのあるものとして厚生労働大臣が指定する医薬品を販売する場合、医薬品医療機器等法施行規則第147条の3の規定に基づき、店舗販売業者が薬剤師又は登録販売者に必ず確認させなければならない事項に関する以下の記述の正誤について、正しい組み合わせはどれか。

a　当該医薬品を購入しようとする者が若年者である場合にあっては、当該者の氏名及び年齢

b　当該医薬品を購入しようとする者の居住地

c　当該医薬品を使用しようとする者の他の薬局開設者等からの当該医薬品及び当該医薬品以外の濫用等のおそれのある医薬品の購入又は譲受けの状況

d　当該医薬品を購入しようとする者が、適正な使用のために必要と認められる数量を超えて当該医薬品を購入しようとする場合は、その理由

```
   a  b  c  d              a  b  c  d
1  正  正  正  誤      2  正  正  誤  正
3  正  誤  正  正      4  誤  正  正  誤
5  誤  誤  誤  正
```

北海道・東北

北関東・甲信越

南関東

北陸・東海

奈良

関西広域連合・福井

中国・四国

九州・沖縄

問９５　店舗販売業に関する以下の記述のうち、誤っているものはどれか。

1　店舗販売業者は、店舗に当該店舗の管理に関する事項を記録するための帳簿を備えなければならない。

2　店舗販売業者は、医薬品の直接の容器又は直接の被包に表示された使用の期限を超過した医薬品を、正当な理由なく販売してはならない。

3　店舗販売業者は、医薬品を競売に付すことができる。

4　店舗販売業者は、医薬品の購入、譲受けの履歴、ホームページの利用の履歴等の情報に基づき、自動的に特定の医薬品の購入、譲受けを勧誘する方法などの医薬品の使用が不適正なものとなるおそれのある方法により医薬品を広告してはならない。

問９６　次の記述は医薬品の販売広告に関するものである。正しいものの組み合わせはどれか。

a　医薬品の有効性又は安全性について、それが確実であることを保証するような表現がなされた広告は、明示的・暗示的を問わず、虚偽又は誇大な広告とみなされる。

b　販売促進のため用いられる POP 広告(ポスター、ステッカー等)は、一般用医薬品の販売広告に含まれない。

c　医薬品の広告に該当するか否かについては、(1)顧客を誘引する(顧客の購入意欲を昂進させる)意図が明確であること、(2)特定の医薬品の商品名(販売名)が明らかにされていること、(3)一般人が認知できる状態であることのいずれの要件も満たす場合には、医薬品の広告に該当するものと判断されている。

d　消費者庁長官は、医薬品医療機器等法第68条(承認前の医薬品、医療機器及び再生医療等製品の広告の禁止)の規定に反して広告を行った者に対し、同法に基づきその行為の中止、再発防止等の措置命令を行うことができる。

1(a，b)　2(a，c)　3(b，d)　4(c，d)

問９７　一般の生活者からの医薬品の苦情及び相談に関する以下の記述の正誤について、正しい組み合わせはどれか。

a　生活者からの苦情等は、消費者団体等の民間団体にも寄せられることがあるが、これらの団体では生活者へのアドバイスを行っている。

b　各地区の消費生活センターは、寄せられた苦情等の内容から、薬事に関する法令への違反や、不遵守につながる情報が見出された場合には、医薬品医療機器等法に基づく立入検査によって事実関係を確認のうえ、必要な指導、処分等を行っている。

c　独立行政法人国民生活センターは、必要に応じて行政庁への通報や問題提起を行っている。

d　医薬品の販売関係の業界団体・職能団体においては、一般用医薬品の販売等に関する相談を受けつける窓口を設置し、業界内における自主的なチェックと自浄的是正を図る取り組みがなされている。

	a	b	c	d			a	b	c	d
1	正	誤	誤	正		2	正	正	正	誤
3	誤	正	誤	誤		4	正	誤	正	正
5	誤	誤	正	誤						

問９８　以下の記述は、主な特定保健用食品の表示内容に関するものである。これらの表示内容を示す保健機能成分について、正しい組み合わせはどれか。

a　コレステロールが高めの方に適する

b　歯の健康維持に役立つ

c　血圧が高めの方に適する

	a	b	c
1	キトサン	エリスリトール	ラクトトリペプチド
2	キトサン	ラクトトリペプチド	エリスリトール
3	エリスリトール	キトサン	ラクトトリペプチド
4	ラクトトリペプチド	キトサン	エリスリトール

問９９　次の１～５で示される成分のうち、栄養機能表示と併せて、「多量に摂取すると軟便(下痢)になることがあります。1日の摂取目安量を守ってください。」という注意喚起表示がされるものはどれか。

1　葉酸　　2　カルシウム　　3　ビタミンE

4　マグネシウム　　5　ビタミンC

問１００　次の記述は、店舗販売業者が、当該業者内の店舗販売業の許可を受けた店舗間で一般用医薬品を移転したとき、移転先及び移転元のそれぞれの店舗ごとに書面で記録しなければならない事項に関するものである。正しいものの組み合わせはどれか。

a　移転先及び移転元の場所並びに移転の年月日
b　医薬品の数量
c　医薬品の製造年月日
d　医薬品の使用目的

1（a，b）　2（a，c）　3（b，d）　4（c，d）

<第５章>

問１０１　一般用医薬品の添付文書に関する以下の記述の正誤について、正しい組み合わせはどれか。

a　一般用医薬品の添付文書の内容は、臨時的な改訂を除き、医薬品の有効性・安全性等に係る新たな知見、使用に係る情報に基づき、3年に1回、定期的に改訂される。
b　「使用上の注意」、「してはいけないこと」及び「相談すること」の各項目の見出しには、それぞれ標識的マークが付されていることが多い。
c　「病気の予防・症状の改善につながる事項」の項目は、必須記載である。
d　「消費者相談窓口」の項目には、独立行政法人医薬品医療機器総合機構の窓口担当部門の電話番号、受付時間を記載しなければならない。

	a	b	c	d
1	正	正	正	誤
2	正	誤	誤	誤
3	誤	正	正	正
4	誤	誤	正	正
5	誤	正	誤	誤

問１０２　次の記述は、一般用医薬品の添付文書に関するものである。正しいものの組み合わせはどれか。

a　販売名に薬効名が含まれているような場合には、薬効名の記載が省略されることがある。
b　「してはいけないこと」の項には、守らないと症状が悪化する事項、副作用又は事故等が起こりやすくなる事項について記載されている。
c　治療のために処方された医薬品の使用を自己判断で控えることは適当でないため、「医師（又は歯科医師）の治療を受けている人」は、「次の人は使用（服用）しないこと」の項に記載されている。
d　薬理作用等から発現が予測される軽微な症状がみられた場合に関する記載として、症状の持続又は増強がみられた場合には、使用を自己判断で中止することなく、専門家に相談する旨が記載されている。

1（a，b）　2（a，c）　3（b，c）　4（b，d）　5（c，d）

問１０３　一般用医薬品の添付文書における使用上の注意の記載に関する以下の記述のうち、誤っているものはどれか。

1　ピレンゼピン塩酸塩水和物が配合された胃腸薬は、目のかすみ、異常なまぶしさを生じることがあるため、「服用後、乗物又は機械類の運転操作をしないこと」とされている。
2　パパベリン塩酸塩は、眼圧が上昇し、緑内障を悪化させるおそれがあるため、「緑内障の診断を受けた人」は「相談すること」とされている。
3　インドメタシンが配合された外用鎮痛消炎薬は、一定期間又は一定回数使用しても症状の改善がみられない場合、ほかに原因がある可能性があるため、「長期連用しないこと」とされている。
4　ポビドンヨードが配合された含嗽薬は、ヨウ素の体内摂取が増える可能性があり、疾患の治療に影響を及ぼすおそれがあるため、「肝臓病の診断を受けた人」は「相談すること」とされている。

問１０４　次の一般用医薬品のうち、その添付文書の「してはいけないこと」の項目に、「授乳中の人は本剤を服用しないか、本剤を服用する場合は授乳を避けること」と記載されるものとして、正しいものの組み合わせはどれか。

a　ブロモバレリル尿素が配合された解熱鎮痛薬
b　水酸化アルミニウムゲルが配合された胃腸鎮痛鎮痙薬
c　テオフィリンが配合された鎮咳去痰薬
d　センノシドが配合された内服薬

1（a，b）　2（a，c）　3（b，c）　4（b，d）　5（c，d）

北海道・東北

北関東・甲信越

南関東

北陸・東海

奈良

関西広域連合・福井

中国・四国

九州・沖縄

問105 次の1～5で示される医薬品成分のうち、乳製カゼインを由来としているため、一般用医薬品の添付文書の「してはいけないこと」の項目に、「本剤又は本剤の成分、牛乳によるアレルギー症状を起こしたことがある人」と記載されるものはどれか。

1 次没食子酸ビスマス
2 オキセサゼイン
3 タンニン酸アルブミン
4 ロペラミド塩酸塩
5 エチニルエストラジオール

問106 イブプロフェンを含む一般用医薬品の添付文書の「してはいけないこと」の項目に関する以下の記述について、（ ）の中に入れるべき字句の正しい組み合わせはどれか。

イブプロフェンは、妊娠期間の（ a ）、胎児の動脈管の収縮・早期閉鎖、子宮収縮の（ b ）、分娩時出血の増加のおそれがあるため、出産予定日（ c ）週以内の妊婦に対して、使用（服用）しないこととしている。

```
   a    b    c
1  延長  抑制  12     2  延長  促進  24
3  短縮  抑制  12     4  短縮  促進  12
5  短縮  抑制  24
```

問107 一般用医薬品の添付文書の「相談すること」の項目中に、「次の診断を受けた人」と記載される基礎疾患等と、主な成分の組み合わせのうち、誤っているものはどれか。

1 甲状腺機能障害 ― ジプロフィリン
2 心臓病 ― 硫酸ナトリウム
3 糖尿病 ― マオウ
4 てんかん ― 合成ヒドロタルサイト
5 腎臓病 ― アルジオキサ

問108 医薬品の保管及び取扱い上の注意に関する以下の記述の正誤について、正しい組み合わせはどれか。

a シロップ剤は変質しやすいため、開封後は冷蔵庫内に保管されることが望ましい。
b 医薬品を旅行先に携行するために別の容器へ移し替えることは、誤用の原因となるおそれがあるため、不適当である。

c 点眼薬は、長期間の保存に適さないため、家族で共用できる限り早く使い切ることが望ましい。
d 可燃性ガスを噴射剤としているエアゾール製品については、消防法（昭和23年法律第186号）や高圧ガス保安法（昭和26年法律第204号）に基づき、その容器への注意事項の表示が義務づけられているが、添付文書において「保管及び取扱い上の注意」としても記載されている。

```
   a  b  c  d
1  正  正  正  正      2  誤  正  正  正
3  正  誤  正  正      4  正  正  誤  正
5  正  正  正  誤
```

問109 次の記述は、一般用医薬品の製品表示に関するものである。正しいものの組み合わせはどれか。

a 医薬品によっては添付文書の形ではなく、「用法、用量その他使用及び取扱い上必要な注意」の記載を外箱に行っている場合がある。
b 1回服用量中0.01mLを超えるアルコールを含有する内服液剤（滋養強壮を目的とするもの）については、アルコールを含有する旨及びその分量を記載しなければならない。
c 購入者によっては、購入後すぐに開封せずにそのまま保管する場合や持ち歩く場合があるため、添付文書を見なくても適切な保管がなされるよう、その容器や包装にも保管に関する注意事項が記載されている。
d 使用期限の表示については、適切な保存条件の下で製造後1年を超えて性状及び品質が安定であることが確認されている医薬品において、法的な表示義務はない。

1（a, b） 2（a, c） 3（b, c） 4（b, d） 5（c, d）

問１１０　緊急安全性情報に関する以下の記述について、（　）の中に入れるべき字句の正しい組み合わせはどれか。

　医薬品、医療機器又は再生医療等製品について緊急かつ重大な注意喚起や使用制限に係る対策が必要な状況にある場合に、（　a　）からの命令、指示、製造販売業者の自主決定等に基づいて作成される。

　製造販売業者及び行政当局による報道発表、独立行政法人医薬品医療機器総合機構による医薬品医療機器情報配信サービスによる配信（PMDAメディナビ）、製造販売業者から医療機関や薬局等への直接配布、ダイレクトメール、ファックス、電子メール等による情報提供（（　b　）以内）等により情報伝達されるものである。A4サイズの印刷物で、（　c　）とも呼ばれる。

	a	b	c
1	厚生労働省	3ヶ月	ブルーレター
2	各都道府県	3ヶ月	ブルーレター
3	厚生労働省	1ヶ月	イエローレター
4	各都道府県	1ヶ月	イエローレター
5	厚生労働省	1ヶ月	ブルーレター

問１１１　医薬品の副作用情報等の収集に関する以下の記述のうち、誤っているものはどれか。

1　製造販売業者は、副作用の情報収集を行う義務がある。

2　医薬品販売業者は、製造販売業者等が行う情報収集に協力するよう努めなければならない。

3　製造販売業者には、医療用医薬品で使用されていた有効成分を一般用医薬品で初めて配合したものについては、承認後一律で5年間、安全性に関する調査及び調査結果の国への報告が求められている。

4　一般用医薬品では、既存の医薬品と明らかに異なる有効成分が配合されたものについては、10年を超えない範囲で厚生労働大臣が承認時に定める一定期間（概ね8年）、承認後の使用成績等を製造販売業者等が集積し、厚生労働省へ提出する再審査制度が適用される。

問１１２　医薬品医療機器等法第68条の10第2項の規定に基づき、登録販売者が行う医薬品の副作用等報告に関する以下の記述の正誤について、正しい組み合わせはどれか。

a　医薬品の副作用等によるものと疑われる健康被害の発生を知った場合において、保健衛生上の危害の発生又は拡大を防止するため必要があると認めるときは、その旨を30日以内に報告しなければならない。

b　医薬品との因果関係が必ずしも明確でない場合であっても報告の対象となり得る。

c　医薬品の過量使用や誤用等によるものと思われる健康被害について、安全対策上必要があると認めるときは、報告がなされる必要がある。

d　報告者に対しては、安全性情報受領確認書が交付される。

	a	b	c	d			a	b	c	d
1	正	正	正	正		2	誤	正	正	正
3	正	誤	正	正		4	正	正	誤	正
5	正	正	正	誤						

問１１３　医薬品医療機器等法第68条の10第2項の規定に基づく医薬品の副作用等報告に関する以下の記述の正誤について、正しい組み合わせはどれか。

a　報告様式は、独立行政法人医薬品医療機器総合機構ホームページから入手でき、医学・薬学関係の専門誌等にも掲載されている。

b　報告様式の記入欄すべてに記入がなされる必要はなく、医薬品の販売等に従事する専門家においては、購入者等（健康被害を生じた本人に限らない）から把握可能な範囲で報告がなされればよい。

c　複数の専門家が医薬品の販売等に携わっている場合であっても、当該薬局又は医薬品の販売業において、販売等された医薬品の副作用等によると疑われる健康被害の情報に直接接した専門家1名から、報告書が提出されれば十分である。

d　報告書の送付は、郵送のみが認められており、ファクシミリ又は電子メールは認められていない。

	a	b	c	d			a	b	c	d
1	正	正	正	正		2	誤	正	正	正
3	正	誤	正	正		4	正	正	誤	正
5	正	正	正	誤						

問114 副作用情報等の評価及び措置に関する以下の記述について、（　）の中に入れるべき字句の正しい組み合わせはどれか。なお、本設問において、「独立行政法人医薬品医療機器総合機構」は「医薬品医療機器総合機構」と表記する。

　収集された副作用等の情報は、その医薬品の製造販売業者等において評価・検討され、必要な安全対策が図られる。医薬品・医療機器等安全性情報報告制度等の各制度により集められた副作用情報については、（　a　）において専門委員の意見を聴きながら調査検討が行われ、その結果に基づき、（　b　）は、薬事・食品衛生審議会の意見を聴いて、使用上の注意の改訂の指示等を通じた注意喚起のための情報提供や、効能・効果や用法・用量の一部変更、調査・実験の実施の指示、製造・販売の中止、製品の回収等の安全対策上必要な行政措置を講じている。

	a	b
1	医薬品医療機器総合機構	厚生労働大臣
2	医薬品医療機器総合機構	国立医薬品食品衛生研究所
3	厚生労働大臣	医薬品医療機器総合機構
4	厚生労働大臣	国立医薬品食品衛生研究所
5	日本製薬団体連合会	厚生労働大臣

問115 次の記述は、企業からの副作用等の報告制度に関するものである。正しいものの組み合わせはどれか。

a　報告すべき副作用は、使用上の注意に記載されているものに限られる。

b　副作用の症状がその医薬品の適応症状と見分けがつきにくい場合は、報告の対象とならない。

c　医薬品によるものと疑われる副作用症例の発生のうち、使用上の注意から予測できるもので、死亡した国内事例は、15日以内に報告する必要がある。

d　実務上、報告書は独立行政法人医薬品医療機器総合機構に提出することとされている。

1（a, b）2（a, d）3（b, c）4（c, d）

問116 次の記述は、医薬品副作用被害救済制度の救済給付の支給対象範囲に関するものである。正しいものの組み合わせはどれか。

a　製品不良など、製薬企業に損害賠償責任がある場合は、救済制度の対象となる。

b　無承認無許可医薬品（いわゆる健康食品として販売されたもののほか、個人輸入により入手された医薬品を含む。）の使用による健康被害は、救済制度の対象となる。

c　殺菌消毒剤（人体に直接使用するものを除く。）の使用による健康被害は、救済制度の対象とならない。

d　一般用検査薬の使用による健康被害は、救済制度の対象とならない。

1（a, b）2（a, d）3（b, c）4（c, d）

問117 副作用情報等の評価及び措置に関する以下の記述について、（　）の中に入れるべき字句の正しい組み合わせはどれか。

　医薬品PLセンターは、日本製薬団体連合会において、平成7年7月の製造物責任法（平成6年法律第85号）の施行と同時に開設された。

　消費者が、医薬品又は（　a　）に関する苦情（健康被害以外の損害も含まれる）について（　b　）と交渉するに当たって、公平・中立な立場で申立ての相談を受け付け、交渉の仲介や調整・あっせんを行い、（　c　）な解決に導くことを目的としている。

	a	b	c
1	医薬部外品	国	裁判によらずに迅速
2	医薬部外品	製造販売元の企業	裁判によらずに迅速
3	医療機器	国	裁判によらずに迅速
4	医療機器	国	裁判による法的
5	医療機器	製造販売元の企業	裁判による法的

問118　一般用医薬品の安全対策等に関する以下の記述について、（　）の中に入れるべき字句の正しい組み合わせはどれか。なお、3箇所の（　a　）及び2箇所の（　b　）内はそれぞれ同じ字句が入る。

　　（　a　）による間質性肺炎については、1991年4月以降、使用上の注意に記載されていたが、その後、（　a　）と（　b　）の併用例による間質性肺炎が報告されたことから、1994年1月、（　b　）との併用を禁忌とする旨の使用上の注意の改訂がなされた。

　　しかし、それ以降も慢性肝炎患者が（　a　）を使用して間質性肺炎が発症し、死亡を含む重篤な転帰に至った例もあったことから、1996年3月、関係製薬企業に対して（　c　）が指示された。

	a	b	c
1	小柴胡湯	アミノピリン製剤	添付文書の改訂
2	清上防風湯	アミノピリン製剤	緊急安全性情報の配布
3	小柴胡湯	インターフェロン製剤	緊急安全性情報の配布
4	清上防風湯	インターフェロン製剤	製品の回収
5	清上防風湯	インスリン製剤	製品の回収

問119　次の1～5のうち、医薬品副作用被害救済制度の給付の種類として、誤っているものはどれか。

1　葬祭料
2　医療手当
3　医療費
4　障害年金
5　休業手当

問120　医薬品の適正使用及びその啓発活動に関する以下の記述の正誤について、正しい組み合わせはどれか。

a　薬物乱用防止を一層推進するため、毎年6月20日～7月19日までの1ヶ月間、国、自治体、関係団体等により、「ダメ。ゼッタイ。」普及運動が実施されている。

b　医薬品の適正使用の重要性等に関して、小中学生のうちからの啓発が重要である。

c　薬物乱用や薬物依存は、違法薬物（麻薬、覚醒剤、大麻等）によるものばかりでなく、一般用医薬品によっても生じ得る。

d　薬物乱用は、乱用者自身の健康を害するだけでなく、社会的な弊害を生じるおそれが大きい。

	a	b	c	d			a	b	c	d
1	正	正	正	正		2	誤	正	誤	誤
3	正	誤	誤	正		4	誤	誤	正	正
5	正	誤	誤	誤						

北関東・甲信越【共通問題】
栃木／群馬／茨城／山梨／長野／新潟
（令和5年8月29日実施）

<第4章>

問1　販売従事登録の申請及び登録販売者の届出に関する次の記述の正誤について、医薬品医療機器等法の規定に照らし、正しい組合せはどれか。

a　店舗販売業の店舗で勤務する者が販売従事登録を受けようとする場合は、医薬品医療機器等法施行規則に定める様式による申請書を、その者の住所地の都道府県知事に提出しなければならない。

b　登録販売者は、医薬品医療機器等法施行規則に定める登録事項に変更を生じたときは、60日以内に、登録を受けた都道府県知事に変更届を提出しなければならない。

c　登録販売者は、精神の機能の障害を有する状態となり登録販売者の業務の継続が著しく困難になったときは、遅滞なく、登録を受けた都道府県知事にその旨を届け出ることとされている。

	a	b	c			a	b	c
1	誤	正	正		2	誤	誤	正
3	正	誤	正		4	正	正	誤

問2　医薬品の販売業に関する次の記述の正誤について、正しい組合せはどれか。

a　店舗による販売又は授与の方法により医薬品を販売できるのは、店舗販売業の許可を受けた者だけである。

b　医薬品の販売業の許可は、店舗販売業、配置販売業又は卸売販売業の許可の3種類に分けられている。

c　医薬品の販売業のうち、一般の生活者に対して医薬品を販売することができるのは、店舗販売業及び配置販売業の許可を受けた者だけである。

d　配置販売業の許可は、5年ごとに、その更新を受けなければ、その期間の経過によって、その効力を失う。

	a	b	c	d			a	b	c	d
1	正	誤	誤	誤		2	正	正	誤	正
3	誤	誤	正	誤		4	誤	正	誤	正
5	誤	正	正	誤						

問3　薬局に関する次の記述の正誤について、正しい組合せはどれか。

a　薬局開設者は、配置販売業の許可を受けなくても、配置により医薬品を販売することができる。

b　薬局は、特定の購入者の求めに応じて医薬品の包装を開封して分割販売することができる。

c　医薬品を取り扱う場所であって、薬局として開設の許可を受けていないものについては、病院又は診療所の調剤所を除き、薬局の名称を付してはならない。

	a	b	c			a	b	c
1	誤	正	正		2	誤	正	誤
3	正	誤	正		4	正	正	誤

問4　店舗販売業に関する次の記述のうち、正しいものの組合せはどれか。

a　第一類医薬品は、薬剤師又は登録販売者により販売又は授与させなければならない。

b　配置販売業において、登録販売者として業務に従事した期間が、過去5年間のうち通算して2年以上（従事期間が月単位で計算して、1か月に80時間以上従事した月が24月以上）ある者は、第二類医薬品又は第三類医薬品を販売する店舗販売業の店舗管理者になることができる。

c　薬剤師が店舗管理者である場合、医療用医薬品の販売又は授与が認められている。

d　店舗管理者は、その店舗の所在地の都道府県知事（その店舗の所在地が保健所を設置する市又は特別区の区域にある場合においては、市長又は区長）の許可を受けた場合を除き、その店舗以外の場所で、業として店舗の管理その他薬事に関する実務に従事する者であってはならない。

1（a，b）2（a，c）3（b，c）4（b，d）5（c，d）

北海道・東北

北関東・甲信越

南関東

北陸・東海

奈良

関西広域連合・福井

中国・四国

九州・沖縄

問5 店舗販売業者が医薬品医療機器等法施行規則第159条の14第2項第2号の規定に基づき、登録販売者に販売させる際に、第二類医薬品を購入しようとする者に伝えさせなければならない事項のうち、正しいものの組合せはどれか。

a 販売した店舗の電話番号その他連絡先

b 販売した登録販売者の氏名

c 販売した第二類医薬品の使用期限

d 販売した第二類医薬品の有効成分の名称

1 (a, b) 2 (a, d) 3 (b, c) 4 (b, d) 5 (c, d)

問6 医薬品の陳列に関する次の記述の正誤について、正しい組合せはどれか。

a 薬局開設者は、鍵をかけた陳列設備以外の場所に第一類医薬品を陳列してはならない。

b 店舗販売業者は、第一類医薬品、第二類医薬品及び第三類医薬品が混在しないように陳列しなければならない。

c 薬局開設者は、鍵をかけた陳列設備に陳列する場合又は指定第二類医薬品を陳列する陳列設備から1.2メートルの範囲に、医薬品を購入しようとする者が進入することができないよう必要な措置が取られている場合を除き、薬局等構造設備規則に規定する「情報提供を行うための設備」から、7メートル以内の範囲に指定第二類医薬品を陳列しなければならない。

d 店舗販売業者は、医薬品及び化粧品を同一店舗で販売する場合、医薬品と化粧品を区別して陳列しなければならない。

```
    a b c d
1   正 誤 誤 正      2   誤 正 正 正
3   誤 誤 正 誤      4   誤 正 誤 正
5   正 正 正 誤
```

問7 特定販売に関する次の記述のうち、正しいものの組合せはどれか。

a 薬局開設者は、特定販売により要指導医薬品を販売又は授与することができる。

b 薬局開設者は、特定販売により薬局製造販売医薬品（毒薬及び劇薬であるものを含む。）を販売又は授与することができる。

c 一般用医薬品を購入しようとする者から、対面又は電話により相談応需の希望があった場合、薬局開設者はその薬局において医薬品の販売又は授与に従事する薬剤師又は登録販売者に、対面又は電話により情報提供を行わせなければならない。

d 特定販売を行うことについて、インターネットを利用して広告するときは、特定販売を行う医薬品の使用期限をホームページに見やすく表示しなければならない。

1 (a, c) 2 (a, d) 3 (b, c) 4 (b, d) 5 (c, d)

問8 店舗販売業者が複数の店舗について許可を受けている場合、当該店舗販売業者内の異なる店舗間で一般用医薬品を移転するとき、移転先及び移転元のそれぞれの店舗ごとに、医薬品医療機器等法施行規則第288条第1項に基づき、記録しなければならない事項として、誤っているものはどれか。

1 品名　　2 数量

3 移転先及び移転元の店舗管理者の氏名

4 移転先及び移転元の場所並びに移転の年月日

問9 医薬品の定義と範囲に関する次の記述の正誤について、正しい組合せはどれか。

a 日本薬局方に収められている物は、すべて医薬品である。

b 日本薬局方に収載されている医薬品は、すべて医療用医薬品であり、一般用医薬品として販売されているものはない。

c 「人又は動物の身体の構造又は機能に影響を及ぼすことが目的とされている物であつて、機械器具等でないもの（医薬部外品、化粧品及び再生医療等製品を除く。）」という医薬品の定義に該当するものとして、無承認無許可医薬品がある。

```
    a b c
1   誤 正 正      2   誤 誤 正
3   正 誤 正      4   正 正 誤
```

問10 食品に関する次の記述の正誤について、正しい組合せはどれか。

a 食品安全基本法及び食品衛生法における食品とは、医薬品、医薬部外品及び再生医療等製品以外のすべての飲食物をいう。

b 健康食品は、健康増進法で定義された用語

であり、栄養補助食品、サプリメントと呼ばれることもある。

c　外形上、食品として販売等されている製品であっても、その成分本質、効能効果の標榜内容等に照らして医薬品とみなされる場合には、無承認無許可医薬品として、医薬品医療機器等法に基づく取締りの対象となる。

```
      a  b  c
1  正  誤  誤      2  正  誤  正
3  誤  正  正      4  誤  正  誤
```

問11　医薬部外品及び化粧品に関する次の記述の正誤について、正しい組合せはどれか。

a　医薬部外品は、その効能効果があらかじめ定められた範囲内であって、成分や用法等に照らして人体に対する作用が緩和であることを要件として、医薬品的な効能効果を表示・標榜することが認められている。

b　医薬部外品を製造販売する場合には、製造販売業の許可が必要であり、厚生労働大臣が基準を定めて指定するものを除き、品目ごとに承認を得る必要がある。

c　人の疾病の診断、治療若しくは予防に使用されること、又は人の身体の構造若しくは機能に影響を及ぼすことを目的とする化粧品は、品目ごとの承認を得る必要がある。

d　化粧品の成分本質（原材料）については、原則として医薬品の成分を配合してはならないこととされており、配合が認められる場合にあっても、添加物として使用されているなど、薬理作用が期待できない量以下に制限されている。

```
      a  b  c  d
1  正  正  正  正      2  誤  正  正  正
3  正  誤  正  正      4  正  正  誤  正
5  正  正  正  誤
```

問12　毒薬及び劇薬に関する次の記述の正誤について、正しい組合せはどれか。

a　単に毒性、劇性が強いものだけでなく、薬効が期待される摂取量（薬用量）と中毒のおそれがある摂取量（中毒量）が接近しており安全域が狭いため、その取扱いに注意を要するもの等が指定される。

b　業務上毒薬を取り扱う者は、毒薬を他の物と区別して貯蔵、陳列し、その場所については、かぎを施さなければならない。

c　現在のところ、劇薬で要指導医薬品に該当するものはない。

d　店舗管理者が登録販売者である店舗販売業者は、劇薬の封を開封して販売してはならない。

```
      a  b  c  d
1  正  正  誤  正      2  誤  誤  正  正
3  誤  正  正  誤      4  誤  正  誤  正
5  正  誤  誤  誤
```

問13　一般用医薬品及び要指導医薬品に関する次の記述の正誤について、正しい組合せはどれか。

a　一般用医薬品及び要指導医薬品は、「薬剤師その他の医薬関係者から提供された情報に基づく需要者の選択により使用されることが目的とされているもの」である。

b　効能効果の表現に関しては、要指導医薬品では通常、診断疾患名（例えば、胃炎、胃・十二指腸潰瘍等）で示されているのに対し、一般用医薬品では、一般の生活者が判断できる症状（例えば、胃痛、胸やけ、むかつき、もたれ等）で示されている。

c　医薬品医療機器等法施行規則に規定された期間を経過し、薬事・食品衛生審議会において、一般用医薬品として取り扱うことが適切であると認められた要指導医薬品は、一般用医薬品に分類される。

d　卸売販売業者は、配置販売業者に対し、一般用医薬品及び要指導医薬品以外の医薬品を販売又は授与してはならない。

```
      a  b  c  d
1  正  正  誤  誤      2  誤  誤  正  誤
3  正  誤  正  誤      4  正  誤  誤  正
5  誤  正  誤  正
```

北海道・東北

北関東・甲信越

南関東

北陸・東海

奈良

関西広域連合・福井

中国・四国

九州・沖縄

問14 医薬品の容器及び外箱等並びに添付文書等への記載事項に関する次の記述の正誤について、正しい組合せはどれか。

a 法定表示事項として、要指導医薬品には「要指導医薬品」の文字、一般用医薬品には「一般用医薬品」の文字が記載されている。

b 法定表示が適切になされていない医薬品は、販売等してはならないとされており、本規定は製造販売業者だけではなく、薬局及び医薬品の販売業においても適用される。

c 購入者等が読みやすく理解しやすい用語による正確なものでなければならないこととされているが、明瞭に記載されていれば、必ずしも邦文である必要はない。

d 医薬品の容器等が小売りのために包装されている場合において、法定表示が外部の容器を透かして容易に見ることができないときには、その外部の容器にも同様の事項が記載されていなければならない。

	a	b	c	d
1	誤	正	誤	誤
2	誤	誤	正	正
3	正	誤	正	誤
4	正	誤	誤	正
5	誤	正	誤	正

問15 一般用医薬品のうち、濫用等のおそれのあるものとして厚生労働大臣が指定する医薬品（以下、「濫用等のおそれのある医薬品」という。）とその販売に関する次の記述のうち、正しいものの組合せはどれか。

a ブロモバレリル尿素を有効成分として含有する解熱鎮痛薬は、濫用等のおそれのある医薬品である。

b イブプロフェンは、濫用等のおそれのある医薬品の成分に該当する。

c 濫用等のおそれのある医薬品を購入しようとする者が若年者である場合、医薬品医療機器等法施行規則第147条の3の規定により、店舗販売業者は当該店舗において医薬品の販売に従事する薬剤師又は登録販売者に、購入者の氏名及び性別を確認させなければならない。

d 濫用等のおそれのある医薬品を購入しようとする者が、適正な使用のために必要と認められる数量を超えて当該医薬品を購入しよう

とする場合、店舗販売業者は、当該店舗において医薬品の販売に従事する薬剤師又は登録販売者に、その理由を確認させなければならない。

1（a, b）2（a, c）3（a, d）4（b, d）5（c, d）

問16 医薬品等適正広告基準に関する次の記述の正誤について、正しい組合せはどれか。

a 漢方処方製剤の効能効果は、配合されている個々の生薬成分が独立して作用しているため、それらの構成生薬の作用を個別に挙げて説明することが適当である。

b 一般用医薬品に関して、医師が推薦している旨の広告を行うことは、一般の生活者の当該医薬品に対する認識に与える影響が大きいことにかんがみて、仮に事実であったとしても、原則として不適当とされている。

c チラシの同一紙面に、医薬品と食品を併せて掲載すること自体は問題ないが、医薬品でない製品について、医薬品的な効能効果があるように見せかけ、一般の生活者に誤認を与えるおそれがある場合には、必要な承認等を受けていない医薬品の広告とみなされることがある。

	a	b	c
1	誤	誤	正
2	正	正	正
3	正	誤	誤
4	誤	正	正

問17 次の記述は、医薬品医療機器等法第66条第1項の条文である。（　）の中に入れるべき字句の正しい組合せはどれか。

第六十六条 （ a ）、医薬品、医薬部外品、化粧品、医療機器又は再生医療等製品の名称、（ b ）、効能、効果又は性能に関して、明示的であると暗示的であるとを問わず、虚偽又は（ c ）な記事を広告し、記述し、又は流布してはならない。

	a	b	c
1	何人も	販売方法	不当
2	何人も	製造方法	誇大
3	医薬品の販売業者は	販売方法	不当
4	医薬品の販売業者は	販売方法	誇大
5	医薬品の販売業者は	製造方法	誇大

北海道・東北

北関東・甲信越

南関東

北陸・東海

奈良

関西広域連合・福井

中国・四国

九州・沖縄

問18　医薬品の適正な販売方法に関する次の記述の正誤について、正しい組合せはどれか。

a　キャラクターグッズ等の景品類を提供して医薬品を販売することは、不当景品類及び不当表示防止法の限度内であれば認められている。

b　医薬品を懸賞や景品として授与することは、原則として認められていない。

c　医薬品を多量に購入する者に対して、医薬品の販売に従事する専門家は積極的に事情を尋ねるなど慎重に対処し、状況によっては販売を差し控えるべきである。

d　異なる複数の医薬品を組み合わせて販売する場合、購入者に対して情報提供を十分に行えば、効能効果が重複する組み合わせでも認められる。

```
     a b c d           a b c d
 1  正 誤 正 誤    2  正 正 正 誤
 3  誤 正 誤 誤    4  正 誤 誤 正
 5  誤 正 誤 正
```

問19　医薬品医療機器等法に基づく行政庁の監視指導及び処分に関する次の記述の正誤について、正しい組合せはどれか。

a　都道府県知事は、薬事監視員に、薬局開設者が医薬品を業務上取り扱う場所に立ち入り、従業員その他の関係者に質問させることができる。

b　都道府県知事は、店舗管理者に薬事に関する法令又はこれに基づく処分に違反する行為があったときは、その店舗販売業者に対して、店舗管理者の変更を命ずることができる。

c　登録販売者が、薬事監視員の質問に対して正当な理由なく答弁しなかったり、虚偽の答弁を行うことは、医薬品医療機器等法に規定する罰則の対象となる。

d　都道府県知事は、医薬品の販売業者に対して、不正表示医薬品について、廃棄、回収その他公衆衛生上の危険の発生を防止するに足りる措置を採るべきことを命ずることができる。

```
     a b c d           a b c d
 1  誤 正 正 正    2  正 誤 正 正
 3  正 正 誤 正    4  正 正 正 誤
 5  正 正 正 正
```

問20　医薬品の広告に関する次の記述の正誤について、正しい組合せはどれか。

a　一般用医薬品の販売広告には、店舗販売業の店舗において販売促進のために設置する一般用医薬品のポスターは含まれない。

b　医薬品の広告に該当するか否かについては、顧客を誘引する（顧客の購入意欲を昂進させる）意図が明確であること又は特定の医薬品の商品名（販売名）が明らかにされていることのいずれかの要件を満たす場合に、医薬品の広告に該当するものと判断される。

c　医師による診断・治療によらなければ一般に治癒が期待できない疾患（例えば、がん、糖尿病、心臓病等）について、一般用医薬品により自己治療が可能であるかの広告表現は認められない。

d　承認前の医薬品について、有効性が確認されている場合、その効能又は効果を広告することができる。

```
     a b c d           a b c d
 1  正 誤 正 正    2  正 正 誤 誤
 3  誤 正 誤 正    4  正 誤 誤 正
 5  誤 誤 正 誤
```

＜第1章＞

問21　医薬品に関する次の記述の正誤について、正しい組合せはどれか。

a　医薬品が人体に及ぼす作用は複雑、かつ、多岐に渡り、そのすべては解明されていない。

b　殺虫剤のような人体に対して使用されない医薬品は、人の健康に影響を与えることはない。

c　医薬品は、市販後にも、医学・薬学等の新たな知見、使用成績等に基づき、その有効性、安全性等の確認が行われる仕組みになっている。

d　一般用医薬品として販売される製品は、製造物責任法（PL法）の対象となる。

```
     a b c d           a b c d
 1  正 誤 正 誤    2  誤 正 誤 正
 3  正 正 誤 正    4  誤 正 正 誤
 5  正 誤 正 正
```

問２２　医薬品の効果とリスク評価に関する次の記述の正誤について、正しい組合せはどれか。

a　医薬品の効果とリスクは、用量と作用強度の関係（用量－反応関係）に基づいて評価される。

b　動物実験により求められる 50％致死量（LD_{50}）は、薬物の毒性の指標として用いられる。

c　動物実験で医薬品の安全性が確認されると、ヒトを対象とした臨床試験が行われる。

d　製造販売後安全管理の基準として、Good Clinical Practice（GCP）が制定されている。

	a	b	c	d			a	b	c	d
1	正	正	正	正		2	正	正	正	誤
3	正	正	誤	正		4	誤	誤	正	正
5	誤	正	誤	誤						

問２３　食品に関する次の記述のうち、正しいものの組合せはどれか。

a　健康食品は、法的にも、安全性や効果を担保する科学的データの面でも医薬品と同等である。

b　「栄養機能食品」は、身体の健全な成長や発達、健康維持に必要な栄養成分（ビタミン、ミネラルなど）の補給を目的としたもので、国が定めた規格基準に適合したものであれば、その栄養成分の健康機能を表示できる。

c　「特定保健用食品」は、事業者の責任で科学的根拠をもとに疾病に罹患していない者の健康維持及び増進に役立つ機能を商品のパッケージに表示するものとして国に届出された商品であるが、「機能性表示食品」とは異なり国の個別の許可を受けたものではない。

d　一般用医薬品の販売時に健康食品の摂取の有無について確認することは重要で、購入者等の健康に関する意識を尊重しつつも、必要があればそれらの摂取についての指導も行うべきである。

1（a，b）　2（a，c）　3（b，d）　4（c，d）

問２４　医薬品の副作用に関する次の記述について、（　）の中に入れるべき字句の正しい組合せはどれか。

世界保健機関（WHO）の定義によれば、医薬品の副作用とは、「疾病の（　a　）、診断、治療のため、又は身体の機能を正常化するために、人に通常（　b　）量で発現する医薬品の有害かつ（　c　）反応」とされている。

	a	b	c
1	発見	用いられない	意図しない
2	発見	用いられる	予測できる
3	予防	用いられる	予測できる
4	予防	用いられる	意図しない
5	予防	用いられない	予測できる

問２５　医薬品の薬理作用及び副作用に関する次の記述の正誤について、正しい組合せはどれか。

a　副作用は、容易に異変を自覚できるものばかりではなく、血液や内臓機能への影響等のように、明確な自覚症状として現れないこともある。

b　複数の疾病を有する人の場合、ある疾病のために使用された医薬品の作用が、別の疾病の症状を悪化させることがある。

c　医薬品の有効成分である薬物が生体の生理機能に影響を与えることを薬理作用という。

d　一般用医薬品の使用にあたっては、通常、重大な副作用よりも、その使用を中断することによる不利益を回避することが優先される。

	a	b	c	d			a	b	c	d
1	誤	誤	誤	正		2	誤	正	正	誤
3	正	正	正	誤		4	正	正	誤	正
5	正	誤	誤	誤						

問２６　医薬品によるアレルギーに関する次の記述の正誤について、正しい組合せはどれか。

a　薬理作用がない添加物は、アレルギーを引き起こす原因物質（アレルゲン）にならない。

b　医薬品にアレルギーを起こしたことがない人であれば、病気等に対する抵抗力が低下している状態などの場合でも、医薬品がアレルゲンになることはない。

c　アレルギー症状である血管性浮腫は、皮膚の下の毛細血管が拡張して、その部分に局所的な腫れを生じるもので、蕁麻疹と同様に、痒みを生じることが多い。

d　アレルギーは、内服薬だけでなく外用薬等でも引き起こされることがある。

	a	b	c	d			a	b	c	d
1	誤	誤	誤	正		2	誤	誤	正	正
3	誤	正	正	誤		4	正	誤	誤	誤
5	正	正	正	誤						

問27 医薬品の相互作用に関する次の記述の正誤について、正しい組合せはどれか。

a 一般用医薬品は、一つの医薬品の中に作用の異なる複数の成分を組み合わせて含んでいることが多く、他の医薬品と併用した場合に、作用が強く出過ぎたり、副作用を招く危険性が増すことがある。

b 一般用医薬品の購入者等が、複数の疾病を有する人で、医薬品同士の相互作用に関して特に注意が必要な場合は、購入しようとしている一般用医薬品を併用しても問題ないかどうか、治療を行っている医師等に確認する必要がある。

c 医薬品の相互作用を回避するには、ある医薬品を使用している期間は、その医薬品との相互作用を生じるおそれのある医薬品や食品の摂取を控えなければならないが、使用期間の前後では摂取を控える必要はない。

```
   a b c
1  正 正 正    2  正 正 誤
3  正 誤 誤    4  誤 正 誤
5  誤 誤 正
```

問28 医薬品と食品との相互作用に関する次の記述のうち、正しいものの組合せはどれか。

a ヨウ素は、ビタミンC等の成分と反応すると殺菌作用が増強されるため、ヨウ素系殺菌消毒成分が配合された含嗽薬は、ビタミンCを含む飲み物を飲んだ直後の使用が望ましい。

b 酒類（アルコール）をよく摂取する者では、肝臓の代謝機能が低下していることが多く、肝臓で代謝されるアセトアミノフェンなどが通常より代謝されにくくなる。

c 生薬成分については、食品（ハーブ等）として流通可能なものがあり、そうした食品を合わせて摂取すると、生薬成分が配合された医薬品の効き目や副作用を増強させることがある。

d 外用薬や注射薬であっても、食品によって医薬品の作用や代謝に影響を受ける可能性がある。

1（a,b） 2（a,d） 3（b,c） 4（c,d）

問29 小児と医薬品に関する次の記述の正誤について、正しい組合せはどれか。

a 「医療用医薬品の添付文書等の記載要領の留意事項」において、小児とは、おおよその目安として、7歳以上15歳未満とされている。

b 年齢に応じた用法用量が定められていない医薬品は、保護者に対して、成人用の医薬品の量を減らして小児へ与えるよう説明することが重要である。

c 小児の誤飲・誤用事故を未然に防止するには、家庭内において、小児が容易に手に取れる場所や、小児の目につく場所に医薬品を置かないようにすることが重要である。

d 小児は大人と比べて身体の大きさに対して腸が短く、服用した医薬品の吸収率が相対的に低い。

```
   a b c d
1  正 誤 正 誤    2  誤 正 誤 正
3  正 正 誤 正    4  誤 正 正 誤
5  正 誤 正 正
```

問30 乳幼児と医薬品に関する次の記述の正誤について、正しい組合せはどれか。

a 一般に乳幼児は、容態が変化した場合に、自分の体調を適切に伝えることが難しいため、医薬品を使用した後は、保護者等が乳幼児の状態をよく観察することが重要である。

b 乳幼児が誤って薬を大量に飲み込んだ場合には、一般用医薬品であっても高度に専門的判断が必要となることが多いので、関係機関の専門家への相談や医療機関に連れて行くなどの対応が必要である。

c 錠剤やカプセル剤などの医薬品が喉につかえると、咳き込んで吐き出し苦しむことになり、その体験から乳幼児に医薬品の服用に対する拒否意識を生じさせることがある。

```
   a b c
1  正 正 正    2  正 正 誤
3  正 誤 正    4  誤 正 正
```

問31 高齢者と医薬品に関する次の記述の正誤について、正しい組合せはどれか。

a 医薬品の副作用で口渇が生じた場合、高齢者は誤嚥(食べ物等が誤って気管に入り込むこと)を誘発しやすくなるので注意が必要である。

b 生理機能の衰えの度合いは個人差が小さいので、年齢から副作用のリスク増大の程度を判断できる。

c 高齢者では、医薬品の取り違えや飲み忘れを起こしやすいなどの傾向があり、家族や周囲の人(介護関係者等)の理解や協力も含めて、医薬品の安全使用の観点からの配慮が重要となることがある。

```
      a b c
1  正  正  正      2  正  誤  正
3  正  誤  誤      4  誤  正  誤
5  誤  正  正
```

問32 医薬品のプラセボ効果に関する次の記述の正誤について、正しい組合せはどれか。

a 医薬品を使用したとき、結果的又は偶発的に薬理作用によらない作用を生じることをプラセボ効果という。

b プラセボ効果は、時間経過による自然発生的な変化(自然緩解など)や、条件付けによる生体反応、医薬品を使用したこと自体による楽観的な結果への期待(暗示効果)等が関与して生じると考えられている。

c プラセボ効果は、主観的な変化だけでなく、客観的に測定可能な変化として現れることもあるが、不確実であり、それを目的として医薬品が使用されるべきではない。

d プラセボ効果によってもたらされる反応や変化は、望ましいもの(効果)のみであり、不都合なもの(副作用)はない。

```
      a b c d
1  正  正  正  正      2  正  正  正  誤
3  誤  誤  正  正      4  正  誤  誤  誤
5  誤  正  誤  正
```

問33 医薬品の品質に関する次の記述の正誤について、正しい組合せはどれか。

a 医薬品に配合されている成分には、高温や多湿によって品質の劣化を起こしやすいものが多いが、光(紫外線)によって品質の劣化を起こすものはない。

b 品質が承認等された基準に適合しない医薬品は、販売することができない。

c 一般用医薬品は、家庭における常備薬として購入されることも多いことから、外箱等に記載されている使用期限から十分な余裕をもって販売がなされることが重要である。

```
      a b c
1  正  正  正      2  正  正  誤
3  正  誤  正      4  誤  正  正
```

問34 一般用医薬品の役割に関する次の記述の正誤について、正しい組合せはどれか。

a 生活習慣病等の疾病に伴う症状発現の予防(科学的・合理的に効果が期待できるものに限る。)

b 生活の質(QOL)の改善・向上

c 健康の維持・増進

d 健康状態の自己検査

```
      a b c d
1  正  正  正  正      2  誤  正  正  正
3  誤  正  正  正      4  正  正  誤  正
5  正  正  正  誤
```

問35 適切な医薬品選択及び受診勧奨に関する次の記述の正誤について、正しい組合せはどれか。

a 高熱や激しい腹痛がある場合など、症状が重いときに、一般用医薬品を使用することは、一般用医薬品の役割にかんがみて、適切な対処といえる。

b 一般用医薬品を一定期間若しくは一定回数使用しても症状の改善がみられない又は悪化したときには、医療機関を受診して医師の診療を受ける必要がある。

c 一般用医薬品の販売等に従事する専門家による情報提供は、必ずしも医薬品の販売に結びつけるのでなく、医療機関の受診を勧めたり、医薬品の使用によらない対処を勧めることが適切な場合がある。

```
      a b c
1  正  誤  正      2  誤  誤  誤
3  正  正  誤      4  誤  正  正
5  正  正  正
```

問36 一般用医薬品販売時のコミュニケーションに関する次の記述の正誤について、正しい組合せはどれか。

a 登録販売者は、一般の生活者のセルフメディケーションに対して、第二類医薬品及び第三類医薬品の販売や情報提供を担う観点から、生活者を支援していくという姿勢で臨むことが基本となる。

b 医薬品の販売に従事する専門家は、購入者側に情報提供を受けようとする意識が乏しい場合は、コミュニケーションを図る必要はない。

c 一般用医薬品は家庭における常備薬として購入されることも多いことから、医薬品の販売に従事する専門家は、その医薬品によって対処しようとする症状等が現にあるか把握するよう努めることが望ましい。

```
   a b c
1 誤 正 誤    2 正 誤 正
3 正 正 誤    4 誤 正 正
5 誤 誤 正
```

問37 サリドマイド及びサリドマイド訴訟に関する次の記述の正誤について、正しい組合せはどれか。

a サリドマイドは解熱鎮痛成分として承認され、その鎮痛作用を目的として胃腸薬にも配合された。

b サリドマイド製剤を妊娠している女性が使用した場合、サリドマイドは血液-胎盤関門を通過して胎児に移行する。

c サリドマイドの血管新生を妨げる作用は、光学異性体のうち S 体のみが有し、R 体にはないが、R 体を分離して製剤化しても催奇形性は避けられない。

d サリドマイドによる薬害事件は、世界的にも問題となったため、WHO 加盟国を中心に市販後の副作用情報の収集の重要性が改めて認識された。

```
   a b c d
1 正 正 正 正    2 正 誤 正 誤
3 誤 正 誤 誤    4 誤 誤 誤 正
5 誤 正 正 正
```

問38 スモン及びスモン訴訟に関する次の記述のうち、誤っているものはどれか。

1 スモンの原因となったキノホルム製剤は、1958 年頃から呼吸器症状を伴う特異な神経症状が報告されるようになり、米国では 1960 年にアメーバ赤痢への使用に限ることが勧告された。

2 スモン訴訟の被告である国は、スモン患者の早期救済のためには、和解による解決が望ましいとの基本方針に立って和解が勧められ、1979 年に全面和解が成立した。

3 スモン患者に対しては、施術費及び医療費の自己負担分の公費負担、重症患者に対する介護事業等が講じられている。

4 スモン訴訟を契機の一つとして、1979 年、医薬品の副作用による健康被害の迅速な救済を図るため、医薬品副作用被害救済制度が創設された。

問39 クロイツフェルト・ヤコブ病(CJD)及び CJD 訴訟に関する次の記述のうち、正しいものの組合せはどれか。

a CJD は、次第に認知症に類似した症状が現れ、死に至る重篤な神経難病である。

b CJD は、ウイルスが原因とされ、ウイルス不活化のための十分な化学的処理が行われないまま製品化されたヒト乾燥硬膜を脳外科手術で移植された患者に発生した。

c 国、輸入販売業者及び製造業者を被告として提訴され、2002 年に和解が成立した。

d CJD 訴訟を受けて、2002 年の薬事法改正により、緊急に必要とされる医薬品を迅速に供給するための緊急輸入制度が創設された。

1(a,c) 2(a,d) 3(b,c) 4(b,d)

問40 C 型肝炎及び C 型肝炎訴訟に関する次の記述の正誤について、正しい組合せはどれか。

a C 型肝炎訴訟とは、出産や手術での大量出血などの際に特定のグロブリン製剤や血液凝固第Ⅸ因子製剤の投与を受けたことにより、C 型肝炎ウイルスに感染したことに対する損害賠償訴訟である。

b 国及び製薬企業を被告として提訴されたが、未だ全面和解には至っていない。

北海道・東北

北関東・甲信越

南関東

北陸・東海

奈良

関西広域連合・福井

中国・四国

九州・沖縄

c　2008 年に C 型肝炎感染被害者を救済するための給付金の支給に関する特別措置法が制定、施行された。

d　「薬害再発防止のための医薬品行政等の見直しについて（最終提言）」を受け、（独）医薬品医療機器総合機構による感染等被害救済制度が創設された。

	a	b	c	d			a	b	c	d
1	正	正	正	誤		2	正	誤	正	正
3	正	誤	誤	誤		4	誤	正	正	誤
5	誤	誤	誤	正						

＜第 2 章＞

問41　胃に関する次の記述の正誤について、正しい組合せはどれか。

a　ペプシンは胃酸によって、タンパク質を消化する酵素であるペプシノーゲンとなり、胃酸とともに胃液として働く。

b　胃粘液に含まれる成分は、小腸におけるビタミン B12 の吸収に重要な役割を果たしている。

c　胃は、食道から内容物が送られてくると、その刺激に反応して胃壁の平滑筋が弛緩し、容積が拡がる。

d　胃内に滞留する内容物の滞留時間は、炭水化物主体の食品の場合には比較的長く、脂質分の多い食品の場合には比較的短い。

	a	b	c	d			a	b	c	d
1	正	正	正	誤		2	正	誤	誤	正
3	正	正	誤	正		4	誤	誤	正	正
5	誤	正	正	誤						

問42　口腔及び食道に関する次の記述の正誤について、正しい組合せはどれか。

a　歯冠の表面は象牙質で覆われ、体で最も硬い部分となっている。

b　唾液によって口腔内は pH がほぼ中性に保たれ、酸による歯の齲蝕を防いでいる。

c　嚥下された飲食物は、食道の運動によるものではなく、重力によって胃に落ち込む。

d　胃液が食道に逆流すると、むねやけが起きる。

	a	b	c	d			a	b	c	d
1	正	正	誤	誤		2	正	誤	正	正
3	誤	正	誤	正		4	誤	正	正	誤

問43　肝臓に関する次の記述の正誤について、正しい組合せはどれか。

a　肝機能障害や胆管閉塞などを起こすと、ビリルビンが循環血液中に滞留して、黄疸を生じる。

b　小腸で吸収されたブドウ糖は、血液によって肝臓に運ばれてグリコーゲンとして蓄えられる。

c　アルコールは、肝臓へと運ばれて一度アセトアルデヒドに代謝されたのち、さらに代謝されて乳酸となる。

d　必須アミノ酸以外のアミノ酸を生合成することができる。

	a	b	c	d			a	b	c	d
1	誤	誤	正	正		2	誤	正	正	誤
3	正	誤	誤	正		4	正	正	誤	正
5	正	誤	正	誤						

問44　赤血球に関する次の記述の正誤について、正しい組合せはどれか。

a　血液全体の約 40％を占め、赤い血色素であるヘモグロビンを含む。

b　ヘモグロビンは鉄分と結合したタンパク質で、酸素が多く二酸化炭素の少ないところで酸素分子を放出する性質がある。

c　赤血球はリンパ節で産生される。

d　赤血球の数が少なすぎると、血液は酸素を十分に供給できず、貧血症状が現れる。

	a	b	c	d			a	b	c	d
1	正	誤	正	誤		2	正	誤	誤	正
3	正	正	誤	誤		4	誤	正	正	正
5	誤	正	誤	誤						

問45　脾臓及びリンパ系に関する次の記述の正誤について、正しい組合せはどれか。

a　脾臓にはリンパ球が増殖、密集するリンパ組織があり、血流中の細菌やウイルス等に対する免疫応答に関与する。

b　リンパ液の流れは主に平滑筋の収縮によるものであり、流速は血流に比べて緩やかである。

c　古くなって柔軟性が失われた赤血球は、脾臓の組織に存在するマクロファージによって壊される。

d　リンパ節の内部にはリンパ球やマクロファ

ージが密集していて、リンパ液で運ばれてきた細菌やウイルス等は、ここで免疫反応によって排除される。

	a	b	c	d			a	b	c	d
1	誤	正	正	正	2	正	正	誤	誤
3	正	誤	正	正	4	正	正	正	誤

問46 筋組織に関する次の記述の正誤について、正しい組合せはどれか。

a 筋組織は筋細胞(筋線維)とそれらをつなぐ結合組織からなり、その機能や形態によって、骨格筋、平滑筋、心筋に分類される。

b 骨格筋は、筋線維を顕微鏡で観察すると横縞模様(横紋)が見えるので横紋筋とも呼ばれる。

c 骨格筋は、血管壁、膀胱等に分布し、強い収縮力と持久力を兼ね備えている。

d 随意筋は体性神経系(運動神経)で支配されるのに対して、不随意筋は自律神経系に支配されている。

	a	b	c	d			a	b	c	d
1	正	正	誤	正	2	誤	正	誤	誤
3	誤	誤	正	正	4	正	誤	誤	正

問47 中枢神経系に関する次の記述のうち、正しいものの組合せはどれか。

a 脊髄は脳と末梢の間で刺激を伝えており、末梢からの刺激はすべて脳を介している。

b 脳の血管は末梢の血管に比べて物質の透過に関する選択性が低く、タンパク質などの大分子や小分子でもイオン化した物質は血液中から脳の組織へ移行しやすい。

c 小児では血液脳関門が未発達のため、循環血液中に移行した医薬品の成分が脳の組織に達しやすい。

d 脳は、知覚、運動、記憶、情動、意思決定等の働きを行っている。

1(a, b) 2(a, c) 3(a, d) 4(b, c) 5(c, d)

問48 骨格系に関する次の記述の正誤について、正しい組合せはどれか。

a 骨には造血機能があり、主に胸骨、肋骨、脊椎、骨盤、大腿骨などの骨髄が担っている。

b 骨は、骨の成長が停止するまでの間に限り、破壊(骨吸収)と修復(骨形成)とが互いに密接

な連絡を保ちながら進行し、骨の新陳代謝が行われる。

c 骨組織を構成する有機質(タンパク質及び多糖体)は骨に硬さを与え、無機質(炭酸カルシウム等)は骨の強靱さを保つ。

d 骨の関節面は弾力性に富む柔らかな軟骨層(関節軟骨)に覆われており、これが衝撃を和らげ、関節の動きを滑らかにしている。

	a	b	c	d			a	b	c	d
1	正	正	正	誤	2	正	誤	誤	正
3	正	誤	正	誤	4	誤	正	正	正
5	誤	正	誤	正					

問49 目に関する次の記述の正誤について、正しい組合せはどれか。

a 視細胞が光を感じる反応には、ビタミンDが不可欠であるため、ビタミンDが不足すると夜間視力の低下(夜盲症)を生じる。

b 眼瞼は、むくみ(浮腫)等、全身的な体調不良の症状が現れにくい部位である。

c 涙液には、ゴミや埃等の異物が目に入ったときに洗い流す働きや、角膜や結膜を感染から防御する働きがある。

d 角膜と水晶体の間は、組織液(房水)で満たされ、眼内に一定の圧(眼圧)を生じさせている。

	a	b	c	d			a	b	c	d
1	正	正	正	誤	2	正	誤	誤	誤
3	誤	誤	正	正	4	誤	正	正	誤
5	誤	誤	誤	正					

問50 末梢神経系に関する次の記述の正誤について、正しい組合せはどれか。

a 自律神経系は、交感神経系と副交感神経系からなる。

b 副交感神経の節後線維の末端から放出される神経伝達物質は、ノルアドレナリンである。

c 副交感神経系が交感神経系より優位に働いたとき、気管及び気管支が収縮する。

	a	b	c			a	b	c
1	正	正	誤	2	正	誤	正
3	誤	正	正	4	正	正	正

問51　医薬品の有効成分の吸収に関する次の記述の正誤について、正しい組合せはどれか。

a　全身作用を目的とする医薬品では、その有効成分が消化管等から吸収されて、循環血液中に移行することが不可欠である。

b　錠剤、カプセル剤等の固形剤は胃で有効成分が溶出し、主に大腸で吸収される。

c　坐剤は、直腸内で有効成分が溶出し直腸内壁から吸収されるので、内服薬よりも全身作用が緩やかに現れる。

d　一般用医薬品である点鼻薬は、局所作用を目的として用いられるが、その有効成分が循環血液中に移行しやすく、全身性の副作用を生じることがある。

	a	b	c	d
1	正	正	正	誤
2	誤	誤	正	正
3	誤	正	正	正
4	正	正	誤	誤
5	正	誤	誤	正

問52　医薬品の代謝、排泄に関する次の記述の正誤について、正しい組合せはどれか。

a　肝初回通過効果とは、全身循環に移行する有効成分の量が、消化管で吸収された量よりも、肝臓で代謝を受けた分だけ少なくなることをいう。

b　血液中で血漿タンパク質と結合して複合体を形成している有効成分は、トランスポーターによって輸送されるため、血中濃度が徐々に上昇する。

c　腎機能が低下した人では、正常な人に比べて有効成分の尿中への排泄が早まるため、医薬品の効き目が十分に現れず、副作用も生じにくい。

d　有効成分は未変化体のままで、あるいは代謝物として、腎臓から尿中へ、肝臓から胆汁中へ、又は肺から呼気中へと排出されるが、汗中には排出されることはない。

	a	b	c	d
1	正	誤	誤	誤
2	正	誤	誤	正
3	誤	正	正	誤
4	正	正	正	誤
5	誤	正	誤	正

問53　医薬品の体内での働きに関する次の記述の正誤について、正しい組合せはどれか。

a　循環血液中に移行した有効成分は、標的となる細胞に存在する受容体などのタンパク質と結合し、その機能を変化させることで薬効や副作用を現す。

b　血中濃度はある時点で最高血中濃度に達し、その後は低下していくが、これは医薬品の有効成分の代謝・排泄の速度が吸収・分布の速度を上回るためである。

c　十分な間隔をあけずに医薬品を追加摂取して血中濃度を高くしても、ある濃度以上になるとより強い薬効は得られなくなるため、有害な作用（副作用や毒性）も現れにくくなる。

	a	b	c
1	正	誤	正
2	誤	正	正
3	誤	正	誤
4	正	正	誤

問54　外用局所に適用する剤形に関する次の記述のうち、正しいものの組合せはどれか。

a　軟膏剤は、油性基剤に水分を加えたもので、皮膚への刺激が強いため、傷等への使用は避ける必要がある。

b　貼付剤は、適用部位に有効成分が一定時間留まるため、薬効の持続が期待できる。

c　外用液剤は、軟膏剤やクリーム剤に比べて、患部が乾きにくいという特徴がある。

d　スプレー剤は、手指等では塗りにくい部位や、広範囲に適用する場合に適している。

1（a, b）　2（a, c）　3（a, d）　4（b, d）　5（c, d）

問55　医薬品の副作用として現れる皮膚粘膜眼症候群及び中毒性表皮壊死融解症に関する次の記述の正誤について、正しい組合せはどれか。

a　いずれも、一旦発症すると、多臓器障害の合併症等により致命的な転帰をたどることがある。

b　皮膚粘膜眼症候群は、最初に報告をした医師の名前にちなんでライエル症候群とも呼ばれる。

c　医薬品の服用後に 38℃以上の高熱や広範囲の皮膚の発赤等の症状が持続したり、又は急激に悪化したりする場合は、原因と考えられる医薬品の服用を中止する。

d　皮膚粘膜眼症候群が発症する可能性がある医薬品の種類は少なく、発症の予測は容易である。

北海道・東北

北関東・甲信越

南関東

北陸・東海

奈良

関西広域連合・福井

中国・四国

九州・沖縄

	a	b	c	d			a	b	c	d
1	誤	誤	誤	正		2	正	正	誤	誤
3	誤	誤	正	誤		4	誤	正	正	誤
5	正	誤	正	誤						

問56 医薬品の副作用として現れる偽アルドステロン症に関する次の記述のうち、正しいものの組合せはどれか。

a 体内にカリウムが貯留し、体からナトリウムが失われることによって生じる。

b 副腎皮質からのアルドステロン分泌が増加することによって生じる。

c 原因医薬品の長期服用後に初めて発症することもある。

d 医薬品と食品との間の相互作用によって起きることがある。

1（a, b） 2（a, c） 3（a, d） 4（b, c） 5（c, d）

問57 消化器系に現れる医薬品の副作用に関する次の記述の正誤について、正しい組合せはどれか。

a 消化性潰瘍は、胃のもたれ、食欲低下、胸やけ、吐きけ、胃痛、空腹時にみぞおちが痛くなる、消化管出血に伴って糞便が黒くなるなどの症状が現れる。

b 消化性潰瘍は、自覚症状が乏しい場合もあり、貧血症状（動悸や息切れ等）の検査時や突然の吐血・下血によって発見されることもある。

c イレウス様症状は、医薬品の作用によって腸管運動が亢進した状態で、激しい腹痛、嘔吐、軟便や下痢が現れる。

d イレウス様症状は、小児や高齢者では発症のリスクが低い。

	a	b	c	d			a	b	c	d
1	誤	正	正	正		2	正	正	誤	誤
3	正	誤	正	正		4	正	正	正	誤

問58 皮膚に現れる医薬品の副作用に関する次の記述のうち、誤っているものはどれか。

1 接触皮膚炎は、医薬品が触れた皮膚の部分にのみ生じ、正常な皮膚との境界がはっきりしている特徴がある。

2 接触皮膚炎は、原因と考えられる医薬品の使用を中止することで、通常1週間程度で症状は治まり、再びその医薬品に触れても発症しない。

3 光線過敏症は、医薬品が触れた部分だけではなく、全身へ広がって重篤化する場合がある。

4 薬疹は、それまで薬疹を経験したことがない人であっても、暴飲暴食や肉体疲労が誘因となって現れることがある。

5 薬疹は医薬品の使用後1〜2週間で起きることが多い。

問59 大腸に関する次の記述の正誤について、正しい組合せはどれか。

a 大腸の腸内細菌は、血液凝固や骨へのカルシウム定着に必要なビタミンK等を産生している。

b 腸の内容物は、大腸の運動によって腸管内を通過するに従い、水分と電解質が吸収される。

c 通常、糞便の成分の大半は食物の残滓で、水分は約5％に過ぎない。

d 糞便は通常、直腸に滞留し、S状結腸は空になっている。

	a	b	c	d			a	b	c	d
1	正	正	誤	誤		2	正	誤	誤	正
3	正	誤	正	誤		4	誤	正	正	誤
5	誤	正	誤	誤						

問60 泌尿器系に現れる医薬品の副作用に関する次の記述の正誤について、正しい組合せはどれか。

a 交感神経系の機能を抑制する作用がある成分が配合された医薬品を使用すると、膀胱の排尿筋の収縮が抑制され、尿が出にくい、残尿感がある等の症状を生じることがある。

b 膀胱炎様症状では、尿の回数増加（頻尿）、排尿時の疼痛、残尿感等の症状が現れる。

c 排尿困難や尿閉は、前立腺肥大の基礎疾患がある男性にのみ現れる。

d 腎障害では、むくみ（浮腫）、倦怠感、発疹、吐きけ・嘔吐等の症状が現れる。

	a	b	c	d			a	b	c	d
1	誤	正	正	誤		2	正	正	誤	正
3	正	誤	正	正		4	正	誤	誤	誤
5	誤	正	誤	正						

<第3章>

問61　解熱鎮痛薬に含まれている成分に関する次の記述の正誤について、正しい組合せはどれか。

a　アスピリンは、他の解熱鎮痛成分に比較して胃腸障害を起こしやすく、アスピリンアルミニウム等として胃粘膜への悪影響の低減を図っている製品もある。

b　サザピリンは、ピリン系の解熱鎮痛成分であり、ピリン疹と呼ばれるアレルギー症状をもたらすことがある。

c　アセトアミノフェンは主として中枢作用によって解熱・鎮痛をもたらすため、末梢における抗炎症作用は期待できない。

d　イソプロピルアンチピリンは、解熱及び鎮痛の作用は比較的強いが、抗炎症作用は弱いため、他の解熱鎮痛成分と組み合わせて配合される。

	a	b	c	d
1	誤	正	誤	正
2	誤	誤	正	正
3	正	誤	正	正
4	正	正	誤	誤
5	誤	正	正	誤

問62　かぜ及びかぜ薬に関する次の記述の正誤について、正しい組合せはどれか。

a　かぜの約8割はウイルス（ライノウイルス、コロナウイルスなど）の感染が原因であり、細菌の感染は原因とはならない。

b　急激な発熱を伴う場合や、症状が4日以上続くとき、又は症状が重篤なときは、かぜではない可能性が高い。

c　かぜ薬は、かぜの諸症状の緩和のほか、ウイルスの増殖を抑えたり、ウイルスを体内から除去することを目的として使用される医薬品の総称である。

	a	b	c
1	正	正	正
2	正	誤	正
3	誤	誤	正
4	正	正	誤
5	誤	正	誤

問63　カフェインに関する次の記述の正誤について、正しい組合せはどれか。

a　脳に軽い興奮状態を引き起こし、一時的に眠気や倦怠感を抑える効果がある。

b　副作用として動悸が現れることがあるため、心臓病のある人は、服用を避ける。

c　反復摂取により依存を形成する性質がある。

d　摂取されたカフェインは乳汁中に移行しない。

	a	b	c	d
1	正	誤	正	誤
2	誤	正	誤	誤
3	正	誤	誤	正
4	誤	誤	正	正
5	正	正	正	誤

問64　眠気を促す薬に関する次の記述の正誤について、正しい組合せはどれか。

a　ジフェンヒドラミン塩酸塩を主薬とする催眠鎮静薬は、睡眠改善薬として一時的な睡眠障害の緩和に用いられることがある。

b　小児及び若年者では、抗ヒスタミン成分により眠気とは反対の神経過敏や中枢興奮などが現れることがある。

c　ブロモバレリル尿素は、少量でも眠気を催しやすく、それにより重大な事故を招くおそれがある。

	a	b	c
1	正	正	正
2	誤	正	正
3	正	正	誤
4	正	誤	誤
5	誤	誤	正

問65　次の表は、あるかぜ薬に含まれている成分の一覧である。

3錠中	
イブプロフェン	200 mg
L－カルボシステイン	250 mg
アンブロキソール塩酸塩	15 mg
ジヒドロコデインリン酸塩	8 mg
dl－メチルエフェドリン塩酸塩	20 mg
クロルフェニラミンマレイン酸塩	2.5 mg
リボフラビン	4 mg

このかぜ薬に関する次の記述の正誤について、正しい組合せはどれか。

a　L－カルボシステインは、去痰成分である。

b　ジヒドロコデインリン酸塩は、非麻薬性鎮咳成分である。

c　dl－メチルエフェドリン塩酸塩は、交感神経系を刺激して気管支を拡張させる作用を示す。

d　クロルフェニラミンマレイン酸塩は、抗ヒスタミン成分である。

	a	b	c	d
1	正	正	正	誤
2	正	誤	正	正
3	誤	誤	正	正
4	正	正	誤	正
5	誤	正	誤	誤

問66　鎮暈薬(乗物酔い防止薬)に関する次の記述のうち、正しいものの組合せはどれか。

a　主として吐きけを抑えることを目的とした成分も配合されるため、つわりに伴う吐きけへの対処として使用される。

b　副作用が強く現れるおそれがあるので、かぜ薬やアレルギー用薬(鼻炎用内服薬を含む。)等との併用は避ける必要がある。

c　3歳未満では乗物酔いが起こることはほとんどないとされており、3歳未満の乳幼児向けの製品はない。

d　眠気を促す成分は入っていないため、服用後に車の運転をしても問題ない。

1(a, b)　2(a, c)　3(b, c)　4(b, d)　5(c, d)

問67　鎮暈薬(乗物酔い防止薬)に含まれている成分に関する次の記述の正誤について、正しい組合せはどれか。

a　ジフェニドール塩酸塩は、内耳にある前庭と脳を結ぶ神経の調節作用のほか、内耳への血流を改善する作用を示す。

b　スコポラミン臭化水素酸塩水和物は、抗コリン作用を有する成分で、他の抗コリン成分と比べて脳内に移行しやすいが、肝臓での代謝が遅いことから、抗ヒスタミン成分と比べて作用の持続時間は長い。

c　ニコチン酸アミドは、吐きけの防止に働くことを期待して補助的に配合されている場合がある。

```
      a   b   c
1    正  誤  正      2  正  正  誤
3    正  誤  誤      4  誤  誤  正
5    誤  正  正
```

問68　小児の疳を適応症とする生薬製剤の成分に関する次の記述の正誤について、正しい組合せはどれか。

a　ゴオウは、動物の角を基原とする生薬で、緊張を鎮める作用を期待して用いられる。

b　レイヨウカクは、ジンチョウゲ科の植物の材、特にその辺材の材質中に黒色の樹脂が沈着した部分を採取したものを基原とする生薬で、鎮静、健胃、強壮などの作用を期待して用いられる。

c　ジンコウは、ウシ科のウシの胆嚢中に生じた結石を基原とする生薬で緊張や興奮を鎮め、血液の循環を促す作用を期待して用いられる。

```
      a   b   c
1    誤  誤  正      2  正  誤  誤
3    誤  誤  誤      4  正  正  正
```

問69　口腔咽喉薬及びうがい薬(含嗽薬)に関する次の記述の正誤について、正しい組合せはどれか。

a　含嗽薬は、水で用時希釈又は溶解して使用するものが多いが、調製した濃度が濃すぎても薄すぎても効果が十分得られない。

b　噴射式の液剤では、軽く息を吐きながら噴射することが望ましい。

c　トローチ剤やドロップ剤は、有効成分が口腔内や咽頭部に行き渡るよう、口中に含み、噛まずにゆっくり溶かすようにして使用する。

d　口腔咽喉薬及び含嗽薬は、口腔内や咽頭における局所的な作用を目的とする医薬品であるため、全身的な影響を生じることはない。

```
      a   b   c   d
1    正  正  誤  誤      2  正  誤  正  正
3    誤  正  正  正      4  誤  誤  誤  正
5    正  正  正  誤
```

問70　咳止めや痰を出しやすくする目的で用いられる漢方処方製剤及び生薬成分に関する次の記述の正誤について、正しい組合せはどれか。

a　キョウニンはヒメハギ科のイトヒメハギの根を基原とする生薬で、去痰作用を期待して用いられる。

b　麦門冬湯は、体力中等度以下で、痰が切れにくく、ときに強く咳こみ、又は咽頭の乾燥感があるもののから咳、気管支炎、気管支喘息、咽頭炎、しわがれ声に適すとされるが、水様痰の多い人には不向きとされる。

c　神秘湯に含まれるマオウは、中枢神経系に対する作用が他の気管支拡張成分に比べ強いとされ、依存性がある。

```
      a   b   c
1    誤  誤  誤      2  正  正  誤
3    正  誤  正      4  誤  正  正
```

問71 次の表は、ある鎮咳去痰薬に含まれている成分の一覧である。

成人1日量(12錠)	
コデインリン酸塩水和物	
（リン酸コデイン）	50 mg
dl-メチルエフェドリン塩酸塩	75 mg
クロルフェニラミンマレイン酸塩	12 mg
無水カフェイン	60 mg
セネガ乾燥エキス	89.82 mg
（原生薬換算量）	(1500 mg)

この鎮咳去痰薬に関する次の記述の正誤について、正しい組合せはどれか。

a コデインリン酸塩水和物は、胃腸の運動を低下させる作用を示し、副作用として便秘が現れることがある。

b 一般用医薬品に含まれるコデインリン酸塩水和物に、依存性はない。

c dl-メチルエフェドリン塩酸塩は、肥満細胞から遊離したヒスタミンが受容体と反応するのを妨げることにより、ヒスタミンの働きを抑える作用を示す。

d クロルフェニラミンマレイン酸塩は、交感神経系を刺激して気管支を拡張させる作用を示し、呼吸を楽にして咳や喘息の症状を鎮めることを目的として用いられる。

```
    a  b  c  d
1   正 正 誤 誤    2   正 誤 正 正
3   正 誤 誤 誤    4   誤 正 誤 正
5   誤 誤 正 正
```

問72 センソに関する次の記述のうち、正しいものの組合せはどれか。

a 微量で強い強心作用を示し、配合された丸薬、錠剤等の内服固形製剤は、口中で噛み砕いて服用することとされている。

b ヒキガエル科のアジアヒキガエル等の耳腺の分泌物を集めたものを基原とする生薬である。

c 一般用医薬品では、通常用量であれば、悪心（吐きけ）、嘔吐の副作用が現れることはない。

d 一般用医薬品では、1日用量が5mg以下となるよう用法・用量が定められている。

1(a, b) 2(a, d) 3(b, c) 4(b, d) 5(c, d)

問73 強心薬に含まれている成分に関する次の記述の正誤について、正しい組合せはどれか。

a ジャコウは、シカ科のジャコウジカの雄の麝香腺分泌物を基原とする生薬であり、強心作用のほか、呼吸中枢を刺激して呼吸機能を高めたり、意識をはっきりさせる等の作用があるとされる。

b ロクジョウは、強心作用の他、強壮、血行促進等の作用があるとされる。

c リュウノウは、中枢神経系の刺激作用による気つけの効果を期待して用いられる。

```
    a  b  c
1   誤 正 正    2   正 正 誤
3   誤 誤 誤    4   正 正 正
```

問74 高コレステロール改善薬に含まれている成分に関する次の記述の正誤について、正しい組合せはどれか。

a リノール酸は、コレステロールと結合して、代謝されやすいコレステロールエステルを形成するとされ、肝臓におけるコレステロールの代謝を促す効果を期待して用いられる。

b 大豆油不けん化物（ソイステロール）は、腸管におけるコレステロールの吸収を抑える働きがあるとされる。

c ビタミンEは、コレステロールからの過酸化脂質の生成を抑えるほか、末梢血管における血行を促進する作用があるとされる。

```
    a  b  c
1   正 正 正    2   正 誤 誤
3   誤 正 誤    4   誤 正 正
```

問75 貧血及び貧血用薬に含まれている成分に関する次の記述の正誤について、正しい組合せはどれか。

a 鉄分の摂取不足が生じても、初期には貯蔵鉄や血清鉄が減少するのみで、ただちに貧血の症状は現れない。

b ビタミンB6は、消化管内で鉄が吸収されやすい状態に保つことを主な目的として用いられる。

c ビタミンB12が不足して生じる巨赤芽球貧血は、悪性貧血と呼ばれる。

```
    a  b  c
1   正 誤 正    2   正 正 誤
3   誤 正 正    4   誤 正 誤
5   誤 誤 誤
```

問76 婦人薬とその成分に関する次の記述の正誤について、正しい組合せはどれか。

a　エチニルエストラジオールは、長期連用することにより、血栓症を生じるおそれがある。

b　エチニルエストラジオールを含有する婦人薬において、外用薬は製造販売されていない。

c　モクツウは、滋養強壮作用を目的として配合されている場合がある。

```
     a  b  c
1  正 正 正    2  正 誤 誤
3  誤 誤 正    4  誤 正 誤
5  誤 誤 誤
```

問77 内服アレルギー用薬に含まれている成分に関する次の記述のうち、正しいものの組合せはどれか。

a　フェキソフェナジン塩酸塩は、交感神経系を刺激して鼻粘膜の血管を収縮させることによって鼻粘膜の充血や腫れを和らげることを目的として配合されている。

b　メキタジンは、まれに重篤な副作用としてショック（アナフィラキシー）、肝機能障害、血小板減少を生じることがある。

c　フェニレフリン塩酸塩は、ヒスタミンの働きを抑える作用を示す成分として用いられる。

d　ベラドンナ総アルカロイドは、鼻腔内の粘液分泌腺からの粘液の分泌を抑えるとともに、鼻腔内の刺激を伝達する副交感神経系の働きを抑えることによって、鼻汁分泌やくしゃみを抑えることを目的として配合されている場合がある。

1（a, b）2（a, d）3（b, c）4（b, d）5（c, d）

問78 パーキンソン病の治療のために医療機関でセレギリン塩酸塩を処方されて治療を受けている人が鼻炎用内服薬を探し、医薬品の販売業の店舗に来店した。セレギリン塩酸塩等のモノアミン酸化酵素阻害剤と併用することで、副作用が現れやすくなる恐れが高く、使用を避ける必要がある鼻炎用内服薬の配合成分は次のうちどれか。

1　ロラタジン

2　プソイドエフェドリン塩酸塩

3　ベラドンナ総アルカロイド

4　トラネキサム酸

5　ジフェンヒドラミン塩酸塩

問79 鼻に用いる薬とその成分に関する次の記述の正誤について、正しい組合せはどれか。

a　アドレナリン作動成分が配合された点鼻薬は、過度に使用されると鼻粘膜の血管が拡張して二次充血を招き、鼻づまり（鼻閉）がひどくなりやすい。

b　ベンザルコニウム塩化物は、黄色ブドウ球菌、溶血性連鎖球菌、結核菌、ウイルスに殺菌消毒効果がある。

c　鼻粘膜の炎症を和らげることを目的として、グリチルリチン酸二カリウムが配合されている場合がある。

d　一般用医薬品の鼻炎用点鼻薬の対応範囲は、急性又はアレルギー性の鼻炎及びそれに伴う副鼻腔炎の他、蓄膿症などの慢性のものがある。

```
     a  b  c  d
1  正 正 正 誤    2  正 誤 正 誤
3  誤 正 誤 正    4  誤 誤 正 正
5  誤 正 誤 誤
```

問80 一般用検査薬に関する次の記述の正誤について、正しい組合せはどれか。

a　専ら疾病の予防に使用されることが目的とされる医薬品のうち、人体に直接使用されることのないものを体外診断用医薬品という。

b　体外診断用医薬品は、全て一般用検査薬であり、薬局又は医薬品の販売業（店舗販売業、配置販売業）において取り扱うことが認められている。

c　一般用検査薬を販売するときは、検査項目によっては、プライバシーに配慮した形で製品の説明を行うことが望ましい。

d　一般用検査薬が高温になる場所に放置されたり、冷蔵庫内に保管されていたりすると、設計どおりの検出感度を発揮できなくなるおそれがある。

```
     a  b  c  d
1  正 正 誤 誤    2  誤 正 誤 正
3  正 誤 正 誤    4  正 誤 誤 正
5  誤 誤 正 正
```

北海道・東北

北関東・甲信越

南関東

北陸・東海

奈良

関西広域連合・福井

中国・四国

九州・沖縄

問81 胃腸に作用する薬とその成分に関する次の記述の正誤について、正しい組合せはどれか。

a 医薬部外品として製造販売されている製品もあるが、それらは人体に対する作用が緩和なものとして、配合できる成分やその上限量が定められている。

b オウバク、ケイヒ等の生薬成分を配合した健胃薬は、味や香りが強いため、散剤をオブラートで包む等、味や香りを遮蔽する方法で服用することが適当である。

c セトラキサート塩酸塩は、体内で代謝されてトラネキサム酸を生じることから、出血傾向が強くなるおそれがある。

d ウルソデオキシコール酸は、胆汁の分泌を促す作用があるとされ、消化を助ける効果を期待して用いられる。

	a	b	c	d			a	b	c	d
1	誤	正	誤	正		2	正	誤	誤	正
3	誤	誤	正	誤		4	正	正	正	誤
5	正	誤	正	正						

問82 胃腸に作用する薬とその成分に関する次の記述の正誤について、正しい組合せはどれか。

a 制酸成分を主体とする胃腸薬については、酸度の高い食品と一緒に使用すると胃酸に対する中和作用が低下することが考えられる。

b 安中散、人参湯(理中丸)、平胃散、六君子湯は、いずれもカンゾウを含む。

c 一般用医薬品で、制酸と健胃のように相反する作用を期待するものが一緒に配合されることはない。

d ゲファルナートはアルミニウムを含む成分であるため、透析を受けている人では使用を避ける必要がある。

	a	b	c	d			a	b	c	d
1	正	正	正	正		2	正	誤	誤	誤
3	誤	誤	正	正		4	正	正	誤	誤
5	誤	正	正	誤						

問83 胃腸鎮痛鎮痙薬に含まれる抗コリン成分に関する次の記述の正誤について、正しい組合せはどれか。

a 抗コリン作用を示すアルカロイドを豊富に含む生薬成分として、ロートエキスが用いられる。

b 排尿困難の症状がある人に使用すると、排尿困難の症状を悪化させるおそれがある。

c 抗コリン成分が配合された医薬品を使用した後は、眠気等が現れることがあるため、自動車の運転を避ける必要がある。

d 抗コリン成分には、ブチルスコポラミン臭化物、ジサイクロミン塩酸塩、パパベリン塩酸塩がある。

	a	b	c	d			a	b	c	d
1	誤	正	誤	正		2	正	正	誤	正
3	誤	誤	正	正		4	正	正	正	誤
5	正	誤	正	誤						

問84 浣腸薬とその成分に関する次の記述の正誤について、正しい組合せはどれか。

a 直腸の急激な動きに刺激されて流産・早産を誘発するおそれがあるため、妊婦又は妊娠していると思われる女性では使用を避けるべきである。

b グリセリンが配合された浣腸薬が、肛門や直腸の粘膜に損傷があり出血しているときに使用されると、グリセリンが傷口から血管内に入って、赤血球の破壊(溶血)を引き起こすおそれがある。

c ソルビトールは、直腸内で徐々に分解して微細な気泡を発生することで直腸を刺激する作用を期待して用いられる。

d 炭酸水素ナトリウムは、浸透圧の差によって腸管壁から水分を取り込んで直腸粘膜を刺激し、排便を促す効果を期待して用いられる。

	a	b	c	d			a	b	c	d
1	正	誤	誤	誤		2	正	正	誤	誤
3	正	誤	正	正		4	誤	正	正	誤
5	誤	誤	正	正						

問85 腸及び腸に作用する薬に関する次の記述の正誤について、正しい組合せはどれか。

a 急性の下痢の主な要因として、体の冷えや消化不良、細菌やウイルス等の消化器感染、緊張等の精神的なストレスがある。

b トリメブチンマレイン酸塩は、重篤な副作用として肝機能障害を生じることがあるため、肝臓病の診断を受けた人では、使用する前に

その適否につき、治療を行っている医師又は処方薬の調剤を行った薬剤師に相談するべきである。

c タンニン酸ベルベリンに含まれるベルベリンは、牛乳に含まれるタンパク質から精製される成分であるため、牛乳にアレルギーがある人では使用を避ける必要がある。

	a	b	c			a	b	c
1	正	正	誤	2	正	誤	誤
3	誤	誤	正	4	正	正	正

問86 次の記述にあてはまる漢方処方製剤として、最も適切なものはどれか。

体力中等度以下で、ときに便が硬く塊状なものの便秘、便秘に伴う頭重、のぼせ、湿疹・皮膚炎、ふきでもの(にきび)、食欲不振(食欲減退)、腹部膨満、腸内異常醗酵、痔などの症状の緩和に適すとされるが、胃腸が弱く下痢しやすい人では、激しい腹痛を伴う下痢等の副作用が現れやすい等、不向きとされる。また、本剤を使用している間は、他の瀉下薬の使用を避ける必要がある。

1 牛車腎気丸　　　　2 四物湯
3 黄連解毒湯　　　　4 麻子仁丸

問87 駆虫薬に関する次の記述の正誤について、正しい組合せはどれか。

a 駆除した虫体や腸管内に残留する駆虫成分の排出を促すため併用する瀉下薬として、ヒマシ油を用いる。

b 駆虫薬は、食事を摂って消化管内に内容物があるときに使用すると、消化管内容物の消化・吸収に伴って駆虫成分の吸収が高まることから、食後に使用することとされているものが多い。

c 駆虫薬は、一度に多く服用しても駆虫効果が高まることはなく、かえって副作用が現れやすくなるため、定められた1日の服用回数や服用期間を守って適正に使用されることが重要である。

d 駆虫薬は、腸管内に生息する虫体にのみ作用し、虫卵や腸管内以外に潜伏した幼虫(回虫の場合)には駆虫作用が及ばない。

	a	b	c	d			a	b	c	d
1	正	正	誤	正	2	正	正	正	誤

	a	b	c	d			a	b	c	d
3	誤	誤	正	正	4	正	誤	誤	正
5	誤	誤	正	誤

問88 痔疾用薬の配合成分とその配合目的との関係について、正しいものの組合せはどれか。

a デカリニウム塩化物 ― 殺菌消毒作用

b ジフェンヒドラミン塩酸塩 ― 局所麻酔作用

c アミノ安息香酸エチル ― 収斂保護止血作用

d プレドニゾロン酢酸エステル ― 抗炎症作用

1(a, b) 2(a, c) 3(a, d) 4(b, c) 5(c, d)

問89 痔及び痔疾用薬に含まれる成分に関する次の記述の正誤について、正しい組合せはどれか。

a 直腸粘膜と皮膚の境目となる歯状線より下部の、肛門の出口側にできた痔核を外痔核と呼び、排便と関係なく、出血や患部の痛みを生じる。

b 痔瘻は、肛門内部に存在する肛門腺窩と呼ばれる小さなくぼみに糞便の滓が溜まって、炎症・化膿を生じた状態をいう。

c 痔による肛門部の創傷の治癒を促す効果を期待して、クロタミトンのような組織修復成分が用いられる。

	a	b	c			a	b	c
1	正	正	誤	2	正	正	正
3	誤	正	誤	4	誤	誤	正

問90 点眼薬に関する次の記述の正誤について、正しい組合せはどれか。

a 点眼薬は、結膜嚢に適用するものであるため、通常、無菌的に製造されている。

b 点眼薬は、薬液が結膜嚢内に行き渡るよう一度に数滴点眼することで効果が増す。

c 医師から処方された点眼薬を使用している場合には、一般用医薬品の点眼薬を併用すると、治療中の疾患に悪影響を生じることがある。

d 一般用医薬品の点眼薬には、緑内障の症状を改善できるものがある。

	a	b	c	d			a	b	c	d
1	正	正	誤	誤	2	正	誤	誤	正
3	正	誤	正	誤	4	誤	誤	正	正
5	誤	正	誤	正

北海道・東北
北関東・甲信越
南関東
北陸・東海
奈良
関西広域連合・福井
中国・四国
九州・沖縄

問91 眼科用薬の配合成分とその配合目的との関係の正誤について、正しい組合せはどれか。

a ケトチフェンフマル酸塩 — 目の痒みを和らげる

b イプシロンーアミノカプロン酸 — 目の炎症を改善する

c ネオスチグミンメチル硫酸塩 — 目の充血を除去する

d アズレンスルホン酸ナトリウム — 炎症を生じた眼粘膜の組織修復を促す

	a	b	c	d			a	b	c	d
1	正	正	誤	正		2	正	誤	誤	誤
3	正	正	正	誤		4	誤	誤	正	正
5	誤	正	誤	正						

問92 皮膚に用いる薬及び殺菌消毒成分に関する次の記述の正誤について、正しい組合せはどれか。

a 外皮用薬は、表皮の角質層が柔らかくなることで有効成分が浸透しやすくなることから、入浴後に用いるのが効果的とされる。

b アクリノールは、一般細菌類の一部（連鎖球菌、黄色ブドウ球菌などの化膿菌）、真菌、結核菌、ウイルスに対する殺菌消毒作用を示す。

c ヨードチンキは、皮膚刺激性が強く、粘膜（口唇等）や目の周りへの使用は避ける必要がある。

d クロルヘキシジングルコン酸塩は、一般細菌類、真菌類に対して比較的広い殺菌消毒作用を示すが、結核菌やウイルスに対する殺菌消毒作用はない。

	a	b	c	d			a	b	c	d
1	誤	誤	正	誤		2	正	誤	正	正
3	正	正	誤	誤		4	誤	誤	誤	正

問93 皮膚に用いる薬の配合成分に関する次の記述のうち、正しいものの組合せはどれか。

a ケトプロフェンには、殺菌作用があり、皮膚感染症に対して効果がある。

b 一般用医薬品のインドメタシンを主薬とする外皮用薬は、小児への使用について有効性・安全性が確認されているため、11歳未満の小児に使用できる。

c ピロキシカムは、光線過敏症の副作用を生じることがあり、野外活動が多い人では、他の抗炎症成分が配合された製品を選択することが望ましい。

d デキサメタゾンは、外用の場合、末梢組織（患部局所）における炎症を抑える作用を示し、特に、痒みや発赤などの皮膚症状を抑えることを目的として用いられる。

1（a, b) 2（a, c) 3（b, c) 4（b, d) 5（c, d)

問94 歯や口中に用いる薬とその成分に関する次の記述の正誤について、正しい組合せはどれか。

a 歯痛薬（外用）は、歯痛を鎮め、歯の齲蝕を修復することを目的とする一般用医薬品である。

b 歯周炎（歯槽膿漏）には、歯肉溝での細菌の繁殖を抑えることを目的として、セチルピリジニウム塩化物等の殺菌消毒成分が配合されている場合がある。

c 口内炎用薬は口腔内を清浄にしてから使用することが重要であり、口腔咽喉薬、含嗽薬などを使用する場合には、十分な間隔を置くべきである。

	a	b	c			a	b	c
1	誤	正	正		2	誤	正	誤
3	誤	誤	正		4	正	正	正
5	正	誤	誤					

問95 禁煙補助剤に関する次の記述の正誤について、正しい組合せはどれか。

a 禁煙補助剤は、ニコチン置換療法に使用される、ニコチンを有効成分とする医薬品である。

b 禁煙補助剤には、噛むことにより口腔内でニコチンが放出され、口腔粘膜から吸収されて循環血液中に移行する咀嚼剤と、1日1回皮膚に貼付することによりニコチンが皮膚を透過して血中に移行するパッチ製剤がある。

c 口腔内が酸性になるとニコチンの吸収が増加するため、咀嚼剤は口腔内を酸性にする食品を摂取した後しばらくは使用を避けることとされている。

d 心臓疾患、脳血管障害、腎臓病などの診断を受けた人では、使用している治療薬の効果に影響を生じたり、症状を悪化させる可能性があるため、禁煙補助剤を使用する前にその適否につき、治療を行っている医師又は処方

薬を調剤した薬剤師に相談するなどの対応が必要である。

	a	b	c	d			a	b	c	d
1	誤	正	正	誤		2	正	誤	正	正
3	誤	正	誤	正		4	正	誤	誤	誤
5	正	正	誤	正						

問96 滋養強壮保健薬とその成分に関する次の記述のうち、正しいものの組合せはどれか。

a　ビタミンA主薬製剤は、妊娠・授乳期、病中病後の体力低下時、発育期等のビタミンAの補給に用いられる。

b　ビタミンC主薬製剤は、歯ぐきからの出血・鼻血の予防、肉体疲労時、病中病後の体力低下時、老年期におけるビタミンCの補給に用いられる。

c　ビタミンD主薬製剤は、ピリドキシン塩酸塩又はピリドキサールリン酸エステルが主薬として配合された製剤で、骨歯の発育不良、くる病の予防、老年期のビタミンDの補給に用いられる。

d　ビタミンEの過剰症としては、高カルシウム血症、異常石灰化が知られている。

1（a, b）2（a, c）3（a, d）4（b, c）5（c, d）

問97 漢方の特徴・漢方薬使用における基本的な考え方に関する次の記述の正誤について、正しい組合せはどれか。

a　漢方処方製剤は、症状の原因となる体質の改善を主眼としているものが多く、比較的長期間（1ヶ月位）継続して服用されることがある。

b　漢方薬を使用する場合、漢方独自の病態認識である「証」に基づいて用いることが、有効性及び安全性を確保するために重要である。

c　一般用漢方製剤に用いることが出来る漢方処方は、現在300処方程度である。

d　漢方処方製剤は、処方に基づく生薬混合物の浸出液を濃縮して調製された乾燥エキス製剤を散剤等に加工したもののみ市販されている。

	a	b	c	d			a	b	c	d
1	正	正	誤	正		2	誤	正	誤	誤
3	誤	誤	正	正		4	正	正	正	誤

問98 次の表は、ある痔疾用薬に含まれている成分の一覧である。

2包中	
トウキ　3.0 g	サイコ　2.5 g
オウゴン　1.5 g	カンゾウ　1.0 g
ショウマ　0.5 g	ダイオウ　0.25 g

この痔疾用薬に関する次の記述の正誤について、正しい組合せはどれか。

a　オウゴンはシソ科のコガネバナの周皮を除いた根を基原とする生薬であり、主に抗炎症作用を期待して用いられる。

b　サイコはセリ科のミシマサイコの根を基原とする生薬であり、抗炎症、鎮痛等の作用を期待して用いられる。

c　ショウマはモクセイ科のレンギョウの果実を基原とする生薬であり、発汗、解熱、解毒、消炎等の作用を期待して用いられる。

d　ダイオウは吸収された成分の一部が乳汁中へ移行するため、母乳を与える女性では使用を避けるか、又は使用期間中の授乳を避ける必要がある。

	a	b	c	d			a	b	c	d
1	正	正	誤	正		2	正	誤	正	正
3	誤	誤	正	正		4	誤	正	誤	誤
5	誤	正	正	誤						

問99 消毒薬とその成分に関する次の記述の正誤について、正しい組合せはどれか。

a　イソプロパノールのウイルスに対する不活性効果は、エタノールよりも低い。

b　クレゾール石ケン液は、結核菌を含む一般細菌類、真菌類、ウイルス全般に対する殺菌消毒作用を示す。

c　有機塩素系殺菌消毒成分は、塩素臭や刺激性、金属腐食性が比較的抑えられている。

d　消毒薬を誤飲した場合の一般的な家庭における応急処置として、多量の牛乳を飲ませる方法がある。

	a	b	c	d			a	b	c	d
1	正	誤	正	正		2	正	誤	正	誤
3	誤	正	誤	誤		4	正	正	誤	正
5	誤	正	正	誤						

問100 殺虫剤・忌避剤に関する次の記述の正誤について、正しい組合せはどれか。

a 殺虫補助成分とは、それ自体の殺虫作用は弱いか、又はほとんどないが、殺虫成分とともに配合されることにより殺虫効果を高める成分であり、ピリプロキシフェンやジフルベンズロンなどがある。

b スプレータイプの忌避剤を使用した場合、塗りむらがあると忌避効果が落ちるため、手で塗り拡げるなどして、必要以上に使用しないことが重要である。

c 蒸散剤は空間噴射の殺虫剤であり、容器中の医薬品を煙状又は霧状にして一度に全量放出させて使用する。

d 乳剤タイプの殺虫剤は原液を水で希釈して使用するもので、包装単位が大きい製品が多く、通常、個人で用いるよりも地域ぐるみの害虫駆除で使用される。

```
      a  b  c  d
1  正  正  誤  誤    2  正  誤  誤  正
3  誤  正  正  誤    4  誤  正  誤  正
```

<第5章>

問101 一般用医薬品の添付文書に関する次の記述の正誤について、正しい組合せはどれか。

a 添付文書の内容は変わるものであり、医薬品の有効性・安全性等に係る新たな知見、使用に係る情報に基づき、半年に1回の改訂が義務づけられている。

b 添付文書の販売名の上部に、「使用にあたって、この説明文書を必ず読むこと。また、必要なときに読めるよう大切に保存すること。」等の文言が記載されている。

c 製品の特徴は、医薬品を使用する人に、その製品の概要を分かりやすく説明することを目的として記載されている。

d 一般用医薬品を使用した人が医療機関を受診する際には、その添付文書を持参し、医師や薬剤師に見せて相談することが重要である。

```
      a  b  c  d
1  正  誤  正  誤    2  誤  正  正  正
3  正  誤  誤  正    4  正  正  正  正
5  誤  正  誤  誤
```

問102 医薬品の適正使用情報に関する次の記述の正誤について、正しい組合せはどれか。

a 医薬品は、効能・効果、用法・用量、起こり得る副作用等、その適正な使用のために必要な情報（適正使用情報）を伴って初めて医薬品としての機能を発揮するものである。

b 一般用医薬品の添付文書の記載は、専門的な表現でなされており、一般の生活者には理解しにくいものになっている。

c 薬剤師又は登録販売者は、添付文書等に記載されている内容を的確に理解した上で、その医薬品を購入し、又は使用する個々の生活者の状況に応じて、積極的な情報提供が必要と思われる事項に焦点を絞り、効果的かつ効率的な説明を行うことが重要である。

d 要指導医薬品、一般用医薬品及び薬局製造販売医薬品には、添付文書又はその容器若しくは被包に、「用法、用量その他使用及び取扱い上の必要な注意」等の記載が医薬品医療機器等法で義務づけられている。

```
      a  b  c  d
1  誤  正  正  誤    2  正  誤  正  正
3  誤  誤  誤  正    4  正  正  誤  正
5  正  誤  正  誤
```

問103 一般用医薬品の添付文書の使用上の注意に関する次の記述の正誤について、正しい組合せはどれか。

a 眠気や異常なまぶしさ等を引き起こす成分が配合されている内服用医薬品では、服用すると重大な事故につながるおそれがあるため、「服用後、乗物又は機械類の運転操作をしないこと」と記載されている。

b 局所に適用する医薬品は、患部の状態によっては症状を悪化させたり、誤った部位に使用すると副作用を生じたりするおそれがあることから、それらに関して、使用を避けるべき患部の状態、適用部位等に分けて、「次の部位には使用しないこと」の項に、簡潔に記載されている。

c 重篤な副作用として、中毒性表皮壊死融解症、喘息等が掲げられている医薬品では、「次の人は使用（服用）しないこと」の項にアレル

ギーの既往歴がある人等は使用しないこととして記載されている。

d 医療用医薬品との併用について、作用の増強、副作用等のリスクの増大が予測されるため、「次の人は使用（服用）しないこと」の項に「医師（又は歯科医師）の治療を受けている人」と記載されている。

	a	b	c	d			a	b	c	d
1	正	誤	正	誤		2	誤	正	正	正
3	正	誤	誤	正		4	正	正	正	誤
5	誤	正	誤	誤						

問104 一般用医薬品の保管及び取扱い上の注意に関する次の記述の正誤について、正しい組合せはどれか。

a 医薬品を旅行や勤め先等へ携行するために別の容器へ移し替えると、日時が経過して中身がどんな医薬品であったか分からなくなってしまうことがあり、誤用の原因となるおそれがある。

b カプセル剤は、冷蔵庫内から取り出したときに室温との急な温度差で湿気を帯びるおそれがないため、冷蔵庫内での保管が適当である。

c 点眼薬は、複数の使用者間で使い回されると、万一、使用に際して薬液に細菌汚染があった場合に、別の使用者に感染するおそれがあるため「他の人と共用しないこと」とされている。

	a	b	c			a	b	c
1	正	誤	正		2	誤	正	誤
3	正	誤	誤		4	正	正	誤
5	誤	正	正					

問105 一般用医薬品の製品表示に関する次の記述の正誤について、正しい組合せはどれか。

a 使用期限の表示については、適切な保存条件の下で製造後3年を超えて性状及び品質が安定であることが確認されている医薬品において医薬品医療機器等法上の表示義務はない。

b 購入者等が購入後に製品を開封し、添付文書を見て初めて、自分にとって適当な製品でなかったことが分かるといった事態等を防ぐため、添付文書の内容のうち、効能・効果、用法・用量等が、外箱等にも記載されている。

c 購入者によっては、購入後すぐ開封せずにそのまま保管する場合や持ち歩く場合があるため、添付文書を見なくても適切な保管がなされるよう、その容器や包装にも、保管に関する注意事項が記載されている。

d 専門家への相談勧奨に関する事項については、症状、体質、年齢等からみて、副作用による危険性が高い場合若しくは医師又は歯科医師の治療を受けている人であって、一般使用者の判断のみで使用することが不適当な場合について記載されている。

	a	b	c	d			a	b	c	d
1	誤	誤	正	正		2	誤	正	誤	誤
3	正	誤	誤	正		4	正	正	誤	誤
5	正	正	正	正						

問106 緊急安全性情報に関する次の記述の正誤について、正しい組合せはどれか。

a 緊急安全性情報は、医薬品、医療機器又は再生医療等製品について、緊急かつ重大な注意喚起や使用制限に係る対策が必要な状況にある場合に作成される。

b 緊急安全性情報は、A4サイズの青色地の印刷物で、ブルーレターとも呼ばれる。

c 緊急安全性情報は、（独）医薬品医療機器総合機構による医薬品医療機器情報配信サービスによる配信、製造販売業者から医療機関や薬局等への直接配布、ダイレクトメール、ファックス、電子メール等による情報提供（1ヶ月以内）等により情報伝達される。

	a	b	c			a	b	c
1	正	誤	正		2	誤	誤	誤
3	正	誤	誤		4	正	正	誤
5	誤	正	正					

北海道・東北

北関東・甲信越

南関東

北陸・東海

奈良

関西広域連合・福井

中国・四国

九州・沖縄

問107　(独)医薬品医療機器総合機構のホームページに関する次の記述の正誤について、正しい組合せはどれか。

a　厚生労働省が製造販売業者等に指示した緊急安全性情報、「使用上の注意」の改訂情報が掲載されている。

b　一般用医薬品の添付文書情報は掲載されているが、要指導医薬品の添付文書情報は掲載されていない。

c　製造販売業者等や医療機関等から報告された、医薬品による副作用が疑われる症例情報が掲載されている。

```
     a  b  c
1   正 誤 正      2   誤 正 誤
3   正 誤 誤      4   正 正 誤
5   誤 正 正
```

問108　一般用医薬品を適正に使用するための情報に関する次の記述の正誤について、正しい組合せはどれか。

a　一般の生活者が接する医薬品の有効性や安全性等に関する情報は、断片的かつ必ずしも正確でない情報として伝わっている場合も多く、医薬品の販売等に従事する専門家においては、購入者等に対して科学的な根拠に基づいた正確なアドバイスを与え、セルフメディケーションを適切に支援することが期待されている。

b　添付文書に「使用上の注意」として記載される内容は、その医薬品に配合されている成分等に由来することが多い。

c　添付文書や外箱表示は、それらの記載内容が改訂された場合、実際にそれが反映された製品が流通し、購入者等の目に触れるようになるまでには一定の期間を要する。

```
     a  b  c
1   正 誤 正      2   誤 正 誤
3   正 誤 誤      4   正 正 正
```

問109　医薬品・医療機器等安全性情報報告制度に関する次の記述の正誤について、正しい組合せはどれか。

a　本制度は、医薬品の使用、販売等に携わり、副作用等が疑われる事例に直接に接する医薬関係者からの情報を広く収集することによって、医薬品の安全対策のより着実な実施を図ることを目的としている。

b　医薬関係者は、医薬品の副作用等によるものと疑われる健康被害の発生を知った場合において、保健衛生上の危害の発生又は拡大を防止するため必要があると認めるときは、その旨を施設を所管する都道府県知事に報告しなければならない。

c　本制度は、「医薬品副作用モニター制度」として1967年3月よりスタートした。

d　登録販売者は、本制度に基づく報告を行う医薬関係者には含まれない。

```
     a  b  c  d
1   正 正 誤 誤      2   誤 誤 正 誤
3   正 誤 正 誤      4   正 誤 誤 正
5   誤 正 誤 正
```

問110　医薬品医療機器等法第68条の10第2項の規定に基づく医薬品の副作用等の報告に関する次の記述の正誤について、正しい組合せはどれか。

a　報告様式は、(独)医薬品医療機器総合機構のホームページから入手できる。

b　医薬品との因果関係が明確でない場合は、すべて報告の対象外である。

c　安全対策上必要があると認めるときは、医薬品の過量使用によるものと思われる健康被害についても報告する必要がある。

d　購入者等(健康被害が生じた本人に限らない)から適切に情報を把握し、報告様式の記入欄すべてに必要事項を記入しなければ報告することができない。

```
     a  b  c  d
1   正 誤 正 正      2   誤 正 誤 誤
3   正 正 誤 正      4   正 誤 正 誤
5   誤 正 正 誤
```

問111　次のうち、医薬品副作用被害救済制度の対象となる医薬品として、正しいものはどれか。

1　殺虫剤
2　個人輸入により入手された医薬品
3　人体に直接使用する殺菌消毒剤
4　日本薬局方収載医薬品であるワセリン

北海道・東北

北関東・甲信越

南関東

北陸・東海

奈良

関西広域連合・福井

中国・四国

九州・沖縄

問112 医薬品の安全対策に関する次の記述について、（　）の中に入れるべき共通の字句である正しい漢方製剤はどれか。

　（　）による間質性肺炎については、1991年4月以降、使用上の注意に記載されていたが、その後、（　）とインターフェロン製剤の併用例による間質性肺炎が報告されたことから、1994年1月、インターフェロン製剤との併用を禁忌とする旨の使用上の注意の改訂がなされた。

　しかし、それ以降も慢性肝炎患者が（　）を使用して間質性肺炎が発症し、死亡を含む重篤な転帰に至った例もあったことから、1996年3月、厚生省（当時）より関係製薬企業に対して緊急安全性情報の配布が指示された。

1　大柴胡湯　　　2　防已黄耆湯
3　黄連解毒湯　　4　防風通聖散
5　小柴胡湯

問113 医薬品の適正使用のための啓発活動等に関する次の記述の正誤について、正しい組合せはどれか。

a　医薬品の持つ特質及びその使用・取扱い等について正しい知識を広く生活者に浸透させることにより、保健衛生の維持向上に貢献することを目的とし、毎年10月17日〜23日の1週間を「薬と健康の週間」としている。

b　薬物乱用や薬物依存は、違法薬物（麻薬、覚醒剤、大麻等）により生じるものであり、一般用医薬品によって生じることはない。

c　薬物乱用防止を一層推進するため、「ダメ。ゼッタイ。」普及運動が毎年6月20日〜7月19日までの1ヵ月間実施されている。

d　違法な薬物の乱用は、乱用者自身の健康を害するが、社会的な弊害を生じることはない。

	a	b	c	d			a	b	c	d
1	誤	正	正	誤		2	正	誤	正	誤
3	正	誤	誤	誤		4	正	正	誤	正

問114 次の表は、ある鼻炎用内服薬に含まれている成分の一覧である。

4カプセル中	
プソイドエフェドリン塩酸塩	120 mg
ベラドンナ総アルカロイド	0.4 mg
クロルフェニラミンマレイン酸塩	8 mg
サイシン乾燥エキス	40 mg
（サイシン400 mgに相当）	
無水カフェイン	100 mg

　この鼻炎用内服薬の添付文書の「してはいけないこと」の項において、「次の人は服用しないでください」の項目に記載されている次の事項の正誤について、正しい組合せはどれか。

a　高血圧
b　糖尿病
c　心臓病
d　前立腺肥大による排尿困難

	a	b	c	d			a	b	c	d
1	誤	正	正	正		2	正	誤	正	誤
3	正	正	誤	誤		4	正	正	正	正
5	誤	正	正	誤						

問115 一般用医薬品の添付文書の「次の人は使用（服用）しないこと」の項目中に、「本剤又は本剤の成分、牛乳によるアレルギー症状を起こしたことがある人」と記載されている成分等はどれか。

1　カゼイン
2　イブプロフェン
3　ロペラミド塩酸塩
4　プソイドエフェドリン塩酸塩

問１１６　一般用医薬品の添付文書の「次の人は使用（服用）しないこと」の項目中に、「妊婦又は妊娠していると思われる人」と記載されている主な成分・薬効群と、その理由の正誤について、正しい組合せはどれか。

a　ヒマシ油類 ── 妊娠期間の延長、胎児の動脈管の収縮・早期閉鎖、子宮収縮の抑制、分娩時出血の増加のおそれがあるため。

b　エチニルエストラジオール ── 妊娠中の女性ホルモン成分の摂取によって、胎児の先天性異常の発生が報告されているため。

c　オキセサゼイン ── 妊娠中における安全性は確立されていないため。

d　ジフェンヒドラミン塩酸塩を主薬とする催眠鎮静薬（睡眠改善薬） ── 妊娠に伴う不眠は、睡眠改善薬の適用症状でないため。

	a	b	c	d
1	正	誤	正	誤
2	誤	正	誤	誤
3	正	誤	誤	正
4	誤	正	正	正
5	正	正	正	正

問１１７　次の記述のうち、カンゾウ等のグリチルリチン酸を含む成分（１日用量がグリチルリチン酸として 40 mg 以上、又はカンゾウとして１g 以上を含有する場合）が配合された漢方生薬製剤の添付文書の使用上の注意に、「短期間の服用にとどめ、連用しないこと」と記載されている理由として、正しいものはどれか。

1　長期連用により、アルミニウム脳症及びアルミニウム骨症を生じるおそれがあるため。

2　副腎皮質の機能低下を生じるおそれがあるため。

3　偽アルドステロン症を生じるおそれがあるため。

4　海外において、長期連用した場合に精神神経症状が現れたとの報告があるため。

問１１８　次の成分及び医薬品のうち、メトヘモグロビン血症を起こすおそれがあるという理由から、一般用医薬品の添付文書の「次の人は使用（服用）しないこと」の項目中に、「6 歳未満の小児」と記載されているものはどれか。

1　水酸化アルミニウムゲル

2　アスピリン

3　タンニン酸アルブミン

4　ヒマシ油

5　アミノ安息香酸エチル

問１１９　一般用医薬品の添付文書の「相談すること」の項目中に記載される事項に関する次の記述の正誤について、正しい組合せはどれか。

a　ブロモバレリル尿素が配合されたかぜ薬は、胎児障害の可能性があるため、添付文書の相談することの項において「妊婦又は妊娠していると思われる人」等として記載されている。

b　ロペラミド塩酸塩が配合された止瀉薬は、乳汁中に移行する可能性があるため、添付文書の相談することの項において「授乳中の人」等として記載されている。

c　メチルエフェドリン塩酸塩が配合された内服薬は、偽アルドステロン症を生じやすいため、添付文書の相談することの項において「高齢者」等として記載されている。

	a	b	c
1	誤	誤	誤
2	正	誤	正
3	正	正	誤
4	正	正	正
5	誤	正	誤

問１２０　一般用医薬品の添付文書の「相談すること」の「次の診断を受けた人」の項目中に記載されている基礎疾患と、それに関連する主な成分の正誤について、正しい組合せはどれか。

a　腎臓病 ── 酸化マグネシウム

b　てんかん ── ジプロフィリン

c　緑内障 ── パパベリン塩酸塩

	a	b	c
1	誤	誤	正
2	正	正	正
3	正	誤	正
4	正	正	誤
5	誤	正	誤

北海道・東北

北関東・甲信越

南関東

北陸・東海

奈良

関西広域連合・福井

中国・四国

九州・沖縄

南関東【共通問題】
東京／千葉／埼玉／神奈川

（令和5年9月10日実施）

＜第1章＞

問1　医薬品の本質に関する次の記述のうち、正しいものの組合せはどれか。

a　医薬品が人体に及ぼす作用は複雑、かつ、多岐に渡るが、そのすべてが解明されている。

b　人体に対して使用されない医薬品の殺虫剤であれば、誤って人体がそれに曝されても、健康を害することはない。

c　一般用医薬品として販売される製品は、製造物責任法（平成6年法律第85号）の対象でもある。

d　医薬品は、市販後にも、医学・薬学等の新たな知見、使用成績等に基づき、その有効性、安全性等の確認が行われる仕組みになっている。

1（a, b）2（a, c）3（a, d）4（b, c）5（c, d）

問2　医薬品の本質に関する次の記述の正誤について、正しい組合せはどれか。

a　一般の生活者においては、一般用医薬品の添付文書や製品表示に記載された内容を見ただけでは、効能効果や副作用等について誤解や認識不足を生じることがある。

b　医薬品は、人の生命や健康に密接に関連するものであるため、高い水準で均一な品質が保証されていなければならない。

c　医薬品医療機器等法では、健康被害の発生の可能性があるときに限り、異物等の混入、変質等がある医薬品を販売等してはならない旨を定めている。

d　医薬品は、製造販売業者による製品回収等の措置がなされることがあるので、医薬品の販売等を行う者においては、製造販売業者等からの情報に日頃から留意しておくことが重要である。

	a	b	c	d			a	b	c	d
1	誤	正	正	誤		2	正	正	誤	正
3	正	誤	正	正		4	誤	正	誤	正
5	正	正	正	正						

問3　医薬品のリスク評価に関する次の記述の正誤について、正しい組合せはどれか。

a　医薬品の投与量と効果の関係は、薬物用量の増加に伴い、効果の発現が検出されない「無作用量」から、最小有効量を経て「治療量」に至る。

b　動物実験により求められる50％致死量（LD_{50}）は、薬物の毒性の指標として用いられる。

c　ヒトを対象とした臨床試験の実施の基準には、国際的に Good Laboratory Practice（GLP）が制定されている。

d　医薬品に対しては、製造販売後の調査及び試験の実施の基準として Good Post-marketing Study Practice（GPSP）が制定されている。

	a	b	c	d			a	b	c	d
1	正	正	誤	正		2	正	誤	正	誤
3	誤	正	正	誤		4	誤	誤	正	正
5	正	誤	誤	誤						

問4　健康食品に関する次の記述の正誤について、正しい組合せはどれか。

a　健康増進や維持の助けになることが期待されるいわゆる「健康食品」は、あくまで食品であり、医薬品とは法律上区別される。

b　「機能性表示食品」は、事業者の責任で科学的根拠をもとに疾病に罹患していない者の健康維持及び増進に役立つ機能を商品のパッケージに表示するものとして、国の個別の許可を受けたものである。

c　「特定保健用食品」は、身体の生理機能などに影響を与える保健機能成分を含むもので、個別に（一部は規格基準に従って）特定の保健機能を示す有効性や安全性などに関する国の審査を受け、許可されたものである。

d　一般用医薬品の販売時には、健康食品の摂取の有無について確認することが重要である。

	a	b	c	d			a	b	c	d
1	正	正	誤	正		2	誤	正	誤	正
3	正	誤	誤	誤		4	正	誤	正	正
5	誤	正	正	誤						

問5 アレルギー（過敏反応）に関する次の記述の正誤について、正しい組合せはどれか。

a アレルギーには、体質的・遺伝的な要素はない。

b アレルギーは、内服薬だけでなく外用薬等でも引き起こされることがある。

c 医薬品の添加物は、アレルギーを引き起こす原因物質とはならない。

d 普段は医薬品にアレルギーを起こしたことがない人でも、病気等に対する抵抗力が低下している状態などの場合には、思わぬアレルギーを生じることがある。

	a	b	c	d			a	b	c	d
1	誤	正	正	誤		2	誤	誤	誤	正
3	正	誤	誤	誤		4	誤	正	誤	正
5	正	正	正	誤						

問6 医薬品の副作用に関する次の記述の正誤について、正しい組合せはどれか。

a 副作用は、眠気や口渇等の比較的よく見られるものから、日常生活に支障を来す程度の健康被害を生じる重大なものまで様々である。

b 医薬品を十分注意して適正に使用した場合であっても、副作用が生じることがある。

c 一般用医薬品の場合は、通常、重大な副作用を回避することよりも、使用を中断することによる不利益を回避することが優先される。

d 副作用は、容易に異変を自覚できるものばかりでなく、明確な自覚症状として現れないこともある。

	a	b	c	d			a	b	c	d
1	正	正	誤	正		2	誤	正	誤	誤
3	正	誤	誤	誤		4	正	誤	正	正
5	誤	正	正	誤						

問7 医薬品の使用等に関する次の記述の正誤について、正しい組合せはどれか。

a 小児への使用を避けるべき医薬品を「子供だから大人用のものを半分にして飲ませればよい」として服用させるなど、安易に医薬品を使用する場合には、副作用につながる危険性が高い。

b 一般用医薬品を長期連用すると、症状を抑えていることで重篤な疾患の発見が遅れたり、肝臓や腎臓などの器官を傷めたりする可能性がある。

c 一般用医薬品には、習慣性・依存性がある成分を含んでいるものはない。

d 一般用医薬品は、その使用を判断する主体が一般の生活者であることから、その適正な使用を図っていく上で、販売時における専門家の関与が特に重要である。

	a	b	c	d			a	b	c	d
1	正	正	正	誤		2	正	正	誤	正
3	正	誤	正	誤		4	誤	正	誤	正
5	誤	誤	正	正						

問8 医薬品と食品との相互作用に関する次の記述の正誤について、正しい組合せはどれか。

a 相互作用には、医薬品が吸収、分布、代謝又は排泄される過程で起こるものと、医薬品が薬理作用をもたらす部位において起こるものがある。

b 酒類（アルコール）をよく摂取する者は、肝臓の代謝機能が高まっていることが多く、アセトアミノフェンでは、通常よりも代謝されやすくなることがある。

c 生薬成分が配合された医薬品と生薬成分が含まれた食品（ハーブ等）を合わせて摂取すると、その医薬品の効き目や副作用を増強させることがある。

d 外用薬であれば、食品の摂取によって、その作用や代謝が影響を受ける可能性はない。

	a	b	c	d			a	b	c	d
1	正	正	誤	正		2	誤	正	正	正
3	正	正	正	誤		4	正	誤	正	誤
5	誤	誤	誤	正						

問9 小児への医薬品の使用に関する次の記述の正誤について、正しい組合せはどれか。

a 小児は、大人と比べて身体の大きさに対して腸が長く、服用した医薬品の吸収率が相対的に高い。

b 小児は、血液脳関門が未発達であるため、吸収されて循環血液中に移行した医薬品の成分が脳に達しやすい。

c 小児は、肝臓や腎臓の機能が未発達であるため、医薬品の成分の代謝・排泄に時間がか

かり、作用が強く出過ぎたり、副作用がより強く出ることがある。

d 「医療用医薬品の添付文書等の記載要領の留意事項」（平成29年6月8日付け薬生安発0608第1号厚生労働省医薬・生活衛生局安全対策課長通知別添）において、おおよその目安として、小児は5歳以上、15歳未満との年齢区分が用いられている。

```
    a b c d
1 正 正 正 誤    2 誤 正 誤 誤
3 正 誤 正 誤    4 誤 誤 正 正
5 正 正 誤 正
```

問10 高齢者への医薬品の使用に関する次の記述のうち、正しいものの組合せはどれか。

a 高齢者は、喉の筋肉が衰えて飲食物を飲み込む力が弱まっている（嚥下障害）場合があり、内服薬を使用する際に喉に詰まらせやすい。

b 一般に高齢者は生理機能が衰えつつあり、特に、肝臓や腎臓の機能が低下していると医薬品の作用が現れにくくなるため、若年時と比べて副作用を生じるリスクは低い。

c 「医療用医薬品の添付文書等の記載要領の留意事項」（平成29年6月8日付け薬生安発0608第1号厚生労働省医薬・生活衛生局安全対策課長通知別添）において、おおよその目安として75歳以上を「高齢者」としている。

d 高齢者は、医薬品の取り違えや飲み忘れを起こしやすいなどの傾向があり、家族や介護関係者等の理解や協力も含めて、医薬品の安全使用の観点からの配慮が重要となることがある。

1（a,b） 2（a,c） 3（a,d） 4（b,c） 5（c,d）

問11 妊婦又は妊娠していると思われる女性及び母乳を与える女性（授乳婦）への医薬品の使用に関する次の記述の正誤について、正しい組合せはどれか。

a ビタミンA含有製剤は、妊娠前後の一定期間に通常の用量を超えて摂取すると胎児に先天異常を起こす危険性が高まるとされている。

b 胎盤には、胎児の血液と母体の血液とが混ざりあう仕組み（血液－胎盤関門）がある。

c 便秘薬のように、配合成分やその用量によっては流産や早産を誘発するおそれがあるものがある。

d 授乳婦が使用した医薬品の成分が乳汁中に移行することはない。

```
    a b c d
1 正 正 誤 誤    2 誤 誤 誤 正
3 正 誤 正 誤    4 誤 正 正 正
5 誤 誤 正 誤
```

問12 医療機関で治療を受けている人等への医薬品の使用に関する次の記述の正誤について、正しい組合せはどれか。

a 生活習慣病等の慢性疾患の種類や程度によっては、一般用医薬品の使用により、その症状が悪化することがある。

b 過去に医療機関で治療を受けていたが、現在、治療を受けていない場合は、一般用医薬品の使用について、特に注意する必要はない。

c 医療機関での治療を特に受けていない場合であっても、医薬品の種類や配合成分等によっては、特定の症状がある人が使用するとその症状を悪化させるおそれがある。

d 医療機関・薬局で交付された薬剤を使用している人については、登録販売者において一般用医薬品との併用の可否を判断することは困難なことが多く、その薬剤を処方した医師若しくは歯科医師又は調剤を行った薬剤師に相談するよう説明する必要がある。

```
    a b c d
1 正 誤 誤 誤    2 誤 正 誤 正
3 誤 誤 正 誤    4 正 正 誤 誤
5 正 誤 正 正
```

北海道・東北
北関東・甲信越
南関東
北陸・東海
奈良
関西広域連合・福井
中国・四国
九州・沖縄

問13 プラセボ効果に関する次の記述の正誤について、正しい組合せはどれか。

a プラセボ効果とは、医薬品を使用したとき、結果的又は偶発的に薬理作用を生じることをいう。

b プラセボ効果は、時間経過による自然発生的な変化(自然緩解など)は関与していないと考えられている。

c プラセボ効果によってもたらされる反応や変化には、望ましいもの(効果)だけであり、不都合なもの(副作用)はない。

d プラセボ効果は、客観的に測定が可能な変化として現れることはなく、主観的な変化だけが現れる。

	a	b	c	d			a	b	c	d
1	正	誤	誤	正		2	誤	正	正	誤
3	正	誤	正	誤		4	誤	正	誤	正
5	誤	誤	誤	誤						

問14 医薬品の品質に関する次の記述の正誤について、正しい組合せはどれか。

a 医薬品が保管・陳列される場所については、清潔性が保たれるとともに、その品質が十分保持される環境となるよう(高温、多湿、直射日光等の下に置かれることのないよう)留意する必要がある。

b 医薬品は、適切な保管・陳列がなされれば、経時変化による品質の劣化は起こらない。

c 一般用医薬品は、購入後、すぐに使用されるとは限らず、家庭における常備薬として購入されることも多いことから、外箱等に記載されている使用期限から十分な余裕をもって販売等がなされることも重要である。

d 外箱等に記載されている「使用期限」は、開封状態で保管された場合でも品質が保持される期限である。

	a	b	c	d			a	b	c	d
1	誤	正	正	正		2	正	誤	正	誤
3	正	正	正	誤		4	正	誤	誤	正
5	誤	誤	誤	正						

問15 一般用医薬品で対処可能な症状等の範囲に関する次の記述のうち、正しいものの組合せはどれか。

a 一般用医薬品の販売等に従事する専門家においては、医薬品の使用によらない対処を勧めることが適切な場合があることにも留意する必要がある。

b 症状が重いとき(例えば、高熱や激しい腹痛がある場合、患部が広範囲である場合等)に、まずは一般用医薬品を使用することが適切な対処である。

c 一般用医薬品を一定期間使用しても症状の改善がみられないときには、医療機関を受診して医師の診療を受ける必要がある。

d 一般用医薬品で対処可能な範囲は、乳幼児や妊婦等、医薬品を使用する人によって変わるものではない。

1(a, b) 2(a, c) 3(b, c) 4(b, d) 5(c, d)

問16 一般用医薬品の販売時におけるコミュニケーションにおいて、医薬品の販売等に従事する専門家として留意すべき事項に関する次の記述の正誤について、正しい組合せはどれか。

a 購入者等が、自分自身や家族の健康に対する責任感を持ち、適切な医薬品を選択して、適正に使用するよう、働きかけていくことが重要である。

b 「何のためにその医薬品を購入しようとしているか(購入者等のニーズ、購入の動機)」は、医薬品の販売等に従事する専門家が購入者等から確認しておきたい基本的なポイントの一つである。

c 購入者側に情報提供を受けようとする意識が乏しい場合であっても、購入者側から医薬品の使用状況に係る情報をできる限り引き出し、可能な情報提供を行っていくためのコミュニケーション技術を身につけるべきである。

d 購入者等が、一般用医薬品を使用する状況は随時変化する可能性があるため、販売数量は一時期に使用する必要量とする等、販売時のコミュニケーションの機会が継続的に確保されるよう配慮することが重要である。

	a	b	c	d			a	b	c	d
1	正	正	正	正		2	誤	正	正	正
3	正	誤	正	正		4	正	正	誤	正
5	正	正	正	誤						

問17 サリドマイド及びサリドマイド訴訟に関する次の記述の正誤について、正しい組合せはどれか。

a サリドマイド訴訟は、サリドマイド製剤を妊娠している女性が使用したことにより、出生児に四肢欠損、耳の障害等の先天異常(サリドマイド胎芽症)が発生したことに対する損害賠償訴訟である。

b サリドマイドは、催眠鎮静成分として承認され、鎮静作用を目的として胃腸薬にも配合されていた。

c サリドマイドの副作用のうち血管新生を妨げる作用は、サリドマイドの光学異性体のうち、一方の異性体(S 体)のみが有する作用であるため、もう一方の異性体(R 体)を分離して製剤化すれば避けることができる。

d サリドマイドによる薬害事件は、日本のみならず世界的にも問題となったため、WHO 加盟国を中心に市販後の副作用情報の収集の重要性が改めて認識され、各国における副作用情報の収集体制の整備が図られることとなった。

	a	b	c	d			a	b	c	d
1	正	正	誤	正		2	誤	正	誤	正
3	誤	正	正	誤		4	正	誤	正	誤
5	誤	誤	正	正						

問18 スモン及びスモン訴訟に関する次の記述のうち、正しいものの組合せはどれか。

a スモン訴訟とは、解熱鎮痛剤として販売されたキノホルム製剤を使用したことにより、亜急性脊髄視神経症に罹患したことに対する損害賠償訴訟である。

b スモンの原因となったキノホルム製剤には、一般用医薬品として販売されていた製品もある。

c スモン訴訟は、各地の地裁及び高裁において和解が勧められているが、いまだ全面和解には至っていない。

d スモン訴訟を一つの契機として、医薬品の副作用による健康被害の迅速な救済を図るため、医薬品副作用被害救済制度が創設された。

1(a, b) 2(a, c) 3(b, c) 4(b, d) 5(c, d)

問19 ヒト免疫不全ウイルス(HIV)訴訟に関する次の記述の正誤について、正しい組合せはどれか。

a HIV 訴訟は、血友病患者が、HIV が混入した原料血漿から製造された免疫グロブリン製剤の投与を受けたことにより、HIV に感染したことに対する損害賠償訴訟である。

b HIV 訴訟は、国及び製薬企業を被告として提訴され、その後和解が成立した。

c HIV 訴訟を契機として、緊急に必要とされる医薬品を迅速に供給するための「緊急輸入」制度の創設等を内容とする改正薬事法が成立し、施行された。

d HIV 訴訟を契機に、血液製剤の安全確保対策として検査や献血時の問診の充実が図られた。

	a	b	c	d			a	b	c	d
1	正	正	誤	正		2	誤	正	正	正
3	誤	正	正	誤		4	正	誤	正	誤
5	誤	誤	誤	正						

問20 クロイツフェルト・ヤコブ病(CJD)及びCJD 訴訟に関する次の記述のうち、正しいものの組合せはどれか。

a CJD 訴訟は、脳外科手術等に用いられていたウシ乾燥硬膜を介して CJD に罹患したことに対する損害賠償訴訟である。

b CJD は、ウイルスの一種であるプリオンが原因とされている。

c CJD は、認知症に類似した症状が現れ、死に至る重篤な神経難病である。

d CJD 訴訟を一つの契機として、生物由来製品による感染等被害救済制度が創設された。

1(a, b) 2(a, c) 3(b, c) 4(b, d) 5(c, d)

北海道・東北

北関東・甲信越

南関東

北陸・東海

奈良

関西広域連合・福井

中国・四国

九州・沖縄

問21 消化器系に関する次の記述の正誤について、正しい組合せはどれか。

a 歯冠の表面は象牙質で覆われ、象牙質の下にはエナメル質と呼ばれる硬い骨状の組織がある。

b 飲食物を飲み込む運動(嚥下)が起きるときには、喉頭の入り口にある弁(喉頭蓋)が反射的に開くことにより、飲食物が喉頭や気管に流入せずに食道へと送られる。

c 胃は、食道から内容物が送られてくると、その刺激に反応して胃壁の平滑筋が弛緩し、容積が拡がる(胃適応性弛緩)。

d 胃粘液に含まれる成分は、小腸におけるビタミンB12の吸収に重要な役割を果たしている。

	a	b	c	d			a	b	c	d
1	誤	誤	正	正		2	正	誤	誤	正
3	誤	正	誤	誤		4	正	正	正	誤
5	誤	正	正	正						

問22 消化器系に関する次の記述の正誤について、正しい組合せはどれか。

a 膵臓は、炭水化物、タンパク質、脂質のそれぞれを消化する酵素の供給を担っている。

b 肝臓で産生された胆汁に含まれる胆汁酸塩(コール酸、デオキシコール酸等の塩類)は、タンパク質の消化を容易にし、また、水溶性ビタミンの吸収を助ける。

c 大腸は、盲腸、虫垂、上行結腸、横行結腸、下行結腸、S状結腸、直腸からなる管状の臓器で、内壁粘膜に絨毛がある。

d 肛門には動脈が細かい網目状に通っていて、肛門周囲の組織がうっ血すると痔の原因となる。

	a	b	c	d			a	b	c	d
1	誤	正	誤	誤		2	正	誤	誤	誤
3	正	正	誤	正		4	正	誤	正	正
5	誤	正	正	誤						

問23 呼吸器系に関する次の記述の正誤について、正しい組合せはどれか。

a 鼻腔の内壁には粘液分泌腺が多く分布し、鼻汁を分泌する。

b 喉頭は、発声器としての役割もあり、呼気で喉頭上部にある声帯を振動させて声が発せられる。

c 喉頭から肺へ向かう気道が左右の肺へ分岐するまでの部分を気管支といい、そこから肺の中で複数に枝分かれする部分を気管という。

d 肺自体には肺を動かす筋組織がないため、自力で膨らんだり縮んだりするのではなく、横隔膜や肋間筋によって拡張・収縮して呼吸運動が行われている。

	a	b	c	d			a	b	c	d
1	正	正	誤	誤		2	正	正	誤	正
3	正	誤	正	誤		4	誤	誤	誤	正
5	誤	正	正	誤						

問24 循環器系に関する次の記述のうち、正しいものの組合せはどれか。

a 心臓の内部は上部左右の心房、下部左右の心室の4つの空洞に分かれており、心室で血液を集めて心房に送り、心房から血液を拍出する。

b 血管壁にかかる圧力(血圧)は、通常、上腕部の動脈で測定され、心臓が収縮したときの血圧を最小血圧という。

c 四肢を通る静脈では血流が重力の影響を受けやすいため、一定の間隔で存在する内腔に向かう薄い帆状のひだ(静脈弁)が発達しており、血液の逆流を防いでいる。

d 消化管壁を通っている毛細血管の大部分は、門脈と呼ばれる血管に集まって肝臓に入る。

1(a, b)　2(a, c)　3(b, c)　4(b, d)　5(c, d)

問25 血液及びリンパ系に関する次の記述の正誤について、正しい組合せはどれか。

a 血漿は、90%以上が水分からなり、アルブミン、グロブリン等のタンパク質のほか、微量の脂質、糖質、電解質を含む。

b 血液の粘稠性は、主として血漿の水分量や血中脂質量で決まり、赤血球の量はほとんど影響を与えない。

c リンパ球は、血液中の白血球の中で最も数が多く、白血球の約60%を占めている。

d リンパ管は、互いに合流して次第に太くなり、最終的に鎖骨の下にある動脈につながるが、途中にリンパ節と呼ばれる結節がある。

	a	b	c	d			a	b	c	d
1	正	正	誤	正		2	正	誤	誤	誤
3	正	誤	正	誤		4	誤	誤	誤	正
5	誤	正	正	誤						

問26　泌尿器系に関する次の記述のうち、正しいものの組合せはどれか。

a　腎小体では、原尿中のブドウ糖やアミノ酸等の栄養分及び血液の維持に必要な水分や電解質が再吸収される。

b　腎臓には内分泌腺としての機能もあり、骨髄における赤血球の産生を促進するホルモンを分泌する。

c　副腎皮質では、自律神経系に作用するアドレナリンとノルアドレナリンが産生・分泌される。

d　女性は尿道が短いため、細菌などが侵入したとき膀胱まで感染を生じやすい。

1（a, b）　2（a, c）　3（a, d）　4（b, d）　5（c, d）

問27　目に関する次の記述の正誤について、正しい組合せはどれか。

a　水晶体の前には虹彩があり、瞳孔を散大・縮小させて眼球内に入る光の量を調節している。

b　水晶体は、その周りを囲んでいる毛様体の収縮・弛緩によって、遠くの物を見るときには丸く厚みが増し、近くの物を見るときには扁平になる。

c　結膜の充血では白目の部分だけでなく眼瞼の裏側も赤くなるが、強膜が充血したときは眼瞼の裏側は赤くならない。

d　涙器は、涙液を分泌する涙腺と、涙液を鼻腔に導出する涙道からなる。

	a	b	c	d			a	b	c	d
1	誤	誤	誤	正		2	正	正	誤	誤
3	正	誤	正	誤		4	正	誤	正	正
5	誤	正	正	正						

問28　鼻及び耳に関する次の記述のうち、正しいものの組合せはどれか。

a　鼻中隔の前部は、毛細血管が少ないことに加えて粘膜が厚いため、傷つきにくく鼻出血を起こしにくい。

b　鼻腔と副鼻腔を連絡する管は非常に狭いため、鼻腔粘膜が腫れると副鼻腔の開口部がふさがりやすくなり、副鼻腔に炎症を生じることがある。

c　小さな子供では、耳管が太く短くて、走行が水平に近いため、鼻腔からウイルスや細菌が侵入し、感染が起こりやすい。

d　内耳は、平衡器官である蝸牛と、聴覚器官である前庭からなり、いずれも内部はリンパ液で満たされている。

1（a, b）　2（a, c）　3（b, c）　4（b, d）　5（c, d）

問29　外皮系に関する次の記述の正誤について、正しい組合せはどれか。

a　角質層は、細胞膜が丈夫な線維性のセラミドでできた板状の角質細胞と、ケラチンを主成分とする細胞間脂質で構成されている。

b　メラニン色素は、皮下組織にあるメラニン産生細胞（メラノサイト）で産生され、太陽光に含まれる紫外線から皮膚組織を防護する役割がある。

c　毛球の下端のへこんでいる部分を毛乳頭といい、毛乳頭には毛細血管が入り込んで、取り巻く毛母細胞に栄養分を運んでいる。

d　汗腺には、アポクリン腺とエクリン腺の二種類があり、アポクリン腺は手のひらなど毛根がないところも含め全身に分布する。

	a	b	c	d			a	b	c	d
1	正	正	誤	誤		2	正	誤	誤	正
3	正	誤	正	誤		4	誤	正	正	正
5	誤	誤	正	誤						

問30　骨格系及び筋組織に関する次の記述のうち、正しいものの組合せはどれか。

a　骨の基本構造は、主部となる骨質、骨質表面を覆う骨膜、骨質内部の骨髄、骨の接合部にある関節軟骨の四組織からなる。

b　骨組織を構成する無機質は骨に硬さを与え、有機質（タンパク質及び多糖体）は骨の強靱さを保つ。

c　平滑筋は、筋線維を顕微鏡で観察すると横縞模様（横紋）が見えるので横紋筋とも呼ばれる。

d　不随意筋は体性神経系で支配されるのに対して、随意筋は自律神経系に支配されている。

1（a, b）　2（a, c）　3（b, c）　4（b, d）　5（c, d）

北海道・東北

北関東・甲信越

南関東

北陸・東海

奈良

関西広域連合・福井

中国・四国

九州・沖縄

問31 脳や神経系の働きに関する次の記述のうち、正しいものの組合せはどれか。

a 脊髄には、心拍数を調節する心臓中枢、呼吸を調節する呼吸中枢がある。

b 延髄は、多くの生体の機能を制御する部位であるが、複雑な機能の場合はさらに上位の脳の働きによって制御されている。

c 末梢神経系は、随意運動、知覚等を担う体性神経系と、消化管の運動や血液の循環等のように生命や身体機能の維持のため無意識に働いている機能を担う自律神経系に分類される。

d 副交感神経の節後線維の末端から放出される神経伝達物質はノルアドレナリンである。

1(a,b) 2(a,c) 3(b,c) 4(b,d) 5(c,d)

問32 医薬品の有効成分の吸収及び代謝に関する次の記述の正誤について、正しい組合せはどれか。

a 内服以外の用法で使用される医薬品には、適用部位から有効成分を吸収させて、全身作用を発揮させることを目的とするものがある。

b 鼻腔粘膜の下には毛細血管が豊富なため、点鼻薬の成分は循環血液中に移行しやすく、初めに肝臓で代謝を受けて全身に分布する。

c 咽頭の粘膜に適用する含嗽薬(うがい薬)は、その多くが唾液や粘液によって食道へ流れてしまうため、咽頭粘膜からの吸収が原因で全身的な副作用が起こることは少ない。

d 有効成分が皮膚から浸透して体内の組織で作用する医薬品の場合は、浸透する量は皮膚の状態、傷の有無やその程度による影響を受けない。

```
   a b c d            a b c d
1  正 誤 正 誤     2  誤 誤 誤 正
3  誤 正 正 誤     4  正 誤 誤 誤
5  正 正 誤 正
```

問33 医薬品の有効成分の代謝及び排泄に関する次の記述の正誤について、正しい組合せはどれか。

a 医薬品の有効成分が代謝を受けると、作用を失ったり(不活性化)、作用が現れたり(代謝的活性化)、あるいは体外へ排泄されやすい脂溶性の物質に変化したりする。

b 肝機能が低下した人では、医薬品を代謝する能力が低いため、一般的には正常な人に比べて全身循環に到達する有効成分の量がより多くなり、効き目が過剰に現れたり、副作用を生じやすくなったりする。

c 医薬品の有効成分は未変化体のままで、あるいは代謝物として、体外に排出されるが、肺から呼気中に排出されることはない。

d 腎機能が低下した人では、正常の人よりも有効成分の尿中への排泄が早まるため、医薬品の効き目が十分に現れず、副作用も生じにくい。

```
   a b c d            a b c d
1  正 正 誤 誤     2  正 誤 正 誤
3  誤 誤 正 正     4  誤 正 誤 誤
5  正 誤 誤 正
```

問34 医薬品の体内での働きに関する次の記述の正誤について、正しい組合せはどれか。

a 医薬品を十分な間隔をあけずに追加摂取して血中濃度を高くしても、ある濃度以上になるとより強い薬効は得られなくなり、有害な作用(副作用や毒性)も現れにくくなる。

b 有効成分の血中濃度は、ある時点でピーク(最高血中濃度)に達し、その後は低下していくが、これは代謝・排泄の速度が吸収・分布の速度を上回るためである。

c 全身作用を目的とする医薬品の多くは、使用後の一定期間、その有効成分の血中濃度が、最小有効濃度と毒性が現れる濃度域の間の範囲に維持されるよう、使用量及び使用間隔が定められている。

d 循環血液中に移行した有効成分は、血流によって全身の組織・器官へ運ばれて作用するが、多くの場合、標的となる細胞に存在する受容体、酵素、トランスポーターなどのタンパク質と結合し、その機能を変化させることで薬効や副作用を現す。

```
   a b c d            a b c d
1  誤 誤 誤 正     2  正 誤 正 誤
3  誤 正 正 誤     4  正 正 誤 誤
5  誤 正 正 正
```

北海道・東北

北関東・甲信越

南関東

北陸・東海

奈良

関西広域連合・福井

中国・四国

九州・沖縄

問35　医薬品の剤形及び適切な使用方法に関する次の記述の正誤について、正しい組合せはどれか。

a　錠剤（内服）は、胃や腸で崩壊し、有効成分が溶出することが薬効を発現する前提となるため、例外的な場合を除いて、口中で噛み砕いて服用してはならない。

b　トローチ剤は、有効成分が口腔内や咽頭部に行き渡るよう、口中に含み、噛まずにゆっくり溶かすようにして使用される。

c　外用局所に適用する剤形のうち、一般的に適用部位を水から遮断したい場合には、クリーム剤ではなく軟膏剤を用いることが多い。

d　カプセル剤は、カプセル内に薬剤を充填した剤形であり、水なしで服用すると、カプセルの原材料として広く用いられているゼラチンが喉や食道に貼り付くことがある。

	a	b	c	d			a	b	c	d
1	正	正	正	正		2	誤	誤	正	誤
3	正	正	誤	正		4	正	誤	誤	誤
5	誤	誤	正	正						

問36　皮膚粘膜眼症候群（スティーブンス・ジョンソン症候群）及び中毒性表皮壊死融解症（TEN）に関する次の記述の正誤について、正しい組合せはどれか。

a　皮膚粘膜眼症候群は、発症機序の詳細が不明であり、また、発症の可能性がある医薬品の種類も多いため、発症の予測は極めて困難である。

b　皮膚粘膜眼症候群は、38℃以上の高熱を伴って、発疹・発赤、火傷様の水疱等の激しい症状が比較的短時間のうちに全身の皮膚、口、眼等の粘膜に現れる病態である。

c　皮膚粘膜眼症候群又は中毒性表皮壊死融解症の前兆として、両眼に現れる急性結膜炎（結膜が炎症を起こし、充血、目やに、流涙、痒み、腫れ等を生じる病態）は、皮膚や粘膜の変化とほぼ同時期又は半日～1日程度先行して生じることが知られている。

d　皮膚粘膜眼症候群と中毒性表皮壊死融解症は、原因医薬品の使用開始後2週間以内に発症することが多く、1ヶ月以上経ってから起こることはない。

問37　医薬品の副作用として現れる肝機能障害に関する次の記述の正誤について、正しい組合せはどれか。

a　医薬品により生じる肝機能障害は、有効成分又はその代謝物の直接的肝毒性が原因で起きる中毒性のものと、有効成分に対する抗原抗体反応が原因で起きるアレルギー性のものに大別される。

b　黄疸は、ビリルビン（黄色色素）が血液中へ排出されず、胆汁中に滞留することにより生じる。

c　軽度の肝機能障害の場合、自覚症状がなく、健康診断等の血液検査（肝機能検査値の悪化）で初めて判明することが多い。

d　肝機能障害が疑われた場合、原因と考えられる医薬品を使用し続けても、不可逆的な病変（肝不全）を生じることはない。

	a	b	c	d			a	b	c	d
1	正	正	正	誤		2	誤	正	誤	誤
3	正	誤	正	誤		4	正	正	誤	正
5	誤	誤	正	正						

問38　医薬品の副作用として現れる偽アルドステロン症に関する次の記述の正誤について、正しい組合せはどれか。

a　副腎皮質からのアルドステロン分泌が増加することにより生じる。

b　主な症状に、手足の脱力、血圧上昇、筋肉痛、こむら返り、手足のしびれ、むくみ（浮腫）等がある。

c　病態が進行すると、筋力低下、起立不能、歩行困難、痙攣等を生じる。

d　複数の医薬品や、医薬品と食品との間の相互作用によって起きることがある。

	a	b	c	d			a	b	c	d
1	正	誤	正	正		2	誤	正	誤	正
3	誤	誤	正	誤		4	正	正	誤	誤
5	誤	正	正	正						

問39 医薬品の副作用に関する次の記述の正誤について、正しい組合せはどれか。

a 医薬品の使用が原因で血液中の白血球(好中球)が減少し、細菌やウイルスの感染に対する抵抗力が弱くなって、突然の高熱、悪寒、喉の痛み、口内炎、倦怠感等の症状を呈することがある。

b 医薬品の使用が原因で血液中の血小板が減少し、鼻血、歯ぐきからの出血、手足の青あざ(紫斑)等の症状が現れることがある。

c 精神神経症状は、医薬品の大量服用や長期連用、乳幼児への適用外の使用等の不適正な使用がなされた場合に限られ、通常の用法・用量では発生しない。

d 無菌性髄膜炎は、大部分はウイルスが原因と考えられているが、マイコプラズマ感染症やライム病、医薬品の副作用等によって生じることもある。

```
   a b c d
1 誤 誤 正 正     2 誤 正 正 正
3 正 誤 正 誤     4 正 正 誤 正
5 正 正 誤 誤
```

問40 循環器系に現れる副作用に関する次の記述の正誤について、正しい組合せはどれか。

a うっ血性心不全とは、心筋の自動性や興奮伝導の異常が原因で心臓の拍動リズムが乱れる病態である。

b 息切れ、疲れやすい、足のむくみ、急な体重の増加、咳とピンク色の痰などを認めた場合は、うっ血性心不全の可能性が疑われる。

c 医薬品を適正に使用している場合は、動悸(心悸亢進)や一過性の血圧上昇、顔のほてりを生じることはない。

d 心不全の既往がある人は、薬剤による心不全を起こしやすい。

```
   a b c d
1 正 誤 正 正     2 正 正 正 誤
3 誤 誤 誤 正     4 正 正 誤 誤
5 誤 正 誤 正
```

<第4章>

問41 次の記述は、医薬品医療機器等法第1条の条文である。( )の中に入れるべき字句の正しい組合せはどれか。

第一条 この法律は、医薬品、医薬部外品、化粧品、医療機器及び再生医療等製品(以下「医薬品等」という。)の品質、有効性及び安全性の確保並びにこれらの使用による保健衛生上の危害の発生及び(a)のために必要な規制を行うとともに、(b)の規制に関する措置を講ずるほか、医療上特にその必要性が高い医薬品、医療機器及び再生医療等製品の研究開発の促進のために必要な措置を講ずることにより、(c)を図ることを目的とする。

	a	b	c
1	まん延の予防	指定薬物	保健衛生の向上
2	拡大の防止	指定薬物	健康の保持
3	拡大の防止	麻薬及び向精神薬	保健衛生の向上
4	まん延の予防	麻薬及び向精神薬	健康の保持
5	拡大の防止	指定薬物	保健衛生の向上

問42 登録販売者及び医薬品医療機器等法第36条の8に規定する販売従事登録に関する次の記述のうち、正しいものの組合せはどれか。ただし、厚生労働省令で定める書類の省略に関する規定は考慮しなくてよい。

a 登録販売者とは、一般用医薬品の販売又は授与に従事しようとする者がそれに必要な資質を有することを確認するために都道府県知事が行う試験に合格した者をいう。

b 登録販売者は、住所に変更を生じたときには、30日以内に、その旨を登録を受けた都道府県知事に届け出なければならない。

c 医薬品医療機器等法施行規則第15条の11の3に基づき、薬局開設者は、その薬局において業務に従事する登録販売者に対し、厚生労働大臣に届出を行った者(研修実施機関)が行う研修を毎年度受講させなければならないこととされている。

d　販売従事登録を受けようとする者は、販売従事登録申請書を医薬品の販売又は授与に従事する薬局又は医薬品の販売業の店舗の所在地の都道府県知事（配置販売業にあっては、配置しようとする区域をその区域に含む都道府県の知事）に提出しなければならない。

1（a,b）2（a,d）3（b,c）4（b,d）5（c,d）

問43　一般用医薬品及び要指導医薬品に関する次の記述の正誤について、正しい組合せはどれか。

a　一般用医薬品及び要指導医薬品における効能効果の表現は、診断疾患名（例えば、胃炎、胃・十二指腸潰瘍等）で示されている。

b　毒薬又は劇薬は、要指導医薬品に該当することがある。

c　卸売販売業者は、配置販売業者に対し、一般用医薬品及び要指導医薬品を販売又は授与することができる。

d　検査薬において、検体の採取に身体への直接のリスクを伴うものであって、血液を検体とするものは、一般用医薬品としては認められていないが、要指導医薬品としては認められているものがある。

```
    a  b  c  d
1   正 誤 誤 正      2   誤 正 誤 誤
3   正 誤 正 誤      4   誤 誤 誤 正
5   正 正 正 誤
```

問44　毒薬及び劇薬に関する次の記述のうち、正しいものの組合せはどれか。

a　毒薬又は劇薬を、18歳未満の者その他安全な取扱いに不安のある者に交付することは禁止されている。

b　劇薬を貯蔵、陳列する場所については、かぎを施さなければならない。

c　毒薬は、それを収める直接の容器又は被包に、黒地に白枠、白字をもって、当該医薬品の品名及び「毒」の文字が記載されていなければならない。

d　劇薬を一般の生活者に対して販売する際、譲受人から交付を受ける文書には、当該譲受人の症状の記載は不要である。

1（a,b）2（a,d）3（b,c）4（b,d）5（c,d）

問45　一般用医薬品のリスク区分に関する次の記述のうち、正しいものの組合せはどれか。

a　第一類医薬品は、その副作用等により日常生活に支障を来す程度の健康被害が生ずるおそれがある医薬品のうち、その使用に関し特に注意が必要なものとして厚生労働大臣が指定するものが含まれる。

b　第二類医薬品は、その成分や使用目的等から、その副作用等により日常生活に支障を来す程度の健康被害が生ずるおそれがあり、保健衛生上のリスクが比較的高い一般用医薬品である。

c　第三類医薬品は、第一類医薬品及び第二類医薬品以外の一般用医薬品で、副作用等により身体の変調・不調が起こるおそれのないものである。

d　第三類医薬品である医薬品の分類が、第一類医薬品又は第二類医薬品に変更されることはない。

1（a,b）2（a,c）3（a,d）4（b,c）5（c,d）

問46　次のうち、医薬品医療機器等法第50条に基づき、医薬品の直接の容器又は被包に記載されていなければならない事項として誤っているものはどれか。ただし、厚生労働省令で定める表示の特例に関する規定は考慮しなくてよい。

1　製造番号又は製造記号

2　指定第二類医薬品にあっては、枠の中に「2」の数字

3　配置販売品目以外の一般用医薬品にあっては、「店舗専用」の文字

4　重量、容量又は個数等の内容量

5　製造業者の氏名又は名称及び住所

問47 医薬部外品及び化粧品に関する次の記述の正誤について、正しい組合せはどれか。

a 医薬部外品を製造販売する場合には、厚生労働大臣が基準を定めて指定するものを除き、品目ごとに許可が必要である。

b 医薬部外品を販売する場合には、都道府県知事による販売業の許可が必要である。

c 化粧品の直接の容器又は直接の被包には、「化粧品」の文字の表示が義務付けられている。

d 化粧品において、医薬品的な効能効果を表示・標榜することは、一切認められていない。

```
   a b c d
1  正 誤 正 誤    2  正 正 誤 正
3  誤 誤 誤 正    4  誤 正 正 誤
5  正 誤 誤 誤
```

問48 保健機能食品等の食品に関する次の記述の正誤について、正しい組合せはどれか。

a 食品衛生法において、食品とは、医薬品及び医薬部外品以外のすべての飲食物であると規定されている。

b 特別用途食品は、乳児、幼児、妊産婦又は病者の発育又は健康の保持若しくは回復の用に供することが適当な旨を医学的・栄養学的表現で記載し、かつ、用途を限定したもので、健康増進法の規定に基づく許可又は承認を受け、「特別の用途に適する旨の表示」をする食品である。

c ビタミンDを栄養成分として含有している栄養機能食品に栄養表示する場合は、「ビタミンDは、皮膚や粘膜の健康維持を助けるとともに、抗酸化作用を持つ栄養素です。」と栄養成分の機能の表示を行わなければならない。

d マグネシウムを栄養成分として含有している栄養機能食品に栄養表示する場合は、「マグネシウムは、骨の形成や歯の形成に必要な栄養素です。マグネシウムは、多くの体内酵素の正常な働きとエネルギー産生を助けるとともに、血液循環を正常に保つのに必要な栄養素です。」と栄養成分の機能の表示を行わなければならない。

```
   a b c d
1  正 正 誤 誤    2  正 誤 正 誤
```

3 誤 正 誤 正   4 誤 誤 誤 正
5 誤 正 正 誤

問49 薬局に関する次の記述のうち、正しいものの組合せはどれか。

a 医薬品を取り扱う場所であって、薬局として開設の許可を受けていないものについては、病院又は診療所の調剤所を除き、薬局の名称を付してはならない。

b 医薬品をあらかじめ小分けし、販売する行為が認められている。

c 一般用医薬品の販売を行うためには、薬局の開設の許可と併せて店舗販売業の許可も受けなければならない。

d 調剤を実施する薬局は、医療法に基づく医療提供施設として位置づけられている。

1（a，b）2（a，d）3（b，c）4（b，d）5（c，d）

問50 薬局に関する次の記述の正誤について、正しい組合せはどれか。なお、本設問において、「薬剤師不在時間」とは、医薬品医療機器等法施行規則第1条第2項第2号で規定されるものとする。

a 開店時間のうち、当該薬局において調剤に従事する薬剤師が当該薬局以外の場所においてその業務を行うため、やむを得ず、かつ、一時的に当該薬局において薬剤師が不在となる時間を薬剤師不在時間という。

b 薬剤師不在時間内に限り、登録販売者でも第一類医薬品を販売することができる。

c 薬局開設者は、薬剤師不在時間内は、調剤室を閉鎖するとともに、調剤に従事する薬剤師が不在のため調剤に応じることができない旨等、薬剤師不在時間に係る掲示事項を当該薬局内の見やすい場所及び当該薬局の外側の見やすい場所に掲示しなければならない。

d 薬剤師不在時間内は、当該薬局の管理を行う薬剤師が、薬剤師不在時間内に当該薬局において勤務している従事者と連絡ができる体制を備えなければならない。

```
   a b c d
1  正 誤 正 正    2  誤 正 誤 誤
3  誤 誤 正 正    4  正 誤 誤 誤
5  正 正 誤 正
```

問51 店舗販売業に関する次の記述の正誤について、正しい組合せはどれか。

a 店舗販売業者は、第三類医薬品を陳列する場合、薬局等構造設備規則に規定する「情報提供を行うための設備」から7メートル以内の範囲に陳列しなければならない。

b 第一類医薬品の販売等をする店舗において、薬剤師を店舗管理者とすることができない場合、過去5年間のうち、登録販売者として業務に従事した期間が通算して2年以上（過去5年間において合計1,920時間以上）ある登録販売者は、その店舗の店舗管理者になることができる。

c 薬剤師が従事している店舗販売業の店舗においては、調剤を行うことができる。

d 店舗販売業者は、その店舗に薬剤師が従事している場合であっても、要指導医薬品を販売することはできない。

```
    a  b  c  d
1   誤 正 誤 正    2   正 誤 正 正
3   正 正 誤 誤    4   誤 正 正 誤
5   誤 誤 誤 誤
```

問52 配置販売業に関する次の記述のうち、正しいものの組合せはどれか。

a 配置販売業の許可は、申請者の住所地の都道府県知事が与えることとされている。

b 配置販売業者は、一般用医薬品のうち経年変化が起こりにくいこと等の基準（配置販売品目基準（平成21年厚生労働省告示第26号））に適合するもの以外の医薬品を販売等してはならない。

c 配置販売業者又はその配置員は、配置販売に従事しようとする区域の都道府県知事が発行する身分証明書の交付を受け、かつ、これを携帯しなければ、医薬品の配置販売に従事してはならない。

d 配置販売業者が、店舗による販売又は授与の方法で一般用医薬品を販売等しようとする場合には、別途、薬局の開設又は店舗販売業の許可を受ける必要がある。

1（a, c）2（a, d）3（b, c）4（b, d）5（c, d）

問53 薬局における要指導医薬品及び一般用医薬品の陳列に関する次の記述の正誤について、正しい組合せはどれか。

a 購入者の利便性等を考慮し、薬効分類が同じである要指導医薬品と第一類医薬品を、区別することなく陳列することができる。

b 要指導医薬品を陳列する場合、要指導医薬品陳列区画の内部の陳列設備、鍵をかけた陳列設備、又は要指導医薬品を購入しようとする者等が直接手の触れられない陳列設備に陳列しなければならない。

c 開店時間のうち、要指導医薬品又は一般用医薬品を販売し、又は授与しない時間は、これらを通常陳列し、又は交付する場所を閉鎖しなければならない。

d 鍵をかけた陳列設備に第一類医薬品を陳列する場合は、第一類医薬品陳列区画の内部の陳列設備に陳列しなくてもよい。

```
    a  b  c  d
1   正 正 正 正    2   誤 正 正 正
3   正 誤 正 正    4   正 正 誤 正
5   正 正 正 誤
```

問54 次のうち、医薬品医療機器等法第29条の4に基づき、店舗販売業者が、当該店舗の見やすい位置に掲示板で掲示しなければならない事項として、正しいものの組合せはどれか。

a 当該店舗内の情報提供及び指導を行う場所

b 取り扱う要指導医薬品及び一般用医薬品の区分

c 個人情報の適正な取扱いを確保するための措置

d 店舗に勤務する登録販売者の氏名及び販売従事登録番号

1（a, b）2（a, c）3（b, c）4（b, d）5（c, d）

問55　薬局開設者が医薬品の特定販売を行うことにおいて、インターネットを利用して広告する場合、医薬品医療機器等法施行規則第15条の6に基づき、ホームページに見やすく表示しなければならない次の事項の正誤について、正しい組合せはどれか。

a　現在勤務している薬剤師又は登録販売者の別、その氏名及び写真

b　薬局製造販売医薬品を調剤室以外の場所に陳列する場合にあっては、薬局製造販売医薬品の定義及びこれに関する解説並びに表示、情報の提供及び陳列に関する解説

c　開店時間と特定販売を行う時間が異なる場合にあっては、その開店時間及び特定販売を行う時間

d　特定販売を行う薬局製造販売医薬品又は一般用医薬品の使用期限

```
    a  b  c  d
1   正 正 誤 正    2   誤 正 正 正
3   正 誤 正 誤    4   正 誤 誤 正
5   誤 正 正 誤
```

問56　次の記述は、医薬品医療機器等法第66条の条文である。（　）の中に入れるべき字句の正しい組合せはどれか。なお、2箇所の（　a　）及び（　b　）内には、どちらも同じ字句が入る。

第六十六条　（　a　）、医薬品、医薬部外品、化粧品、医療機器又は再生医療等製品の名称、製造方法、（　b　）に関して、明示的であると暗示的であるとを問わず、（　c　）な記事を広告し、記述し、又は流布してはならない。

2　医薬品、医薬部外品、化粧品、医療機器又は再生医療等製品の（　b　）について、医師その他の者がこれを保証したものと誤解されるおそれがある記事を広告し、記述し、又は流布することは、前項に該当するものとする。

3　（　a　）、医薬品、医薬部外品、化粧品、医療機器又は再生医療等製品に関して堕胎を暗示し、又はわいせつにわたる文書又は図画を用いてはならない。

	a	b	c
1	何人も	効能、効果又は性能	虚偽又は誇大
2	何人も	効能、効果又は性能	不正又は不当
3	医薬関係者は	効能、効果又は性能	不正又は不当
4	何人も	成分、性状又は品質	虚偽又は誇大
5	医薬関係者は	成分、性状又は品質	不正又は不当

問57　医薬品の広告に関する次の記述のうち、正しいものの組合せはどれか。

a　医薬品の広告に該当するか否かについては、(1)顧客を誘引する意図が明確であること、(2)特定の医薬品の商品名（販売名）が明らかにされていること、(3)一般人が認知できる状態であることのいずれか一つを満たす場合に、広告に該当すると判断されている。

b　一般用医薬品の販売広告には、薬局、店舗販売業又は配置販売業において販売促進のため用いられるチラシやダイレクトメール（電子メールを含む）、POP広告も含まれる。

c　医療用医薬品と同じ有効成分を含有する一般用医薬品については、当該医療用医薬品の効能効果、用法用量をそのまま標榜すれば、承認されている内容を正確に反映した広告といえる。

d　医薬品等適正広告基準では、医薬品の効能効果又は安全性について、最大級の表現又はこれに類する表現等を行うことは不適当とされている。

1（a, b）2（a, c）3（b, c）4（b, d）5（c, d）

問58　医薬品の広告に関する次の記述の正誤について、正しい組合せはどれか。なお、本設問においては「法」とは、「医薬品医療機器等法」を指すものとする。

a　厚生労働大臣又は都道府県知事は、法第68条（承認前の医薬品、医療機器及び再生医療等製品の広告の禁止）の規定に違反して広告等を行った者に対してその行為の中止、再発防止等の措置命令を行うことができる。

b 法第68条は、広告等の依頼主だけでなく、その広告等に関与するすべての人が対象となる。

c 厚生労働大臣又は都道府県知事は、法第75条の5の2により、医薬品、医療機器等の名称、製造方法、効能、効果又は性能に関する虚偽・誇大な広告を行った者に対して、課徴金を納付させる命令を行うことができる。

d 医薬関係者、医療機関、公的機関、団体等が、公認、推薦、選用等している旨の広告については、仮に事実であったとしても、原則として不適当とされている。

```
     a  b  c  d
1   誤  正  正  誤    2   正  誤  正  誤
3   正  誤  正  正    4   正  正  誤  正
5   誤  正  誤  正
```

問59 医薬品の販売方法に関する次の記述の正誤について、正しい組合せはどれか。

a 医薬品を懸賞や景品として授与することは、原則として認められていない。

b キャラクターグッズ等の景品類を提供して医薬品を販売することは、不当景品類及び不当表示防止法の限度内であれば認められている。

c 購入者の利便性のため異なる複数の医薬品又は医薬品と他の物品を組み合わせて販売又は授与する場合には、組み合わせた医薬品について、購入者等に対して情報提供を十分に行える程度の範囲内であって、かつ、組み合わせることに合理性が認められるものでなければならない。

d 購入者の利便性のため、効能効果が重複する医薬品を組み合わせて販売することが推奨されている。

```
     a  b  c  d
1   正  正  誤  正    2   誤  正  正  誤
3   正  誤  誤  正    4   正  正  正  誤
5   誤  誤  誤  誤
```

問60 医薬品医療機器等法に基づく行政庁による店舗販売業者に対する監視指導及び処分に関する次の記述の正誤について、正しい組合せはどれか。なお、本設問において、「都道府県知事」とは、「都道府県知事(その店舗の所在地が保健所を設置する市又は特別区の区域にある場合においては、市長又は区長)」とする。

a 都道府県知事は、薬事監視員に、店舗販売業者が医薬品を業務上取り扱う場所に立ち入らせ、無承認無許可医薬品、不良医薬品又は不正表示医薬品等の疑いのある物を、全て収去させなければならない。

b 都道府県知事は、店舗管理者に薬事に関する法令又はこれに基づく処分に違反する行為があったとき、又はその者が管理者として不適当であると認めるときは、その店舗販売業者に対して、店舗管理者の変更を命ずることができる。

c 都道府県知事は、店舗販売業者に対し、不正表示医薬品、不良医薬品等について、廃棄、回収その他公衆衛生上の危険の発生を防止するに足りる措置をとるべきことを命ずることができる。

```
     a  b  c
1   誤  正  誤    2   誤  正  正
3   正  誤  正    4   正  誤  誤
5   正  正  正
```

＜第3章＞

問61 かぜ(感冒)及びかぜ薬(総合感冒薬)に関する次の記述のうち、正しいものの組合せはどれか。

a かぜの約8割は細菌の感染が原因であるが、それ以外にウイルスの感染などがある。

b インフルエンザ(流行性感冒)は、感染力が強く、また重症化しやすいため、かぜとは区別して扱われる。

c かぜ薬は、細菌やウイルスの増殖を抑えたり、体内から除去することにより、咳や発熱などの諸症状の緩和を図るものである。

d かぜの原因となる細菌やウイルスの種類は、季節や時期などによって異なる。

1(a, b)　2(a, c)　3(a, d)　4(b, d)　5(c, d)

北海道・東北

北関東・甲信越

南関東

北陸・東海

奈良

関西広域連合・福井

中国・四国

九州・沖縄

問62　次の表は、ある一般用医薬品のかぜ薬（総合感冒薬）に含まれている成分の一覧である。このかぜ薬に関する次の記述のうち、正しいものの組合せはどれか。

3錠中	
グアイフェネシン	60 mg
ジヒドロコデインリン酸塩	8 mg
dl-メチルエフェドリン塩酸塩	20 mg
アセトアミノフェン	300 mg
クロルフェニラミンマレイン酸塩	2.5 mg
無水カフェイン	25 mg
リボフラビン	4 mg

a　グアイフェネシンは、鼻汁分泌やくしゃみを抑えることを目的として配合されている。

b　ジヒドロコデインリン酸塩は、長期連用や大量摂取によって倦怠感や虚脱感、多幸感等が現れることがある。

c　アセトアミノフェンは、主として中枢作用によって解熱・鎮痛をもたらすため、末梢における抗炎症作用は期待できない。

d　クロルフェニラミンマレイン酸塩は、去痰作用を目的として配合されている。

1（a, b）2（a, c）3（b, c）4（b, d）5（c, d）

問63　かぜ（感冒）の症状緩和に用いられる漢方処方製剤に関する次の記述のうち、正しいものの組合せはどれか。

a　柴胡桂枝湯は、体力中等度又はやや虚弱で、多くは腹痛を伴い、ときに微熱・寒気・頭痛・吐きけなどのあるものの胃腸炎、かぜの中期から後期の症状に適すとされる。

b　香蘇散は、構成生薬としてカンゾウを含まず、体力虚弱で、神経過敏で気分がすぐれず胃腸の弱いもののかぜの初期、血の道症に適すとされる。

c　小青竜湯は、体力中程度又はやや虚弱で、うすい水様の痰を伴う咳や鼻水が出るものの気管支炎、気管支喘息、鼻炎、アレルギー性鼻炎、むくみ、感冒、花粉症に適すとされる。

d　葛根湯は、体力虚弱で、汗が出るもののかぜの初期に適すとされる。

1（a, b）2（a, c）3（b, c）4（b, d）5（c, d）

問64　解熱鎮痛薬及びその配合成分等に関する次の記述の正誤について、正しい組合せはどれか。

a　サザピリンが配合された一般用医薬品の解熱鎮痛薬は、15歳未満の小児に対して使用することができる。

b　アスピリンには血液を凝固しにくくさせる作用があり、医療用医薬品として、血栓ができやすい人に対する血栓予防薬の成分としても用いられている。

c　ボウイは、ツヅラフジ科のオオツヅラフジの蔓性の茎及び根茎を、通例、横切したものを基原とする生薬で、鎮痛、尿量増加（利尿）等の作用を期待して用いられる。

d　シャクヤクは、発汗を促して解熱を助ける作用を期待して配合されている。

	a	b	c	d			a	b	c	d
1	誤	正	誤	正		2	誤	正	正	誤
3	正	誤	正	誤		4	正	誤	誤	正
5	誤	誤	誤	誤						

問65　眠気を促す薬に関する次の記述の正誤について、正しい組合せはどれか。

a　抗ヒスタミン成分を主薬とする催眠鎮静薬は、慢性的に続く睡眠障害の緩和に適している。

b　ブロモバレリル尿素を含有する催眠鎮静薬は、胎児に障害を引き起こさないため、妊婦の睡眠障害の緩和に適している。

c　柴胡加竜骨牡蛎湯は、体力中等度以上で、精神不安があって、動悸、不眠、便秘などを伴う高血圧の随伴症状（動悸、不安、不眠）、神経症、更年期神経症、小児夜なき、便秘に適すとされる。

d　酸棗仁湯は、体力中等度以下で、心身が疲れ、精神不安、不眠などがあるものの不眠症、神経症に適すとされる。

	a	b	c	d			a	b	c	d
1	正	正	正	正		2	誤	正	正	誤
3	誤	誤	正	正		4	正	正	誤	正
5	誤	誤	誤	誤						

問66　眠気防止薬の主な有効成分として配合されるカフェインに関する次の記述の正誤について、正しい組合せはどれか。

a　腎臓におけるナトリウムイオンの再吸収促進作用があり、尿量の増加をもたらす。

b　胃液分泌抑制作用があり、その結果、副作用として胃腸障害（食欲不振、悪心・嘔吐）が現れることがある。

c　反復摂取により依存を形成するという性質がある。

d　眠気防止薬におけるカフェインの1回摂取量はカフェインとして 200 ㎎、1日摂取量はカフェインとして 500 ㎎ が上限とされている。

	a	b	c	d
1	誤	正	誤	正
2	誤	誤	正	誤
3	正	正	正	誤
4	正	正	誤	正
5	誤	誤	正	正

問67　次の表は、ある一般用医薬品の鎮暈薬（乗物酔い防止薬）に含まれている成分の一覧である。この鎮暈薬に関する記述の正誤について、正しい組合せはどれか。

1錠中	
ジフェニドール塩酸塩	16.6 ㎎
スコポラミン臭化水素酸塩水和物	0.16 ㎎
無水カフェイン	30.0 ㎎
ピリドキシン塩酸塩	5.0 ㎎

a　ジフェニドール塩酸塩は、内耳にある前庭と脳を結ぶ神経（前庭神経）の調節作用のほか、内耳への血流を改善する作用を示す。

b　スコポラミン臭化水素酸塩水和物は、消化管からよく吸収され、他の抗コリン成分と比べて脳内に移行しやすいとされる。

c　無水カフェインは、抗めまい成分による眠気の解消を期待して配合されている。

d　ピリドキシン塩酸塩は、乗物酔いに伴う頭痛を和らげる作用が期待される。

	a	b	c	d
1	正	正	正	正
2	誤	誤	誤	正
3	正	誤	正	誤
4	正	正	誤	誤
5	誤	正	正	正

問68　小児の疳を適応症とする生薬製剤・漢方処方製剤（小児鎮静薬）及びその配合成分等に関する次の記述の正誤について、正しい組合せはどれか。

a　漢方処方製剤は、用法用量において適用年齢の下限が設けられていない場合にあっても、生後 6 ヶ月未満の乳児には使用しないこととなっている。

b　小児鎮静薬には、鎮静と中枢刺激のように相反する作用を期待する生薬成分が配合されている場合もあるが、身体の状態によってそれらに対する反応が異なり、総じて効果がもたらされると考えられている。

c　小児鎮静薬は、夜泣き、ひきつけ、疳の虫等の症状を鎮めることを目的とした医薬品であり、小児における虚弱体質の改善は目的としていない。

d　ジャコウは、緊張や興奮を鎮め、また、血液の循環を促す作用等を期待して用いられる。

	a	b	c	d
1	誤	正	正	正
2	正	誤	誤	正
3	正	誤	正	誤
4	正	正	誤	誤
5	誤	正	誤	正

問69　鎮咳去痰薬の配合成分に関する次の記述のうち、正しいものの組合せはどれか。

a　カルボシステインは、気管支を拡張させる作用を示し、呼吸を楽にして咳や喘息の症状を鎮めることを目的として用いられる。

b　トリメトキノール塩酸塩水和物は、抗炎症作用のほか、気道粘膜からの粘液の分泌を促進することを目的として用いられる。

c　メトキシフェナミン塩酸塩は、心臓病、高血圧、糖尿病又は甲状腺機能亢進症の診断を受けた人では、症状を悪化させるおそれがある。

d　コデインリン酸塩水和物は、妊娠中に摂取された場合、吸収された成分の一部が血液－胎盤関門を通過して胎児へ移行することが知られている。

1（a, b）　2（a, d）　3（b, c）　4（b, d）　5（c, d）

問70 鎮咳去痰薬に配合される生薬成分に関する次の記述のうち、正しいものの組合せはどれか。

a ゴミシは、マツブサ科のチョウセンゴミシの果実を基原とする生薬で、鎮咳作用を期待して用いられる。

b キキョウは、ユリ科のジャノヒゲの根の膨大部を基原とする生薬で、鎮咳、去痰、滋養強壮等の作用を期待して用いられる。

c セキサンは、ヒガンバナ科のヒガンバナ鱗茎を基原とする生薬で、去痰作用を期待して用いられる。

d バクモンドウは、ヒメハギ科のイトヒメハギの根を基原とする生薬で、去痰作用を期待して用いられる。

1 (a, b) 2 (a, c) 3 (b, c) 4 (b, d) 5 (c, d)

問71 口腔咽喉薬・うがい薬(含嗽薬)及びその配合成分に関する次の記述の正誤について、正しい組合せはどれか。

a ポビドンヨードが配合された含嗽薬では、まれにショック(アナフィラキシー)のような全身性の重篤な副作用を生じることがある。

b 駆風解毒散は体力に関わらず使用でき、喉が腫れて痛む扁桃炎、扁桃周囲炎に適するとされる。

c セチルピリジニウム塩化物は、喉の粘膜を刺激から保護する目的で配合される。

d アズレンスルホン酸ナトリウムは、炎症を生じた粘膜組織の修復を促す作用を期待して配合されている場合がある。

	a	b	c	d
1	正	正	正	正
2	誤	正	正	誤
3	正	正	誤	正
4	誤	誤	誤	正
5	正	誤	正	誤

問72 止瀉薬の配合成分に関する次の記述の正誤について、正しい組合せはどれか。

a タンニン酸ベルベリンは、タンニン酸(収斂作用)とベルベリン(抗菌作用)の化合物であり、消化管内ではタンニン酸とベルベリンに分かれて、それぞれ止瀉に働くことを期待して用いられる。

b 天然ケイ酸アルミニウムは、その抗菌作用により、細菌感染を原因とする下痢の症状を鎮めることを目的として配合される。

c 沈降炭酸カルシウムは、腸管内の異常発酵等によって生じた有害な物質を吸着させることを目的として配合されている場合がある。

d ロペラミド塩酸塩は、腸管の運動を低下させる作用を示し、胃腸鎮痛鎮痙薬との併用は避ける必要がある。

	a	b	c	d
1	正	誤	正	正
2	誤	正	誤	正
3	誤	誤	正	誤
4	正	誤	誤	誤
5	正	正	誤	誤

問73 胃や腸の不調を改善する目的で用いられる漢方処方製剤に関する次の記述の正誤について、正しい組合せはどれか。

a 安中散は、体力中等度以下で、腹部は力がなくて、胃痛又は腹痛があって、ときに胸やけや、げっぷ、胃もたれ、食欲不振、吐きけ、嘔吐などを伴うものの神経性胃炎、慢性胃炎、胃腸虚弱に適するとされる。

b 大黄甘草湯は、体力に関わらず使用でき、便秘、便秘に伴う頭重、のぼせ、湿疹・皮膚炎、ふきでもの、食欲不振、腹部膨満、腸内異常発酵、痔などの症状の緩和に適するとされる。

c 構成生薬にダイオウを含む漢方処方製剤では、吸収された成分の一部が乳汁中に移行し、乳児に下痢を生じるおそれがあるため、母乳を与える女性では使用を避けるか、又は使用期間中の授乳を避ける必要がある。

d 六君子湯は、まれに重篤な副作用として、肝機能障害を生じることが知られている。

	a	b	c	d
1	正	正	正	正
2	誤	誤	誤	正
3	誤	誤	正	正
4	正	正	正	誤
5	正	誤	誤	誤

問74 胃の薬の配合成分等に関する次の記述のうち、正しいものの組合せはどれか。

a ロートエキスは、吸収された成分の一部が母乳中に移行して乳児の脈が遅くなるおそれがある。

b センブリは、味覚を刺激して反射的な唾液や胃液の分泌を促すことにより、弱った胃の働きを高めることを目的として配合されてい

る場合がある。

c　リュウタンは、クマ科の *Ursus arctos* Linné 又はその他近縁動物の胆汁を乾燥したものを基原とする生薬で、苦味による健胃作用を期待して用いられる。

d　カルニチン塩化物は、胃の働きの低下や食欲不振の改善を期待して、胃腸薬や滋養強壮保健薬に用いられる。

1（a, b）2（a, d）3（b, c）4（b, d）5（c, d）

問75　胃腸鎮痛鎮痙薬の配合成分等に関する次の記述のうち、正しいものの組合せはどれか。

a　パパベリン塩酸塩は、胃液分泌を抑える目的で使用される。

b　エンゴサクは、ナス科ハシリドコロの根茎及び根を基原とし、鎮痛鎮痙作用を期待して配合される。

c　オキセサゼインは、局所麻酔作用のほか、胃液分泌を抑える作用もあるとされている。

d　ブチルスコポラミン臭化物については、まれに重篤な副作用としてショック（アナフィラキシー）を生じることが知られている。

1（a, b）2（a, d）3（b, c）4（b, d）5（c, d）

問76　強心薬及びその配合成分等に関する次の記述の正誤について、正しい組合せはどれか。

a　センソ及びロクジョウは、心筋に直接刺激を与え、その収縮力を高める作用（強心作用）を期待して用いられる。

b　ゴオウは、ウシ科のウシの胆嚢中に生じた結石を基原とする生薬で、強心作用のほか、末梢血管の拡張による血圧降下、興奮を静める等の作用があるとされる。

c　シンジュは、ウグイスガイ科のアコヤガイ等の外套膜組成中に病的に形成された顆粒状物質を基原とする生薬で、鎮静作用等を期待して用いられる。

d　苓桂朮甘湯は、強心作用と尿量増加（利尿）作用が期待される生薬が含まれており、水毒（漢方の考え方で、体の水分が停滞したり偏在して、その循環が悪いことを意味する。）の排出を促す。

	a	b	c	d			a	b	c	d
1	正	正	正	正		2	正	正	正	誤
3	誤	誤	正	正		4	誤	正	誤	正
5	正	誤	誤	誤						

問77　浣腸薬及びその配合成分に関する次の記述のうち、正しいものの組合せはどれか。

a　グリセリンが配合された浣腸薬は、グリセリンによる組織修復促進を期待して、肛門や直腸の粘膜に損傷があり出血している場合に使用される。

b　グリセリンが配合された浣腸薬を使用すると、排便時に血圧低下を生じて、立ちくらみの症状が現れることがある。

c　注入剤を使用する場合は、薬液の放出部を肛門に差し込み、薬液だまりの部分を絞って、薬液を押し込むように注入する。

d　ソルビトールは、直腸内で徐々に分解して炭酸ガスの微細な気泡を発生することで直腸を刺激する作用を期待して用いられる。

1（a, b）2（a, c）3（b, c）4（b, d）5（c, d）

問78　高コレステロール改善薬の配合成分に関する次の記述の正誤について、正しい組合せはどれか。

a　パンテチンは、低密度リポタンパク質（LDL）等の異化排泄を促進し、リポタンパクリパーゼ活性を高めて、高密度リポタンパク質（HDL）産生を高める作用があるとされる。

b　大豆油不けん化物（ソイステロール）は、腸管におけるコレステロールの吸収を抑える働きがあるとされる。

c　ビタミンEは、コレステロールの生合成抑制と排泄・異化促進作用、過酸化脂質分解作用を有すると言われている。

d　リノール酸は、コレステロールと結合して、代謝されやすいコレステロールエステルを形成するとされ、肝臓におけるコレステロールの代謝を促す効果を期待して用いられる。

	a	b	c	d			a	b	c	d
1	正	正	正	誤		2	正	正	誤	正
3	誤	正	誤	誤		4	誤	誤	正	正
5	誤	誤	誤	正						

北海道・東北

北関東・甲信越

南関東

北陸・東海

奈良

関西広域連合・福井

中国・四国

九州・沖縄

問79 貧血用薬及びその配合成分に関する次の記述の正誤について、正しい組合せはどれか。

a　貧血の症状がみられる以前から予防的に貧血用薬（鉄製剤）を使用することは適当でない。

b　硫酸銅は、補充した鉄分を利用してヘモグロビンが産生されるのを助ける目的で配合されている場合がある。

c　硫酸マンガンは、骨髄での造血機能を高める目的で配合されている。

d　ビタミンCは、消化管内で鉄が吸収されやすい状態に保つことを目的として用いられる。

	a	b	c	d			a	b	c	d
1	正	正	誤	正		2	正	正	誤	誤
3	誤	正	正	誤		4	誤	誤	正	正
5	誤	誤	誤	正						

問80 循環器用薬及びその配合成分に関する次の記述の正誤について、正しい組合せはどれか。

a　七物降下湯は、体力中等度以下で、顔色が悪くて疲れやすく、胃腸障害のないものの高血圧に伴う随伴症状（のぼせ、肩こり、耳鳴り、頭重）に適すとされる。

b　ルチンは、ビタミン様物質の一種で、高血圧等における毛細血管の補強、強化の効果を期待して用いられる。

c　ヘプロニカートは、ニコチン酸を遊離し、そのニコチン酸の働きによって末梢の血液循環を改善する作用を示すとされる。

d　ユビデカレノンは、肝臓や心臓などの臓器に多く存在し、エネルギー代謝に関与する酵素の働きを助ける成分で、摂取された栄養素からエネルギーが産生される際にビタミンB群とともに働く。

	a	b	c	d			a	b	c	d
1	正	正	正	正		2	正	誤	誤	誤
3	正	誤	正	誤		4	誤	正	正	正
5	誤	誤	誤	正						

問81 痔の薬及びその配合成分等に関する次の記述のうち、正しいものの組合せはどれか。

a　プレドニゾロン酢酸エステルが配合された坐剤及び注入軟膏では、その含有量によらず長期連用を避ける必要がある。

b　クロルヘキシジン塩酸塩は、痔に伴う痛み・痒みを和らげることを期待して配合されている。

c　セイヨウトチノミは、トチノキ科のセイヨウトチノキ（マロニエ）の種子を用いた生薬で、主に抗炎症作用を期待して用いられる。

d　コウカは、マメ科のエンジュの蕾を基原とする生薬で、主に止血効果を期待して用いられる。

1（a，b）　2（a，c）　3（b，c）　4（b，d）　5（c，d）

問82 泌尿器用薬及びその配合成分等に関する次の記述の正誤について、正しい組合せはどれか。

a　サンキライは、クワ科のマグワの樹皮を基原とする生薬で、利尿作用のほかに、経口的に摂取した後、尿中に排出される分解代謝物が抗菌作用を示し、尿路の殺菌消毒効果を期待して用いられる。

b　日本薬局方収載のカゴソウは、煎薬として残尿感、排尿に際して不快感のあるものに用いられる。

c　竜胆瀉肝湯は、体力中等度以上で、下腹部に熱感や痛みがあるものの排尿痛、残尿感、尿の濁り、こしけ（おりもの）、頻尿に適すとされる。

d　猪苓湯は、体力に関わらず使用でき、排尿異常があり、ときに口が渇くものの排尿困難、排尿痛、残尿感、頻尿、むくみに適すとされる。

	a	b	c	d			a	b	c	d
1	正	正	正	正		2	正	誤	誤	正
3	誤	正	正	正		4	正	正	誤	誤
5	誤	誤	正	誤						

問83 婦人薬及びその配合成分に関する次の記述の正誤について、正しい組合せはどれか。

a　エチニルエストラジオールは、人工的に合成された女性ホルモンの一種であり、妊娠中の女性ホルモンの補充のために用いられる。

b　女性の月経や更年期障害に伴う諸症状の緩和に用いられる主な漢方処方製剤として、温経湯、加味逍遙散、柴胡桂枝乾姜湯があり、これらは構成生薬としてカンゾウを含む。

c　桃核承気湯は、体力中等度以上で、のぼせて便秘しがちなものの月経不順、月経困難症、月経痛、月経時や産後の精神不安、腰痛、便秘、高血圧の随伴症状（頭痛、めまい、肩こり）、

痔疾、打撲症に適すとされ、構成生薬として
ダイオウを含む。

d　五積散は、体力中等度又はやや虚弱で、冷
えがあるものの胃腸炎、腰痛、神経痛、関節
痛、月経痛、頭痛、更年期障害、感冒に適す
とされ、構成生薬としてマオウを含む。

	a	b	c	d			a	b	c	d
1	正	正	誤	誤		2	正	誤	正	正
3	誤	正	誤	誤		4	誤	正	正	正
5	誤	誤	正	誤						

問84　内服アレルギー用薬に用いられる抗ヒス
タミン成分に関する次の記述の正誤について、
正しい組合せはどれか。

a　内服薬として摂取された抗ヒスタミン成分
は、吸収されて循環血流に入り全身的に作用
する。

b　メキタジンは、まれに重篤な副作用として
ショック（アナフィラキシー）、肝機能障害、
血小板減少を生じることがある。

c　ジフェンヒドラミン塩酸塩は、吸収された
ジフェンヒドラミンの一部が乳汁に移行して
乳児に昏睡を生じるおそれがあるため、母乳
を与える女性は使用を避けるか、使用する場
合には授乳を避ける必要がある。

d　抗ヒスタミン成分は、ヒスタミンの働きを
抑える作用以外に、抗アドレナリン作用も示
すため、起立性低血圧、めまい、ふらつきが
現れることがある。

	a	b	c	d			a	b	c	d
1	正	正	正	正		2	誤	誤	正	正
3	誤	正	誤	誤		4	正	誤	誤	正
5	正	正	正	誤						

問85　内服アレルギー用薬（鼻炎用内服薬を含
む。）及びその配合成分に関する次の記述のうち、
正しいものの組合せはどれか。

a　鼻炎用内服薬では、鼻粘膜の炎症を和らげ
ることを目的として、トラネキサム酸が配合
されている場合がある。

b　皮膚感染症（たむし、疥癬等）により、湿疹
やかぶれ等に似た症状が現れた場合、皮膚感
染症そのものに対する対処よりも、アレルギ
ー用薬を使用して一時的に痒み等の緩和を図

ることを優先する必要がある。

c　鼻炎用内服薬では、鼻腔内の粘液分泌腺か
らの粘液の分泌を抑えるとともに、鼻腔内の
刺激を伝達する副交感神経系の働きを抑える
ことによって、鼻汁分泌やくしゃみを抑える
ことを目的として抗コリン成分が配合されて
いる場合がある。

d　一般用医薬品には、アトピー性皮膚炎によ
る慢性湿疹等の治療に用いることを目的とす
るものがある。

1（a，b）　2（a，c）　3（b，c）　4（b，d）　5（c，d）

問86　鼻炎用点鼻薬及びその配合成分に関する
次の記述の正誤について、正しい組合せはどれか。

a　鼻炎用点鼻薬は、急性鼻炎、アレルギー性
鼻炎又は副鼻腔炎による諸症状のうち、鼻づ
まり、鼻みず、くしゃみ、頭重の緩和を目的
として、鼻腔内に適用される外用液剤である。

b　鼻炎用点鼻薬は、鼻粘膜の充血を和らげる
成分が主体となり、抗ヒスタミン成分や抗炎
症成分を組み合わせて配合されており、それ
らは、鼻粘膜から吸収されて循環血流に入り
全身的な作用を目的としている。

c　アドレナリン作動成分は、副交感神経系を
刺激して鼻粘膜を通っている血管を拡張する
ことにより、鼻粘膜の充血や腫れを和らげる
ことを目的として配合される。

d　クロモグリク酸ナトリウムは、肥満細胞か
らヒスタミンの遊離を抑える作用を示し、花
粉、ハウスダスト等による鼻アレルギー症状
の緩和を目的として、通常、抗ヒスタミン成
分と組み合わせて配合される。

	a	b	c	d			a	b	c	d
1	誤	正	正	正		2	正	正	誤	誤
3	誤	正	正	誤		4	正	誤	正	誤
5	正	誤	誤	正						

北海道・東北

北関東・甲信越

南関東

北陸・東海

奈良

関西広域連合・福井

中国・四国

九州・沖縄

問８７ 眼科用薬に関する次の記述の正誤について、正しい組合せはどれか。

a 洗眼液は、涙液成分を補うことを目的とするもので、目の疲れや乾き、コンタクトレンズ装着時の不快感等に用いられる。

b 抗菌性点眼薬は、抗菌成分が配合され、結膜炎やものもらい、眼瞼炎等に用いられるものである。

c 人工涙液は、目の洗浄、眼病予防に用いられるもので、主な配合成分として抗菌成分のほか、抗炎症成分、抗ヒスタミン成分等が用いられる。

	a	b	c			a	b	c
1	正	正	正		2	誤	誤	正
3	正	正	誤		4	誤	正	誤
5	正	誤	誤					

問８８ 眼科用薬の配合成分に関する次の記述の正誤について、正しい組合せはどれか。

a スルファメトキサゾールは、細菌感染による結膜炎やものもらい、眼瞼炎などの化膿性の症状の改善を目的として用いられるが、すべての細菌に対して効果があるわけではない。

b ホウ酸は、洗眼薬として用時水に溶解し、結膜嚢の洗浄・消毒に用いられる。

c イプシロン－アミノカプロン酸は、角膜の乾燥を防ぐことを目的として用いられる。

d アスパラギン酸マグネシウムは、新陳代謝を促し、目の疲れを改善する効果を期待して配合されている場合がある。

	a	b	c	d			a	b	c	d
1	正	正	正	正		2	正	正	誤	正
3	正	誤	正	誤		4	誤	正	誤	誤
5	誤	誤	正	誤						

問８９ きず口等の殺菌消毒成分に関する次の記述のうち、正しいものの組合せはどれか。

a アクリノールは黄色の色素で、一般細菌類の一部（連鎖球菌、黄色ブドウ球菌などの化膿菌）、真菌に対する殺菌消毒作用を示すが、結核菌、ウイルスに対しては効果がない。

b オキシドールの作用は、過酸化水素の分解に伴って発生する活性酸素による酸化、及び発生する酸素による泡立ちによる物理的な洗浄効果であるため、作用の持続性は乏しく、また、組織への浸透性も低い。

c ポビドンヨードに含まれるヨウ素は、その酸化作用により、結核菌を含む一般細菌類、真菌類に対して殺菌消毒作用を示すが、ウイルスに対しては効果がない。

d クロルヘキシジングルコン酸塩は、一般細菌類、真菌類に対しては比較的広い殺菌消毒作用を示すが、結核菌やウイルスに対する殺菌消毒作用はない。

1（a，b） 2（a，c） 3（b，c） 4（b，d） 5（c，d）

問９０ 皮膚に用いる薬の配合成分に関する次の記述のうち、正しいものの組合せはどれか。

a 皮膚に温感刺激を与え、末梢血管を拡張させて患部の血行を促す効果を期待して、ニコチン酸ベンジルエステルが配合されている場合がある。

b ノニル酸ワニリルアミドは、きり傷、擦り傷等の創傷面の痛みや、湿疹、皮膚炎等による皮膚の痒みを和らげる局所麻酔成分として配合されている場合がある。

c バシトラシンは、細菌の DNA 合成を阻害することにより抗菌作用を示す。

d サリチル酸は、角質成分を溶解することにより角質軟化作用を示す。

1（a，b） 2（a，c） 3（a，d） 4（b，c） 5（c，d）

問９１ 歯痛・歯槽膿漏薬の配合成分とその配合目的の組合せのうち、正しいものの組合せはどれか。

a オイゲノール ― 炎症を起こした歯周組織の修復を促す作用

b ジブカイン塩酸塩 ― 齲蝕により露出した歯髄を通っている知覚神経の伝達を遮断して痛みを鎮める作用

c グリチルリチン酸二カリウム ― 細菌の繁殖を抑える作用

d カルバゾクロム ― 炎症を起こした歯周組織からの出血を抑える作用

1（a，b） 2（a，c） 3（b，c） 4（b，d） 5（c，d）

問９２ 口内炎及び口内炎用薬の配合成分等に関する次の記述の正誤について、正しい組合せはどれか。

a 口内炎は、通常であれば1～2週間で自然寛解する。

b 一般用医薬品の副作用として口内炎が現れることもあるため、医薬品の販売等に従事する専門家においては、口内炎用薬を使用しようとする人における状況の把握に努めることが重要である。

c 口内炎が再発を繰り返す場合には、ベーチェット病などの可能性も考えられるので、医療機関を受診するなどの対応が必要である。

```
   a  b  c
1  正 正 正    2  誤 誤 正
3  正 正 誤    4  正 誤 誤
5  誤 正 正
```

問93 禁煙補助剤及びその配合成分に関する次の記述の正誤について、正しい組合せはどれか。

a 咀嚼剤は、菓子のガムのように噛み、口腔内に放出されたニコチンを唾液とともに徐々に飲み込み摂取するものである。

b 禁煙補助剤は、喫煙を完全に止めたうえで使用することとされている。

c うつ病と診断されたことのある人では、禁煙時の離脱症状により、うつ症状を悪化させることがあるため、禁煙補助剤の使用が効果的である。

d ニコチンは、アドレナリン作動成分が配合された医薬品との併用により、その作用を減弱させるおそれがある。

```
   a  b  c  d
1  誤 正 誤 誤    2  誤 正 正 正
3  正 正 誤 誤    4  正 誤 誤 正
5  正 誤 正 誤
```

問94 ビタミン主薬製剤の配合成分に関する次の記述のうち、正しいものの組合せはどれか。

a ビタミンB1は、炭水化物からのエネルギー産生に不可欠な栄養素で、神経の正常な働きを維持する作用がある。

b ビタミンDは、下垂体や副腎系に作用してホルモン分泌の調節に関与するとされており、ときに生理が早く来たり、経血量が多くなったりすることがある。

c ビタミンAは、骨の形成を助ける栄養素で

あり、過剰症として、高カルシウム血症、異常石灰化が知られている。

d ビタミンB2は、脂質の代謝に関与し、皮膚や粘膜の機能を正常に保つために重要な栄養素である。

```
1(a, b) 2(a, c) 3(a, d) 4(b, c) 5(c, d)
```

問95 滋養強壮保健薬の配合成分に関する次の記述の正誤について、正しい組合せはどれか。

a 皮膚や粘膜などの機能を維持することを助ける栄養素として、ニコチン酸アミドが配合されている場合がある。

b グルクロノラクトンは、骨格筋に溜まった乳酸の分解を促す働きを期待して用いられる。

c ヘスペリジンは、髪や爪などに存在するアミノ酸の一種で、皮膚におけるメラニンの生成を抑えるとともに、皮膚の新陳代謝を活発にしてメラニンの排出を促す働きがあるとされる。

d コンドロイチン硫酸は軟骨組織の主成分で、軟骨成分を形成及び修復する働きがあるとされる。

```
   a  b  c  d
1  正 正 正 誤    2  正 誤 誤 正
3  誤 正 正 正    4  誤 正 誤 正
5  正 誤 誤 誤
```

問96 漢方処方製剤に関する次の記述の正誤について、正しい組合せはどれか。

a 現代中国で利用されている中医学に基づく薬剤は、中薬と呼ばれ、漢方薬と同じものである。

b 漢方処方製剤は、生薬成分を組み合わせて配合された医薬品で、個々の有効成分(生薬成分)の薬理作用を主に考えて、それらが相加的に配合されたものである。

c 漢方処方製剤を利用する場合、患者の「証」に合わないものが選択された場合には、効果が得られないばかりでなく、副作用を生じやすくなる。

d 一般用医薬品に用いることが出来る漢方処方は、現在50処方程度である。

```
   a  b  c  d
1  誤 誤 正 誤    2  正 正 正 誤
3  誤 正 誤 正    4  正 誤 正 正
5  誤 誤 誤 正
```

北海道・東北

北関東・甲信越

南関東

北陸・東海

奈良

関西広域連合・福井

中国・四国

九州・沖縄

問97　漢方処方製剤の「適用となる症状・体質」と「重篤な副作用」に関する次の記述のうち、誤っているものはどれか。

	漢方処方製剤	適用となる症状・体質	重篤な副作用
1	黄連解毒湯	体力虚弱で、元気がなく、胃腸の働きが衰えて、疲れやすいものの虚弱体質、疲労倦怠、病後・術後の衰弱、食欲不振、ねあせ、感冒	・肝機能障害 ・間質性肺炎 ・偽アルドステロン症
2	防已黄耆湯	体力中等度以下で、疲れやすく、汗のかきやすい傾向があるものの肥満に伴う関節の腫れや痛み、むくみ、多汗症、肥満症	・肝機能障害 ・間質性肺炎 ・偽アルドステロン症
3	防風通聖散	体力充実して、腹部に皮下脂肪が多く、便秘がちなものの高血圧や肥満に伴う動悸・肩こり・のぼせ・むくみ・便秘、蓄膿症（副鼻腔炎）、湿疹・皮膚炎、ふきでもの（にきび）、肥満症	・肝機能障害 ・間質性肺炎 ・偽アルドステロン症 ・腸間膜静脈硬化症
4	大柴胡湯	体力が充実して、脇腹からみぞおちあたりにかけて苦しく、便秘の傾向があるものの胃炎、常習便秘、高血圧や肥満に伴う肩こり・頭痛・便秘、神経症、肥満症	・肝機能障害 ・間質性肺炎
5	清上防風湯	体力中等度以上で、赤ら顔で、ときにのぼせがあるもののにきび、顔面・頭部の湿疹・皮膚炎、赤鼻（酒さ）	・肝機能障害 ・偽アルドステロン症 ・腸間膜静脈硬化症

問98　消毒薬及びその配合成分に関する次の記述の正誤について、正しい組合せはどれか。

a　殺菌・消毒は、物質中のすべての微生物を殺滅又は除去することであり、滅菌は生存する微生物の数を減らすために行われる処置である。

b　エタノールは、アルコール分が微生物のタンパク質を変性させ、それらの作用を消失させることから、殺菌消毒作用を示す。

c　次亜塩素酸ナトリウムは、強い酸化力により一般細菌類、真菌類、ウイルス全般に対する殺菌消毒作用を示すが、皮膚刺激性が強いため、通常人体の消毒には用いられない。

d　消毒薬を誤って飲み込んだ場合、一般的な家庭における応急処置として、通常は多量の牛乳などを飲ませるが、水は飲ませてはいけない。

```
    a  b  c  d
1   正 正 正 正      2   誤 正 正 誤
3   誤 正 誤 正      4   正 誤 正 誤
5   正 誤 誤 誤
```

問99　殺虫剤・忌避剤及び衛生害虫に関する次の記述の正誤について、正しい組合せはどれか。

a　殺虫剤・忌避剤のうち、原液を用時希釈して用いるもの、長期間にわたって持続的に殺虫成分を放出させる又は一度に大量の殺虫成分を放出させるもの等、取扱い上、人体に対する作用が緩和とはいえない製品については医薬品又は医薬部外品として扱われる。

b　忌避剤は人体に直接使用されるが、虫さされによる痒みや腫れなどの症状を和らげる効果はない。

c　ハエの幼虫（ウジ）が人の体内や皮膚などに潜り込み、組織や体液や消化器官内の消化物を食べて直接的な健康被害を与えるハエ蛆症と呼ばれる症状がある。

d　ゴキブリの卵は医薬品の成分が浸透しやすい殻で覆われているため、燻蒸処理による殺虫効果は高い。

```
    a  b  c  d
1   正 誤 正 誤      2   正 誤 誤 正
3   正 正 誤 誤      4   誤 正 正 正
5   誤 正 正 誤
```

問100　一般用検査薬に関する次の記述のうち、正しいものの組合せはどれか。

a　一般の生活者が正しく用いて原因疾患を把握し、一般用医薬品による速やかな治療につなげることを目的として用いられる。

b　検査薬は、対象とする生体物質を特異的に検出するように設計されているが、検体中の対象物質の濃度が極めて低い場合には検出反

応が起こらずに陰性の結果が出る場合がある。

c 尿糖検査の場合、原則として早朝尿（起床直後の尿）を検体とし、激しい運動の直後は避ける必要がある。

d 一般的な妊娠検査薬は、月経予定日が過ぎて概ね1週目以降の検査が推奨されている。

1（a, b） 2（a, c） 3（b, c） 4（b, d） 5（c, d）

＜第5章＞

問101 一般用医薬品（人体に直接使用しない検査薬を除く。）の添付文書に関する次の記述の正誤について、正しい組合せはどれか。

a 重要な内容が変更された場合には、改訂年月を記載するとともに改訂された箇所を明示することとされている。

b 紙の添付文書の同梱は廃止され、注意事項等情報は電子的な方法により提供されることとなった。

c 添付文書に記載されている適正使用情報は、医薬品の販売等に従事する専門家が正確に理解できるよう、専門的な表現となっている。

d 製造販売業者の名称及び所在地が記載されているが、販売を他社に委託している場合には、販売を請け負っている販社等の名称及び所在地も併せて記載されることがある。

```
     a  b  c  d
1  正  正  正  誤      2  正  誤  誤  正
3  誤  誤  正  誤      4  正  誤  誤  誤
5  誤  正  誤  正
```

問102 一般用医薬品の製品表示の記載に関する次の記述の正誤について、正しい組合せはどれか。

a 添加物として配合されている成分の記載については、外箱等は記載スペースが限られることから、アレルギーの原因となり得ることが知られているもの等、安全対策上重要なものを記載し、「（これら以外の）添加物成分は、添付文書をご覧ください」としている場合がある。

b 外箱には医薬品医療機器等法の規定による法定表示事項のみが記載され、他の法令に基づく製品表示がなされることはない。

c 専門家への相談勧奨に関する事項については、記載スペースが狭小な場合には、「使用が適さない場合があるので、使用前には必ず医師、歯科医師、薬剤師又は登録販売者に相談してください」等と記載されている。

d 使用期限の表示については、適切な保存条件の下で製造後3年を超えて性状及び品質が安定であることが確認されている医薬品において法的な表示義務はない。

```
     a  b  c  d
1  誤  誤  正  正      2  正  誤  誤  誤
3  誤  正  正  誤      4  誤  正  誤  誤
5  正  誤  正  正
```

問103 次の医薬品成分等を含有する内服用の胃腸薬である一般用医薬品の添付文書等において、長期間服用した場合に、アルミニウム脳症及びアルミニウム骨症を発症したとの報告があるため、「次の人は使用（服用）しないこと」の項目中に「透析療法を受けている人」と記載することとされている成分として、正しいものの組合せはどれか。

a アルジオキサ

b 次没食子酸ビスマス

c スクラルファート

d アカメガシワ

1（a, b） 2（a, c） 3（a, d） 4（b, c） 5（b, d）

問104 次の医薬品成分のうち、一般用医薬品の添付文書等において、「次の人は使用（服用）しないこと」の項目中に「本剤又は本剤の成分、牛乳によるアレルギー症状を起こしたことがある人」と記載することとされている成分はどれか。

1 硫酸ナトリウム

2 リドカイン

3 ジプロフィリン

4 タンニン酸アルブミン

5 セトラキサート塩酸塩

北海道・東北

北関東・甲信越

南関東

北陸・東海

奈良

関西広域連合・福井

中国・四国

九州・沖縄

問105　一般用医薬品の添付文書等の「相談すること」の項目中に「次の診断を受けた人」と記載することとされている医薬品成分等と基礎疾患等の組合せの正誤について、正しい組合せはどれか。

a　サントニン　―　甲状腺機能亢進症
b　エテンザミド　―　肝臓病
c　メチルエフェドリン塩酸塩　―　心臓病
d　マオウ　―　貧血

	a	b	c	d			a	b	c	d
1	正	正	誤	正		2	正	誤	正	誤
3	誤	正	正	誤		4	誤	誤	正	正
5	誤	誤	誤	誤						

問106　一般用医薬品の添付文書等の「相談すること」の項目中に「次の症状がある人」と記載することとされている医薬品成分等と症状の組合せの正誤について、正しい組合せはどれか。

a　ロペラミド塩酸塩　―　けいれん
b　ジフェニドール塩酸塩　―　むくみ
c　イソプロパミドヨウ化物　―　吐き気・嘔吐
d　小児五疳薬　―　はげしい下痢

	a	b	c	d			a	b	c	d
1	正	正	誤	誤		2	正	誤	正	正
3	誤	正	誤	正		4	誤	正	正	誤
5	誤	誤	誤	正						

問107　次の医薬品成分等のうち、一般用医薬品の添付文書等において、「次の人は使用（服用）しないこと」の項目中に「妊婦又は妊娠していると思われる人」と記載することとされているものの正誤について、正しい組合せはどれか。

a　デキストロメトルファン臭化水素酸塩水和物
b　ジフェンヒドラミン塩酸塩を主薬とする催眠鎮静薬（睡眠改善薬）
c　カゼイン
d　オキセサゼイン

	a	b	c	d			a	b	c	d
1	誤	正	誤	正		2	誤	正	正	誤
3	正	誤	正	正		4	正	誤	誤	誤
5	誤	誤	誤	正						

問108　内服用の一般用医薬品の添付文書等の「してはいけないこと」の項目中に「服用後、乗物又は機械類の運転操作をしないこと」と記載することとされている成分として、正しいものの組合せはどれか。

a　ピレンゼピン塩酸塩水和物
b　テオフィリン
c　スコポラミン臭化水素酸塩水和物
d　ウルソデオキシコール酸

1（a，b）2（a，c）3（b，c）4（b，d）5（c，d）

問109　次の一般用医薬品の漢方製剤のうち、その添付文書等において、うっ血性心不全、心室頻拍の副作用が現れることがあるため、「してはいけないこと」の項目中に「症状があるときのみの服用にとどめ、連用しないこと」と記載することとされているものはどれか。

1　防風通聖散
2　響声破笛丸
3　柴胡桂枝湯
4　芍薬甘草湯
5　麻子仁丸

問110　一般用医薬品の添付文書の「してはいけないこと」の項目中に「次の部位には使用しないこと」と記載することとされている薬効群等とその理由に関する次の記述の正誤について、正しい組合せはどれか。

a　殺菌消毒薬（液体絆創膏）は、湿潤した患部に用いると、分泌液が貯留して症状を悪化させることがあるため、ただれ、化膿している患部には使用しない。

b　うおのめ・いぼ・たこ用薬は、角質溶解作用の強い薬剤であり、誤って目に入ると障害を与える危険性があるため、目の周囲には使用しない。

c　外用鎮痒消炎薬（エアゾール剤に限る）は、特定の局所に使用することが一般に困難であり、目などに薬剤が入るおそれがあるため、目の周囲、粘膜等には使用しない。

d　みずむし・たむし用薬は、皮膚刺激成分により、強い刺激や痛みを生じるおそれがあるため、目や目の周囲、粘膜（例えば、口腔、鼻腔、膣等）には使用しない。

	a	b	c	d			a	b	c	d
1	正	正	正	正		2	正	正	誤	正
3	正	誤	正	誤		4	誤	正	誤	誤
5	誤	誤	誤	正						

問111 下の表は、ある一般用医薬品のかぜ薬（総合感冒薬）に含まれている成分の一覧と用法用量である。この医薬品を購入する目的で店舗を訪れた40歳女性から、次のような相談を受けた。この相談に対する登録販売者の説明について、適切なものの組合せはどれか。

＜相談内容＞

　車を運転するので、このかぜ薬は眠くならないか教えて欲しい。保管方法と、このかぜ薬を服用しても症状の改善がみられない場合の対処方法も教えて欲しい。今後、娘(13歳)にも、このかぜ薬を使いたいと思っている。

6カプセル(成人1日量)中	
アセトアミノフェン	500 mg
エテンザミド	400 mg
クロルフェニラミンマレイン酸塩	7.5 mg
dl－メチルエフェドリン塩酸塩	40 mg
無水カフェイン	120 mg

年齢	1回量	1日服用回数
成人(15歳以上)	2カプセル	3回
7歳以上15歳未満	1カプセル	

a　服用後、眠気等があらわれる成分は本剤に配合されていません。

b　カプセル剤のため、冷蔵庫内で保管してください。

c　一定期間又は一定回数服用しても症状の改善がみられない場合は、服用を中止し、医療機関を受診してください。

d　娘さんが水痘(水ぼうそう)もしくはインフルエンザにかかっている又はその疑いのある場合は、服用前に医師、薬剤師又は登録販売者に相談してください。

1(a,b) 2(a,c) 3(a,d) 4(b,c) 5(c,d)

問112 医薬品等の安全性情報等に関する次の記述のうち、正しいものの組合せはどれか。

a　独立行政法人医薬品医療機器総合機構のホームページには、一般用医薬品・要指導医薬品の添付文書情報が掲載されている。

b　医薬品の製造販売業者等は、医薬品の有効性及び安全性に関する事項その他医薬品の適正な使用のために必要な情報を収集し、検討するとともに、薬局開設者等に対して、提供するよう努めなければならないが、薬局等に従事する薬剤師や登録販売者は情報提供の対象となっていない。

c　厚生労働省は、医薬品(一般用医薬品を含む)、医療機器等による重要な副作用、不具合等に関する情報をとりまとめ、「医薬品・医療機器等安全性情報」として、広く医薬関係者向けに情報提供を行っている。

d　緊急安全性情報は、医療用医薬品や医家向け医療機器についての情報伝達であり、一般用医薬品についての情報が発出されたことはない。

1(a,b) 2(a,c) 3(a,d) 4(b,c) 5(c,d)

問113 医薬品の副作用情報等の収集に関する次の記述の正誤について、正しい組合せはどれか。

a　医薬品・医療機器等安全性情報報告制度は、1967年3月より、約3000の医療機関をモニター施設に指定して、厚生省(当時)が直接副作用報告を受ける「医薬品副作用モニター制度」としてスタートした。

b　登録販売者は、医薬品・医療機器等安全性情報報告制度に基づく報告を行う医薬関係者として位置づけられている。

c　2002年7月に薬事法が改正され、医師や薬剤師等の医薬関係者による副作用等の報告が義務化された。

d　医療用医薬品で使用されていた有効成分を一般用医薬品で初めて配合したものについては、10年を超えない範囲で厚生労働大臣が承認時に定める一定期間(概ね8年)、承認後の使用成績等を製造販売業者等が集積し、厚生労働省へ提出する制度(再審査制度)が適用される。

	a	b	c	d			a	b	c	d
1	正	正	正	誤		2	正	正	誤	誤
3	誤	誤	誤	正		4	誤	正	正	正
5	誤	誤	正	誤						

問114 医薬品医療機器等法第68条の10第1項の規定に基づき、医薬品の製造販売業者に義務付けられている、その製造販売した医薬品の副作用等の報告に関する次の記述のうち、正しいものの組合せはどれか。

a 外国における製造、輸入又は販売の中止、回収、廃棄その他の保健衛生上の危害の発生又は拡大を防止するための措置の実施については、30日以内に厚生労働大臣に報告しなければならない。

b 医薬品によるものと疑われる副作用症例の発生のうち、使用上の注意から予測できないもので重篤(死亡を除く)な事例については、15日以内に厚生労働大臣に報告しなければならない。

c 副作用症例・感染症の発生傾向が著しく変化したことを示す研究報告については、30日以内に厚生労働大臣に報告しなければならない。

d 医薬品によるものと疑われる感染症症例の発生のうち、使用上の注意から予測できるもので重篤(死亡を含む)な事例については、30日以内に厚生労働大臣に報告しなければならない。

1(a, b) 2(a, c) 3(b, c) 4(b, d) 5(c, d)

問115 医薬品の副作用情報等の評価及び措置に関する次の記述について、( )の中に入れるべき字句の正しい組合せはどれか。

収集された副作用等の情報は、その医薬品の製造販売業者等において評価・検討され、必要な安全対策が図られる。各制度により集められた副作用情報については、(a)において専門委員の意見を聴きながら調査検討が行われ、その結果に基づき、(b)は、(c)の意見を聴いて、使用上の注意の改訂の指示等を通じた注意喚起のための情報提供や、効能・効果や用法・用量の一部変更、調査・実験の実施の指示、製造・販売の中止、製品の回収等の安全対策上必要な行政措置を講じている。

	a	b	c
1	日本製薬団体連合会	厚生労働大臣	消費者委員会
2	日本製薬団体連合会	都道府県知事	薬事・食品衛生審議会
3	都道府県	都道府県知事	薬事・食品衛生審議会
4	独立行政法人医薬品医療機器総合機構	都道府県知事	消費者委員会
5	独立行政法人医薬品医療機器総合機構	厚生労働大臣	薬事・食品衛生審議会

問116 医薬品医療機器等法第68条の10第2項の規定に基づき、医薬関係者に義務付けられている医薬品の副作用等の報告に関する次の記述の正誤について、正しい組合せはどれか。

a 安全対策上必要があると認められる場合であっても、医薬品の過量使用や誤用等によるものと思われる健康被害については報告する必要はない。

b 複数の専門家が医薬品の販売等に携わっている場合であっても、当該薬局又は医薬品の販売業において販売等された医薬品の副作用等によると疑われる健康被害の情報に直接接した専門家1名から報告書が提出されれば十分である。

c 報告様式の記入欄すべてに記入がなされる必要はなく、医薬品の販売等に従事する専門家においては、購入者等から把握可能な範囲で報告がなされればよい。

d 医薬品によるものと疑われる、日常生活に支障を来すが入院治療を必要としない程度の健康被害については、報告の対象とならない。

	a	b	c	d			a	b	c	d
1	誤	正	誤	正		2	正	誤	誤	誤
3	正	正	正	誤		4	誤	正	正	誤
5	誤	誤	誤	正						

問117 医薬品副作用被害救済制度の給付に関する次の記述の正誤について、正しい組合せはどれか。

a 障害児養育年金は、医薬品の副作用により一定程度の障害の状態にある 20 歳未満の人を養育する人に対して給付されるものである。

b 医療手当は、医薬品の副作用による疾病の治療(入院治療を必要とする程度)に要した費用を実費補償するものである。

c 遺族年金は、生計維持者が医薬品の副作用により死亡した場合に、その遺族の生活の立て直し等を目的として給付されるものであり、最高 10 年間を給付の限度とする。

d 遺族一時金の給付は、請求期限がない。

	a	b	c	d
1	正	正	正	誤
2	正	誤	誤	正
3	誤	誤	正	誤
4	誤	正	誤	正
5	誤	誤	誤	誤

問118 医薬品副作用被害救済制度に関する次の記述の正誤について、正しい組合せはどれか。

a 製品不良など、製薬企業に損害賠償責任がある場合は、救済制度の対象から除外されている。

b 人体に直接使用する殺菌消毒剤は、救済制度の対象とならない。

c 一般用医薬品の使用による副作用被害への救済給付の請求に当たっては、医師の診断書、要した医療費を証明する書類(受診証明書)などのほか、その医薬品を販売等した薬局開設者、医薬品の販売業者が作成した販売証明書等が必要となる。

d 医薬品の不適正な使用による健康被害についても、救済給付の対象となる。

	a	b	c	d
1	正	正	正	正
2	正	誤	正	誤
3	誤	正	誤	誤
4	正	誤	誤	正
5	誤	誤	誤	正

問119 一般用医薬品の安全対策に関する次の記述のうち、正しいものの組合せはどれか。

a 解熱鎮痛成分としてアミノピリン、スルピリンが配合されたアンプル入りかぜ薬の使用による重篤な副作用(ショック)で死亡例が発生し、厚生省(当時)より関係製薬企業に対し、製品の回収が要請された。

b プソイドエフェドリン塩酸塩が配合された一般用医薬品による脳出血等の副作用症例が複数報告されたことを受け、厚生労働省から関係製薬企業等に対して、使用上の注意の改訂、代替成分への切替え等について指示がなされた。

c 小青竜湯とインターフェロン製剤の併用例による間質性肺炎が報告されたことから、インターフェロン製剤との併用を禁忌とする旨の使用上の注意の改訂がなされた。

d 一般用かぜ薬の使用によると疑われる間質性肺炎の発生事例が複数報告されたことを受け、厚生労働省は、一般用かぜ薬全般について使用上の注意の改訂を指示した。

1(a, b) 2(a, c) 3(a, d) 4(b, c) 5(c, d)

問120 医薬品の適正使用のための啓発活動等に関する次の記述の正誤について、正しい組合せはどれか。

a 登録販売者には、適切なセルフメディケーションの普及定着、医薬品の適正使用の推進のため、啓発活動に積極的に参加、協力することが期待されている。

b 毎年 10 月 17 日〜23 日の 1 週間を「薬と健康の週間」として、国、自治体、関係団体等による広報活動やイベント等が実施されている。

c 「6・26 国際麻薬乱用撲滅デー」を広く普及し、薬物乱用防止を一層推進するため、毎年 6 月 20 日〜7 月 19 日までの 1 ヶ月間、国、自治体、関係団体等により、「ダメ。ゼッタイ。」普及運動が実施されている。

d 薬物乱用や薬物依存は、違法薬物(麻薬、覚醒剤、大麻等)によるものであり、一般用医薬品によっては生じ得ない。

	a	b	c	d
1	正	正	正	誤
2	正	正	誤	誤
3	正	誤	誤	正
4	誤	誤	正	正
5	誤	正	誤	正

北陸・東海【共通問題】

富山／石川／岐阜／静岡／愛知／三重

（令和5年9月6日実施）

＜第1章＞

問1　医薬品に関する記述の正誤について、正しい組み合わせはどれか。

a　医薬品は、科学的な根拠に基づく適切な理解や判断によって適正な使用が図られる必要がある。

b　一般用医薬品には、製品に添付されている文書（添付文書）や製品表示に必要な情報が記載されている。

c　購入者等が、一般用医薬品を適切に選択し、適正に使用するためには、その販売に専門家が関与し、専門用語を分かりやすい表現で伝えるなどの適切な情報提供を行い、また、購入者等が知りたい情報を十分に得ることができるように、相談に対応することが不可欠である。

d　医薬品は、有効性、安全性等に関する情報が集積されており、随時新たな情報が付加されるものである。

	a	b	c	d			a	b	c	d
1	正	正	正	誤	2		正	正	誤	正
3	正	誤	正	正	4		誤	正	正	正
5	正	正	正	正						

問2　医薬品のリスク評価に関する記述のうち、正しいものの組み合わせはどれか。

a　投与量と効果の関係は、薬物用量の増加に伴い、効果の発現が検出されない「無作用量」から、最小有効量を経て「治療量」に至る。

b　製造販売後安全管理の基準として Good Post-marketing Study Practice（GPSP）が制定されている。

c　Good Clinical Practice（GCP）に準拠した手順で安全な治療量を設定することが新規医薬品の開発に関連する臨床試験（治験）の目標の一つである。

d　治療量を超えた量を単回投与した場合、毒性が発現するおそれはない。

1（a, b）2（a, c）3（b, d）4（c, d）

問3　いわゆる「健康食品」と呼ばれる健康増進や維持の助けになることが期待される食品（以下「健康食品」という。）に関する記述のうち、正しいものの組み合わせはどれか。

a　「保健機能食品」は、一定の基準のもと健康増進の効果等を表示することが許可された健康食品である。

b　「特定保健用食品」は、すべて個別に都道府県の審査を受け、許可されたものである。

c　健康食品は、健康増進や維持の助けになることが期待されるため、健康被害を生じることはない。

d　一般用医薬品の販売時にも健康食品の摂取の有無について確認することは重要で、購入者等の健康に関する意識を尊重しつつも、必要があればそれらの摂取についての指導も行うべきである。

1（a, b）2（b, c）3（c, d）4（a, d）

問4　アレルギー（過敏反応）に関する記述のうち、誤っているものはどれか。

1　アレルギーにより体の各部位に生じる炎症等の反応をアレルギー症状という。

2　アレルゲンとなり得る添加物としては、タートラジン、カゼイン、亜硫酸ナトリウム、ピロ硫酸カリウム等が知られている。

3　アレルギーは、特定の物質のみによって起こり、体質的・遺伝的な要素はない。

4　牛乳に対するアレルギーがある人は、牛乳を原材料として作られている医薬品の使用を避けなければならない場合がある。

問5　セルフメディケーションに関する記述のうち、誤っているものはどれか。

1　セルフメディケーションの推進は、医療費の増加やその国民負担の増大を解決し、健康寿命を伸ばすうえで、重要な活動のひとつである。

2　一般用医薬品の販売等を行う登録販売者は、地域医療を支える医療スタッフあるいは行政などとも連携をとって、地域住民の健康維持・増進、生活の質（QOL）の改善・向上などに携わることが望まれる。

3　平成29年1月に、条件を満たした場合に

スイッチOTC医薬品の購入の対価について、一定の金額をその年分の総所得金額等から控除するセルフメディケーション税制が導入された。

4　令和4年1月にセルフメディケーション税制が見直され、一部の一般用医薬品と特定保健用食品が対象となった。

問6　医薬品の副作用に関する記述の正誤について、正しい組み合わせはどれか。

a　副作用は起きないことが望ましいため、副作用が起きる仕組みや起こしやすい要因の認識、また、それらに影響を与える体質や体調等をあらかじめ把握し、適切な医薬品の選択、適正な使用が図られることが重要である。

b　医薬品が人体に及ぼす作用は、すべて解明されていないが、十分注意して適正に使用すれば副作用が生じることはない。

c　一般用医薬品の販売等に従事する専門家においては、購入者等から副作用の発生の経過を十分に聴いて、その後の適切な医薬品の選択に資する情報提供を行う等の対応をする必要がある。

d　一般用医薬品を継続して使用する場合には、特段の異常が感じられなくても医療機関を受診するよう、医薬品の販売等に従事する専門家から促していくことが重要である。

	a	b	c	d
1	誤	正	正	誤
2	正	誤	正	正
3	誤	正	誤	正
4	正	誤	正	誤
5	正	正	誤	正

問7　医薬品の不適正な使用と副作用に関する記述のうち、誤っているものはどれか。

1　医薬品の販売等に従事する専門家においては、必要以上の大量購入や頻回購入などを試みる不審な者には慎重に対処する必要があり、積極的に事情を尋ねる、状況によっては販売を差し控えるなどの対応が図られることが望ましい。

2　便秘薬や総合感冒薬などは、その時の不快な症状を抑えるための医薬品であり、長期連用すれば、その症状を抑えていることで重篤な疾患の発見が遅れることがある。

3　医薬品は、その目的とする効果に対して副作用が生じる危険性が最小限となるよう、使用する量や使い方が定められている。

4　一般用医薬品の使用を、症状の原因となっている疾病の根本的な治療や生活習慣の改善等がされないまま、漫然と続けていても、副作用を招くことはない。

問8　医薬品と他の医薬品との相互作用に関する記述のうち、正しいものの組み合わせはどれか。

a　かぜ薬、解熱鎮痛薬、アレルギー用薬等では、成分や作用が重複することが多く、通常、これらの薬効群に属する医薬品の併用は避けることとされている。

b　複数の疾病を有する人では、疾病ごとにそれぞれ医薬品が使用される場合が多く、医薬品同士の相互作用に関して特に注意が必要となる。

c　複数の医薬品を併用した場合、医薬品の作用が増強することがあるが、減弱することはない。

d　医薬品の相互作用は、医薬品が吸収、分布又は代謝(体内で化学的に変化すること)される過程においてのみ起こる。

1（a, b）2（b, c）3（c, d）4（a, d）

問9　医薬品と食品との相互作用に関する記述のうち、正しいものの組み合わせはどれか。

a　カフェインやビタミンAのように、食品中に医薬品の成分と同じ物質が存在するために、それらを含む医薬品(例:総合感冒薬)と食品(例:コーヒー)を一緒に服用すると過剰摂取となるものもある。

b　外用薬や注射薬の作用や代謝は、食品による影響を受ける可能性はない。

c　酒類(アルコール)をよく摂取する者では、肝臓で代謝されるアセトアミノフェンは通常よりも代謝されにくくなるため、体内からアセトアミノフェンが速く消失して十分な薬効が得られなくなることがある。

d　食品と医薬品の相互作用は、しばしば「飲み合わせ」と表現され、食品と飲み薬が体内で相互作用を生じる場合が主に想定される。

1（a, b）2（b, c）3（c, d）4（a, d）

問10 小児等への医薬品の使用に関する記述の
うち、誤っているものはどれか。

1 小児は、大人と比べて身体の大きさに対し
て腸が長く、服用した医薬品の吸収率が相対
的に高い。

2 小児は、血液脳関門が未発達であるため、
吸収されて循環血液中に移行した医薬品の成
分が脳に達しにくく、中枢神経系に影響を与
える医薬品で副作用を起こしにくい。

3 5歳未満の幼児に使用される錠剤やカプセ
ル剤などの医薬品では、服用時に喉につかえ
やすいので注意するよう添付文書に記載され
ている。

4 小児の誤飲・誤用事故を未然に防止するに
は、家庭内において、小児が容易に手に取れ
る場所や、小児の目につく場所に医薬品を置
かないようにすることが重要である。

問11 高齢者の医薬品の使用に関する記述の正
誤について、正しい組み合わせはどれか。

a 高齢者は、持病（基礎疾患）を抱えているこ
とが多く、一般用医薬品の使用によって基礎
疾患の症状が悪化したり、治療の妨げとなる
場合がある。

b 高齢者は、喉の筋肉が衰えて飲食物を飲み
込む力が弱まっている（嚥下障害）場合があり、
内服薬を使用する際に喉に詰まらせやすい。

c 高齢者において、生理機能の衰えの度合い
は個人差が小さいので、年齢のみから副作用
のリスク増大の程度を判断することは容易で
ある。

d 高齢者によくみられる傾向として、医薬品
の説明を理解するのに時間がかかる場合等が
あり、情報提供や相談対応において特段の配
慮が必要となる。

　　　 a b c d
1　正 正 正 誤　　　2　正 正 誤 正
3　正 誤 正 正　　　4　誤 正 正 正
5　正 正 正 正

問12 妊婦又は妊娠していると思われる女性及
び母乳を与える女性（授乳婦）への医薬品の使用
等に関する記述のうち、正しいものの組み合わ
せはどれか。

a 吸収された医薬品の一部が乳汁中に移行す
ることが知られていても、通常の使用の範囲では
具体的な悪影響が判明していない医薬品もある。

b 一般用医薬品において、多くの場合、妊婦
が使用した場合における胎児への安全性に関
する評価は容易である。

c 便秘薬のように、配合成分やその用量によ
っては流産や早産を誘発するおそれがあるも
のがある。

d ビタミンAを含有する製剤においては、妊
娠前後の一定期間に通常の用量を超えて摂取
した場合であっても、胎児に先天異常を起こ
す危険性が高まることはない。

1（a,c） 2（b,c） 3（b,d） 4（a,d）

問13 医療機関で治療を受けている人等に対し、
一般用医薬品を販売する時の情報提供に関する
記述の正誤について、正しい組み合わせはどれか。

a 医療機関・薬局で交付された薬剤を使用し
ている人については、登録販売者において一
般用医薬品との併用の可否を判断することは
困難なことが多く、その薬剤を処方した医師
若しくは歯科医師又は調剤を行った薬剤師に
相談するよう説明する必要がある。

b 過去に医療機関で治療を受けていた（今は
治療を受けていない）という場合には、どのよ
うな疾患について、いつ頃かかっていたのか
（いつ頃治癒したのか）を踏まえ、購入者等が
使用の可否を適切に判断することができるよ
う情報提供がなされることが重要である。

c 医療機関で治療を受ける際には、使用して
いる一般用医薬品の情報を医療機関の医師や
薬局の薬剤師等に伝えるよう購入者等に説明
することが重要である。

d 医療機関での治療は特に受けていない場合
であっても、医薬品の種類や配合成分等によ
っては、特定の症状がある人が使用するとそ
の症状を悪化させるおそれがある等、注意が
必要なものがある。

　　　 a b c d
1　正 正 正 誤　　　2　正 正 誤 正
3　正 誤 正 正　　　4　誤 正 正 正
5　正 正 正 正

問14　一般用医薬品の役割に関する記述のうち、正しいものはいくつあるか。

a　生活の質(QOL)の改善・向上
b　軽度な疾病に伴う症状の改善
c　健康状態の自己検査
d　生活習慣病等の疾病に伴う症状発現の予防(科学的・合理的に効果が期待できるものに限る。)

1　1つ　　2　2つ　　3　3つ　　4　4つ
5　正しいものはない

問15　医薬品の品質に関する記述の正誤について、正しい組み合わせはどれか。

a　医薬品は、適切な保管・陳列がされたとしても、経時変化による品質の劣化は避けられない。
b　医薬品に表示されている「使用期限」は、開封後の品質状態も考慮した期限である。
c　医薬品に配合されている成分(有効成分及び添加物成分)には、高温や多湿によって品質の劣化(変質・変敗)を起こすものがあるが、光(紫外線)によって品質の劣化を起こすものはない。
d　その品質が承認等された基準に適合しない医薬品、その全部又は一部が変質・変敗した物質から成っている医薬品の販売は禁止されている。

　　　　a　b　c　d
1　誤　誤　正　正　　2　正　誤　誤　正
3　正　正　誤　誤　　4　正　正　正　誤
5　誤　正　正　正

問16　プラセボ効果(偽薬効果)に関する記述のうち、誤っているものはどれか。

1　プラセボ効果は、常に客観的に測定可能な変化として現れる。
2　医薬品を使用したときにもたらされる反応や変化には、薬理作用によるもののほか、プラセボ効果によるものも含まれている。
3　プラセボ効果によってもたらされる反応や変化には、望ましいものと不都合なものとがある。
4　プラセボ効果は、不確実であり、それを目的として医薬品が使用されるべきではない。

問17　サリドマイドに関する記述の正誤について、正しい組み合わせはどれか。

a　サリドマイド訴訟は、サリドマイド製剤を使用したことにより、認知症に類似した症状が現れ、死に至る重篤な神経難病が発生したことに対する損害賠償訴訟である。
b　サリドマイドは催眠鎮静成分として承認された(その鎮静作用を目的として、胃腸薬にも配合された)が、副作用として血管新生を妨げる作用もあった。
c　サリドマイドの光学異性体のうち、R体のサリドマイドを分離して製剤化することで血管新生を妨げる作用を避けることができる。
d　サリドマイドによる薬害事件は、日本のみならず世界的にも問題となったため、世界保健機関加盟国を中心に市販後の副作用情報の収集の重要性が改めて認識され、各国における副作用情報の収集体制の整備が図られることとなった。

　　　　a　b　c　d
1　誤　正　正　誤　　2　正　正　誤　正
3　正　誤　正　誤　　4　誤　正　誤　正
5　正　誤　正　正

問18　スモン訴訟及びC型肝炎訴訟に関する記述について、(　)の中に入れるべき字句の正しい組み合わせはどれか。

　スモン訴訟は、整腸剤として販売されていた(　a　)を使用したことにより、(　b　)に罹患したことに対する損害賠償訴訟である。また、C型肝炎訴訟は、出産や手術での大量出血などの際に特定の(　c　)や血液凝固第IX因子製剤の投与を受けたことにより、C型肝炎ウイルスに感染したことに対する損害賠償訴訟である。

	a	b	c
1	キノホルム製剤	亜急性脊髄視神経症	フィブリノゲン製剤
2	キノホルム製剤	混合性結合組織病	フィブリノゲン製剤
3	フィブリノゲン製剤	混合性結合組織病	インターフェロン製剤
4	フィブリノゲン製剤	亜急性脊髄視神経症	インターフェロン製剤
5	キノホルム製剤	亜急性脊髄視神経症	インターフェロン製剤

北海道・東北

北関東・甲信越

南関東

北陸・東海

奈良

関西広域連合・福井

中国・四国

九州・沖縄

問19　ヒト免疫不全ウイルス(HIV)訴訟に関する記述について、(　)の中に入れるべき字句の正しい組み合わせはどれか。

　　HIV 訴訟は、血友病患者が、HIV が混入した原料(　a　)から製造された(　b　)製剤の投与を受けたことにより、HIV に感染したことに対する損害賠償訴訟である。本訴訟の和解を踏まえ、HIV 感染者に対する恒久対策のほか、緊急に必要とされる医薬品を迅速に供給するための「(　c　)」制度の創設等を内容とする改正薬事法が 1996 年に成立し、翌年 4 月に施行された。

	a	b	c
1	血漿	免疫グロブリン	緊急輸入
2	血小板	血液凝固因子	緊急命令
3	血漿	血液凝固因子	緊急輸入
4	血小板	免疫グロブリン	緊急命令
5	血漿	免疫グロブリン	緊急命令

問20　クロイツフェルト・ヤコブ病(CJD)に関する記述の正誤について、正しい組み合わせはどれか。

a　ウシ乾燥硬膜の原料が、プリオン不活化のための十分な化学的処理が行われないまま製品として流通し、この製品が脳外科手術で移植された患者に CJD が発生した。

b　CJD 訴訟等を契機として、独立行政法人医薬品医療機器総合機構による生物由来製品による感染等被害救済制度の創設等がなされた。

c　CJD は、ウイルスの一種であるプリオンが脳の組織に感染することによって発症する。

d　CJD の症状としては、初期には腹部の膨満感から激しい腹痛を伴う下痢を生じ、次第に下半身の痺れや脱力、歩行困難が現れる。

	a	b	c	d
1	正	誤	誤	正
2	誤	正	誤	誤
3	正	誤	正	誤
4	誤	正	誤	正
5	誤	誤	正	誤

<第3章>

問21　かぜ(感冒)及びかぜ薬(総合感冒薬)に関する記述の正誤について、正しい組み合わせはどれか。

a　かぜの症状は、くしゃみ、鼻汁・鼻閉(鼻づまり)、咽喉痛、咳、痰等の呼吸器症状と、発熱、頭痛、関節痛、全身倦怠感等、様々な全身症状が組み合わさって現れる。

b　かぜの約 8 割は細菌の感染が原因であるが、それ以外にウイルスの感染や、まれに冷気や乾燥、アレルギーのような非感染性の要因による場合もある。

c　かぜ薬は、咳で眠れなかったり、発熱で体力を消耗しそうなときなどに、それらの諸症状の緩和を図る対症療法薬である。

d　かぜであるからといって必ずしもかぜ薬を選択するのが最適とは限らず、存在しない症状に対する不要な成分が配合されていると、無意味に副作用のリスクを高めることとなる。

	a	b	c	d
1	誤	正	正	誤
2	正	誤	正	正
3	誤	正	誤	正
4	正	誤	正	誤
5	正	正	誤	正

問22　かぜ薬(総合感冒薬)に配合される成分に関する記述のうち、誤っているものはどれか。

1　サイコは、解熱作用を期待して配合されている場合がある。

2　ノスカピンは、中枢神経系に作用して鎮咳作用を示す。

3　キキョウは、気管・気管支を拡げる作用を期待して配合されている場合がある。

4　グリチルリチン酸ニカリウムは、鼻粘膜や喉の炎症による腫れを和らげることを目的として配合されている場合がある。

問23　第1欄の記述は、かぜ薬(総合感冒薬)として用いられる漢方処方製剤に関するものである。該当する漢方処方製剤は第2欄のどれか。

第1欄　体力中等度又はやや虚弱で、うすい水様の痰を伴う咳や鼻水が出るものの気管支炎、気管支喘息、鼻炎、アレルギー性鼻炎、むくみ、感冒、花粉症に適すとされるが、体の虚弱な人(体力の衰えている人、体の弱い人)、胃腸の弱い人、発汗傾向の著しい人では、悪心、胃部不快感等の副作用が現れやすい等、不向きとされる。

第2欄　1　葛根湯　　2　麻黄湯
　　　　3　小青竜湯　　4　桂枝湯　　5　麦門冬湯

問24 かぜ薬（総合感冒薬）に配合される成分に関する記述の正誤について、正しい組み合わせはどれか。

a ヨウ化イソプロパミドは、抗コリン作用により鼻汁分泌やくしゃみを抑える作用を示す。

b アスピリン（アスピリンアルミニウムを含む。）は、15歳未満の小児に対しては、いかなる場合も一般用医薬品として使用してはならない。

c フルスルチアミン塩酸塩は、粘膜の健康維持・回復を目的として配合されている場合がある。

d グアイフェネシンは、体内での起炎物質の産生を抑制することで炎症の発生を抑え、腫れを和らげる。

	a	b	c	d			a	b	c	d
1	誤	誤	正	正		2	正	誤	誤	正
3	正	正	誤	誤		4	正	正	正	誤
5	誤	正	正	正						

問25 カフェインに関する記述の正誤について、正しい組み合わせはどれか。

a 脳に軽い興奮状態を引き起こし、一時的に眠気や倦怠感を抑える効果がある。

b 腎臓におけるナトリウムイオンの再吸収促進があり、尿量の増加（利尿）をもたらす。

c 作用は弱いながら反復摂取により依存を形成するという性質があるため、「短期間の服用にとどめ、連用しないこと」という注意喚起がなされている。

d 眠気防止薬におけるカフェインの1回摂取量はカフェインとして200 mg、1日摂取量はカフェインとして500 mgが上限とされている。

	a	b	c	d			a	b	c	d
1	正	正	正	誤		2	正	正	誤	正
3	正	誤	正	正		4	誤	正	正	正
5	正	正	正	正						

問26 眠気を促す薬及びその配合成分に関する記述のうち、正しいものの組み合わせはどれか。

a ブロモバレリル尿素は、反復して摂取すると依存を生じることが知られており、本来の目的から逸脱した使用（乱用）がなされることがある。

b 抑肝散は、不眠症状の改善を目的として使用されるが、構成生薬としてダイオウを含むため、下痢等の副作用に注意が必要である。

c 生薬成分のみからなる鎮静薬であっても、複数の鎮静薬の併用や、長期連用は避けるべきである。

d 抗ヒスタミン成分を主薬とする催眠鎮静薬は、慢性的に不眠症状がある人を対象とするものである。

1（a, b） 2（a, c） 3（b, d） 4（c, d）

問27 鎮痛の目的で用いられる漢方処方製剤に関する記述のうち、誤っているものはどれか。

1 芍薬甘草湯は、まれに重篤な副作用として、うっ血性心不全や心室頻拍を生じることが知られており、心臓病の診断を受けた人では使用を避ける必要がある。

2 桂枝加朮附湯は、動悸、のぼせ、ほてり等の副作用が現れやすい等の理由で、のぼせが強く赤ら顔で体力が充実している人には不向きとされる。

3 薏苡仁湯は、悪心・嘔吐、胃部不快感等の副作用が現れやすい等の理由で、体の虚弱な人（体力の衰えている人、体の弱い人）、胃腸の弱い人、発汗傾向の著しい人には不向きとされる。

4 当帰四逆加呉茱萸生姜湯は、消化器系の副作用（食欲不振、胃部不快感等）が現れやすい等の理由で、胃腸虚弱で冷え症の人には不向きとされる。

問28 第1欄の記述は、鎮暈薬（乗物酔い防止薬）の配合成分に関するものである。該当する配合成分は第2欄のどれか。

第1欄 抗ヒスタミン成分であり、延髄にある嘔吐中枢への刺激や内耳の前庭における自律神経反射を抑える作用を示す。外国において、乳児突然死症候群や乳児睡眠時無呼吸発作のような致命的な呼吸抑制を生じたとの報告があるため、15歳未満の小児では使用を避ける必要がある。

第2欄 1 プロメタジン塩酸塩

2 スコポラミン臭化水素酸塩水和物

3 アリルイソプロピルアセチル尿素

4 ジフェニドール塩酸塩

5 ジフェンヒドラミンテオクル酸塩

北海道・東北

北関東・甲信越

南関東

北陸・東海

奈良

関西広域連合・福井

中国・四国

九州・沖縄

問29 鎮咳去痰薬の配合成分に関する記述のうち、正しいものの組み合わせはどれか。

a マオウは、アドレナリン作動成分と同様の作用を示し、気管支を拡張させる。

b ゴミシは、マツブサ科のチョウセンゴミシの果実を基原とする生薬で、体内で分解された代謝物の一部が延髄の呼吸中枢、咳嗽中枢を鎮静させる作用を示すとされる。

c ブロムヘキシン塩酸塩は、粘液成分の含量比を調整し痰の切れを良くする作用を示す。

d ジプロフィリンは、自律神経系を介さずに気管支の平滑筋に直接作用して弛緩させ、気管支を拡張させる。

1(a, c) 2(b, c) 3(b, d) 4(a, d)

問30 口腔咽喉薬及びうがい薬(含嗽薬)の配合成分に関する記述の正誤について、正しい組み合わせはどれか。

a 日本薬局方収載の複方ヨード・グリセリンは、グリセリンにヨウ化カリウム、ヨウ素、ハッカ水、液状フェノール等を加えたもので、喉の患部に塗布して声がれ、喉の腫れ等の症状を鎮めることを目的として用いられる。

b セチルピリジニウム塩化物は、炎症を生じた粘膜組織の修復を促す作用を期待して配合されている場合がある。

c クロルフェニラミンマレイン酸塩は、咽頭の粘膜に付着したアレルゲンによる喉の不快感等の症状を鎮めることを目的として配合されている場合があるが、咽頭における局所的な作用を目的としているため、内服薬と同様な副作用が現れることはない。

d ヨウ素は、レモン汁やお茶などに含まれるビタミンC等の成分と反応すると脱色を生じて殺菌作用が失われるため、ヨウ素系殺菌消毒成分が配合された含嗽薬では、そうした食品を摂取した直後の使用や混合は避けることが望ましい。

	a	b	c	d			a	b	c	d
1	正	正	誤	誤		2	誤	正	正	誤
3	誤	誤	正	正		4	誤	誤	誤	正
5	正	誤	誤	誤						

問31 胃の薬の配合成分に関する記述のうち、正しいものの組み合わせはどれか。

a 酸化マグネシウムは、中和反応によって胃酸の働きを弱めること(制酸)を目的として配合されている場合がある。

b テプレノンは、胃粘膜の炎症を和らげることを目的として配合されている場合があるが、まれに重篤な副作用として肝機能障害を生じることがある。

c アカメガシワは、味覚や嗅覚を刺激して反射的な唾液や胃液の分泌を促すことにより、弱った胃の働きを高めることを目的として配合されている場合がある。

d ウルソデオキシコール酸は、胆汁の分泌を促す作用(利胆作用)があるとされ、消化を助ける効果を期待して用いられる。

1(a, c) 2(b, c) 3(b, d) 4(a, d)

問32 腸の薬の配合成分に関する記述の正誤について、正しい組み合わせはどれか。

a ベルベリンは、生薬のオウバクやオウレンの中に存在する物質のひとつであり、抗菌作用のほか、抗炎症作用も併せ持つとされる。

b 木クレオソートは、瀉下作用のほか、局所麻酔作用もあるとされる。

c 乳酸カルシウムは、腸管内の異常発酵等によって生じた有害な物質を吸着させることを目的として配合されている場合がある。

d ピコスルファートナトリウムは、胃や小腸では分解されないが、大腸に生息する腸内細菌によって分解されて、大腸への刺激作用を示すようになる。

	a	b	c	d			a	b	c	d
1	誤	正	正	誤		2	正	正	誤	正
3	正	誤	正	誤		4	誤	正	誤	正
5	正	誤	正	正						

問33 胃腸鎮痛鎮痙薬の配合成分に関する記述のうち、正しいものの組み合わせはどれか。

a メチルベナクチジウム臭化物は、抗コリン作用により、胃痛、腹痛、さしこみ(疝痛、癪)を鎮めること(鎮痛鎮痙)のほか、胃酸過多や胸やけに対する効果も期待して用いられる。

b パパベリン塩酸塩は、消化管の平滑筋に直

接働いて胃腸の痙攣を鎮める作用と、胃液分泌を抑える作用を示す。

c　オキセサゼインは、消化管の粘膜及び平滑筋に対する麻酔作用による鎮痛鎮痙の効果を期待して配合されている場合がある。

d　ロートエキスは、吸収された成分の一部が母乳中に移行して乳児の脈が遅くなるおそれがある。

1（a, b）　2（a, c）　3（b, d）　4（c, d）

問34　浣腸薬及びその配合成分に関する記述の正誤について、正しい組み合わせはどれか。

a　浣腸薬は一般に、直腸の急激な動きに刺激されて流産・早産を誘発するおそれがあるため、妊婦又は妊娠していると思われる女性では使用を避けるべきである。

b　腹痛が著しい場合や便秘に伴って吐きけや嘔吐が現れた場合には、急性腹症（腸管の狭窄、閉塞、腹腔内器官の炎症等）の可能性があり、浣腸薬の配合成分の刺激によってその症状を悪化させるおそれがある。

c　炭酸水素ナトリウムを主薬とする坐剤では、浸透圧の差によって腸管壁から水分を取り込んで直腸粘膜を刺激し、排便を促すが、まれに重篤な副作用としてショックを生じることがある。

d　注入剤の半量等を使用する用法がある場合、残量を再利用するためには冷蔵庫で保管する必要がある。

	a	b	c	d			a	b	c	d
1	誤	誤	正	正		2	正	誤	誤	正
3	正	正	誤	誤		4	正	正	正	誤
5	誤	正	正	正						

問35　駆虫薬に関する記述のうち、正しいものはどれか。

1　一般用医薬品の駆虫薬が対象とする寄生虫は、回虫、蟯虫及び条虫（いわゆるサナダ虫など）である。

2　腸管内に生息する虫体にのみ作用し、虫卵や腸管内以外に潜伏した幼虫（回虫の場合）には駆虫作用が及ばない。

3　消化管内容物の消化・吸収に伴って駆虫成分の吸収が高まることから、食後に使用することとされているものが多い。

4　駆虫効果を高めるため、複数の駆虫薬を併用することが望ましい。

問36　強心薬及びその配合成分に関する記述のうち、正しいものの組み合わせはどれか。

a　センソが配合された丸薬、錠剤等の内服固形製剤は、口中で噛み砕いて服用することとされている。

b　ゴオウは、ウシ科のウシの胆嚢中に生じた結石を基原とする生薬で、強心作用のほか、末梢血管の拡張による血圧降下、興奮を静める等の作用があるとされる。

c　リュウノウは、中枢神経系の刺激作用による気つけの効果を期待して用いられる。

d　苓桂朮甘湯には、強心作用が期待される生薬が含まれているため、通常用量においても、悪心（吐きけ）、嘔吐の副作用が現れることがある。

1（a, c）　2（b, c）　3（b, d）　4（a, d）

問37　脂質異常症に関する記述について、（　）の中に入れるべき字句の正しい組み合わせはどれか。

医療機関で測定する検査値として、低密度リポタンパク質（LDL）が（　a　）mg/dL 以上、高密度リポタンパク質（HDL）が（　b　）mg/dL 未満、中性脂肪が（　c　）mg/dL 以上のいずれかである状態を、脂質異常症という。

	a	b	c			a	b	c
1	140	40	150		2	140	40	140
3	140	50	150		4	150	40	140
5	150	50	140					

問38 高コレステロール改善薬及びその配合成分に関する記述の正誤について、正しい組み合わせはどれか。

a 高コレステロール改善薬は、血中コレステロール異常に伴う末梢血行障害(手足の冷え、痺れ)の緩和等を目的として使用される。

b ビタミン B2 は、コレステロールの生合成抑制と排泄・異化促進作用、中性脂肪抑制作用、過酸化脂質分解作用を有すると言われている。

c パンテチンは、低密度リポタンパク質(LDL)等の異化排泄を促進し、リポタンパクリパーゼ活性を低下させて、高密度リポタンパク質(HDL)産生を高める作用があるとされている。

d リノール酸には、腸管におけるコレステロールの吸収を抑える働きがあるとされている。

	a	b	c	d			a	b	c	d
1	正	正	誤	誤		2	誤	正	正	誤
3	誤	誤	正	正		4	誤	誤	誤	正
5	正	誤	誤	誤						

問39 貧血用薬(鉄製剤)には、貧血を改善するためビタミン成分が配合されている場合がある。次の1~5で示されるビタミンのうち、鉄が消化管内で吸収されやすい状態に保つことを目的として用いられるものはどれか。

1 ビタミン A
2 ビタミン B1
3 ビタミン B6
4 ビタミン B12
5 ビタミン C

問40 循環器用薬及びその配合成分に関する記述の正誤について、正しい組み合わせはどれか。

a ユビデカレノンは、心筋の酸素利用効率を高めて収縮力を高めることによって血液循環の改善効果を示すとされ、15 歳未満の小児向けの製品もある。

b 三黄瀉心湯を鼻血に用いる場合には、漫然と長期の使用は避け、5~6 回使用しても症状の改善がみられないときは、いったん使用を中止して専門家に相談がなされるなどの対応が必要である。

c イノシトールヘキサニコチネートは、ニコチン酸が遊離し、そのニコチン酸の働きによって末梢の血液循環を改善する作用を示すとされ、ビタミン E と組み合わせて用いられる場合が多い。

d 七物降下湯は、体力中等度以下で、顔色が悪くて疲れやすく、胃腸障害のないものの高血圧に伴う随伴症状(のぼせ、肩こり、耳鳴り、頭重)に適すとされるが、15 歳未満の小児への使用は避ける必要がある。

	a	b	c	d			a	b	c	d
1	正	正	正	誤		2	正	正	誤	正
3	正	誤	正	正		4	誤	正	正	正
5	正	正	正	正						

問41 痔の薬及びその配合成分に関する記述の正誤について、正しい組み合わせはどれか。

a 局所への穏やかな刺激によって痒みを抑える効果を期待して、熱感刺激を生じさせるクロタミトンが配合されている場合がある。

b 酸化亜鉛は、粘膜表面に不溶性の膜を形成することによる、粘膜の保護・止血を目的として、外用痔疾用薬に配合されている場合がある。

c 組織修復成分であるアラントインは、痔による肛門部の創傷の治癒を促す効果を期待して、外用痔疾用薬に配合されている場合がある。

d カイカクは、主に麻酔作用を期待して内用痔疾用薬に配合されている場合がある。

	a	b	c	d			a	b	c	d
1	誤	誤	正	正		2	正	誤	誤	正
3	正	正	誤	誤		4	正	正	正	誤
5	誤	正	正	正						

問42 第1欄の記述は、泌尿器用薬として使用される漢方処方製剤に関するものである。該当する漢方処方製剤は第2欄のどれか。

第1欄 体力に関わらず使用でき、排尿異常があり、ときに口が乾くものの排尿困難、排尿痛、残尿感、頻尿、むくみに適すとされる。

第2欄
1 八味地黄丸
2 竜胆瀉肝湯
3 猪苓湯
4 牛車腎気丸
5 六味丸

問４３　婦人薬及びその配合成分に関する記述のうち、誤っているものはどれか。

1　漢方処方製剤である温経湯は、構成生薬としてマオウを含む。

2　鎮痛・鎮痙の作用を期待して、シャクヤク、ボタンピが配合されている場合がある。

3　エチニルエストラジオールは、長期連用により血栓症を生じるおそれがある。

4　センキュウは、血行を改善し、血色不良や冷えの症状を緩和するほか、強壮、鎮静、鎮痛等の作用を期待して用いられる。

問４４　次の表は、ある一般用医薬品のビタミン主薬製剤に含まれている主な有効成分の一覧である。この医薬品に関する記述のうち、正しい組み合わせはどれか。

2錠中	
レチノールパルミチン酸 エステル	2.354 mg
チアミン硝酸塩	10 mg
ピリドキシン塩酸塩	15 mg
シアノコバラミン	10 μg
ニコチン酸アミド	25 mg
トコフェロールコハク酸 エステルカルシウム	12 mg

a　この製剤はビタミン主薬製剤であり、多く摂取しても過剰症が生じるおそれはない。

b　レチノールパルミチン酸エステルは、夜間視力を維持したり、皮膚や粘膜の機能を正常に保つために重要である。

c　この製剤は、授乳婦の使用を避ける必要がある。

d　シアノコバラミンは、赤血球の形成を助け、また、神経機能を正常に保つために重要である。

	a	b	c	d			a	b	c	d
1	誤	正	正	誤		2	正	正	誤	正
3	正	誤	正	誤		4	誤	正	誤	正
5	正	誤	正	正						

問４５　内服アレルギー用薬及びその配合成分に関する記述の正誤について、正しい組み合わせはどれか。

a　ジフェンヒドラミン塩酸塩は、母乳を与える女性は使用を避けるか、使用する場合には授乳を避ける必要がある。

b　メキタジンは、まれに重篤な副作用として血小板減少を生じることがある。

c　生薬成分であるサイシンは、鼻づまり（鼻閉）への効果を期待して用いられる。

d　プソイドエフェドリン塩酸塩は、高血圧の診断を受けた人では症状を悪化させるおそれがあるため、使用を避ける必要がある。

	a	b	c	d			a	b	c	d
1	正	正	正	誤		2	正	正	誤	正
3	正	誤	正	正		4	誤	正	正	正
5	正	正	正	正						

問４６　鼻炎と鼻炎用点鼻薬及びその配合成分に関する記述のうち、正しいものの組み合わせはどれか。

a　ヒスタミンの働きを抑えることにより、鼻アレルギー症状の緩和を目的として、フェニレフリン塩酸塩が配合されている場合がある。

b　急性鼻炎は、かぜの随伴症状として現れることが多く、鼻粘膜が刺激に対して敏感になることから、肥満細胞からヒスタミンが遊離してくしゃみや鼻汁等の症状を生じやすくなる。

c　テトラヒドロゾリン塩酸塩が配合された点鼻薬は、過度に使用されると鼻粘膜の血管が反応しなくなり、血管が拡張して鼻づまり（鼻閉）がひどくなりやすくなる。

d　ベンザルコニウム塩化物などの陽性界面活性成分は、ウイルスによる二次感染を防止することを目的として配合されている場合があるが、カンジダ等の真菌類には効果がない。

1（a，b）　2（b，c）　3（c，d）　4（a，d）

北海道・東北

北関東・甲信越

南関東

北陸・東海

奈良

関西広域連合・福井

中国・四国

九州・沖縄

問47 眼科用薬に関する記述の正誤について、正しい組み合わせはどれか。

a 一般用医薬品の点眼薬は、その主たる配合成分から、人工涙液、一般点眼薬、抗菌性点眼薬、アレルギー用点眼薬、緑内障用点眼薬に大別される。

b 点眼薬の1滴の薬液の量は、結膜嚢の容積よりも少ないため、副作用を抑えて、より高い効果を得るには、薬液が結膜嚢内に行き渡るよう一度に数滴点眼することが効果的とされる。

c 洗眼薬は、目の洗浄や眼病予防に用いられるものであり、抗炎症成分や抗ヒスタミン成分が配合されているものはない。

d 1回使い切りタイプとして防腐剤を含まない点眼薬では、ソフトコンタクトレンズ装着時にも使用できるものがある。

```
    a  b  c  d
1   正  正  誤  誤    2   誤  正  正  誤
3   誤  誤  正  正    4   誤  誤  誤  正
5   正  誤  誤  誤
```

問48 目の調節機能を改善する配合成分に関する記述について、（ ）の中に入れるべき字句の正しい組み合わせはどれか。

目を酷使すると、目の調節機能が低下し、目の疲れやかすみといった症状を生じるが、ネオスチグミンメチル硫酸塩は、コリンエステラーゼの働きを（ a ）作用を示し、（ b ）におけるアセチルコリンの働きを（ c ）ことで、目の調節機能を改善する効果を目的として用いられる。

```
     a      b      c
1   助ける  水晶体   抑える
2   助ける  毛様体   抑える
3   助ける  毛様体   助ける
4   抑える  毛様体   助ける
5   抑える  水晶体   助ける
```

問49 きず口等の殺菌消毒薬の配合成分に関する記述の正誤について、正しい組み合わせはどれか。

a オキシドール（過酸化水素水）は、作用の持続性が乏しく、組織への浸透性も低い。

b エタノール（消毒用エタノール）は、比較的皮膚刺激性が低く、創傷面の殺菌・消毒に用いる場合は、脱脂綿やガーゼに浸し患部に貼付して使用することとされている。

c ポビドンヨードは、外用薬として用いた場合でも、まれにショック（アナフィラキシー）のような全身性の重篤な副作用を生じることがある。

d ベンゼトニウム塩化物は、石けんと混合すると相乗効果によって殺菌消毒効果が高まる。

```
    a  b  c  d
1   正  誤  誤  正    2   誤  正  誤  誤
3   正  誤  正  誤    4   誤  正  誤  正
5   誤  誤  正  誤
```

問50 外皮用薬の配合成分に関する記述のうち、正しいものはどれか。

1 イブプロフェンピコノールは、専ら鎮痛作用を期待して、筋肉痛、関節痛、打撲、捻挫等に用いられる。

2 ケトプロフェンは、紫外線により、使用中又は使用後しばらくしてから重篤な光線過敏症が現れることがあるため、野外活動が多い人では、光線過敏症の副作用を生じることのないピロキシカムが配合された製品に変更することが望ましい。

3 ステロイド性抗炎症成分は、広範囲に生じた皮膚症状や、慢性の湿疹・皮膚炎を抑えることを目的として用いられる。

4 皮膚表面に冷感刺激を与え、軽い炎症を起こして反射的な血管の拡張による患部の血行を促したり、知覚神経を麻痺させることによる鎮痛・鎮痒の効果を期待して、メントール、カンフル等が配合されている場合がある。

問51 みずむし・たむし及びその治療に関する記述の正誤について、正しい組み合わせはどれか。

a たむしは、皮膚に常在する黄色ブドウ球菌が繁殖することで起こる疾患である。

b 剤形は、皮膚が厚く角質化している部分には、液剤よりも軟膏が適している。

c 爪に発生する白癬（爪白癬）は難治性のため、医療機関（皮膚科）における全身的な治療（内服抗真菌薬の処方）を必要とする場合が少なくない。

d　みずむしやたむしに対する基礎的なケアと併せて、一般用医薬品を2週間位使用しても症状が良くならない場合には、他の一般用医薬品と併用することが望ましい。

　　a　b　c　d
1　正　誤　誤　正　　　2　誤　誤　正　誤
3　誤　正　誤　正　　　4　正　誤　正　誤
5　誤　正　誤　誤

問52　歯槽膿漏薬に関する記述のうち、正しいものの組み合わせはどれか。

a　外用薬の場合、口腔内に食べ物のかすなどが残っている状態のままでは十分な効果が期待できず、口腔内を清浄にしてから使用することが重要である。

b　銅クロロフィリンナトリウムは、殺菌消毒作用のほか、炎症を起こした歯周組織からの出血を抑える作用を期待して配合される。

c　殺菌消毒作用や抗炎症作用を期待して、チョウジ油（フトモモ科のチョウジの蕾又は葉を水蒸気蒸留して得た精油）が配合されている場合がある。

d　コラーゲン代謝を改善して炎症を起こした歯周組織の修復を助け、また、毛細血管を強化して炎症による腫れや出血を抑える効果を期待して、ビタミンAが配合されている場合がある。

1（a，b）　2（a，c）　3（b，d）　4（c，d）

問53　口内炎及びその治療に関する記述のうち、正しいものの組み合わせはどれか。

a　口内炎は、栄養摂取の偏り、ストレスや睡眠不足、唾液分泌の低下、口腔内の不衛生などが要因となって生じることが多いとされ、通常であれば1〜2週間で自然寛解する。

b　口内炎が再発を繰り返す場合には、ベーチェット病などの可能性も考えられるので、医療機関を受診するなどの対応が必要である。

c　ステロイド性抗炎症成分であるアズレンスルホン酸ナトリウムは、その含有量によらず長期連用を避ける必要がある。

d　シコンは、ムラサキ科のムラサキの葉を基原とする生薬で、患部からの細菌感染を防止することを期待して口内炎用薬に用いられる。

1（a，b）　2（b，c）　3（c，d）　4（a，d）

問54　ニコチン及びニコチンを有効成分とする禁煙補助剤に関する記述のうち、正しいものの組み合わせはどれか。

a　ニコチンは交感神経系を抑制する作用を示し、アドレナリン作動成分が配合された医薬品との併用により、その作用を減弱させるおそれがある。

b　咀嚼剤は、口腔内が酸性になるとニコチンの吸収が低下するため、コーヒーや炭酸飲料など口腔内を酸性にする食品を摂取した後しばらくは使用を避けることとされている。

c　禁煙補助剤の使用中又は使用直後の喫煙は、血中のニコチン濃度が急激に高まるおそれがあり、避ける必要がある。

d　妊婦又は妊娠していると思われる女性は、速やかに禁煙を達成するため、禁煙補助剤を積極的に使用することが望ましい。

1（a，c）　2（b，c）　3（b，d）　4（a，d）

問55　滋養強壮保健薬の配合成分に関する記述のうち、誤っているものはどれか。

1　システインは、骨や歯の形成に必要な栄養素であり、過剰症として高カルシウム血症が知られている。

2　アミノエチルスルホン酸（タウリン）は、筋肉や脳、心臓、目、神経等、体のあらゆる部分に存在し、細胞の機能が正常に働くために重要な物質である。

3　ヘスペリジンは、ビタミン様物質のひとつで、ビタミンCの吸収を助ける等の作用があるとされる。

4　アスパラギン酸ナトリウムは、骨格筋に溜まった乳酸の分解を促す等の働きを期待して用いられる。

北海道・東北

北関東・甲信越

南関東

北陸・東海

奈良

関西広域連合・福井

中国・四国

九州・沖縄

問56 漢方処方製剤に関する記述の正誤について、正しい組み合わせはどれか。

a 現代中国で利用されている中医学に基づく薬剤は、中薬と呼ばれ、漢方薬と同じものを指す。

b 全ての漢方処方製剤は、症状そのものの改善を主眼としており、2週間を超えて使用してはならない。

c 漢方の病態認識には虚実、陰陽、気血水、五臓などがある。

d 漢方処方製剤は作用が穏やかであるため、間質性肺炎や肝機能障害のような重篤な副作用は起こらない。

```
    a  b  c  d
1  正 誤 誤 正    2  誤 正 誤 誤
3  正 誤 正 誤    4  誤 正 誤 正
5  誤 誤 正 誤
```

問57 消毒薬及びその配合成分に関する記述のうち、正しいものの組み合わせはどれか。

a クレゾール石ケン液は、結核菌を含む一般細菌類、真菌類に対して比較的広い殺菌消毒作用を示すが、大部分のウイルスに対する殺菌消毒作用はない。

b エタノールは、微生物のタンパク質を変性させることにより、殺菌消毒作用を示す。

c 次亜塩素酸ナトリウムは、アルカリ性の洗剤・洗浄剤と反応して有毒な塩素ガスが発生するため、混ざらないように注意する必要がある。

d 酸性の消毒薬が誤って目に入った場合は、直ちに中和剤を用いて中和することとされている。

1（a,b） 2（a,c） 3（b,d） 4（c,d）

問58 衛生害虫に関する記述のうち、誤っているものはどれか。

1 ハエの防除の基本は、ウジの防除であり、防除法としては、通常、有機リン系殺虫成分が配合された殺虫剤が用いられる。

2 蚊は、水のある場所に産卵し、幼虫（ボウフラ）となって繁殖するが、ボウフラが成虫にならなければ保健衛生上の有害性はない。

3 ゴキブリの卵は医薬品の成分が浸透しやすい殻で覆われているため、孵化する前であっても燻蒸処理を行うことは有効である。

4 ノミによる保健衛生上の害としては、主に吸血されたときの痒みであるが、ノミは、元来、ペスト等の病原細菌を媒介する衛生害虫である。

問59 第1欄の記述は、衛生害虫の防除を目的とする殺虫剤の成分に関するものである。第1欄の作用機序を示す成分は第2欄のどれか。

第1欄 除虫菊の成分から開発された成分で、比較的速やかに自然分解して残効性が低いため、家庭用殺虫剤に広く用いられている。殺虫作用は、神経細胞に直接作用して神経伝達を阻害することによるものである。

第2欄 1 ジクロルボス　　2 プロポクスル
3 メトプレン　　4 フェノトリン
5 フェニトロチオン

問60 妊娠及び妊娠検査薬に関する記述の正誤について、正しい組み合わせはどれか。

a 妊娠の初期に比べると、妊娠の後期は、胎児の脳や内臓などの諸器官が形づくられる重要な時期であり、母体が摂取した物質等の影響を受けやすい時期でもある。

b 妊娠検査薬は、尿中のヒト絨毛性性腺刺激ホルモン（hCG）の有無を調べるものであり、通常、実際に妊娠が成立してから1週目前後の尿中hCG濃度を検出感度としている。

c 妊娠検査薬の検体は、尿中hCGが検出されやすい早朝尿（起床直後の尿）が向いているが、尿が濃すぎると、かえって正確な結果が得られないこともある。

d 閉経期に入っている人では、妊娠検査薬の検査結果が陽性となることがある。

```
    a  b  c  d
1  誤 誤 正 正    2  正 誤 誤 正
3  正 正 誤 誤    4  正 正 正 誤
5  誤 正 正 正
```

＜第2章＞

問61 消化器系に関する記述のうち、正しいものの組み合わせはどれか。

a 消化器系は、飲食物を消化して生命を維持していくため必要な栄養分として吸収し、その残滓を体外に排出する器官系である。

b 消化液に含まれる消化酵素の作用によって飲食物を分解することを、機械的消化という。

c 嚥下された飲食物は、重力によって胃に落ち込むのでなく、食道の運動によって胃に送られる。

d 胃腺から分泌されるペプシノーゲンは胃酸によって、炭水化物を消化する酵素であるペプシンとなり、胃酸とともに胃液として働く。

1（a, c） 2（b, c） 3（b, d） 4（a, d）

問62 胆嚢及び肝臓に関する記述の正誤について、正しい組み合わせはどれか。

a 胆汁に含まれる胆汁酸塩（コール酸、デオキシコール酸等の塩類）は、脂質の消化を容易にし、また、脂溶性ビタミンの吸収を助ける。

b 肝臓で産生される胆汁に含まれるビリルビン（胆汁色素）は、赤血球中のヘモグロビンが分解されて生じた老廃物である。

c 腸内に放出された胆汁酸塩の大部分は、大腸で再吸収されて肝臓に戻される。

d 肝臓では、必須アミノ酸を生合成することができる。

	a	b	c	d			a	b	c	d
1	誤	誤	正	正		2	正	誤	誤	正
3	正	正	誤	誤		4	正	正	正	誤
5	誤	正	正	正						

問63 大腸に関する記述のうち、正しいものの組み合わせはどれか。

a 大腸は、盲腸、虫垂、上行結腸、横行結腸、下行結腸、S状結腸からなる管状の臓器で、直腸は含まれない。

b 大腸の内壁には輪状のひだがあり、その粘膜表面は絨毛（柔突起ともいう）に覆われてビロード状になっている。

c 腸の内容物は、大腸の運動によって腸管内を通過するに従って水分とナトリウム、カリウム、リン酸等の電解質の吸収が行われ、固形状の糞便が形成される。

d 大腸の腸内細菌は、血液凝固や骨へのカルシウム定着に必要なビタミンK等の物質も産生している。

1（a, b） 2（a, c） 3（b, d） 4（c, d）

問64 呼吸器系に関する記述の正誤について、正しい組み合わせはどれか。

a 呼吸器系は、鼻腔、咽頭、喉頭、気管、気管支、肺からなり、そのうち、鼻腔から咽頭・喉頭までの部分を上気道という。

b 咽頭の後壁にある扁桃は、リンパ組織（白血球の一種であるリンパ球が密集する組織）が集まってできていて、気道に侵入してくる細菌、ウイルス等に対する免疫反応が行われる。

c 喉頭の大部分と気管から気管支までの粘膜は線毛上皮で覆われており、吸い込まれた粉塵、細菌等の異物は、気道粘膜から分泌される粘液にからめ取られ、線毛運動による粘液層の連続した流れによって気道内部から咽頭へ向けて排出され、唾液とともに嚥下される。

d 肺胞の壁を介して、心臓から送られてくる血液から二酸化炭素が肺胞気中に拡散し、代わりに酸素が血液中の赤血球に取り込まれるガス交換が行われる。

	a	b	c	d			a	b	c	d
1	正	正	正	誤		2	正	正	誤	正
3	正	誤	正	正		4	誤	正	正	正
5	正	正	正	正						

問65 血液に関する記述の正誤について、正しい組み合わせはどれか。

a 血液は、血漿と血球からなり、酸素や栄養分を全身の組織に供給し、二酸化炭素や老廃物を肺や腎臓へ運んでいる。

b リンパ球は、リンパ節、脾臓等のリンパ組織で増殖し、細菌、ウイルス等の異物を認識するB細胞リンパ球と、それらに対する抗体（免疫グロブリン）を産生するT細胞リンパ球がある。

c 白血球の約60％を占めている好中球は、血管壁を通り抜けて組織の中に入り込むことができ、感染が起きた組織に遊走して集まり、細菌やウイルス等を食作用によって取り込んで分解する。

d 血管の損傷部位では、血小板から放出される酵素によって血液を凝固させる一連の反応が起こり、血漿タンパク質の一種であるフィブリノゲンが傷口で重合して線維状のフィブリンとなる。

	a	b	c	d			a	b	c	d
1	正	正	正	誤		2	正	正	誤	正
3	正	誤	正	正		4	誤	正	正	正
5	正	正	正	正						

北海道・東北 / 北関東・甲信越 / 南関東 / 北陸・東海 / 奈良 / 関西広域連合・福井 / 中国・四国 / 九州・沖縄

問66 腎臓に関する記述について、（ ）の中に入れるべき字句の正しい組み合わせはどれか。なお、同じ記号の（ ）内には同じ字句が入る。

腎臓に入る動脈は細かく枝分かれして、毛細血管が小さな球状になった（ a ）を形成する。（ a ）の外側を袋状の（ b ）が包み込んでおり、これを（ c ）という。

	a	b	c
1	糸球体	ボウマン嚢	腎小体
2	糸球体	腎小体	ボウマン嚢
3	腎小体	ボウマン嚢	糸球体
4	腎小体	糸球体	ボウマン嚢
5	ボウマン嚢	糸球体	腎小体

問67 目に関する記述の正誤について、正しい組み合わせはどれか。

a 眼瞼は、素早くまばたき運動ができるよう、皮下組織が少なく薄くできているため、むくみ（浮腫）等、全身的な体調不良の症状が現れにくい部位である。

b 涙器は、涙液を分泌する涙腺と、涙液を鼻腔に導出する涙道からなる。

c 涙液は、血漿から産生され、角膜や結膜を感染から防御するリゾチームや免疫グロブリン等を含んでいる。

d 主に水晶体の厚みを変化させることによって、遠近の焦点調節が行われており、水晶体は、近くの物を見るときには丸く厚みが増し、遠くの物を見るときには扁平になる。

	a	b	c	d			a	b	c	d
1	誤	誤	正	正		2	正	誤	誤	正
3	正	正	誤	誤		4	正	正	正	誤
5	誤	正	正	正						

問68 耳に関する記述の正誤について、正しい組み合わせはどれか。

a 外耳は、側頭部から突出した耳介と、耳介で集められた音を鼓膜まで伝導する外耳道からなる。

b 中耳は、聴覚器官である蝸牛と、平衡器官である前庭の2つの部分からなる。

c 小さな子供では、耳管が太く短くて、走行が水平に近いため、鼻腔からウイルスや細菌が侵入し感染が起こりやすい。

d 平衡器官である前庭の内部はリンパ液で満たされており、水平・垂直方向の加速度を感知する半規管と、体の回転や傾きを感知する耳石器官に分けられる。

	a	b	c	d			a	b	c	d
1	誤	正	正	誤		2	正	正	誤	正
3	正	誤	正	誤		4	誤	正	誤	正
5	正	誤	正	正						

問69 骨格系及び筋組織に関する記述のうち、正しいものの組み合わせはどれか。

a 赤血球、白血球、血小板は、骨髄で産生される造血幹細胞から分化することにより、体内に供給される。

b 骨の破壊（骨吸収）と修復（骨形成）は、骨が成長を停止するまで繰り返され、その後は行われない。

c 筋組織は、筋細胞（筋線維）とそれらをつなぐ結合組織からできているのに対して、腱は結合組織のみでできているため、伸縮性が高い。

d 骨格筋は、筋線維を顕微鏡で観察すると横縞模様（横紋）が見え、自分の意識どおりに動かすことができる随意筋である。

1（a, c） 2（b, c） 3（b, d） 4（a, d）

問70 脳や神経系の働きに関する記述の正誤について、正しい組み合わせはどれか。

a 神経系は、神経細胞が連なっており、神経細胞の細胞体から伸びる細長い突起（軸索）を神経線維という。

b 末梢神経系は、その機能に着目して、随意運動、知覚等を担う体性神経系と、消化管の運動や血液の循環等のように生命や身体機能の維持のため無意識に働いている機能を担う自律神経系に分類される。

c 心臓の心拍数は、交感神経系が活発になると減少する。

d 肝臓は、交感神経系が活発になるとグリコーゲンを分解し、ブドウ糖を放出する。

	a	b	c	d			a	b	c	d
1	誤	正	正	誤		2	正	正	誤	正
3	正	誤	正	誤		4	誤	正	誤	正
5	正	誤	正	正						

問71 薬の吸収に関する記述のうち、正しいものはどれか。

1 すべての坐剤は、適用部位に対する局所的な効果を目的としている。
2 局所作用を目的とする医薬品によって全身性の副作用が生じることはあるが、逆に、全身作用を目的とする医薬品で局所的な副作用が生じることはない。
3 内服薬の有効成分の吸収速度は他の医薬品の作用によって影響を受けるが、消化管内容物による影響は受けない。
4 眼の粘膜に適用する点眼薬は、鼻涙管を通って鼻粘膜から吸収されることがある。

問72 薬の代謝、排泄に関する記述の正誤について、正しい組み合わせはどれか。

a 有効成分の母乳中への移行においては、乳児に対して副作用を発現するほどの濃度とはならないことが知られている。
b 肝初回通過効果とは、全身循環に移行する有効成分の量が、消化管で吸収された量よりも肝臓で代謝を受けた分だけ少なくなることをいう。
c 循環血液中に移行した多くの有効成分は、血液中で複合体を形成しており、複合体を形成している有効成分の分子は薬物代謝酵素の作用で代謝されず、トランスポーターによって輸送される。
d 薬物代謝酵素の遺伝子型には個人差がある。

	a	b	c	d
1	正	誤	誤	正
2	誤	正	誤	誤
3	正	誤	正	誤
4	誤	正	誤	正
5	誤	誤	正	誤

問73 第1欄の記述は、薬の体内での働きに関するものである。（　）の中に入れるべき字句は第2欄のどれか。

第1欄 循環血液中に移行した有効成分は、血流によって全身の組織・器官へ運ばれて作用するが、多くの場合、標的となる細胞に存在する受容体、酵素、トランスポーターなどの（　）と結合し、その機能を変化させることで薬効や副作用を現す。

第2欄 1 脂質　2 ビタミン類
3 タンパク質　4 糖質　5 ミネラル

問74 医薬品を購入するために来店した消費者に対して、登録販売者が行った医薬品の剤形及び使用方法の説明に関する記述のうち、誤っているものはどれか。

1 この医薬品は、経口液剤ですので、固形製剤よりも飲みやすく、服用後、比較的速やかに消化管から吸収されるという特徴があります。
2 この医薬品は、外用液剤ですので、軟膏剤やクリーム剤に比べて、患部が乾きやすいという特徴があります。
3 この医薬品は、錠剤の表面がコーティングされた腸溶錠ですので、飲み込みが難しい場合は、口の中で噛み砕くか、口の中で溶かした後に飲み込んでください。
4 この医薬品は、口の中や喉での薬効を期待するトローチですので、飲み込まずに口の中で舐めて、徐々に溶かして使用してください。

問75 全身的に現れる副作用に関する記述の正誤について、正しい組み合わせはどれか。

a 皮膚粘膜眼症候群は、38℃以上の高熱を伴って、発疹・発赤、火傷様の水疱等の激しい症状が比較的短時間のうちに全身の皮膚、口、眼等の粘膜に現れる病態である。
b 中毒性表皮壊死融解症は、皮膚粘膜眼症候群と比較すると発生の頻度が低く、発症の原因となる医薬品が特定されており、発症機序が解明されているため、発症の予測が容易とされている。
c 医薬品により生じる肝機能障害は、有効成分又はその代謝物の直接的肝毒性が原因で起きるアレルギー性のものと、有効成分に対する抗原抗体反応が原因で起きる中毒性のものに大別される。
d 黄疸では、過剰となった血液中のビリルビンが尿中に排出されることにより、尿の色が濃くなることもある。

	a	b	c	d
1	誤	誤	正	正
2	正	誤	誤	正
3	正	正	誤	誤
4	正	正	正	誤
5	誤	正	正	正

北海道・東北

北関東・甲信越

南関東

北陸・東海

奈良

関西広域連合・福井

中国・四国

九州・沖縄

問76 皮膚に現れる副作用に関する記述のうち、正しいものの組み合わせはどれか。

a 貼付剤により光線過敏症が現れた場合は、皮膚が太陽光線（紫外線）に曝されることを防ぐため、貼付剤を剥がさないようにする必要がある。

b 薬疹は特定の医薬品で発生し、医薬品の種類ごとに生じる発疹の型は決まっている。

c 薬疹は医薬品の使用後 1〜2 週間で起きることが多く、アレルギー体質の人や以前に薬疹を起こしたことがある人で生じやすい。

d 医薬品を使用した後に発疹・発赤等が現れた場合に、当該医薬品を使用していた一般の生活者が自己判断で対症療法を行うことは、原因の特定を困難にするおそれがあるため、避けるべきである。

1（a, b）2（a, c）3（b, d）4（c, d）

問77 医薬品の副作用に関する記述のうち、正しいものはどれか。

1 眠気を催すことが知られている医薬品を通常の用法・用量で使用する場合には、乗物や危険な機械類の運転操作に従事しないよう注意する必要はない。

2 医薬品の副作用が原因で生じる無菌性髄膜炎は、全身性エリテマトーデスや関節リウマチの基礎疾患がある人であっても、発症リスクが高くなることはない。

3 偽アルドステロン症は体内に塩分（ナトリウム）と水が貯留し、体からカリウムが失われることによって生じる病態で、低身長、低体重など体表面積が小さい者や高齢者で生じやすく、原因医薬品の長期服用後に初めて発症する場合もある。

4 医薬品の使用が原因で血液中の白血球（好中球）が減少し、細菌やウイルスの感染に対する抵抗力が弱くなり、悪寒や喉の痛み、口内炎等の症状を呈することがあるが、使用を続けても重症化することはない。

問78 消化器系及び泌尿器系に現れる副作用に関する記述のうち、誤っているものはどれか。

1 消化性潰瘍は、胃や十二指腸の粘膜組織が傷害されて、粘膜組織の一部が粘膜筋板を超えて欠損する状態であり、医薬品の副作用により生じることも多い。

2 イレウス様症状は、医薬品の作用によって腸管運動が著しく亢進した状態で、激しい腹痛や嘔吐、軟便や著しい下痢が現れる。

3 医薬品の副作用による排尿困難や尿閉といった症状は、前立腺肥大等の基礎疾患がない人でも現れることが知られている。

4 医薬品の使用が原因で、尿の回数増加（頻尿）、排尿時の疼痛、残尿感等の膀胱炎様症状が現れることがあり、これらの症状が現れたときは、原因と考えられる医薬品の使用を中止し、症状によっては医師の診断を受けるなどの対応が必要である。

問79 間質性肺炎に関する記述について、（　）の中に入れるべき字句の正しい組み合わせはどれか。なお、同じ記号の（　）内には同じ字句が入る。

間質性肺炎は、肺の中で（ a ）と毛細血管を取り囲んで支持している組織（間質）が、炎症を起こしたものであり、発症すると、（ a ）と毛細血管の間のガス交換効率が低下して血液に酸素を十分取り込むことができず、体内は低酸素状態となる。そのため、息切れ・息苦しさ等の呼吸困難、空咳（痰の出ない咳）、発熱等の症状を呈する。一般に、医薬品の使用開始から（ b ）程度で起きることが多く、悪化すると（ c ）に移行することがある。

	a	b	c
1	気管支	1〜2週間	肺線維症
2	気管支	1〜2時間	喘息
3	気管支	1〜2時間	肺線維症
4	肺胞	1〜2時間	喘息
5	肺胞	1〜2週間	肺線維症

問80 医薬品の副作用に関する記述のうち、正しいものの組み合わせはどれか。

a 医薬品を長期連用したり、過量服用するなどの不適正な使用によって、倦怠感や虚脱感等を生じることがあるため、医薬品の販売等に従事する専門家は、販売する医薬品の使用状況に留意する必要がある。

b 厚生労働省では「重篤副作用総合対策事業」

の一環として、関係学会の専門家等の協力を得て、「重篤副作用疾患別対応マニュアル」を作成し、公表しているが、一般用医薬品によって発生する副作用は本マニュアルの対象となっていない。

c 医薬品による副作用の早期発見・早期対応のためには、医薬品の販売等に従事する専門家が副作用の症状に関する十分な知識を身につけることが重要である。

d 医薬品医療機器等法第68条の10第2項の規定に基づき、医薬品の副作用等を知った場合に、必要に応じて、その旨を厚生労働大臣に報告しなければならないとされている対象者は薬剤師のみであり、今後は登録販売者も含まれることが期待されている。

1（a, c） 2（b, c） 3（b, d） 4（a, d）

<第4章>

問81 販売従事登録に関する記述の正誤について、正しい組み合わせはどれか。

a 麻薬、大麻、あへん又は覚醒剤の中毒者は販売従事登録を受けることができない。

b 2以上の都道府県において登録販売者として医薬品の販売に従事しようとする者は、それぞれの都道府県知事の登録を受ける必要がある。

c 都道府県知事は、登録販売者が偽りその他不正の手段により販売従事登録を受けたことが判明したときは、その登録を消除しなければならない。

d 登録販売者は、転居により住所を変更したときは、30日以内に、その旨を登録を受けた都道府県知事に届け出なければならない。

```
    a b c d
1 正 誤 誤 正   2 誤 誤 正 誤
3 誤 正 誤 正   4 正 誤 正 誤
5 誤 正 誤 誤
```

問82 医薬品に関する記述のうち、正しいものの組み合わせはどれか。

a 医薬品には、人の身体に直接使用されない殺虫剤や器具用消毒薬も含まれる。

b 医薬品は、人又は動物の疾病の診断、治療又は予防に使用されることが目的とされている物であり、機械器具も医薬品に含まれる。

c 製造販売元の製薬企業、製造業者のみならず薬局や医薬品の販売業者においても、着色のみを目的として、厚生労働省令で定めるタール色素以外のタール色素が使用されている医薬品は、販売してはならない。

d 全ての医薬品は、品目ごとに、品質、有効性及び安全性について審査等を受け、その製造販売について厚生労働大臣の承認を受けたものでなければならない。

1（a, b） 2（a, c） 3（b, d） 4（c, d）

問83 要指導医薬品に関する記述の正誤について、正しい組み合わせはどれか。

a 医師等の診療によらなければ一般に治癒が期待できない疾患（例えば、がん、心臓病等）に対する効能効果は、要指導医薬品において認められていない。

b 薬局では要指導医薬品の特定販売を行うことができる。

c 要指導医薬品は、販売の際、適正な使用のために登録販売者の対面による情報の提供及び薬学的知見に基づく指導が必要なものである。

d 医師等の管理・指導の下で患者が自己注射を行う医薬品は、要指導医薬品に該当する。

```
    a b c d
1 誤 誤 誤 正   2 誤 誤 正 誤
3 誤 正 誤 誤   4 正 誤 誤 誤
5 誤 誤 誤 誤
```

問84 医薬品医療機器等法に基づく毒薬及び劇薬に関する記述のうち、正しいものの組み合わせはどれか。

a 要指導医薬品で劇薬に該当するものはない。

b 毒薬又は劇薬を、14歳未満の者その他安全な取扱いに不安のある者に交付することは禁止されている。

c 店舗管理者が登録販売者である店舗販売業者は、劇薬を開封して販売してはならない。

d 劇薬については、直接の容器又は被包に赤地に白枠、白字をもって、当該医薬品の品名及び「劇」の文字が記載されていなければならない。

1（a, b） 2（b, c） 3（c, d） 4（a, d）

問85 毒薬又は劇薬を、一般の生活者に対して販売又は譲渡する際に、医薬品医療機器等法第46条第1項の規定により、当該医薬品を譲り受ける者から交付を受ける文書に記載されていなければならない事項として、誤っているものはどれか。

1 使用目的　　2 譲受人の氏名
3 譲受人の生年月日　　4 譲受人の職業
5 譲受人の住所

問86 一般用医薬品のリスク区分に関する記述のうち、正しいものの組み合わせはどれか。

a 第2類医薬品のうち、「特別の注意を要するものとして厚生労働大臣が指定するもの」を「指定第2類医薬品」としている。

b 第3類医薬品は、保健衛生上のリスクが比較的低い一般用医薬品であるが、副作用等により身体の変調・不調が起こるおそれはある。

c 第3類医薬品は、保健衛生上のリスクが比較的低い一般用医薬品であるため、第2類医薬品に分類が変更されることはない。

d 第1類医薬品には、その副作用等により日常生活に支障を来す程度の健康被害が生ずるおそれがあるすべての一般用医薬品が指定される。

1（a，b）2（a，c）3（b，d）4（c，d）

問87 医薬部外品に関する記述のうち、正しいものの組み合わせはどれか。

a 医薬部外品を販売する場合には、店舗の所在地の都道府県知事による販売業の許可が必要である。

b 衛生害虫類（ねずみ、はえ、蚊、のみその他これらに類する生物）の防除のため使用される製品群には、直接の容器又は直接の被包に「指定医薬部外品」と記載されていなければならない。

c 医薬部外品は、その効能効果があらかじめ定められた範囲内であって、成分や用法等に照らして人体に対する作用が緩和であることを要件として、医薬品的な効能効果を表示・標榜することが認められている。

d かつては医薬品であったが医薬部外品へ移行された製品群がある。

1（a，b）2（a，c）3（b，d）4（c，d）

問88 保健機能食品に関する記述の正誤について、正しい組み合わせはどれか。

a 食生活において特定の保健の目的で摂取をする者に対し、その摂取により当該保健の目的が期待できる旨を表示するには、個別に生理的機能や特定の保健機能を示す有効性や安全性等に関する審査を受け、許可又は承認を取得することが必要である。

b 特定保健用食品において、現行の許可の際に必要とされる有効性の科学的根拠のレベルに達しないものの、一定の有効性が確認されるものについては、限定的な科学的根拠である旨の表示をすることを条件として許可されている。

c 栄養機能食品における栄養成分の機能表示に関しては、消費者庁長官の許可は要さないが、その表示と併せて、当該栄養成分を摂取する上での注意事項を適正に表示することが求められている。

d 機能性表示食品は、特定の保健の目的が期待できる（健康の維持及び増進に役立つ）という食品の機能性を表示することはできるが、消費者庁長官の個別の許可を受けたものではない。

	a	b	c	d			a	b	c	d
1	正	正	正	誤		2	正	正	誤	正
3	正	誤	正	正		4	誤	正	正	正
5	正	正	正	正						

問89 1～5で示される効能効果のうち、化粧品の効能効果の範囲として誤っているものはどれか。

1 肌にはりを与える。
2 日やけによるシミ、ソバカスを薄くする。
3 毛髪をしなやかにする。
4 口唇を滑らかにする。
5 乾燥による小ジワを目立たなくする。

問90 医薬品医療機器等法に基づき店舗販売業者が行う要指導医薬品又は一般用医薬品のリスク区分に応じた情報提供等に関する記述の正誤について、正しい組み合わせはどれか。

a 第1類医薬品を販売又は授与する場合には、その店舗において医薬品の販売又は授与に従事する薬剤師又は登録販売者に、書面を用い

て、必要な情報を提供させなければならない。

b 指定第2類医薬品を販売又は授与する場合には、当該指定第2類医薬品を購入しようとする者等が、禁忌事項を確認すること及び当該医薬品の使用について薬剤師又は登録販売者に相談することを勧める旨を確実に認識できるようにするために必要な措置を講じなければならない。

c その店舗において第3類医薬品を購入した者から相談があった場合には、医薬品の販売又は授与に従事する薬剤師又は登録販売者に、必要な情報を提供させなければならない。

d 要指導医薬品を使用しようとする者が薬剤服用歴その他の情報を一元的かつ経時的に管理できる手帳(お薬手帳)を所持する場合は、必要に応じ、当該お薬手帳を活用した情報の提供及び指導を行わせることとされており、お薬手帳には、要指導医薬品についても記録することが重要である。

```
    a b c d              a b c d
1  正 正 正 誤    2  正 正 誤 正
3  正 誤 正 正    4  誤 正 正 正
5  正 正 正 正
```

問91 店舗販売業の店舗管理者に関する記述の正誤について、正しい組み合わせはどれか。

a 店舗管理者が薬剤師である店舗においては、調剤や要指導医薬品の販売・授与を行うことができる。

b 店舗管理者は、その店舗の所在地の都道府県知事(その店舗の所在地が保健所を設置する市又は特別区の区域にある場合においては、市長又は区長)の許可を受けた場合を除き、その店舗以外の場所で業として店舗の管理その他薬事に関する実務に従事する者であってはならない。

c 第1類医薬品を販売する店舗の店舗管理者は、必ず薬剤師でなければならない。

d 店舗管理者は、保健衛生上支障を生ずるおそれがないようその店舗の業務につき、店舗販売業者に対し、必要な意見を書面により述べなければならない。

```
    a b c d
1  正 誤 誤 正    2  誤 正 誤 誤
3  正 誤 正 誤    4  誤 正 誤 正
5  誤 誤 正 誤
```

問92 配置販売業に関する記述の正誤について、正しい組み合わせはどれか。

a 区域管理者が薬剤師である配置販売業者は、全ての一般用医薬品を販売することができる。

b 配置販売業の許可は、配置しようとする区域をその区域に含む都道府県ごとに、その都道府県知事が与える。

c 配置販売業者又はその配置員は、その住所地の都道府県知事が発行する身分証明書の交付を受け、かつ、これを携帯しなければ、医薬品の配置販売に従事してはならない。

d 配置販売業者は、医薬品の包装を開封して分割販売することができる。

```
    a b c d
1  正 正 誤 誤    2  誤 正 正 誤
3  誤 正 正 正    4  誤 誤 誤 正
5  正 誤 誤 誤
```

問93 医薬品の陳列に関する次の記述のうち、誤っているものはどれか。

1 薬局開設者は、要指導医薬品を陳列する場合には、鍵をかけた陳列設備、又は要指導医薬品を購入しようとする者等が直接手の触れられない陳列設備に陳列する場合を除き、要指導医薬品陳列区画(薬局等構造設備規則に規定する要指導医薬品陳列区画をいう。)の内部の陳列設備に陳列しなければならない。

2 薬局開設者は、購入者の利便性等を考慮し、薬効分類が同じである第1類医薬品と要指導医薬品を、区別することなく陳列することができる。

3 店舗販売業者は、薬剤師又は登録販売者による積極的な情報提供の機会がより確保されるよう、指定第2類医薬品の陳列方法を工夫する等の対応が求められる。

4 店舗販売業者は、開店時間のうち、一般用医薬品を販売し、又は授与しない時間は、一般用医薬品を通常陳列し、又は交付する場所を閉鎖しなければならない。

北海道・東北
北関東・甲信越
南関東
北陸・東海
奈良
関西広域連合・福井
中国・四国
九州・沖縄

問94 指定第2類医薬品の陳列に関する記述について、（ ）の中に入れるべき字句の正しい組み合わせはどれか。

指定第2類医薬品は、薬局等構造設備規則に規定する「（ a ）」から（ b ）以内の範囲に陳列しなければならない。ただし、次の場合を除く。

・鍵をかけた陳列設備に陳列する場合
・指定第2類医薬品を陳列する陳列設備から（ c ）の範囲に、医薬品を購入しようとする者等が進入することができないよう必要な措置が取られている場合

	a	b	c
1	情報提供を行うための設備	5メートル	3.2メートル
2	第1類医薬品陳列区画	5メートル	1.2メートル
3	情報提供を行うための設備	7メートル	1.2メートル
4	第1類医薬品陳列区画	7メートル	1.2メートル
5	情報提供を行うための設備	7メートル	3.2メートル

問95 薬局で行う医薬品の特定販売の方法等に関する記述のうち、正しいものの組み合わせはどれか。

a 特定販売を行う場合は、当該薬局以外の場所に貯蔵し、又は陳列している一般用医薬品を販売し、又は授与することができる。

b 特定販売を行うことについてインターネットを利用して広告する場合は、ホームページに薬局の情報提供を行うための設備の写真を表示しなければならない。

c 特定販売を行うことについてインターネットを利用して広告する場合は、ホームページに特定販売を行う医薬品の使用期限を表示しなければならない。

d 薬局製造販売医薬品（毒薬及び劇薬であるものを除く。）は、特定販売することができる。

1（a, b） 2（b, c） 3（c, d） 4（a, d）

問96 医薬品の広告に関する記述の正誤について、正しい組み合わせはどれか。

a 漢方処方製剤の効能効果について、配合されている個々の生薬成分の作用を個別に挙げて説明することは広告として適当である。

b 医薬関係者、医療機関、公的機関、団体等が、公認、推薦、選用等している旨の広告については、原則として不適当である。

c POP広告（小売店に設置されているポスター、ディスプレーなどによる店頭・店内広告）は、医薬品の広告に該当しない。

d 医薬品の安全性について最大級の表現を行うことは、一般用医薬品を使用する者を安心させるために必要であり、広告として適当である。

	a	b	c	d			a	b	c	d
1	正	誤	誤	正		2	誤	誤	正	誤
3	誤	正	誤	正		4	正	誤	正	誤
5	誤	正	誤	誤						

問97 次の成分（その水和物及びそれらの塩類を含む。）のうち、濫用等のおそれのあるものとして厚生労働大臣が指定する医薬品（平成26年厚生労働省告示第252号）の有効成分として誤っているものはどれか。

1 コデイン
2 プソイドエフェドリン
3 メタンフェタミン
4 エフェドリン
5 ブロモバレリル尿素

問98 医薬品の販売方法等に関する記述のうち、誤っているものはどれか。

1 購入者の利便性のため、効能効果が重複する医薬品を組み合わせて販売することは、推奨されている。

2 キャラクターグッズ等の景品類を提供して販売することに関しては、不当景品類及び不当表示防止法の限度内であれば認められている。

3 購入者の利便性のため異なる複数の医薬品を組み合わせて販売する場合、購入者に対して情報提供を十分に行える程度の範囲内であって、かつ、組み合わせることに合理性が認められるものでなければならない。

4 医薬品を懸賞や景品として授与することは、原則として認められていない。

問99 医薬品の廃棄・回収命令等に関する記述のうち、誤っているものはどれか。

1 都道府県知事は、医薬品の製造業者に対しては不正表示医薬品、不良医薬品、無承認無許可医薬品の廃棄、回収その他公衆衛生上の危険の発生を防止するに足りる措置を採るべきことを命ずることができるが、薬局開設者、医薬品の販売業者に対してはできない。

2 医薬品の製造販売業者が、その医薬品の使用によって保健衛生上の危害が発生し、又は拡大するおそれがあると知ったときに行う必要な措置に対して、店舗販売業者は協力するよう努めなければならない。

3 都道府県知事は、緊急の必要があるときは、その職員（薬事監視員）に、不正表示医薬品、不良医薬品、無承認無許可医薬品等を廃棄させ、若しくは回収させることができる。

4 行政庁による命令がなくても、医薬品の製造販売業者が、その医薬品の使用によって保健衛生上の危害が発生し、又は拡大するおそれがあることを知ったときは、これを防止するために廃棄、回収、販売の停止、情報の提供その他必要な措置を講じなければならない。

問100 医薬品医療機器等法に基づく行政庁による監視指導及び処分に関する記述のうち、正しいものの組み合わせはどれか。なお、本設問において、「都道府県知事」とは、「都道府県知事（薬局又は店舗販売業にあっては、その薬局又は店舗の所在地が保健所を設置する市又は特別区の区域にある場合においては、市長又は区長）」とする。

a 都道府県知事は、医薬品の販売業者が、医薬品医療機器等法の規定を遵守しているかどうかを確かめるために必要があると認めるときは、当該職員（薬事監視員）に、その医薬品の販売業者が医薬品を業務上取り扱う場所に立ち入らせ、従業員その他の関係者に質問させることができる。

b 都道府県知事は、必要があると認めるときは、当該職員（薬事監視員）に、薬局に立ち入り、不良医薬品の疑いのある物を、試験のため必要な最少分量に限り、収去させることができる。

c 都道府県知事は、店舗販売業における一般用医薬品の販売等を行うための業務体制が、基準（薬局並びに店舗販売業及び配置販売業の業務を行う体制を定める省令（昭和39年厚生省令第3号））に適合しなくなった場合、店舗管理者に対して、その業務体制の整備を命ずることができる。

d 薬剤師や登録販売者を含む従業員が、薬事監視員の質問を受けた際に、その答弁が医薬品の販売業者に不利益になる際には、その答弁を拒否することが認められている。

1（a，b） 2（a，c） 3（b，d） 4（c，d）

<第5章>

問101 一般用医薬品の適正使用情報に関する記述のうち、正しいものの組み合わせはどれか。

a 医薬品医療機器等法の規定により、一般用医薬品には、添付文書又はその容器若しくは被包に、「用法、用量その他使用及び取扱い上の必要な注意」等を記載することが義務づけられている。

b 添付文書や製品表示に記載されている適正使用情報は、医薬品の販売に従事する薬剤師や登録販売者向けの専門的な表現で記載されている。

c 医薬品の販売等に従事する専門家が購入者等へ情報提供を行う際は、個々の生活者の状況に関わらず添付文書に記載された全ての項目を説明しなければならない。

d 一般用医薬品は、薬剤師、登録販売者その他の医薬関係者から提供された情報に基づき、一般の生活者が購入し、自己の判断で使用するものである。

1（a，b） 2（b，c） 3（c，d） 4（a，d）

北海道・東北

北関東・甲信越

南関東

北陸・東海

奈良

関西広域連合・福井

中国・四国

九州・沖縄

問102 一般用医薬品に関する記述のうち、誤っているものはどれか。

1　添付文書の販売名の上部に、「使用にあたって、この説明文書を必ず読むこと。また、必要なときに読めるよう大切に保存すること。」等の文言が記載されている。

2　一般用医薬品は、複数の有効成分が配合されている場合が多く、使用方法や効能・効果が異なる医薬品同士でも、同一成分又は類似の作用を有する成分が重複することがある。

3　医療用医薬品との併用については、医療機関で治療を受けている人が、自己判断で治療のために処方された医薬品の使用を控えることが必要である。

4　一般用医薬品を使用した人が医療機関を受診する際にも、その添付文書を持参し、医師や薬剤師に見せて相談がなされることが重要である。

問103　一般用医薬品の添付文書の「使用上の注意」の「してはいけないこと」の項目に関する記述のうち、誤っているものはどれか。

1　守らないと症状が悪化する事項、副作用又は事故等が起こりやすくなる事項について記載されている。

2　「次の人は使用（服用）しないこと」は、生活者が自らの判断で認識できる必要はないため、重篤な副作用を生じる危険性が特に高く、使用を避けるべき人について専門家向けに記載されている。

3　「次の部位には使用しないこと」には、局所に適用する一般用医薬品は、患部の状態によっては症状を悪化させたり、誤った部位に使用すると副作用を生じたりするおそれがあるため、それらに関して、使用を避けるべき患部の状態、適用部位等に分けて、簡潔に記載されている。

4　併用すると作用の増強、副作用等のリスクの増大が予測されるものについて注意を喚起し、使用を避ける等適切な対応を図るため、「本剤を使用（服用）している間は、次の医薬品を使用（服用）しないこと」が記載されている。

問104　医薬品の製品表示に関する記述の正誤について、正しい組み合わせはどれか。

a　毒薬若しくは劇薬又は要指導医薬品に該当する医薬品における表示や、その一般用医薬品が分類されたリスク区分を示す識別表示等が行われている。

b　記載スペースが狭小な場合には、専門家への相談勧奨に関する事項は、記載しなくてもよい。

c　「使用にあたって添付文書をよく読むこと」等、添付文書の必読に関する事項は、封入されている添付文書で注意喚起できるため、外箱等に記載されることはない。

d　資源の有効な利用の促進に関する法律（平成3年法律第48号）に基づく、容器包装の識別表示（識別マーク）が表示されている場合がある。

	a	b	c	d			a	b	c	d
1	誤	誤	正	正		2	正	誤	誤	正
3	正	正	誤	誤		4	正	正	正	誤
5	誤	正	正	正						

問105　1～5の事項のうち、一般用検査薬の添付文書に記載することとされている事項として誤っているものはどれか。

1　使用上の注意
2　使用方法
3　製品の特徴
4　製造業者の名称及び所在地
5　保管及び取扱い上の注意

問106　一般用医薬品の添付文書の「次の人は使用（服用）しないこと」の項目に記載することとされている使用を避けるべき人と主な成分・薬効群等との関係の正誤について、正しい組み合わせはどれか。

a　喘息を起こしたことがある人 ― ケトプロフェンが配合された外用鎮痛消炎薬

b　高血圧の診断を受けた人 ― プソイドエフェドリン塩酸塩

c　胃潰瘍の診断を受けた人 ― カフェインを含む成分を主薬とする眠気防止薬

d　前立腺肥大による排尿困難 ― カゼインの症状がある人

北海道・東北

北関東・甲信越

南関東

北陸・東海

奈良

関西広域連合・福井

中国・四国

九州・沖縄

	a	b	c	d			a	b	c	d
1	誤	誤	正	正		2	正	誤	誤	正
3	正	正	誤	誤		4	正	正	正	誤
5	誤	正	正	正						

問107 一般用医薬品の添付文書の使用上の注意及びその理由に関する記述のうち、正しいものはどれか。

1 ステロイド性抗炎症成分が配合された外用薬は、細菌等の感染に対する抵抗力を弱めて、感染を増悪させる可能性があるため、「患部が化膿している人」は使用しないこととされている。

2 ビサコジルが配合された瀉下薬は、腸の急激な動きに刺激されて流産・早産を誘発するおそれがあるため、「妊婦又は妊娠していると思われる人」は服用しないこととされている。

3 次硝酸ビスマスを含む医薬品は、吸収減少により効果が得られないため、服用前後は飲酒しないこととされている。

4 ステロイド性抗炎症成分は、副腎皮質の機能亢進を生じるおそれがあるため、「透析療法を受けている人」は、使用しないこととされている。

問108 次の表は、ある一般用医薬品の解熱鎮痛薬に含まれている主な成分の一覧である。この解熱鎮痛薬の添付文書において、「使用上の注意」の「相談すること」の項目に記載される事項として、正しいものの組み合わせはどれか。

2錠中	
イブプロフェン	144 mg
ブロモバレリル尿素	200 mg
エテンザミド	84 mg
無水カフェイン	50 mg

a 妊婦又は妊娠していると思われる人
b てんかんの診断を受けた人
c 高血圧の診断を受けた人
d 高齢者

1(a,c) 2(b,c) 3(c,d) 4(a,d)

問109 医薬品の保管及び取扱いに関する記述の正誤について、正しい組み合わせはどれか。

a 錠剤、カプセル剤、散剤等では、取り出したときに室温との急な温度差で湿気を帯びるおそれがあるため、冷蔵庫内での保管は不適当である。

b 点眼薬は、開封後長期間保存すると変質するおそれがあるため、家族間で共用し、できる限り早目に使い切ることが重要である。

c 医薬品を旅行や勤め先等へ携行するために別の容器へ移し替えると、中身がどんな医薬品であったか分からなくなってしまい、誤用の原因となるおそれがある。

d 危険物に該当する消毒用アルコールにおける消防法(昭和23年法律第186号)に基づく注意事項は、添付文書には記載されず、容器に表示される。

	a	b	c	d			a	b	c	d
1	誤	正	正	誤		2	正	正	誤	正
3	正	誤	正	誤		4	誤	正	誤	正
5	正	誤	正	正						

問110 第1欄の記述は、医薬品の安全性情報に係る文書に関するものである。( )の中に入れるべき字句は第2欄のどれか。

第1欄 ( )は、医薬品、医療機器又は再生医療等製品について一般的な使用上の注意の改訂情報よりも迅速な注意喚起や適正使用のための対応の注意喚起が必要な状況にある場合に、厚生労働省からの命令、指示、製造販売業者の自主決定等に基づいて作成される。A4サイズの青色地の印刷物で、ブルーレターとも呼ばれる。

第2欄 1 緊急安全性情報
2 患者向医薬品ガイド
3 医薬品・医療機器等安全性情報
4 副作用症例報告
5 安全性速報

111

問111 医薬品の添付文書情報及び製品表示情報の活用に関する記述のうち、正しいものの組み合わせはどれか。

a 令和3年8月1日から、一般用医薬品への紙の添付文書の同梱を廃止し、注意事項等情報は電子的な方法により提供されることとなった。

b 一般用医薬品の購入後、その医薬品を使い終わるまで、添付文書等は必要なときいつでも取り出して読むことができるよう、大切に保存する必要性を説明することが重要である。

c 要指導医薬品並びに第1類医薬品及び第2類医薬品は、その副作用等により日常生活に支障を来す程度の健康被害が生ずるおそれがあるため、副作用等の回避に関心が向くよう、これらリスク区分に分類されている旨が製品表示から容易に判別できる。

d 一般用医薬品は、購入者本人が医薬品を必ず実際に使用するので、購入者本人の副作用の回避、早期発見につながる事項のみ説明すればよい。

1(a, b) 2(b, c) 3(c, d) 4(a, d)

問112 医薬品の適正使用情報の活用に関する記述の正誤について、正しい組み合わせはどれか。

a 添付文書や外箱表示は、それらの記載内容が改訂された場合、すぐにそれが反映された製品が流通し、改訂前の医薬品が購入者等の目に触れることはない。

b 医薬品の販売等に従事する専門家においては、購入者等に対して、常に最新の知見に基づいた適切な情報提供を行うため、得られる情報を積極的に収集し、専門家としての資質向上に努めることが求められる。

c 情報通信技術の発展・普及に伴い、一般の生活者が接する医薬品の有効性や安全性等に関する情報は、必ず正確な情報となっている。

d 医薬品の販売等に従事する専門家においては、購入者等に対して科学的な根拠に基づいた正確なアドバイスを与え、セルフメディケーションを適切に支援することが期待されている。

	a	b	c	d
1	正	誤	誤	正
2	誤	正	誤	誤
3	正	誤	正	誤
4	誤	正	誤	正
5	誤	誤	正	誤

問113 企業からの副作用等の報告制度に関する記述の正誤について、正しい組み合わせはどれか。

a 医療用医薬品だけでなく、一般用医薬品に関しても、承認後の調査が製造販売業者等に求められている。

b 副作用・感染症報告制度において、医薬品等との関連が否定できない感染症に関する症例情報の報告や研究論文等について、製造販売業者等に対して国への報告義務を課している。

c 血液製剤等の生物由来製品を製造販売する企業は、当該製品又は当該製品の原料又は材料による感染症に関する最新の論文や知見に基づき、当該製品の安全性について評価し、その成果を定期的に国へ報告する制度がある。

d 医薬品の販売業者は、製造販売業者等が行う情報収集に協力するよう努めなければならない。

	a	b	c	d
1	正	正	正	誤
2	正	正	誤	正
3	正	誤	正	正
4	誤	正	正	正
5	正	正	正	正

問114 副作用情報等の評価及び措置に関する記述のうち、正しいものの組み合わせはどれか。

a 収集された副作用等の情報は、その医薬品の製造販売業者等において評価・検討され、必要な安全対策が図られる。

b 独立行政法人医薬品医療機器総合機構は、薬事・食品衛生審議会の意見を聴いて、効能・効果や用法・用量の一部変更、調査・実験の実施の指示、製造・販売の中止、製品の回収等の安全対策上必要な措置を講じている。

c 1997年に厚生省(当時)は、血液製剤によるヒト免疫不全ウイルス(HIV)感染被害を深く反省し、医薬品、食中毒、感染症、飲料水等に起因する、国民の生命、健康の安全を脅かす事態に対して、健康被害の発生予防、拡大防止等の対策を迅速に講じていくための体制を整備した。

d 厚生労働省の健康危機管理に当たっては、科学的・客観的な評価を行うが、混乱を招かないよう国民に対しては、情報を公開しないこととしている。

1(a, c) 2(b, c) 3(b, d) 4(a, d)

問115 医薬品医療機器等法第68条の10第2項の規定に基づく医薬の副作用等報告に関する記述の正誤について、正しい組み合わせはどれか。

a 医薬品等によるものと疑われれば、身体の変調・不調、日常生活に支障を来さない程度の健康被害を含めて報告しなければならない。

b 報告に当たっては、報告様式の記入欄すべてに記入がなされる必要がある。

c 健康被害を生じた本人に限らず、購入者等から把握可能な範囲で報告がなされればよい。

d 郵送、ファクシミリ、電子メールによる報告のほか、ウェブサイトに直接入力することによる電子的な報告が可能である。

	a	b	c	d
1	正	正	誤	誤
2	誤	正	正	誤
3	誤	誤	正	正
4	誤	誤	誤	正
5	正	誤	誤	誤

問116 次の記述は、登録販売者の対応に関するものである。1～5で示される医薬品等のうち、登録販売者がこの対応を行うべきものはどれか。

> ある医薬品等の購入者から、その使用により、健康被害を生じ、医療機関に入院して治療を受けた旨相談があった。医薬品副作用被害救済制度について説明を行ったところ、購入者の希望により、当該制度に基づく救済給付の請求を行うこととなった。このため、医師の診断書、要した医療費を証明する書類を準備するよう伝え、その医薬品等を販売した店舗販売業者による販売証明書の発行の手配を行った。

1 製薬企業に損害賠償責任がある一般用医薬品

2 一般用検査薬

3 一般用医薬品の日本薬局方ワセリン

4 いわゆる健康食品

5 人体に直接使用する一般用医薬品の殺菌消毒剤

問117 医薬品副作用被害救済制度に関する記述のうち、正しいものはどれか。

1 給付の種類としては、医療費、医療手当、障害年金、障害児養育年金、遺族年金、遺族一時金及び葬祭料があるが、いずれも請求期限はない。

2 医薬品（要指導医薬品及び一般用医薬品を含む。）の副作用による一定の健康被害が生じた場合に、医療費等の給付を行い、これにより被害者の迅速な救済を図る制度であり、医薬品を適正に使用していなくても対象となる。

3 一般用医薬品の使用により副作用を生じた場合であって、その副作用による健康被害が救済給付の対象となると思われたときには、登録販売者は、健康被害を受けた購入者等に対して救済制度があることや、相談窓口等を紹介し、相談を促すなどの対応が期待されている。

4 救済給付業務に必要な費用のうち、給付費については、独立行政法人医薬品医療機器総合機構法第19条の規定に基づき、製造業者が年度ごとに納付する拠出金が充てられる。

問118 医薬品PLセンターに関する記述について、（　）の中に入れるべき字句の正しい組み合わせはどれか。

医薬品副作用被害救済制度の対象とならないケースのうち、製品不良など、製薬企業に損害賠償責任がある場合には、「医薬品PLセンター」への相談が推奨される。消費者が、（　a　）に関する苦情（健康被害以外の損害も含まれる）について製造販売元の企業と交渉するに当たって、（　b　）立場で申立ての相談を受け付け、交渉の仲介や調整・あっせんを行い、（　c　）迅速な解決に導くことを目的としている。

	a	b	c
1	医薬品又は医薬部外品	消費者側の	裁判によらずに
2	医薬品、医薬部外品又は化粧品	公平・中立な	裁判によらずに
3	医薬品又は医療機器	消費者側の	裁判により
4	医薬品又は医療機器	公平・中立な	裁判により
5	医薬品又は医薬部外品	公平・中立な	裁判によらずに

北海道・東北

北関東・甲信越

南関東

北陸・東海

奈良

関西広域連合・福井

中国・四国

九州・沖縄

問１１９　一般用医薬品の安全対策に関する記述のうち、正しいものの組み合わせはどれか。

a　2003年5月までに、一般用かぜ薬の使用によると疑われる間質性肺炎の発生事例が、計26例報告され、厚生労働省では、同年6月、一般用かぜ薬全般につき使用上の注意の改訂を指示した。

b　慢性肝炎患者が小柴胡湯を使用して間質性肺炎が発症し、死亡を含む重篤な転帰に至った例があったことから、1996年3月、厚生省（当時）より関係製薬企業に対して緊急安全性情報の配布が指示された。

c　解熱鎮痛成分としてフェキソフェナジンが配合されたアンプル入りかぜ薬の使用による重篤な副作用（ショック）で、1959年から1965年までの間に計38名の死亡例が発生した。

d　プソイドエフェドリン塩酸塩(PSE)は、鼻充血や結膜充血を除去し、鼻づまり等の症状の緩和を目的として、鼻炎用内服薬、鎮咳去痰薬、かぜ薬等に配合されていたが、PSEが配合された一般用医薬品による脳出血等の副作用症例が複数報告されたことなどから、厚生労働省は塩酸フェニルプロパノールアミン(PPA)への速やかな切替えを指示した。

1（a, b）　2（a, c）　3（b, d）　4（c, d）

問１２０　医薬品の適正使用のための啓発活動に関する記述について、（　）の中に入れるべき字句の正しい組み合わせはどれか。

　医薬品の持つ特質及びその使用・取扱い等について正しい知識を広く生活者に浸透させることにより、（　a　）に貢献することを目的とし、毎年（　b　）の1週間を「薬と健康の週間」として、国、自治体、関係団体等による広報活動やイベント等が実施されている。また、「6・26 国際麻薬乱用撲滅デー」を広く普及し、薬物乱用防止を一層推進するため、毎年（　c　）までの1ヶ月間、国、自治体、関係団体等により、「ダメ。ゼッタイ。」普及運動が実施されている。

	a	b	c
1	保健衛生の維持向上	10月17日～23日	6月1日～30日
2	保健衛生の維持向上	10月17日～23日	6月20日～7月19日
3	保健衛生の維持向上	6月4日～10日	6月26日～7月25日
4	専門家の資質向上	10月17日～23日	6月26日～7月25日
5	専門家の資質向上	6月4日～10日	6月20日～7月19日

奈良
（令和5年9月24日実施）

＜第1章＞

問1　医薬品の本質に関する記述の正誤について、正しい組み合わせを1つ選びなさい。

a　医薬品は、知見の積み重ねや使用成績の結果等によって、有効性、安全性等に関する情報が集積される。

b　医薬品は、人の疾病の診断、治療若しくは予防に使用されること、又は人の身体の構造や機能に影響を及ぼすことを目的とする生命関連製品であるが、使用に際して保健衛生上のリスクを伴わないものである。

c　検査薬の検査結果については、正しい解釈や判断がなされなくても、適切な治療を受ける機会を失うおそれはない。

d　一般用医薬品は、一般の生活者が自ら選択し、使用するものであり、添付文書を見れば、効能効果や副作用等について誤解や認識不足を生じることはない。

	a	b	c	d			a	b	c	d
1	誤	正	正	誤		2	正	誤	誤	正
3	誤	正	正	正		4	正	正	誤	誤
5	正	誤	誤	誤						

問2　医薬品のリスク評価に関する記述のうち、正しいものの組み合わせを1つ選びなさい。

a　ヒトを対象とした臨床試験の実施の基準には、国際的に Good Clinical Practice（GCP）が制定されている。

b　医薬品は、食品と同じ安全性基準が要求されている。

c　医薬品は、少量の投与でも長期投与されれば慢性的な毒性が発現する場合もある。

d　「無作用量」とは、薬物の効果が発現し、有害反応が発現しない最大の投与量のことである。

1（a, b）　2（a, c）　3（b, d）　4（c, d）

問3　健康食品に関する記述のうち、正しいものの組み合わせを1つ選びなさい。

a　栄養機能食品は、身体の健全な成長や発達、健康維持に必要な栄養成分（ビタミン、ミネラルなど）の補給を目的としたもので、国が定めた規格基準に適合したものであれば、その栄養成分の健康機能を表示できる。

b　特定保健用食品は、身体の生理機能などに影響を与える保健機能成分を含むもので、特定の保健機能を示す有効性や安全性などに関して、国への届出が必要である。

c　いわゆる健康食品は、その多くが摂取しやすいように錠剤やカプセル等の医薬品に類似した形状で販売されており、誤った使用方法や個々の体質により健康被害を生じた例も報告されている。

d　機能性表示食品は、疾病リスクの低減を図る旨を表示することができる。

1（a, b）　2（a, c）　3（b, d）　4（c, d）

問4　医薬品の副作用に関する記述の正誤について、正しい組み合わせを1つ選びなさい。

a　医薬品を使用した場合には、期待される有益な反応（主作用）以外の反応が現れることがあり、その反応はすべて副作用として扱われる。

b　眠気や口渇等の比較的よく見られるものから、日常生活に支障を来す程度の健康被害を生じる重大なものまで様々である。

c　一般用医薬品を使用中に重大な副作用の兆候が現れた場合は、基本的に使用を中止するべきである。

d　十分注意して適正に使用した場合でも生じることがある。

	a	b	c	d			a	b	c	d
1	誤	正	正	正		2	正	誤	誤	正
3	誤	誤	正	正		4	正	正	誤	誤
5	誤	誤	正	誤						

問5 アレルギー(過敏反応)に関する記述の正誤について、正しい組み合わせを1つ選びなさい。

a 医薬品のアレルギーは、内服薬によって引き起こされるものであり、外用薬によって引き起こされることはない。

b アレルギーにより体の各部位に生じる炎症等の反応をアレルギー症状といい、流涙や眼の痒み等の結膜炎症状、鼻汁やくしゃみ等の鼻炎症状等を生じることが多い。

c 医薬品の有効成分だけでなく、基本的に薬理作用がない添加物も、アレルギーを引き起こす原因物質となり得る。

d 医薬品の中には、鶏卵や牛乳等を原材料として作られているものがあるため、それらに対するアレルギーがある人では使用を避けなければならない場合もある。

	a	b	c	d
1	正	正	正	誤
2	正	誤	誤	正
3	誤	正	正	誤
4	誤	正	正	正
5	誤	誤	誤	正

問6 医薬品の不適正な使用と副作用に関する記述の正誤について、正しい組み合わせを1つ選びなさい。

a 一般用医薬品には、習慣性・依存性のある成分は含まれていない。

b 一般用医薬品は、作用が著しくないため、乱用の繰り返しによっても、慢性的な臓器障害までは生じない。

c 一般的に小児への使用を避けるべき医薬品の場合、大人の用量の半分にして使用すれば副作用につながることはないとされている。

d 「薬はよく効けばよい」と短絡的に考えて、定められた用量を超える量を服用すると、副作用につながる危険性が高い。

	a	b	c	d
1	正	正	誤	正
2	正	正	正	正
3	誤	正	正	誤
4	誤	誤	誤	正
5	誤	誤	誤	誤

問7 医薬品の相互作用に関する記述のうち、正しいものの組み合わせを1つ選びなさい。

a 医療機関で治療を受けている場合は、一般用医薬品を併用しても問題ないかどうかについて、治療を行っている医師又は歯科医師若しくは処方された医薬品を調剤する薬剤師に確認する必要がある。

b 一般用医薬品は、一つの医薬品の中に作用の異なる複数の成分を組み合わせて含んでいる(配合される)ことが多く、他の医薬品と併用した場合に、同様な作用を持つ成分が重複することがある。

c 複数の疾病を有する人では、疾病ごとにそれぞれ医薬品が使用されるが、医薬品同士の相互作用に関しては特に注意する必要はない。

d 医薬品の相互作用は、薬理作用をもたらす部位においてのみ起こる。

1(a,b) 2(a,c) 3(b,d) 4(c,d)

問8 医薬品と食品との飲み合わせに関する記述のうち、正しいものの組み合わせを1つ選びなさい。

a 医薬品的な効能効果が標榜又は暗示されていなければ、食品(ハーブ等)として流通可能なものもあり、これが医薬品と相互作用を生じる場合がある。

b ビタミンA等のように、食品中に医薬品の成分と同じ物質が存在するために、それらを含む医薬品と食品を一緒に服用すると過剰摂取となるものもある。

c 酒類(アルコール)の慢性的な摂取は、医薬品の吸収や代謝に影響を与えることがあり、例えばアセトアミノフェンでは通常より代謝されにくくなる。

d 外用薬であれば、食品の摂取によって、その作用や代謝が影響を受ける可能性はない。

1(a,b) 2(a,c) 3(b,d) 4(c,d)

問9 小児等が医薬品を使用する場合に留意すべきことに関する記述の正誤について、正しい組み合わせを1つ選びなさい。

a 乳児向けの用法用量が設定されている医薬品であれば、乳児は医薬品の使用により状態が急変することはない。

b 家庭内の医薬品の保管場所については、いつでも取り出せるよう、小児が容易に手に取れる場所や、小児の目につく場所とすることが適切である。

c　一般用医薬品は、誤飲・誤用事故の場合でも、想定しがたい事態につながるおそれがないので安全に使用できる。

d　医薬品が喉につかえると、大事に至らなくても咳き込んで吐き出し苦しむことになり、その体験から乳幼児に医薬品の服用に対する拒否意識を生じさせることがある。

	a	b	c	d			a	b	c	d
1	正	正	誤	誤		2	正	誤	正	正
3	誤	誤	正	誤		4	誤	正	誤	正
5	誤	誤	誤	正						

問10　高齢者に関する記述の正誤について、正しい組み合わせを１つ選びなさい。

a　一般に生理機能が衰えつつあり、特に、肝臓や腎臓の機能が低下していると医薬品の作用が強く現れやすく、若年時と比べて副作用を生じるリスクが高くなる。

b　年齢からどの程度副作用を生じるリスクが増大しているかを判断することが容易であるため、一般用医薬品の販売等に際しては、年齢のみに着目して情報提供や相談対応することが重要である。

c　医薬品の取り違えや飲み忘れを起こしやすいなどの傾向もあり、家族や周囲の人（介護関係者等）の理解や協力も含めて、医薬品の安全使用の観点からの配慮が重要となることがある。

d　持病（基礎疾患）を抱えていることが多く、一般用医薬品の使用によって基礎疾患の症状が悪化したり、治療の妨げになる場合がある。

	a	b	c	d			a	b	c	d
1	正	正	正	誤		2	正	誤	誤	正
3	誤	正	誤	誤		4	正	誤	正	正
5	誤	正	正	正						

問11　妊婦又は妊娠していると思われる女性及び授乳婦に関する記述の正誤について、正しい組み合わせを１つ選びなさい。

a　一般用医薬品の販売等において専門家が情報提供や相談対応を行う際には、妊娠の有無やその可能性について、配慮する必要はない。

b　胎児は、誕生するまでの間、母体との間に存在する胎盤を通じて栄養分を受け取っている。

c　医薬品の種類によっては、授乳婦が使用した医薬品の成分の一部が乳汁中に移行することが知られている。

d　妊婦が一般用医薬品を使用する場合は、一般用医薬品による対処が適当かどうか慎重に考慮するべきである。

	a	b	c	d			a	b	c	d
1	誤	正	正	誤		2	正	正	誤	正
3	誤	正	誤	誤		4	正	誤	正	誤
5	誤	正	正	正						

問12　医療機関で治療を受けている人等への対応に関する記述の正誤について、正しい組み合わせを１つ選びなさい。

a　生活習慣病等の慢性疾患を持つ人において、疾患の種類や程度によっては、一般用医薬品を使用することでその症状が悪化したり、治療が妨げられることもある。

b　医療機関で治療を受けていない場合であっても、医薬品の種類や配合成分等によっては、特定の症状がある人が使用するとその症状を悪化させるおそれがある。

c　過去に医療機関で治療を受けていた（今は治療を受けていない）という場合には、どのような疾患について、いつ頃かかっていたのか（いつ頃治癒したのか）を踏まえた情報提供がなされることが重要である。

d　購入しようとする医薬品を使用することが想定される人が医療機関で治療を受けている場合には、疾患の程度やその医薬品の種類等に応じて、問題を生じるおそれがあれば使用を避けることができるよう情報提供がなされることが重要である。

	a	b	c	d			a	b	c	d
1	誤	誤	誤	正		2	正	誤	正	正
3	誤	誤	誤	誤		4	正	正	正	誤
5	正	正	正	正						

問13 プラセボ効果に関する記述の正誤について、正しい組み合わせを1つ選びなさい。

a 医薬品を使用したとき、薬理作用を生じさせる効果をプラセボ効果という。

b 条件付けによる生体反応などが関与して生じると考えられている。

c 主観的な変化として現れることはあるが、客観的に測定可能な変化として現れることはない。

d プラセボ効果によってもたらされる反応や変化は、望ましいもののみである。

```
    a b c d
1  誤 正 正 誤    2  正 誤 誤 正
3  誤 正 誤 誤    4  正 誤 正 誤
5  誤 正 正 正
```

問14 医薬品の品質に関する記述のうち、正しいものの組み合わせを1つ選びなさい。

a 表示されている使用期限は、未開封状態で保管された場合に品質が保持される期限である。

b 適切な保管・陳列がなされた場合、経時変化による品質の劣化はない。

c 配合されている成分(有効成分及び添加物成分)には、高温や多湿、光(紫外線)等によって品質の劣化(変質・変敗)を起こしやすいものが多い。

d 医薬品は、適切な保管・陳列がなされない場合、人体に好ましくない作用をもたらす物質を生じることはないが、効き目が低下するおそれはある。

1(a,b) 2(a,c) 3(b,d) 4(c,d)

問15 適切な医薬品選択と受診勧奨に関する記述の正誤について、正しい組み合わせを1つ選びなさい。

a 一般用医薬品の販売等に従事する専門家は、症状が重いとき(例えば、高熱や激しい腹痛がある場合等)でも、まず、一般用医薬品を使用して症状の緩和を図るよう勧めるべきである。

b 一般用医薬品の販売等に従事する専門家は、購入者等に対して常に科学的な根拠に基づいた正確な情報提供を行い、セルフメディケーションを適切に支援していくことが期待されている。

c 一般用医薬品を使用する者は、一般用医薬品を一定期間若しくは一定回数使用しても症状の改善がみられない又は悪化したときには、医療機関を受診して医師の診療を受ける必要がある。

d 一般用医薬品の販売等に従事する専門家による情報提供は、必ずしも医薬品の販売に結びつけるのでなく、医療機関の受診を勧めたり、医薬品の使用によらない対処を勧めることが適切な場合があることにも留意する必要がある。

```
    a b c d
1  正 誤 誤 正    2  誤 誤 正 誤
3  正 正 正 誤    4  誤 正 誤 正
5  誤 正 正 正
```

問16 一般用医薬品販売時のコミュニケーションに関する記述の正誤について、正しい組み合わせを1つ選びなさい。

a 登録販売者は、一般の生活者のセルフメディケーションに対して、第二類医薬品及び第三類医薬品の販売や情報提供を担う観点から、生活者を支援していく姿勢で臨むことが基本となる。

b 購入者等が医薬品を使用する状況は、随時変化する可能性があるため、販売数量は一時期に使用する必要量とする等、販売時のコミュニケーションの機会が継続的に確保されるよう配慮することも重要である。

c 単に専門用語を分かりやすい平易な表現で説明するだけでなく、説明した内容が購入者等にどう理解され、行動に反映されているか、などの実情を把握しながら行うことにより、その実効性が高まる。

d 医薬品の販売に従事する専門家は、購入者が情報提供を受けようとする意識が乏しい場合、コミュニケーションを図る必要はない。

```
    a b c d
1  正 正 正 誤    2  正 誤 誤 正
3  誤 誤 正 正    4  正 正 誤 誤
5  誤 誤 正 誤
```

北海道・東北

北関東・甲信越

南関東

北陸・東海

奈良

関西広域連合・福井

中国・四国

九州・沖縄

問17 薬害及び薬害の訴訟に関する記述のうち、正しいものの組み合わせを1つ選びなさい。

a 一般用医薬品として販売されていたものが、国内における薬害の原因となったことはない。

b C型肝炎訴訟を契機として、医師、薬剤師、法律家、薬害被害者などの委員により構成される医薬品等行政評価・監視委員会が設置された。

c 薬害は、医薬品を十分注意して使用していれば、起こることはない。

d 一般用医薬品の販売等に従事する者は、薬害事件の歴史を十分に理解し、医薬品の副作用等による健康被害の拡大防止に関して、その責務の一端を担っていることを肝に銘じておく必要がある。

1（a,b） 2（a,c） 3（b,d） 4（c,d）

問18 スモン訴訟に関する記述のうち、正しいものの組み合わせを1つ選びなさい。

a スモン訴訟の被告である国は、スモン患者の早期救済のためには、和解による解決が望ましいとの基本方針に立っているが、全面和解には至っていない。

b スモン患者に対しては、施術費及び医療費の自己負担分の公費負担等の措置が講じられた。

c スモン訴訟とは、鎮痛薬として販売されたキノホルム製剤を使用したことにより、亜急性脊髄視神経症に罹患したことに対する損害賠償訴訟である。

d サリドマイド訴訟、スモン訴訟を契機として、医薬品の副作用による健康被害の迅速な救済を図るため、医薬品副作用被害救済制度が創設された。

1（a,b） 2（a,c） 3（b,d） 4（c,d）

問19 次の記述は、HIV訴訟に関するものである。（ ）にあてはまる字句として、正しいものの組み合わせを1つ選びなさい。

HIV訴訟とは、（ a ）患者が、ヒト免疫不全ウイルス（HIV）が混入した（ b ）から製造された（ c ）製剤の投与を受けたことにより、HIVに感染したことに対する損害賠償訴訟である。

	a	b	c
1	血友病	血小板	血液凝固因子
2	白血病	血小板	アルブミン
3	血友病	原料血漿	血液凝固因子
4	白血病	原料血漿	血液凝固因子
5	血友病	原料血漿	アルブミン

問20 クロイツフェルト・ヤコブ病（CJD）及びCJD訴訟に関する記述の正誤について、正しい組み合わせを1つ選びなさい。

a CJD訴訟を契機として、生物由来製品による感染等被害救済制度が創設された。

b ウイルスの一種であるプリオンが原因とされている。

c プリオンが脳の組織に感染し、次第に認知症に類似した症状が現れ、死に至る重篤な神経難病である。

d CJD訴訟とは、脳外科手術等に用いられていたヒト乾燥硬膜を介してCJDに罹患したことに対する損害賠償訴訟である。

	a	b	c	d			a	b	c	d
1	正	正	誤	正		2	正	誤	正	正
3	誤	正	正	誤		4	誤	誤	正	誤
5	正	誤	誤	誤						

＜第2章＞

問21 口腔、咽頭、食道に関する記述の正誤について、正しい組み合わせを1つ選びなさい。

a 唾液には、デンプンを分解する消化酵素が含まれ、また、味覚の形成にも重要な役割をもつ。

b 唾液は、リゾチーム等の殺菌・抗菌物質を含んでおり、口腔粘膜の保護・洗浄、殺菌等の作用がある。

c 飲食物を飲み込む運動（嚥下）が起きるときには、喉頭の入り口にある弁（喉頭蓋）が反射的に閉じることにより、飲食物が気管等へ流入せずに食道へと送られる。

d 食道には、消化液の分泌腺があり、食物は分泌された消化液で分解されながら、重力の作用により、食物が胃へと送られる。

	a	b	c	d			a	b	c	d
1	正	正	正	誤		2	誤	誤	正	誤
3	誤	正	誤	正		4	正	誤	誤	正
5	正	正	正	正						

問22 肝臓及び胆嚢に関する記述について、正しいものの組み合わせを1つ選びなさい。

a 胆汁酸塩には、脂質の消化を容易にし、脂溶性ビタミンの吸収を助ける働きがある。

b 肝臓は、脂溶性ビタミンの貯蔵臓器としても働くが、水溶性ビタミンは貯蔵できない。

c 肝機能障害や胆管閉塞などを起こすと、ビリルビンが循環血液中に滞留して、黄疸を生じる。

d 消化管から吸収されたアルコールは、肝臓でアセトアルデヒドに代謝されたのち、そのままの形で腎臓から排泄される。

1（a，b） 2（a，c） 3（b，d） 4（c，d）

問23 大腸及び肛門に関する記述の正誤について、正しい組み合わせを1つ選びなさい。

a 大腸は、盲腸、虫垂、上行結腸、横行結腸、下行結腸、S状結腸、直腸からなる管状の臓器で、内壁粘膜に絨毛がない。

b 大腸の粘膜から分泌される粘液（大腸液）は、便塊を粘膜上皮と分離しやすく滑らかにする。

c 肛門周囲は、肛門平滑筋で囲まれており、排便を意識的に調節することができる。

d 肛門周囲には、静脈が細かい網目状に通っていて、肛門周囲の組織がうっ血すると痔の原因となる。

	a	b	c	d			a	b	c	d
1	誤	正	正	誤		2	正	誤	正	正
3	誤	正	誤	正		4	正	誤	正	誤
5	正	正	誤	正						

問24 循環器系に関する記述の正誤について、正しい組み合わせを1つ選びなさい。

a 心臓の左側部分（左心房、左心室）は、全身から集まってきた血液を肺へ送り出し、肺でガス交換が行われた血液は、心臓の右側部分（右心房、右心室）に入り、全身に送り出される。

b 血管壁にかかる圧力（血圧）は、通常、上腕部の動脈で測定される。

c 静脈にかかる圧力は、比較的低いため、血管壁は動脈よりも薄い。

d 毛細血管の薄い血管壁を通して、二酸化炭素と老廃物が血液中から組織へ運び込まれ、それと交換に酸素と栄養分が組織から血液中へ取り込まれる。

	a	b	c	d			a	b	c	d
1	誤	正	正	誤		2	正	誤	正	正
3	誤	正	誤	正		4	正	誤	正	誤
5	正	正	誤	正						

問25 脾臓及びリンパ系に関する記述について、正しいものの組み合わせを1つ選びなさい。

a リンパ液の流れは、主に平滑筋の収縮によるものであり、流速は血流に比べて緩やかである。

b 脾臓の主な働きは、脾臓内を流れる血液から古くなった赤血球を濾し取って処理することである。

c リンパ管は、互いに合流して次第に太くなり、最終的に肋骨の下にある静脈につながるが、途中にリンパ節がある。

d リンパ節の内部には、リンパ球やマクロファージ（貪食細胞）が密集している。

1（a，b） 2（a，c） 3（b，d） 4（c，d）

問26 泌尿器系に関する記述の正誤について、正しい組み合わせを1つ選びなさい。

a 腎臓には、内分泌腺としての機能があり、骨髄における赤血球の産生を促進するホルモンを分泌する。

b 副腎は、左右の腎臓の下部にそれぞれ附属し、皮質と髄質の2層構造からなる。

c 尿は、血液が濾過されて作られるため、糞便とは異なり、健康な状態であれば細菌等の微生物は存在しない。

d 男性では、加齢とともに前立腺が萎縮し、排尿困難等を生じることがある。

	a	b	c	d			a	b	c	d
1	誤	正	正	誤		2	正	誤	正	正
3	誤	正	誤	正		4	正	誤	正	誤
5	正	正	誤	正						

問27 目に関する記述について、正しいものの組み合わせを1つ選びなさい。

a 目の充血は、血管が拡張して赤く見える状態であるが、強膜が充血したときは、白目の部分がピンク味を帯び、眼瞼の裏側も赤くなる。

b 網膜と水晶体の間は、組織液（房水）で満たされ、眼内に一定の圧（眼圧）を生じさせている。

c 涙液は、起きている間は絶えず分泌されており、目頭の内側にある小さな孔(涙点)から涙道に流れこんでいる。

d 眼精疲労とは、メガネやコンタクトレンズが合っていなかったり、神経性の疲労(ストレス)、睡眠不足、栄養不良等が要因となって、慢性的な目の疲れに肩こり、頭痛等の全身症状を伴う場合をいう。

1(a,b) 2(a,c) 3(b,d) 4(c,d)

問28 外皮系に関する記述の正誤について、正しい組み合わせを1つ選びなさい。

a 身体を覆う皮膚と、汗腺、皮脂腺、乳腺等の皮膚腺、爪や毛等の角質を総称して外皮系という。

b メラニン色素は、皮下組織の最下層にあるメラニン産生細胞で産生され、太陽光に含まれる紫外線から皮膚組織を防護する役割がある。

c 真皮は、線維芽細胞とその細胞で産生された線維性のタンパク質(コラーゲン、フィブリリン等)からなる結合組織の層で、皮膚の弾力と強さを与えている。

d 皮下脂肪層は、外気の熱や寒さから体を守るとともに、衝撃から体を保護するほか、脂質としてエネルギー源を蓄える機能がある。

	a	b	c	d			a	b	c	d
1	誤	正	正	誤		2	正	誤	正	正
3	誤	正	誤	正		4	正	誤	正	誤
5	正	正	誤	正						

問29 中枢神経系に関する記述の正誤について、正しい組み合わせを1つ選びなさい。

a 脳は、頭の上部から下後方部にあり、知覚、運動、記憶、情動、意思決定等の働きを行っている。

b 脳において、血液の循環量は心拍出量の約15%、ブドウ糖の消費量は全身の約25%と多いが、酸素の消費量は全身の約5%と少ない。

c 脳の血管は、末梢に比べて物質の透過に関する選択性が低く、タンパク質などの大分子や小分子でもイオン化した物質は血液中から脳の組織へ移行しやすい。

d 延髄には、心拍数を調節する心臓中枢、呼吸を調節する呼吸中枢等がある。

	a	b	c	d			a	b	c	d
1	誤	正	正	誤		2	正	誤	誤	正
3	誤	誤	正	正		4	正	正	誤	誤
5	正	正	正	正						

問30 薬が働く仕組み等に関する記述の正誤について、正しい組み合わせを1つ選びなさい。

a 外用薬の中には、適用部位から吸収された有効成分が、循環血液中に移行して全身作用を示すことを目的として設計されたものがある。

b 局所作用を目的とする医薬品の場合、全身性の副作用が生じることはない。

c 医薬品が体内で引き起こす薬効と副作用を理解するには、薬物動態に関する知識が不可欠である。

d 循環血液中に移行せずに薬効を発揮する医薬品であっても、その成分が体内から消失する過程では、吸収されて循環血液中に移行する場合がある。

	a	b	c	d			a	b	c	d
1	正	正	誤	誤		2	正	誤	正	誤
3	誤	正	誤	正		4	正	誤	正	正
5	誤	正	正	誤						

問31 医薬品の有効成分の吸収に関する記述について、正しいものの組み合わせを1つ選びなさい。

a 一般に、消化管からの吸収は、消化管が積極的に医薬品の有効成分を取り込む現象である。

b 消化管における有効成分の吸収量や吸収速度は、消化管内容物や他の医薬品の作用によって影響を受ける。

c 坐剤の有効成分は、直腸内壁の粘膜から吸収され、容易に循環血液中に入り、初めに肝臓で代謝を受けてから全身に分布する。

d 眼の粘膜に適用する点眼薬の有効成分は、鼻涙管を通って鼻粘膜から吸収されることがあるため、眼以外の部位に到達して副作用を起こすことがある。

1(a,b) 2(a,c) 3(b,d) 4(c,d)

北海道・東北

北関東・甲信越

南関東

北陸・東海

奈良

関西広域連合・福井

中国・四国

九州・沖縄

問３２ 薬の代謝及び排泄に関する記述について、正しいものの組み合わせを１つ選びなさい。

a 肝初回通過効果とは、全身循環に移行する医薬品の有効成分の量が、消化管で吸収された量よりも、肝臓で代謝を受けた分だけ少なくなることをいう。

b 医薬品の有効成分の多くは、血液中で血漿タンパク質と結合して複合体を形成することによって、薬物代謝酵素による代謝を受けやすくなる。

c 腎機能が低下した人では、正常の人よりも医薬品の有効成分の尿中への排泄が遅れ、血中濃度が下がりにくいため、医薬品の効き目が過剰に現れたり、副作用を生じやすくなったりする。

d 小腸などの消化管粘膜には、代謝活性がない。

1（a，b） 2（a，c） 3（b，d） 4（c，d）

問３３ 医薬品の体内での働きに関する記述の正誤について、正しい組み合わせを１つ選びなさい。

a 循環血液中に移行した有効成分は、血流によって全身の組織・器官へ運ばれて作用するが、多くの場合、標的となる細胞に存在する受容体、酵素、トランスポーターなどのタンパク質と結合し、その機能を変化させることで薬効や副作用を現す。

b 血中濃度は、ある時点でピーク（最高血中濃度）に達し、その後は低下していくが、これは吸収・分布の速度が代謝・排泄の速度を上回るためである。

c 医薬品を十分な間隔をあけずに追加摂取して血中濃度を高くしても、ある濃度以上になるとより強い薬効は得られなくなり、有害な作用（副作用や毒性）も現れにくくなる。

d 全身作用を目的とする医薬品の多くは、使用後の一定期間、その有効成分の血中濃度が治療域に維持されるよう、使用量及び使用間隔が定められている。

	a	b	c	d			a	b	c	d
1	誤	正	正	誤		2	正	誤	誤	正
3	誤	誤	正	正		4	正	正	誤	誤
5	正	正	正	正						

問３４ 医薬品の剤形及び適切な使用方法に関する記述について、正しいものの組み合わせを１つ選びなさい。

a 錠剤は、内服用医薬品の剤形として最も広く用いられており、一定の形状に成型された固形製剤であるため、有効成分の苦味や刺激性を口中で感じることなく服用できる。

b チュアブル錠は、腸内での溶解を目的として錠剤表面をコーティングしているものであるため、口の中で舐めたり噛み砕いて服用してはならない。

c 経口液剤では、苦味やにおいが強く感じられることがあるので、小児に用いる医薬品の場合、白糖等の糖類を混ぜたシロップ剤とすることが多い。

d カプセル剤は、カプセル内に散剤や液剤等を充填した剤形であり、カプセルの原材料として乳糖が広く用いられているため乳成分に対してアレルギーを持つ人は使用を避けるなどの注意が必要である。

1（a，b） 2（a，c） 3（b，d） 4（c，d）

問３５ 医薬品の副作用である重篤な皮膚粘膜障害に関する記述の正誤について、正しい組み合わせを１つ選びなさい。

a 皮膚粘膜眼症候群と中毒性表皮壊死融解症のいずれも、発症機序の詳細が判明しておらず、また、その発症は非常にまれであるが、一旦発症すると多臓器障害の合併症等により致命的な転帰をたどることがある。

b 38℃以上の高熱、目の充血、目やに（眼分泌物）、まぶたの腫れ、目が開けづらい、口唇の違和感、口唇や陰部のただれ等の症状が持続したり、又は急激に悪化したりする場合には、原因と考えられる医薬品の使用を中止せず、直ちに皮膚科の専門医を受診する必要がある。

c 両眼に現れる急性結膜炎（結膜が炎症を起こし、充血、目やに、流涙、痒み、腫れ等を生じる病態）は、皮膚や粘膜の変化とほぼ同時期又は半日〜１日程度先行して生じる。

d 皮膚粘膜眼症候群と中毒性表皮壊死融解症は、いずれも原因医薬品の使用開始後２週間以内に発症することが多く、医薬品の使用開

北海道・東北

北関東・甲信越

南関東

北陸・東海

奈良

関西広域連合・福井

中国・四国

九州・沖縄

始から1ヶ月を経過すると、その後発症することはないため、医薬品の使用開始直後は特に注意が必要である。

	a	b	c	d			a	b	c	d
1	誤	正	正	誤	2	正	誤	正	正
3	誤	正	誤	正	4	正	誤	正	誤
5	正	正	誤	正					

問36 医薬品の副作用である偽アルドステロン症に関する記述について、正しいものの組み合わせを1つ選びなさい。

a 体内にカリウムが貯留し、体からナトリウムが失われることによって生じる病態である。

b 副腎皮質からのアルドステロン分泌が増加することにより生じる。

c 主な症状として、血圧上昇、手足のしびれ、喉の渇き、吐きけ・嘔吐等がある。

d 医薬品と食品との間の相互作用によって起きることがある。

1（a，b） 2（a，c） 3（b，d） 4（c，d）

問37 精神神経系に現れる副作用に関する記述の正誤について、正しい組み合わせを1つ選びなさい。

a 医薬品の副作用によって中枢神経系が影響を受け、物事に集中できない、落ち着きがなくなる等のほか、うつ等の精神神経症状を生じることがある。

b 精神神経症状は、医薬品の大量服用や長期連用、乳幼児への適用外の使用等の不適正な使用がなされた場合に限って発生する。

c 無菌性髄膜炎は、医薬品の副作用が原因の場合、全身性エリテマトーデス、混合性結合組織病、関節リウマチ等の基礎疾患がある人で発症リスクが高い。

d 医薬品の副作用を原因とする無菌性髄膜炎を過去に経験した人であっても、その症状が軽度であった場合には、再度、同じ医薬品を使用しても再発するおそれはない。

	a	b	c	d			a	b	c	d
1	正	正	誤	誤	2	正	誤	正	誤
3	誤	正	誤	正	4	誤	誤	正	正
5	誤	正	正	誤					

問38 医薬品の副作用である喘息に関する記述の正誤について、正しい組み合わせを1つ選びなさい。

a 原因となる医薬品の使用後、短時間(1時間以内)のうちに鼻水・鼻づまりが現れ、続いて咳、喘鳴及び呼吸困難を生じる。

b 内服薬のほか、坐薬や外用薬でも誘発されることがある。

c 合併症を起こさない限り、原因となった医薬品の有効成分が体内から消失すれば症状は寛解する。

d 軽症例でも24時間以上持続し、重症例では窒息による意識消失から死に至る危険もある。

	a	b	c	d			a	b	c	d
1	正	正	誤	正	2	正	正	正	誤
3	誤	誤	正	正	4	誤	正	誤	正
5	正	誤	正	誤					

問39 循環器系に現れる副作用に関する記述の正誤について、正しい組み合わせを1つ選びなさい。

a うっ血性心不全とは、心筋の自動性や興奮伝導の異常が原因で心臓の拍動リズムが乱れる病態である。

b 不整脈とは、全身が必要とする量の血液を心臓から送り出すことができなくなり、肺に血液が貯留して、種々の症状を示す疾患である。

c 不整脈の症状が現れたときには、直ちに原因と考えられる医薬品の使用を中止し、速やかに医師の診療を受ける必要がある。

d 不整脈は、代謝機能の低下によって発症リスクが高まることがあるので、腎機能や肝機能の低下、併用薬との相互作用等に留意するべきである。

	a	b	c	d			a	b	c	d
1	正	正	誤	誤	2	正	誤	正	誤
3	誤	正	正	正	4	誤	誤	正	正
5	正	正	誤	正					

問40　泌尿器系に現れる副作用に関する記述の正誤について、正しい組み合わせを1つ選びなさい。

a　腎障害では、ほとんど尿が出ない、尿が濁る・赤みを帯びる等の症状が現れる。

b　尿勢の低下等の兆候に留意することは、排尿困難の初期段階での適切な対応につながる。

c　医薬品による排尿困難や尿閉は、前立腺肥大等の基礎疾患がある人にのみ現れる。

d　膀胱炎様症状では、尿の回数増加（頻尿）、排尿時の疼痛、残尿感等の症状が現れる。

	a	b	c	d
1	正	正	誤	誤
2	正	誤	正	誤
3	誤	正	正	正
4	誤	誤	正	正
5	正	正	誤	正

<第4章>

問41　次の記述は、医薬品医療機器等法第1条の条文である。（　）にあてはまる字句として、正しいものの組み合わせを1つ選びなさい。なお、同じ記号の（　）には同じ字句が入る。

　この法律は、医薬品、医薬部外品、化粧品、医療機器及び再生医療等製品（以下「医薬品等」という。）の品質、有効性及び安全性の確保並びにこれらの（　a　）による（　b　）上の危害の発生及び拡大の防止のために必要な規制を行うとともに、（　c　）の規制に関する措置を講ずるほか、医療上特にその必要性が高い医薬品、医療機器及び再生医療等製品の研究開発の促進のために必要な措置を講ずることにより、（　b　）の向上を図ることを目的とする。

	a	b	c
1	使用	公衆衛生	指定薬物
2	販売	公衆衛生	一般用医薬品
3	使用	保健衛生	指定薬物
4	販売	保健衛生	一般用医薬品
5	使用	保健衛生	一般用医薬品

問42　日本薬局方に関する記述のうち、正しいものの組み合わせを1つ選びなさい。

a　収載されている医薬品の中には、一般用医薬品として販売されている、又は一般用医薬品の中に配合されているものは一切ない。

b　日本薬局方に収められている医薬品であっ

て、その性状、品質が日本薬局方で定める基準に適合しないものは販売してはならない。

c　医薬品の規格・基準を定めたものであり、医薬品の試験方法については、定められていない。

d　日本薬局方に収められている物は、すべて医薬品である。

1（a, b）　2（a, c）　3（b, d）　4（c, d）

問43　要指導医薬品に関する記述のうち、正しいものの組み合わせを1つ選びなさい。

a　その効能及び効果において人体に対する作用が著しくないものであり、効能効果の表現は通常、診断疾患名（例えば、胃炎、胃・十二指腸潰瘍等）で示されている。

b　医師の指示によって使用されることを目的として供給される医薬品である。

c　その適正な使用のために薬剤師の対面による情報の提供及び薬学的知見に基づく指導が行われることを必要とする。

d　あらかじめ定められた用量に基づき、適正使用することによって効果を期待するものである。

1（a, b）　2（a, c）　3（b, d）　4（c, d）

問44　毒薬及び劇薬に関する記述のうち、正しいものの組み合わせを1つ選びなさい。

a　店舗管理者が薬剤師以外である場合、店舗販売業者は、劇薬を開封して販売してはならない。

b　毒薬又は劇薬は、14歳以上の者であっても交付が禁止される場合がある。

c　一般用医薬品には、毒薬に該当するものはないが、劇薬に該当するものはある。

d　劇薬を一般の生活者に対して販売する際、譲受人から交付を受ける文書には、当該医薬品の使用期間の記載が必要である。

1（a, b）　2（a, c）　3（b, d）　4（c, d）

問45　生物由来製品に関する記述のうち、正しいものの組み合わせを1つ選びなさい。

a　人に由来するものを原料又は材料として製造されるものはない。

b　医薬品、医薬部外品、化粧品又は医療機器が指定の対象となる。

c　製品の使用によるアレルギーの発生リスク

に着目して指定されている。

d 保健衛生上特別の注意を要するものとして、厚生労働大臣が薬事・食品衛生審議会の意見を聴いて指定する。

1（a，b） 2（a，c） 3（b，d） 4（c，d）

問46 一般用医薬品のリスク区分に関する記述の正誤について、正しい組み合わせを1つ選びなさい。

a 第一類医薬品、第二類医薬品又は第三類医薬品への分類については、安全性に関する新たな知見や副作用の発生状況等を踏まえ、適宜見直しが図られている。

b 第二類医薬品のうち、「特別の注意を要するものとして厚生労働大臣が指定するもの」を「指定第二類医薬品」としている。

c 一般用医薬品の成分又はその使用目的等に着目して指定されている。

d 第三類医薬品に分類されている医薬品について、日常生活に支障をきたす程度の副作用を生じるおそれがあることが明らかとなった場合には、第一類医薬品又は第二類医薬品に分類が変更されることがある。

	a	b	c	d			a	b	c	d
1	正	正	誤	誤		2	誤	正	正	正
3	正	正	正	正		4	誤	誤	正	誤
5	正	誤	誤	誤						

問47 医薬品の直接の容器又は被包に記載されていなければならないものとして、正しいものの組み合わせを1つ選びなさい。

a 適切な保存条件の下で3年を超えて性状及び品質が安定でない医薬品等、厚生労働大臣の指定する医薬品における使用の期限

b 製造番号又は製造記号

c 配置販売品目の一般用医薬品にあっては、「店舗専用」の文字

d 指定第二類医薬品にあっては、枠の中に「指定」の文字

1（a，b） 2（a，c） 3（b，d） 4（c，d）

問48 医薬部外品に関する記述について、正しいものの組み合わせを1つ選びなさい。

a 薬用化粧品類、薬用石けん、薬用歯みがき類は、医薬部外品である。

b 人の疾病の診断、治療若しくは予防に使用されること、又は人の身体の構造若しくは機能に影響を及ぼすことを目的とするものはない。

c かつては医薬品であったが、医薬部外品へ移行された製品群がある。

d 直接の容器又は直接の被包には、「部外」の文字の表示が義務付けられている。

1（a，b） 2（a，c） 3（b，d） 4（c，d）

問49 以下のマークが表示されている食品として、正しいものを1つ選びなさい。

1 栄養機能食品

2 機能性表示食品

3 特定保健用食品

4 特別用途食品（特定保健用食品を除く。）

5 いわゆる健康食品

問50 薬局に関する記述の正誤について、正しい組み合わせを1つ選びなさい。

a 医薬品医療機器等法において、薬局は、「薬剤師が販売又は授与の目的で調剤の業務並びに薬剤及び医薬品の適正な使用に必要な情報の提供及び薬学的知見に基づく指導の業務を行う場所（その開設者が併せ行う医薬品の販売業に必要な場所を含む。）」と定義されている。

b 医療用医薬品の他、要指導医薬品及び一般用医薬品を取り扱うことができる。

c 健康サポート薬局とは、患者が継続して利用するために必要な機能及び個人の主体的な健康の保持増進への取組を積極的に支援する機能を有する薬局をいう。

d 医師若しくは歯科医師又は薬剤師が診療又は調剤に従事する他の医療提供施設と連携し、薬剤の適正な使用の確保のために専門的な薬学的知見に基づく指導を実施するために必要な機能を有する薬局は、傷病の区分ごとに、その所在地の都道府県知事の認定を受けて地域連携薬局と称することができる。

	a	b	c	d			a	b	c	d
1	誤	誤	正	正		2	正	正	誤	正
3	正	誤	誤	誤		4	正	正	正	誤
5	誤	正	正	正						

問51 医薬品医療機器等法施行規則で規定している薬局の薬剤師不在時間に関する記述の正誤について、正しい組み合わせを1つ選びなさい。

a 薬剤師不在時間は、開店時間のうち、当該薬局において調剤に従事する薬剤師が当該薬局以外の場所においてその業務を行うため、やむを得ず、かつ、一時的に当該薬局に薬剤師が不在となる時間のことである。

b 薬局並びに店舗販売業及び配置販売業の業務を行う体制を定める省令において、薬剤師不在時間内は、医薬品医療機器等法の規定による薬局の管理を行う薬剤師が、薬剤師不在時間内に当該薬局において勤務している従事者と連絡ができる体制を備えることとされている。

c 薬剤師不在時間内に限り、登録販売者でも第一類医薬品を販売することができる。

d 薬剤師不在時間内は、調剤室を閉鎖し、調剤に従事する薬剤師が不在のため調剤に応じることができない旨、当該薬局内外の見やすい場所に掲示しなければならない。

	a	b	c	d
1	誤	誤	正	正
2	正	正	誤	正
3	正	誤	誤	誤
4	正	正	誤	誤
5	誤	正	正	正

問52 店舗販売業に関する記述の正誤について、正しい組み合わせを1つ選びなさい。

a 薬剤師が従事していれば、調剤を行うことができる。

b 店舗管理者は、その店舗の所在地の都道府県知事（その店舗の所在地が保健所設置市又は特別区の区域にある場合においては、市長又は区長。）の許可を受けた場合を除き、その店舗以外の場所で業として店舗の管理その他薬事に関する実務に従事する者であってはならない。

c 店舗管理者が薬剤師である店舗販売業者は、その店舗に「薬局」の名称を付すことができる。

d 店舗管理者として、登録販売者が従事する場合、過去5年間のうち、登録販売者として業務に従事した期間が2年あることが必要であり、一般従事者としての従事期間は含まれない。

問53 配置販売業に関する記述の正誤について、正しい組み合わせを1つ選びなさい。

a 一般用医薬品のうち経年変化が起こりにくいこと等の基準（配置販売品目基準（平成21年厚生労働省告示第26号））に適合するもの以外の医薬品を販売してはならない。

b 配置販売業者又はその配置員は、その住所地の都道府県知事が発行する身分証明書の交付を受け、かつ、これを携帯しなければ、医薬品の配置販売に従事してはならない。

c 配置販売業者が、店舗による販売又は授与の方法で医薬品を販売等しようとする場合には、別途、薬局の開設又は店舗販売業の許可を受ける必要がある。

d 特定の購入者の求めに応じて医薬品の包装を開封して分割販売することができる。

	a	b	c	d
1	正	誤	誤	誤
2	正	正	正	誤
3	正	正	誤	正
4	誤	正	正	正
5	誤	誤	正	正

問54 店舗販売業者が店舗の見やすい位置に掲示板で掲示しなければならない事項の正誤について、正しい組み合わせを1つ選びなさい。

a 営業時間、営業時間外で相談できる時間及び営業時間外で医薬品の購入又は譲受けの申込みを受理する時間

b 取り扱う要指導医薬品及び一般用医薬品の区分

c その店舗に勤務する薬剤師の薬剤師免許証又は登録販売者の販売従事登録証

d 店舗に勤務する者の名札等による区別に関する説明

	a	b	c	d
1	誤	誤	正	正
2	正	正	誤	正
3	正	誤	誤	誤
4	正	正	正	誤
5	誤	正	誤	正

問55 店舗販売業者が、医薬品を購入し、又は譲り受けたとき及び薬局開設者又は医薬品販売業者等に販売又は授与したときに書面に記載しなければならない（ただし、購入者等が常時取引関係にある場合を除く。）事項の正誤について、正しい組み合わせを1つ選びなさい。

a 購入等の年月日
b 購入者等の許可の区分
c 購入者等の氏名又は名称、住所又は所在地及び電話番号その他の連絡先
d 品名

	a	b	c	d
1	正	誤	正	正
2	誤	誤	正	正
3	正	正	正	誤
4	誤	正	誤	正
5	正	正	誤	誤

問56 濫用のおそれがあるものとして厚生労働大臣が指定する医薬品（平成26年厚生労働省告示第252号）に該当する有効成分として、正しいものの組み合わせを1つ選びなさい。

a 無水カフェイン
b イブプロフェン
c エフェドリン
d コデイン

1（a, b） 2（a, c） 3（b, d） 4（c, d）

問57 医薬品等適正広告基準に関する記述の正誤について、正しい組み合わせを1つ選びなさい。

a 一般用医薬品は、医師による診断・治療によらなければ一般に治癒が期待できない疾患（がん、糖尿病、心臓病等）について、自己治療が可能であるかの広告表現は認められない。
b 医薬関係者や医療機関が推薦している旨の広告については、仮に事実であったとしても原則として不適当とされている。
c 漢方処方製剤の効能効果は、配合されている構成生薬の作用を個別に挙げて説明することが適当である。
d 使用前後の写真は、効能効果を保証するために積極的に用いることが適当である。

	a	b	c	d
1	正	正	誤	誤
2	誤	正	正	誤
3	誤	誤	正	正
4	誤	誤	誤	正
5	正	誤	誤	誤

問58 一般の生活者からの医薬品の苦情及び相談に関する記述の正誤について、正しい組み合わせを1つ選びなさい。

a 生活者からの苦情等は、消費者団体等の民間団体にも寄せられることがあるが、これらの団体では生活者へのアドバイスは行ってはならないとされている。
b 独立行政法人国民生活センターは、寄せられた苦情等の内容から、薬事に関する法令への違反、不遵守につながる情報が見出された場合には、医薬品医療機器等法に基づき立入検査によって事実関係を確認のうえ、必要な指導、処分等を行っている。
c 消費者団体等の民間団体では、必要に応じて行政庁への通報や問題提起を行っている。
d 医薬品の販売関係の業界団体・職能団体においては、一般用医薬品の販売等に関する相談を受けつける窓口を、行政庁の許可を受けることなく設置してはならないとされている。

	a	b	c	d
1	正	誤	誤	正
2	正	正	正	誤
3	誤	正	誤	誤
4	正	誤	正	正
5	誤	誤	正	誤

問59 化粧品の効能効果の範囲として、誤っているものを1つ選びなさい。

1 肌にツヤを与える
2 口唇を滑らかにする
3 くせ毛、ちぢれ毛又はウェーブ毛髪をのばし、保つ
4 乾燥による小ジワを目立たなくする
5 フケ、カユミを抑える

問60 次の記述は、栄養機能食品の栄養成分に関する栄養機能表示である。（　）にあてはまる字句として、正しいものを1つ選びなさい。なお、（　）内にはどちらも同じ字句が入る。

（　）は、赤血球の形成を助ける栄養素です。
（　）は、胎児の正常な発育に寄与する栄養素です。

1 亜鉛
2 銅
3 鉄
4 葉酸

北海道・東北
北関東・甲信越
南関東
北陸・東海
奈良
関西広域連合・福井
中国・四国
九州・沖縄

<第3章>

問61 かぜ薬の配合成分とその配合目的の組み合わせについて、正しいものの組み合わせを 1 つ選びなさい。

a　アセトアミノフェン　―　鼻汁を抑える

b　トラネキサム酸　―　炎症による腫れを和らげる

c　ブロムヘキシン塩酸塩　―　気管・気管支を拡げる

d　サリチルアミド　―　発熱を鎮め、痛みを和らげる

1（a，b）2（a，c）3（b，d）4（c，d）

問62 解熱鎮痛薬の配合成分に関する記述のうち、正しいものの組み合わせを 1 つ選びなさい。

a　ボウイは、フトミミズ科の *Pheretima aspergillum* Perrier 又はその近縁動物の内部を除いたものを基原とする生薬で、古くから「熱さまし」として用いられてきた。

b　シャクヤクは、発汗を促して解熱を助ける作用を期待して配合される。

c　イソプロピルアンチピリンは、解熱及び鎮痛の作用は比較的強いが、抗炎症作用は弱いため、他の解熱鎮痛成分と組み合わせて配合される。

d　エテンザミドは、作用の仕組みの違いによる相乗効果を期待して、他の解熱鎮痛成分と組み合わせて配合されることが多い。

1（a，b）2（a，c）3（b，d）4（c，d）

問63 眠気を促す薬及びその配合成分に関する記述の正誤について、正しい組み合わせを 1 つ選びなさい。

a　抗ヒスタミン成分を含有する睡眠改善薬は、目が覚めたあとも、注意力の低下や寝ぼけ様症状、判断力の低下等の一時的な意識障害、めまい、倦怠感を起こすことがあるので注意が必要である。

b　ブロモバレリル尿素は、妊婦又は妊娠していると思われる女性に使用できる。

c　入眠障害、熟眠障害、中途覚醒、早朝覚醒等の症状が慢性的に続いている不眠は、抗ヒスタミン成分を含有する催眠鎮静薬により対処可能である。

d　15歳未満の小児では、抗ヒスタミン成分により眠気とは反対の中枢興奮などの副作用が起きやすいため、抗ヒスタミン成分を含有する睡眠改善薬の使用は避ける。

	a	b	c	d
1	誤	正	誤	誤
2	正	誤	誤	正
3	正	正	正	正
4	誤	誤	誤	正
5	正	誤	正	誤

問64 カフェインに関する記述の正誤について、正しい組み合わせを 1 つ選びなさい。

a　腎臓におけるカリウムイオン（同時に水分）の再吸収抑制があり、尿量の増加（利尿）をもたらす。

b　脳に軽い興奮状態を引き起こし、一時的に眠気や倦怠感を抑える効果がある。

c　医薬品や医薬部外品、食品にも含まれているため、それらとカフェインを含む眠気防止薬を同時に摂取すると、中枢神経系や循環器系等への作用が強く現れるおそれがある。

d　依存を形成する性質はないため、長期連用が勧められている。

	a	b	c	d
1	誤	正	正	誤
2	正	正	誤	誤
3	正	誤	正	正
4	誤	正	正	正
5	正	誤	誤	正

問65 鎮暈薬（乗物酔い防止薬）及びその配合成分に関する記述の正誤について、正しい組み合わせを 1 つ選びなさい。

a　ジフェニドール塩酸塩は、内耳にある前庭と脳を結ぶ神経（前庭神経）の調節作用のほか、内耳への血流を改善する作用を示す。

b　メクリジン塩酸塩は、吐きけの防止・緩和を目的として配合されることがある。

c　ピリドキシン塩酸塩は、脳に軽い興奮を起こさせて平衡感覚の混乱によるめまいを軽減させることを目的として配合されることがある。

d　乗物酔いの発現には不安や緊張などの心理的な要因による影響も大きく、それらを和らげることを目的として、鎮静成分のジプロフィリンが配合されている場合がある。

	a	b	c	d			a	b	c	d
1	誤	正	正	誤		2	正	正	誤	誤
3	正	誤	正	正		4	誤	正	正	正
5	正	誤	誤	正						

	a	b	c	d			a	b	c	d
1	誤	正	正	誤		2	正	正	誤	誤
3	正	誤	正	正		4	誤	正	正	正
5	正	誤	誤	正						

問66 小児の疳及び小児鎮静薬に関する記述の正誤について、正しい組み合わせを1つ選びなさい。

a 小児鎮静薬として使用される漢方処方製剤は、生後3ヶ月未満の乳児に使用しても問題ない。

b 小児では、特段身体的な問題がなく、基本的な欲求が満たされていても、夜泣き、ひきつけ、疳の虫の症状が現れることがある。

c 小児鎮静薬は、鎮静作用のほか、血液の循環を促す作用があるとされる生薬成分を中心に配合されている。

d 小児鎮静薬は、症状の原因となる体質の改善を主眼としているものが多く、比較的長期間(1ヶ月位)継続して服用されることがある。

	a	b	c	d			a	b	c	d
1	誤	正	正	誤		2	正	正	誤	誤
3	正	誤	正	正		4	誤	正	正	正
5	正	誤	誤	正						

問67 呼吸器官及び鎮咳去痰薬の配合成分に関する記述の正誤について、正しい組み合わせを1つ選びなさい。

a トリメトキノール塩酸塩水和物は、交感神経系を刺激することで気管支を拡張させ、咳や喘息の症状を鎮めることを目的として用いられる。

b 咳は、気管や気管支に何らかの異変が起こったときに、その刺激が中枢神経系に伝わり、視床下部にある咳嗽中枢の働きによって引き起こされる反応である。

c 気道粘膜に炎症を生じたときに咳が誘発され、また、炎症に伴って気管や気管支が拡張して喘息を生じることがある。

d コデインリン酸塩水和物、ジヒドロコデインリン酸塩は、胃腸の運動を低下させる作用も示し、副作用として便秘が現れることがある。

問68 口腔咽喉薬、含嗽薬及びその配合成分に関する記述の正誤について、正しい組み合わせを1つ選びなさい。

a 噴射式の液剤は、口腔の奥まで届くよう、息を吸いながら噴射して使用する必要がある。

b トローチ剤やドロップ剤は、有効成分が口腔内や咽頭部に行き渡るよう、口中に含み、噛まずにゆっくり溶かすようにして使用される。

c クロルヘキシジングルコン酸塩が配合された含嗽薬は、口腔内に傷やひどいただれのある人では、強い刺激を生じるおそれがあるため、使用を避ける必要がある。

d グリチルリチン酸二カリウムは、口腔内や喉に付着した細菌等の微生物を死滅させたり、その増殖を抑えることを目的として用いられる。

	a	b	c	d			a	b	c	d
1	誤	正	正	誤		2	正	正	誤	誤
3	正	誤	正	正		4	誤	正	正	正
5	正	誤	誤	正						

問69 胃の薬及びその配合成分に関する記述のうち、正しいものの組み合わせを1つ選びなさい。

a 健胃薬は、炭水化物、脂質、タンパク質等の分解に働く酵素を補う等により、胃の内容物の消化を助けることを目的としている。

b 制酸薬は、胃液の分泌亢進による胃酸過多や、それに伴う胸やけ、腹部の不快感、吐きけ等の症状の緩和を目的としている。

c ピレンゼピン塩酸塩などの胃液分泌抑制成分は、副交感神経の伝達物質であるアセチルコリンの働きを促進する。

d 医薬部外品として製造販売されている消化薬は、配合できる成分やその上限量が定められており、また、効能・効果の範囲も限定されている。

1(a, b) 2(a, c) 3(b, d) 4(c, d)

問70　腸の薬の配合成分とその配合目的の組み合わせについて、正しいものの組み合わせを1つ選びなさい。

a　オウバク　—　腸粘膜を保護する
b　沈降炭酸カルシウム　—　腸管内の異常発酵等によって生じた有害な物質を吸着させる
c　ピコスルファートナトリウム　—　小腸を刺激して瀉下作用をもたらす
d　次硝酸ビスマス　—　細菌感染による下痢の症状を鎮める

1（a, b）　2（a, c）　3（b, d）　4（c, d）

問71　止瀉薬の配合成分に関する記述の正誤について、正しい組み合わせを1つ選びなさい。

a　ロペラミド塩酸塩は、腸管の運動を低下させる作用を示す。
b　生薬成分のカオリンは、過剰な腸管の蠕動運動を正常化し、あわせて水分や電解質の分泌も抑える作用がある。
c　タンニン酸ベルベリンは、牛乳にアレルギーがある人では使用を避ける必要がある。
d　タンニン酸アルブミンは、まれに重篤な副作用としてショック（アナフィラキシー）を生じることがある。

	a	b	c	d			a	b	c	d
1	誤	正	正	誤		2	正	誤	誤	正
3	正	正	正	誤		4	誤	誤	誤	正
5	正	正	誤	正						

問72　次の瀉下薬の配合成分に関する記述のうち、誤っているものを1つ選びなさい。

1　センノシドは、大腸に生息する腸内細菌によって分解され、分解生成物が大腸を刺激することで瀉下作用をもたらすと考えられている。
2　酸化マグネシウム等の無機塩類は、腸内容物の浸透圧を高めることで糞便中の水分量を増し、また、大腸を刺激して排便を促す。
3　ヒマシ油は、比較的作用が穏やかなため、主に3歳未満の乳幼児の便秘に用いられる。
4　カルメロースナトリウムは、腸管内で水分を吸収して腸内容物に浸透し、糞便のかさを増やすとともに糞便を柔らかくする。
5　マルツエキスは、主成分である麦芽糖が腸内細菌によって分解（発酵）して生じるガスによって便通を促すとされている。

問73　胃腸薬及びその配合成分に関する記述の正誤について、正しい組み合わせを1つ選びなさい。

a　整腸薬には、医薬部外品として製造販売されている製品はない。
b　アズレンスルホン酸ナトリウムは、消化管内容物中に発生した気泡の分離を促すことを目的として配合されていることがある。
c　制酸成分を主体とする胃腸薬については、酸度の高い食品と一緒に使用すると胃酸に対する中和作用が低下することが考えられるため、炭酸飲料等での服用は適当でない。
d　スクラルファートは、透析を受けている人は使用を避ける必要がある。

	a	b	c	d			a	b	c	d
1	誤	誤	正	正		2	正	正	誤	誤
3	誤	正	誤	誤		4	正	正	誤	正
5	正	誤	正	正						

問74　胃腸鎮痛鎮痙薬の配合成分に関する記述の正誤について、正しい組み合わせを1つ選びなさい。

a　エンゴサク、シャクヤクは、鎮痛鎮痙作用を期待して配合されている場合がある。
b　パパベリン塩酸塩は、消化管の平滑筋に直接働いて胃腸の痙攣を鎮める作用を示すが、抗コリン成分と異なり、眼圧を上昇させる作用はない。
c　アミノ安息香酸エチルは、消化管の粘膜及び平滑筋に対する麻酔作用による鎮痛鎮痙の効果を期待して配合されている場合がある。
d　オキセサゼインは、局所麻酔作用のほか、胃液分泌を抑える作用もあるとされ、胃腸鎮痛鎮痙薬と制酸薬の両方の目的で使用される。

	a	b	c	d			a	b	c	d
1	誤	誤	正	正		2	正	正	誤	誤
3	誤	正	誤	誤		4	正	正	誤	正
5	正	誤	正	正						

問75 浣腸薬及びその配合成分に関する記述の正誤について、正しい組み合わせを1つ選びなさい。

a 注入剤を使用する場合は、薬液の放出部を肛門に差し込み、薬液だまりの部分を絞って、薬液を押し込むように注入する。

b グリセリンが配合された浣腸薬は、肛門や直腸の粘膜に損傷があり出血している場合に使用される。

c 腹痛が著しい場合や便秘に伴って吐きけや嘔吐が現れた場合には、急性腹症の可能性があり、浣腸薬の配合成分の刺激によってその症状を悪化させるおそれがある。

d ソルビトールは、浸透圧の差によって腸管壁から水分を取り込んで直腸粘膜を刺激し、排便を促す効果を期待して用いられる。

	a	b	c	d
1	誤	誤	正	正
2	正	正	誤	誤
3	誤	正	誤	誤
4	正	正	誤	正
5	正	誤	正	正

問76 駆虫薬及びその配合成分に関する記述のうち、正しいものの組み合わせを1つ選びなさい。

a 腸管内に生息する寄生虫の虫体、虫卵及び腸管内以外に潜伏した幼虫に駆虫作用を示す。

b サントニンは、肝臓で代謝されるため、肝臓病の診断を受けた人は使用する前に医師や薬剤師に相談をする必要がある。

c パモ酸ピルビニウムは、アセチルコリン伝達を妨げて、回虫及び蟯虫の運動筋を麻痺させる作用を示す。

d カイニン酸は、回虫に痙攣を起こさせる作用を示し、虫体を排便とともに排出させることを目的として用いられる。

1(a,b) 2(a,c) 3(b,d) 4(c,d)

問77 強心薬及びその配合成分に関する記述の正誤について、正しい組み合わせを1つ選びなさい。

a ユウタンは、ウシ科のウシの胆嚢中に生じた結石を基原とする生薬で、強心作用のほか、末梢血管の拡張による血圧降下、興奮を静める等の作用があるとされる。

b 強心薬には、心筋を弛緩させる成分が主体として配合されている。

c リュウノウは、中枢神経系の刺激作用によ

る気つけの効果を期待して用いられる。

d 一般に、強心薬を5～6日間使用して症状の改善がみられない場合には、心臓以外の要因、例えば、呼吸器疾患、貧血、高血圧症、甲状腺機能の異常等のほか、精神神経系の疾患も考えられる。

	a	b	c	d
1	誤	誤	正	正
2	正	正	誤	誤
3	誤	正	誤	誤
4	正	正	誤	正
5	正	誤	正	正

問78 高コレステロール改善薬及びその配合成分に関する記述のうち、正しいものの組み合わせを1つ選びなさい。

a パンテチンは、低密度リポタンパク質(LDL)の異化排泄を促進し、リポタンパクリパーゼ活性を下げて、高密度リポタンパク質(HDL)の産生を高める作用がある。

b 高コレステロール改善薬は、ウエスト周囲径(腹囲)を減少させるなどの痩身効果を目的とした医薬品である。

c 大豆油不けん化物(ソイステロール)には、腸管におけるコレステロールの吸収を抑える働きがあるとされる。

d ビタミンB2は、コレステロールの生合成抑制と排泄・異化促進作用、中性脂肪抑制作用、過酸化脂質分解作用を有すると言われている。

1(a,b) 2(a,c) 3(b,d) 4(c,d)

問79 貧血用薬(鉄製剤)及びその配合成分に関する記述のうち、正しいものの組み合わせを1つ選びなさい。

a 鉄分の吸収は、空腹時のほうが高いとされているが、消化器系への副作用を軽減するには、食後に服用することが望ましい。

b 硫酸コバルトは、骨髄での造血機能を高める目的で配合されている場合がある。

c 服用の前後30分に、アスコルビン酸を含む飲食物を摂取すると、鉄の吸収が悪くなることがあるので、服用前後はそれらの摂取を控えることとされている。

d ビタミンB6は、消化管内で鉄が吸収されやすい状態に保つことを目的として用いられる。

1(a,b) 2(a,c) 3(b,d) 4(c,d)

北海道・東北
北関東・甲信越
南関東
北陸・東海
奈良
関西広域連合・福井
中国・四国
九州・沖縄

問80 循環器用薬及びその配合成分に関する記述の正誤について、正しい組み合わせを1つ選びなさい。

a 高血圧や心疾患に伴う諸症状を改善する一般用医薬品は、体質の改善又は症状の緩和を目的とするものではなく、高血圧や心疾患そのものの治療を目的とするものである。

b ルチンは、ビタミン様物質の一種で、高血圧等における毛細血管の補強、強化の効果を期待して用いられる。

c イノシトールヘキサニコチネートは、ニコチン酸が遊離し、そのニコチン酸の働きによって末梢の血液循環を改善する作用を示すとされる。

d 三黄瀉心湯は、構成生薬としてダイオウを含んでおり、本剤を使用している間は、瀉下薬の使用を避ける必要がある。

	a	b	c	d			a	b	c	d
1	誤	正	正	正		2	正	誤	誤	正
3	正	誤	正	誤		4	誤	誤	正	正
5	正	正	誤	誤						

問81 痔及び痔の薬に関する記述のうち、正しいものの組み合わせを1つ選びなさい。

a 直腸粘膜と皮膚の境目となる歯状線より上部の、直腸粘膜にできた痔核を外痔核と呼ぶ。

b 内用痔疾用薬は、比較的緩和な抗炎症作用、血行改善作用を目的とする成分のほか、瀉下・整腸成分等が配合されたものである。

c 痔瘻は、肛門の出口からやや内側の上皮に傷が生じた状態であり、一般に、「切れ痔」と呼ばれる。

d 痔は、肛門部に過度の負担をかけることやストレス等により生じる生活習慣病である。

1（a,b） 2（a,c） 3（b,d） 4（c,d）

問82 泌尿器用薬及びその配合成分に関する記述の正誤について、正しい組み合わせを1つ選びなさい。

a ブクリョウは、ツツジ科のクマコケモモの葉を基原とする生薬で、煎薬として残尿感、排尿に際しての不快感のあるものに用いられる。

b ソウハクヒは、クワ科のマグワの根皮を基原とする生薬で、煎薬として尿量減少に用い

られる。

c 牛車腎気丸は、胃腸が弱く下痢しやすい人、のぼせが強く赤ら顔で体力の充実している人では、胃部不快感、腹痛等の副作用が現れやすい等、不向きとされる。

d ウワウルシは、利尿作用のほかに、経口的に摂取した後、尿中に排出される分解代謝物が抗菌作用を示し、尿路の殺菌消毒効果を期待して用いられる。

	a	b	c	d			a	b	c	d
1	誤	正	正	誤		2	正	正	誤	誤
3	正	誤	正	正		4	誤	正	正	正
5	正	誤	誤	正						

問83 婦人薬、その配合成分及びその適用対象となる体質・症状に関する記述の正誤について、正しい組み合わせを1つ選びなさい。

a 婦人薬は、月経及び月経周期に伴って起こる症状を中心として、女性に現れる特有な諸症状の緩和と、保健を主たる目的とする医薬品である。

b 利尿作用を期待して、オウレンが配合されている場合がある。

c 更年期における血の道症の症状とは、臓器・組織の形態的異常があり、抑うつや寝つきが悪くなる、神経質、集中力の低下等の精神神経症状が現れる病態のことである。

d 女性ホルモン成分であるエチニルエストラジオールは、長期連用により血栓症を生じるおそれがあり、また、乳癌や脳卒中などの発生確率が高まる可能性もある。

	a	b	c	d			a	b	c	d
1	誤	正	正	誤		2	正	正	誤	誤
3	正	誤	正	正		4	誤	正	正	正
5	正	誤	誤	正						

問84 アレルギー、内服アレルギー用薬（鼻炎用内服薬を含む。）及びその配合成分に関する記述の正誤について、正しい組み合わせを1つ選びなさい。

a 蕁麻疹は、アレルゲンとの接触以外に、皮膚への物理的な刺激等によってヒスタミンが肥満細胞から遊離して生じるものが知られている。

b　鼻炎用内服薬には、鼻粘膜の充血や腫れを和らげることを目的として、アドレナリン抑制成分が配合されている場合がある。

c　内服アレルギー用薬は、蕁麻疹や湿疹、かぶれ及びそれらに伴う皮膚の痒み又は鼻炎に用いられる内服薬の総称である。

d　抗ヒスタミン成分として、クレマスチンフマル酸塩、ジフェニルピラリン塩酸塩等が用いられる。

	a	b	c	d			a	b	c	d
1	誤	正	正	誤		2	正	正	誤	誤
3	正	誤	正	正		4	誤	正	正	正
5	正	誤	誤	正						

問85　鼻炎用点鼻薬の配合成分に関する記述の正誤について、正しい組み合わせを1つ選びなさい。

a　セチルピリジニウム塩化物は、ヒスタミンの働きを抑える作用を目的として配合されている場合がある。

b　リドカイン塩酸塩は、鼻粘膜の過敏性や痛みや痒みを抑えることを目的として配合されている場合がある。

c　クロモグリク酸ナトリウムは、アレルギー性でない鼻炎や副鼻腔炎に対しても有効である。

d　ベンザルコニウム塩化物は、黄色ブドウ球菌、溶血性連鎖球菌及び結核菌に対する殺菌消毒作用を示す。

	a	b	c	d			a	b	c	d
1	誤	誤	正	正		2	正	正	誤	誤
3	誤	正	誤	誤		4	正	正	誤	正
5	正	誤	正	正						

問86　眼科用薬に関する記述の正誤について、正しい組み合わせを1つ選びなさい。

a　ソフトコンタクトレンズは、水分を含みやすく、防腐剤などの配合成分がレンズに吸着されて、角膜に障害を引き起こす原因となるおそれがあるため、装着したままの点眼は避けることとされている製品が多い。

b　一度に何滴も点眼しても効果が増すことはなく、副作用を起こしやすくなることもない。

c　点眼後は、しばらくまばたきを繰り返して、薬液を結膜嚢内に行き渡らせる。

d　一般用医薬品の点眼薬には、緑内障の症状を改善できるものはない。

	a	b	c	d			a	b	c	d
1	誤	正	正	誤		2	正	正	誤	誤
3	正	誤	正	正		4	誤	正	正	正
5	正	誤	誤	正						

問87　殺菌消毒薬の配合成分に関する記述の正誤について、正しい組み合わせを1つ選びなさい。

a　オキシドール（過酸化水素水）は、一般細菌類、真菌類、結核菌、ウイルスに対して殺菌消毒作用を示す。

b　クロルヘキシジングルコン酸塩は、一般細菌類、真菌類に対して比較的広い殺菌消毒作用を示すが、結核菌やウイルスに対する殺菌消毒作用はない。

c　ヨードチンキは、化膿している部位では、かえって症状を悪化させるおそれがある。

d　ポビドンヨードは、ヨウ素をポリビニルピロリドン（PVP）と呼ばれる担体に結合させて水溶性とし、徐々にヨウ素が遊離して殺菌作用を示す。

	a	b	c	d			a	b	c	d
1	誤	正	正	誤		2	正	正	誤	誤
3	正	誤	正	正		4	誤	正	正	正
5	正	誤	誤	正						

問88　外皮用薬及びその配合成分に関する記述のうち、正しいものの組み合わせを1つ選びなさい。

a　インドメタシン含有の貼付剤を使用すると、適用部位の皮膚に、腫れ、ヒリヒリ感、熱感、乾燥感が現れることがある。

b　温感刺激成分を主薬とする貼付剤は、貼付部位をコタツ等の保温器具で温めると強い痛みを生じやすくなるほか、いわゆる低温やけどを引き起こすおそれがある。

c　打撲や捻挫の急性の腫れに対しては、温感刺激成分が配合された外用鎮痛薬が適すとされる。

d　一般的に、じゅくじゅくと湿潤している患部には、有効成分の浸透性が高い液剤が適している。

1（a，b）2（a，c）3（b，d）4（c，d）

問89 みずむし・たむし等及びその治療薬の配合成分に関する記述のうち、正しいものの組み合わせを1つ選びなさい。

a 爪白癬は、爪内部に薬剤が浸透しにくいため難治性で、医療機関（皮膚科）における全身的な治療（内服抗真菌薬の処方）を必要とする場合が少なくない。

b みずむしは、皮膚糸状菌という真菌類の一種が皮膚に寄生することによって起こる深在性真菌感染症である。

c モクキンピ（アオイ科のムクゲの幹皮を基原とする生薬）のエキスは、皮膚糸状菌の増殖を抑える作用を期待して用いられる。

d ピロールニトリンは、患部を酸性にすることで、皮膚糸状菌の発育を抑える。

1（a，b）2（a，c）3（b，d）4（c，d）

問90 歯痛・歯槽膿漏薬の配合成分に関する記述の正誤について、正しい組み合わせを1つ選びなさい。

a カルバゾクロムは、炎症を起こした歯周組織からの出血を抑える作用を期待して配合されている場合がある。

b ミルラは、歯周組織の血行を促す効果を期待して配合されている場合がある。

c チモールは、炎症を起こした歯周組織からの出血を抑える作用を期待して配合されている場合がある。

d カミツレは、抗炎症、抗菌の作用を期待して配合されている場合がある。

	a	b	c	d			a	b	c	d
1	誤	正	正	誤		2	正	正	誤	誤
3	正	誤	正	正		4	誤	正	正	正
5	正	誤	誤	正						

問91 禁煙補助剤に関する記述のうち、正しいものの組み合わせを1つ選びなさい。

a 使用する際は、喫煙量を徐々に減らしていくよう指導する。

b 非喫煙者では、一般にニコチンに対する耐性がないため、吐きけ、めまい、腹痛などの症状が現れやすく、誤って使用することのないよう注意する必要がある。

c 妊婦又は妊娠していると思われる女性であっても、使用を避ける必要はない。

d コーヒーや炭酸飲料など口腔内を酸性にする食品を摂取した後、しばらくは使用を避けることとされている。

1（a，b）2（a，c）3（b，d）4（c，d）

問92 ビタミン成分に関する記述の正誤について、正しい組み合わせを1つ選びなさい。

a ビタミンAは、夜間視力を維持したり、皮膚や粘膜の機能を正常に保つために重要な栄養素である。

b ビタミンB1は、脂質の代謝に関与し、皮膚や粘膜の機能を正常に保つために重要な栄養素である。

c ビタミンCは、メラニンの産生を抑える働きがあるとされる。

d ビタミンDは、赤血球の形成を助け、また、神経機能を正常に保つために重要な栄養素である。

	a	b	c	d			a	b	c	d
1	誤	正	誤	誤		2	正	誤	誤	正
3	正	正	正	正		4	誤	誤	誤	正
5	正	誤	正	誤						

問93 滋養強壮保健薬の配合成分に関する記述のうち、正しいものの組み合わせを1つ選びなさい。

a ヘスペリジンは、米油及び米胚芽油から見出された抗酸化作用を示す成分で、ビタミンE等と組み合わせて配合されている。

b システインは、髪や爪、肌などに存在するアミノ酸の一種で、皮膚におけるメラニンの生成を抑えるとともに、皮膚の新陳代謝を活発にしてメラニンの排出を促す働きがあるとされる。

c グルクロノラクトンは、軟骨組織の主成分で、軟骨成分を形成及び修復する働きがあるとされる。

d アミノエチルスルホン酸（タウリン）は、筋肉や脳、心臓、目、神経等、体のあらゆる部分に存在し、肝臓機能を改善する働きがあるとされる。

1（a，b）2（a，c）3（b，d）4（c，d）

北海道・東北　北関東・甲信越　南関東　北陸・東海　奈良　関西広域連合・福井　中国・四国　九州・沖縄

問94 漢方処方製剤に関する記述のうち、正しいものの組み合わせを１つ選びなさい。

a 漢方処方製剤の使用においても、間質性肺炎や肝機能障害のような重篤な副作用が起きることがある。

b 漢方の病態認識には、虚実、陰陽、気血水、五臓などがある。

c 漢方薬とは、古来に中国において発展してきた伝統医学で用いる薬剤全体を概念的に広く表現する時に用いる言葉である。

d 現代では、一般用医薬品の漢方処方製剤として、処方に基づく生薬混合物の浸出液を濃縮して調製された乾燥エキス製剤を散剤等に加工したもののみが、市販されている。

1（a，b）2（a，c）3（b，d）4（c，d）

問95 生薬に関する記述の正誤について、正しい組み合わせを１つ選びなさい。

a ブシは、心筋の収縮力を高めて血液循環を改善する作用を持つ。

b サンザシは、鎮痛、抗菌等の作用を期待して用いられる。

c カッコンは、解熱、鎮痙等の作用を期待して用いられる。

d サイコは、抗炎症、鎮痛等の作用を期待して用いられる。

```
    a b c d
1  誤 正 正 誤    2  正 正 誤 誤
3  正 誤 正 正    4  誤 正 正 正
5  正 誤 誤 正
```

問96 殺菌・消毒、消毒薬及びその配合成分に関する記述のうち、正しいものの組み合わせを１つ選びなさい。

a 殺菌・消毒は、生存する微生物の数を減らすために行われる処置である。

b 手指又は皮膚の殺菌・消毒を目的とする消毒薬は、医薬品としてのみ流通している。

c エタノールは、微生物のタンパク質の変性作用を有し、結核菌を含む一般細菌類のみならず、真菌類に対しても殺菌消毒作用を示す。

d 酸性やアルカリ性の消毒薬が目に入った場合は、中和剤を使って早期に十分な時間（15分間以上）洗眼するのがよい。

1（a，b）2（a，c）3（b，d）4（c，d）

問97 衛生害虫及び忌避剤に関する記述の正誤について、正しい組み合わせを１つ選びなさい。

a ヒョウヒダニ類は、通常は他のダニや昆虫の体液を吸って生きているが、大量発生したときにはヒトが刺されることがあり、刺されるとその部位が赤く腫れて痒みを生じる。

b 忌避剤は、人体に直接使用されるが、蚊、ツツガムシ等が人体に取り付いて吸血したり、病原細菌等を媒介するのを防止するものであり、虫さされによる痒みや腫れなどの症状を和らげる効果はない。

c スプレー剤となっている忌避剤を顔面に使用する場合は、いったん手のひらに噴霧してから塗布する等、直接顔面に噴霧しないようにする必要がある。

d ディートを含有する忌避剤は、生後６ヶ月未満の乳児については、顔面への使用を避け、１日の使用限度（１日１回）を守って使用する必要がある。

```
    a b c d
1  誤 正 正 誤    2  正 正 誤 誤
3  正 誤 正 正    4  誤 正 正 正
5  正 誤 誤 正
```

問98 次の殺虫剤等の配合成分のうち、ピレスロイド系殺虫成分に分類されるものを１つ選びなさい。

1 トリクロルホン
2 ペルメトリン
3 メトキサジアゾン
4 メトプレン

問99　一般用検査薬に関する記述のうち、正しいものの組み合わせを1つ選びなさい。

a　正しい方法で検体の採取を行い、正しく使用すれば、偽陰性・偽陽性を完全に排除することができる。

b　専ら疾病の診断に使用されることが目的とされる医薬品のうち、人体に直接使用されることのないものを体外診断用医薬品という。

c　尿糖・尿タンパク同時検査の場合、食後の尿を検体とする。

d　尿糖・尿タンパクの検査にあたり、医薬品を使用している場合は、検査結果に影響を与える成分を含むものがあるため、医師や薬剤師に相談するよう説明が必要である。

1（a，b）　2（a，c）　3（b，d）　4（c，d）

問100　妊娠検査薬に関する記述の正誤について、正しい組み合わせを1つ選びなさい。

a　検体としては、尿中ヒト絨毛性性腺刺激ホルモン（hCG）が検出されやすい早朝尿（起床直後の尿）が向いている。

b　妊娠の確定診断を目的としたものである。

c　経口避妊薬や更年期障害治療薬などのホルモン剤を使用している人では、妊娠していなくても検査結果が陽性となることがある。

d　一般的に、月経予定日が過ぎて概ね1週目以降の検査が推奨されている。

```
      a   b   c   d
1    誤  正  正  誤      2   正  正  誤  誤
3    正  誤  正  正      4   誤  正  正  正
5    正  誤  誤  正
```

<第5章>

問101　一般用医薬品（人体に直接使用しない検査薬を除く。）の添付文書に関する記述の正誤について、正しい組み合わせを1つ選びなさい。

a　病気の予防・症状の改善につながる事項（いわゆる「養生訓」）は、症状の予防・改善につながる事項について一般の生活者に分かりやすく示すために、必ず記載しなければならない。

b　添付文書の内容は、医薬品の有効性・安全性等に係る新たな知見、使用に係る情報に基づき、3年に1回定期的に改訂がなされる。

c　要指導医薬品の添付文書や製品表示に記載

されている適正使用情報は、その適切な選択、適正な使用を図る上で特に重要であるため、医師、薬剤師、登録販売者等の専門家だけが理解できるような表現で記載されている。

d　副作用については、まず、まれに発生する重篤な副作用について副作用名ごとに症状が記載され、そのあとに続けて、一般的な副作用について関係部位別に症状が記載されている。

```
      a   b   c   d
1    正  誤  正  誤      2   誤  誤  誤  誤
3    正  正  誤  正      4   誤  誤  誤  正
5    正  正  正  正
```

問102　一般用医薬品（人体に直接使用しない検査薬を除く。）の添付文書に関する記述の正誤について、正しい組み合わせを1つ選びなさい。

a　重篤な副作用として、ショック（アナフィラキシー）や喘息等が掲げられている医薬品では、「本剤又は本剤の成分によりアレルギー症状を起こしたことがある人は注意して使用すること」と記載されている。

b　「次の人は使用（服用）しないこと」の項には、基礎疾患、年齢、妊娠の可能性の有無等からみて重篤な副作用を生じる危険性が特に高いため、使用を避けるべき人について、生活者が自らの判断で認識できるよう記載することとされている。

c　添加物については、その名称および分量をすべて記載しなければならない。

d　消費者相談窓口として、独立行政法人医薬品医療機器総合機構の担当部門の電話番号、受付時間等を記載しなければならない。

```
      a   b   c   d
1    正  正  誤  正      2   誤  誤  正  正
3    誤  正  誤  誤      4   誤  誤  正  誤
5    正  正  正  誤
```

問103　一般用医薬品（人体に直接使用しない検査薬を除く。）の添付文書に関する記述の正誤について、正しい組み合わせを1つ選びなさい。

a　令和3年8月1日から、紙の添付文書の同梱を廃止し、注意事項等情報は電子的な方法により提供されることになった。

b　尿や便が着色することがある旨の注意が記

載される場合がある。

c　作用機序の記載が義務づけられている。

d　リスク区分の記載は、省略されることがある。

	a	b	c	d			a	b	c	d
1	正	正	誤	誤		2	正	誤	誤	正
3	誤	正	誤	誤		4	誤	誤	正	誤
5	正	誤	正	正						

問104　一般用医薬品の使用期限の表示に関する記述の正誤について、正しい組み合わせを１つ選びなさい。

a　購入者から医薬品が開封されてからどの程度の期間品質が保持されるか質問があった場合、「使用期限」が表示されていれば、表示されている「使用期限」を答えればよい。

b　配置販売される医薬品では、「配置期限」として記載される場合がある。

c　すべての一般用医薬品について、使用期限の法的な表示義務がある。

	a	b	c			a	b	c
1	誤	正	誤		2	誤	正	正
3	正	誤	正		4	正	正	誤
5	正	誤	誤					

問105　一般用医薬品の保管及び取扱い上の注意に関する記述の正誤について、正しい組み合わせを１つ選びなさい。

a　点眼薬では、複数の使用者間で使い回されると、万一、使用に際して薬液に細菌汚染があった場合に、別の使用者に感染のおそれがあるため、他の人と共用しないこととされている。

b　消毒用アルコールは、危険物に該当するため、その容器に消防法（昭和 23 年法律第 186 号）に基づく注意事項が表示されている。

c　シロップ剤は、室温との急な温度差で変質するおそれがあるため、冷蔵庫内で保管をしてはならない。

d　医薬品は、適切な保管がなされないと化学変化や雑菌の繁殖を生じることがある。

	a	b	c	d			a	b	c	d
1	正	誤	正	誤		2	正	誤	正	正
3	正	正	誤	正		4	誤	正	正	誤
5	誤	正	誤	誤						

問106　次のうち、薬局開設者等に義務付けられている医薬品の副作用等報告において、報告様式（医薬品安全性情報報告書）に記載する患者情報の項目として、誤っているものを１つ選びなさい。

1　性別

2　患者氏名

3　副作用等発現年齢

4　身長

5　既往歴

問107　次の表は、企業からの副作用の報告に関するものである。（　）にあてはまる字句として、正しいものの組み合わせを１つ選びなさい。

企業からの副作用症例報告			報告期限	
		重篤性	国内事例	外国事例
医薬品によるものと疑われる副作用症例の発生	使用上の注意から予測できないもの	死亡	（ a ）	
		重篤（死亡を除く）	15 日以内	
		非重篤	（ b ）	—
	使用上の注意から予測できるもの	死亡	15 日以内	—
		重篤（死亡を除く）：新有効成分含有医薬品として承認後２年以内	15 日以内	—
		市販直後調査等によって得られたもの	（ c ）	—
		重篤（死亡を除く）：上記以外	30 日以内	—
		非重篤	—	—

	a	b	c
1	7 日以内	30 日以内	15 日以内
2	7 日以内	定期報告	30 日以内
3	15 日以内	30 日以内	15 日以内
4	15 日以内	定期報告	15 日以内
5	15 日以内	定期報告	30 日以内

北海道・東北

北関東・甲信越

南関東

北陸・東海

奈良

関西広域連合・福井

中国・四国

九州・沖縄

問１０８ 医薬品副作用被害救済制度に関する記述の正誤について、正しい組み合わせを１つ選びなさい。

a 医薬品を適正に使用したにもかかわらず副作用による一定の健康被害が生じた場合について、医療費等の給付を行い、被害者の迅速な救済を図るものである。

b 副作用による疾病のため、入院治療が必要と認められるが、やむをえず自宅療養を行った場合は給付対象には含まれない。

c 給付請求は、副作用を治療した医療機関のみが行うことができる。

d 救済給付業務に必要な費用のうち、給付費については、その２分の１相当額は国庫補助により賄われている。

```
   a b c d
1  誤 正 正 誤    2  正 誤 正 誤
3  正 正 誤 正    4  誤 誤 誤 正
5  正 誤 誤 誤
```

問１０９ 医薬品副作用被害救済制度における給付の種類と請求の期限の組み合わせについて、正しいものの組み合わせを１つ選びなさい。

a 遺族一時金 ― 請求期限なし

b 葬祭料 ― 葬祭が終わってから５年以内

c 障害児養育年金 ― 請求期限なし

d 医療費 ― 医療費の支給の対象となる費用の支払いが行われたときから５年以内

1（a，b） 2（a，c） 3（b，d） 4（c，d）

問１１０ 次のうち、独立行政法人医薬品医療機器総合機構ホームページに掲載されている情報として、誤っているものを１つ選びなさい。

1 厚生労働省が製造販売業者に指示した「使用上の注意」の改訂情報

2 患者向医薬品ガイド

3 一般用医薬品・要指導医薬品の添付文書情報

4 医薬品の生産量、生産額

5 医薬品等の製品回収に関する情報

問１１１ 医薬品等に係る安全性情報等に関する記述の正誤について、正しい組み合わせを１つ選びなさい。

a 医薬品・医療機器等安全性情報の内容とし

て、重要な副作用等に関する使用上の注意を改訂した場合は、改訂の根拠となった症例の概要も紹介されている。

b 独立行政法人医薬品医療機器総合機構が配信する医薬品医療機器情報配信サービス（PMDA メディナビ）は、医薬関係者のみが利用可能である。

c 安全性速報は、A4 サイズの青色地の印刷物で、ブルーレターとも呼ばれる。

d 医薬品の製造販売業者等は、医薬品の有効性及び安全性に関する事項その他医薬品の適正な使用のために必要な情報を収集し、検討するとともに、薬局開設者等に対して、提供するよう努めなければならないが、薬局等に従事する薬剤師や登録販売者は情報提供の対象となっていない。

```
   a b c d
1  誤 誤 正 正    2  正 誤 正 誤
3  誤 正 誤 誤    4  正 正 正 誤
5  正 正 誤 正
```

問１１２ 医薬品の適正使用及び薬物乱用防止のための啓発活動に関する記述の正誤について、正しい組み合わせを１つ選びなさい。

a 医薬品の持つ特質及びその使用・取扱い等について正しい知識を広く生活者に浸透させることにより、保健衛生の維持向上に貢献することを目的とし、毎年 10 月 17 日～23 日の１週間を「薬と健康の週間」として、自治体、関係団体等による広報活動やイベント等が実施されている。

b 「6・26 国際麻薬乱用撲滅デー」を広く普及し、薬物乱用防止を一層推進するため、毎年6 月 20 日～7 月 19 日までの１ヶ月間、自治体、関係団体等により、「ダメ。ゼッタイ。」普及運動が実施されている。

c 要指導医薬品や一般用医薬品の乱用をきっかけに、違法な薬物の乱用につながることがある。

d 薬物乱用の危険性や医薬品の適正使用の重要性等に関する知識は、小中学生のうちから啓発することが重要である。

	a	b	c	d			a	b	c	d
1	誤	正	正	正	2		正	正	正	正
3	誤	正	誤	誤	4		正	誤	正	誤
5	正	誤	誤	正						

問113 塩酸フェニルプロパノールアミン（PPA）含有医薬品に関する記述のうち、正しいものの組み合わせを1つ選びなさい。

a 厚生労働省から代替成分としてプソイドエフェドリン塩酸塩（PSE）等への速やかな切替えの指示がなされた。

b 米国食品医薬品庁（FDA）から、米国内におけるPPA含有医薬品の自主的な販売中止が要請された。

c 2000年5月米国において、女性が糖質吸収抑制剤（日本での鼻炎用内服薬等における配合量よりも高用量）として使用した場合に、出血性脳卒中の発生リスクとの関連性が高いとの報告がなされた。

d 2003年に「塩酸フェニルプロパノールアミンを含有する医薬品による心臓病に係る安全対策について」という医薬品・医療機器等安全性情報が独立行政法人医薬品医療機器総合機構より出された。

1（a, b） 2（a, c） 3（b, d） 4（c, d）

問114 医薬品PLセンターに関する記述の正誤について、正しい組み合わせを1つ選びなさい。

a 医薬品副作用被害救済制度の対象とならないケースのうち、製品不良など、製薬企業に損害賠償責任がある場合には、医薬品PLセンターへの相談が推奨される。

b 苦情を申し立てた消費者と製薬企業との交渉において、消費者の立場に立って仲介や調整・あっせんを行う。

c 平成26年11月の医薬品医療機器等法の施行に伴い、厚生労働省が開設した。

d 医薬品、医薬部外品及び化粧品に関する苦情の相談を受け付けている。

	a	b	c	d			a	b	c	d
1	正	誤	誤	誤	2		誤	誤	誤	正
3	誤	正	正	正	4		正	誤	正	誤
5	正	正	誤	正						

問115 次のうち、ステロイド性抗炎症成分が配合された外用薬を化膿している患部に使用しないこととされている理由として、正しいものを1つ選びなさい。

1 皮膚刺激成分により、強い刺激や痛みを生じるおそれがあるため。

2 湿潤した患部に用いると、分泌液が貯留して症状を悪化させることがあるため。

3 感染の悪化が自覚されにくくなるおそれがあるため。

4 細菌等の感染に対する抵抗力を弱めて、感染を増悪させる可能性があるため。

問116 一般用医薬品の添付文書における「使用上の注意」に関する記述のうち、正しいものの組み合わせを1つ選びなさい。

a 抗ヒスタミン成分を主薬とする催眠鎮静薬（睡眠改善薬）は、医療機関において不眠症の治療を受けている場合には、その治療を妨げるおそれがあるため、不眠症の診断を受けた人は服用しないよう記載されている。

b ブチルスコポラミン臭化物は、喘息発作を誘発するおそれがあるため、喘息を起こしたことがある人は服用しないよう記載されている。

c 無水カフェインを主薬とする眠気防止薬は、カフェインが胃液の分泌を亢進し、症状を悪化させるおそれがあるため、胃酸過多の症状がある人は「服用しないこと」とされている。

d 麻子仁丸は、鎮静作用の増強が生じるおそれがあるため、「服用前後は飲酒しないこと」とされている。

1（a, b） 2（a, c） 3（b, d） 4（c, d）

問117 一般用医薬品の添付文書の「してはいけないこと」の項目中に、「服用後、乗物又は機械類の運転操作をしないこと」と記載される主成分として、正しいものの組み合わせを1つ選びなさい。

a アルジオキサ

b ブロモバレリル尿素

c アミノフィリン水和物

d ジフェンヒドラミン塩酸塩

1（a, b） 2（a, c） 3（b, d） 4（c, d）

問118　一般用医薬品の添付文書の「してはいけないこと」の項目中に、含有する成分によらず、「長期連用しないこと」と記載される薬効群として、正しいものの組み合わせを1つ選びなさい。

a　鼻炎用点鼻薬
b　鎮静薬
c　ビタミン主薬製剤（いわゆるビタミン剤）
d　胃腸薬

1（a,b）　2（a,c）　3（b,d）　4（c,d）

問119　次の基礎疾患等のうち、グリセリンが配合された浣腸薬の添付文書等において、「相談すること」の項目中に「次の診断を受けた人」として記載することとされているものの正誤について、正しい組み合わせを1つ選びなさい。

a　心臓病
b　腎臓病
c　貧血
d　糖尿病

	a	b	c	d
1	正	誤	誤	誤
2	誤	誤	誤	正
3	誤	正	正	正
4	正	誤	正	誤
5	正	正	誤	正

問120　次の記述は、一般用医薬品の添付文書に関するものである。（　）にあてはまる字句として正しいものの組み合わせを1つ選びなさい。

　1日用量がグリチルリチン酸として（　a　）以上、又はカンゾウとして1g以上を含有する医薬品は、大量に使用すると（　b　）貯留、（　c　）排泄促進が起こり、むくみ（浮腫）等の症状が現れ、腎臓病を悪化させるおそれがあるため、腎臓病の診断を受けた人は、専門家に相談することとされている。

	a	b	c
1	40 mg	カルシウム	カリウム
2	80 mg	カリウム	ナトリウム
3	40 mg	ナトリウム	カリウム
4	40 mg	ナトリウム	カルシウム
5	80 mg	ナトリウム	カリウム

関西広域連合・福井【共通問題】

関西広域連合：滋賀、京都、大阪、兵庫、和歌山、徳島

（令和 5 年 8 月 27 日実施）

※「医薬品、医療機器等の品質、有効性及び安全性の確保等に関する法律」を「法」と、「独立行政法人医薬品医療機器総合機構」を「PMDA」と表記する。

＜第 1 章＞

問 1　医薬品の本質に関する記述の正誤について、正しい組合せを一つ選べ。

a　法では、健康被害の発生の可能性の有無にかかわらず、異物等の混入、変質等がある医薬品を販売してはならない旨を定めている。

b　一般用医薬品には、添付文書や製品表示に必要な情報が記載されているので、販売時に専門家は専門用語を分かりやすい表現で伝えるなどの情報提供を行う必要はない。

c　医薬品は、効能効果、用法用量、副作用等の必要な情報が適切に伝達されることを通じて、購入者等が適切に使用することにより、初めてその役割を十分に発揮するものである。

d　医薬品は、人の疾病の診断、治療若しくは予防に使用されるなど、その有用性が認められたものであり、使用に際して保健衛生上のリスクは伴わない。

	a	b	c	d			a	b	c	d
1	誤	正	正	誤		2	正	正	誤	正
3	正	誤	正	誤		4	誤	正	誤	正
5	正	誤	正	正						

問 2　医薬品のリスク評価に関する記述の正誤について、正しい組合せを一つ選べ。

a　医薬品は、治療量上限を超えると、効果よりも有害反応が強く発現する「中毒量」となり、「最小致死量」を経て、「致死量」に至る。

b　医薬品は、少量の投与でも長期投与されれば慢性的な毒性が発現する場合がある。

c　ヒトを対象とした臨床試験の実施の基準には、国際的に Good Clinical Practice（GCP）が制定されている。

d　医薬品の製造販売後の調査及び試験の実施の基準として、Good Vigilance Practice（GVP）が制定されている。

	a	b	c	d			a	b	c	d
1	正	正	正	誤		2	正	正	誤	正
3	正	正	誤	誤		4	誤	誤	正	誤
5	誤	正	誤	正						

問 3　健康食品に関する記述の正誤について、正しい組合せを一つ選べ。

a　「特定保健用食品」は、身体の生理機能などに影響を与える保健機能成分を含むものであり、特定の保健機能を示す有効性や安全性などに関して、国への届出が必要である。

b　「栄養機能食品」は、国が定めた規格基準に適合したものであれば、身体の健全な成長や発達、健康維持に必要な栄養成分（ビタミン、ミネラルなど）の健康機能を表示することができる。

c　「機能性表示食品」は、事業者の責任で科学的根拠をもとに疾病に罹患した者の健康維持及び増進に役立つ機能を商品のパッケージに表示するものとして国に届出された商品である。

d　一般用医薬品の販売時には、健康食品の摂取の有無について確認することは重要で、購入者等の健康に関する意識を尊重しつつも、必要があれば健康食品の摂取についての指導も行うべきである。

	a	b	c	d			a	b	c	d
1	正	誤	正	正		2	正	正	正	誤
3	正	正	誤	誤		4	誤	正	誤	正
5	誤	誤	正	正						

問4 セルフメディケーションに関する記述の正誤について、正しい組合せを一つ選べ。

a 世界保健機関(WHO)によれば、セルフメディケーションとは、「自分自身の健康に責任を持ち、中程度の身体の不調は自分で手当てすること」とされている。

b 急速に少子高齢化が進む中、持続可能な医療制度の構築に向け、医療費の増加やその国民負担の増大を解決し、健康寿命を伸ばすことが日本の大きな課題であり、セルフメディケーションの推進は、その課題を解決する重要な活動のひとつである。

c 平成29年1月からは、適切な健康管理の下で医療用医薬品からの代替を進める観点から、条件を満たした場合にスイッチOTC(Over TheCounter)医薬品の購入の対価について、一定の金額をその年分の総所得金額等から控除するセルフメディケーション税制が導入された。

d セルフメディケーション税制については、令和4年1月の見直しにより、スイッチOTC医薬品以外にも腰痛や肩こり、風邪やアレルギーの諸症状に対応する一般用医薬品が税制の対象となっている。

	a	b	c	d			a	b	c	d
1	正	正	正	誤		2	正	正	誤	正
3	正	誤	正	正		4	誤	正	正	正
5	正	正	正	正						

問5 アレルギーに関する記述の正誤について、正しい組合せを一つ選べ。

a 外用薬によって、アレルギーが引き起こされることはない。

b 医薬品の有効成分だけでなく、薬理作用がない添加物も、アレルギーを引き起こす原因物質となり得る。

c アレルギーと体質的・遺伝的な要素は関連がないため、近い親族にアレルギー体質の人がいたとしても注意する必要はない。

d 医薬品の中には、鶏卵や牛乳等を原材料として作られているものがあるため、それらに対するアレルギーがある人では使用を避けなければならない場合もある。

	a	b	c	d			a	b	c	d
1	正	正	誤	正		2	正	正	誤	誤
3	誤	正	正	誤		4	誤	正	誤	正
5	誤	誤	正	誤						

問6 医薬品の不適正な使用と副作用に関する記述の正誤について、正しい組合せを一つ選べ。

a 医薬品の不適正な使用は、概ね使用する人の誤解や認識不足に起因するものと、医薬品を本来の目的以外の意図で使用するものに大別することができる。

b 人体に直接使用されない医薬品であっても、使用する人の誤解や認識不足によって、使い方や判断を誤り、副作用につながることがある。

c 医薬品の長期連用により精神的な依存がおこり、使用量が増え、購入するための経済的な負担が大きくなる例が見られる。

d 医薬品は、その目的とする効果に対して副作用が生じる危険性が最小限となるよう、使用する量や使い方が定められている。

	a	b	c	d			a	b	c	d
1	正	正	正	誤		2	正	正	誤	正
3	正	誤	正	正		4	誤	正	正	正
5	正	正	正	正						

問7 一般用医薬品の適正使用に関する記述の正誤について、正しい組合せを一つ選べ。

a 手軽に入手できる一般用医薬品を使用して、症状を一時的に緩和するだけの対処を漫然と続けているような場合には、適切な治療の機会を失うことにつながりやすい。

b 指示どおりの使用量であれば、一般用医薬品を長期連用しても、医薬品を代謝する器官を傷めることはない。

c 青少年は、薬物乱用の危険性に関する認識や理解が必ずしも十分でないため、身近に入手できる薬物を興味本位で乱用することがある。

d 適正に使用された場合は安全かつ有効な医薬品であっても、乱用された場合には薬物依存を生じることがある。

	a	b	c	d			a	b	c	d
1	正	誤	正	誤		2	正	誤	正	正
3	正	正	誤	誤		4	誤	正	正	正
5	誤	正	誤	正						

問8 他の医薬品との相互作用に関する記述の正誤について、正しい組合せを一つ選べ。

a 医薬品の相互作用は、医薬品が吸収、分布、代謝又は排泄される過程で起こり、医薬品の薬理作用をもたらす部位において起こることはない。

b 一般用医薬品のかぜ薬（総合感冒薬）やアレルギー用薬では、成分や作用が重複することが多く、通常、これらの薬効群に属する医薬品の併用は避けることとされている。

c 一般用医薬品の購入者等が医療機関で治療を受けている場合には、一般用医薬品を併用しても問題ないかどうか、治療を行っている医師若しくは歯科医師、又は処方された医薬品を調剤する薬剤師に確認する必要がある。

d 複数の医薬品を併用した場合、医薬品の作用が減弱することはあるが、増強することはない。

```
    a  b  c  d
1  誤 正 正 誤     2  正 誤 正 誤
3  正 正 誤 正     4  正 誤 誤 誤
5  誤 誤 誤 誤
```

問9 食品と医薬品の相互作用に関する記述の正誤について、正しい組合せを一つ選べ。

a カフェインを含む総合感冒薬と、コーヒーを一緒に服用しても、カフェインの過剰摂取になることはない。

b 酒類（アルコール）は、医薬品の吸収や代謝に影響を与えることがある。

c 生薬成分が配合された医薬品とハーブ等の食品を合わせて摂取すると、その医薬品の効き目や副作用を増強させることがある。

d 外用薬であっても、食品によって医薬品の作用や代謝が影響を受ける可能性がある。

```
    a  b  c  d
1  正 誤 正 誤     2  正 誤 誤 正
3  誤 正 正 正     4  誤 正 誤 正
5  誤 誤 正 正
```

問10 小児等への医薬品の使用に関する記述の正誤について、正しい組合せを一つ選べ。

a 小児の血液脳関門は未発達であるため、吸収されて循環血液中に移行した医薬品の成分が脳に達しやすい。

b 小児では、大人と比べて身体の大きさに対して腸が長いため、服用した医薬品の吸収率が相対的に高い。

c 乳児向けの用法用量が設定されている医薬品であっても、乳児は医薬品の影響を受けやすく、また、状態が急変しやすいため、基本的には医師の診療を受けることが優先され、一般用医薬品による対処は最小限にとどめるのが望ましい。

d 医薬品の販売に従事する専門家は、年齢に応じた用法用量が定められていない医薬品の場合には、成人用の医薬品の量を減らして小児へ与えるように保護者等に説明すべきである。

```
    a  b  c  d
1  正 正 誤 正     2  誤 誤 正 誤
3  正 正 正 誤     4  正 誤 正 誤
5  誤 正 誤 正
```

問11 高齢者への医薬品の使用に関する記述の正誤について、正しい組合せを一つ選べ。

a 「医療用医薬品の添付文書等の記載要領の留意事項」において、おおよその目安として65歳以上を「高齢者」としている。

b 高齢者は、持病（基礎疾患）を抱えていることが多いが、一般用医薬品の使用によって基礎疾患の症状が悪化することはない。

c 高齢者は、生理機能の衰えの度合いに個人差が小さいため、年齢から副作用を生じるリスクがどの程度増大しているか判断することができる。

d 高齢者は、喉の筋肉が衰えて飲食物を飲み込む力が弱まっている場合があり、内服薬を使用する際に喉に詰まらせやすい。

```
    a  b  c  d
1  正 正 誤 誤     2  正 誤 正 誤
3  誤 正 正 正     4  正 誤 誤 正
5  誤 正 誤 正
```

問１２　妊婦又は妊娠していると思われる女性及び母乳を与える女性（授乳婦）への医薬品の使用に関する記述の正誤について、正しい組合せを一つ選べ。

a　医薬品の種類によっては、授乳婦が使用した医薬品の成分の一部が乳汁中に移行することが知られており、母乳を介して乳児が医薬品の成分を摂取することになる場合がある。

b　多くの一般用医薬品は、妊婦が使用した場合における胎児への安全性に関する評価は困難とされている。

c　便秘薬には、配合成分やその用量によっては、流産や早産を誘発するおそれがあるものがある。

d　ビタミンAは、胎児にとって非常に重要な成分の一つであるため、妊婦に対して特に妊娠初期（妊娠3か月以内）のビタミンA含有製剤の過剰摂取には留意する必要はない。

	a	b	c	d			a	b	c	d
1	正	正	正	誤		2	正	正	誤	正
3	正	誤	正	正		4	誤	正	正	正
5	正	正	正	正						

問１３　プラセボ効果に関する記述の正誤について、正しい組合せを一つ選べ。

a　プラセボ効果は、医薬品を使用したこと自体による楽観的な結果への期待（暗示効果）は関与しないと考えられている。

b　プラセボ効果によってもたらされる反応や変化は、望ましいもの（効果）であり、不都合なもの（副作用）はない。

c　プラセボ効果は、主観的な変化だけでなく、客観的に測定可能な変化として現れることがある。

d　医薬品の使用によってプラセボ効果と思われる反応や変化が現れたときには、それを目的として使用の継続が推奨される。

	a	b	c	d			a	b	c	d
1	正	正	誤	誤		2	正	誤	正	誤
3	正	誤	誤	正		4	誤	誤	正	正
5	誤	誤	正	誤						

問１４　医薬品の品質に関する記述の正誤について、正しい組合せを一つ選べ。

a　医薬品の有効成分には、高温や多湿により品質劣化を起こすものはあるが、光（紫外線）による品質劣化を起こすものはない。

b　医薬品が保管・陳列される場所については、清潔性が保たれるとともに、その品質が十分保持される環境となるよう留意する必要がある。

c　品質が承認等された基準に適合しない医薬品、その全部又は一部が変質・変敗した物質から成っている医薬品は販売が禁止されている。

d　一般用医薬品は家庭の常備薬として購入されることも多いため、外箱等に表示されている使用期限から十分な余裕をもって販売することが重要である。

	a	b	c	d			a	b	c	d
1	正	正	誤	誤		2	正	誤	正	誤
3	誤	正	正	正		4	正	誤	誤	正
5	誤	正	誤	正						

問１５　一般用医薬品で対処可能な症状等の範囲に関する記述の正誤について、正しい組合せを一つ選べ。

a　一般用医薬品の役割として、健康の維持・増進があるが、健康状態の自己検査は含まれない。

b　科学的・合理的に効果が期待できるものであれば、生活習慣病の治療も一般用医薬品の役割として含まれる。

c　乳幼児や妊婦等では、通常の成人の場合に比べ、一般用医薬品で対処可能な範囲は限られる。

d　一般用医薬品にも使用すればドーピングに該当する成分を含んだものがあるため、スポーツ競技者から相談があった場合は、専門知識を有する薬剤師などへの確認が必要である。

	a	b	c	d			a	b	c	d
1	正	誤	正	誤		2	正	誤	誤	正
3	誤	正	正	正		4	誤	正	誤	正
5	誤	誤	正	正						

問１６　一般用医薬品の販売時のコミュニケーションに関する記述の正誤について、正しい組合せを一つ選べ。

a　一般用医薬品では、情報提供を受けた当人のみが医薬品を使用するとして、販売時のコミュニケーションを考える。

b　一般用医薬品の購入者は、使用者の体質や症状等を考慮して製品を事前に調べて選択しているのでなく、宣伝広告や販売価格等に基づき漠然と製品を選択していることがあることにも留意しなければならない。

c　登録販売者は、生活者のセルフメディケーションに対して、第二類医薬品及び第三類医薬品の販売、情報提供等を担う観点から、支援する姿勢が基本となる。

d　登録販売者からの情報提供は、説明内容が購入者等にどう理解されたかなどの実情を把握しながら行う必要はなく、専門用語を分かりやすい平易な表現で説明するだけでよい。

```
   a b c d
1  正 正 誤 誤     2  誤 正 正 誤
3  誤 誤 正 正     4  誤 誤 誤 正
5  正 誤 誤 誤
```

問１７　医薬品の販売等に従事する専門家が、一般用医薬品の購入者から確認しておきたい基本的なポイント（事項）としての正誤について、正しい組合せを一つ選べ。

a　何のためにその医薬品を購入しようとしているか（購入者等のニーズ、購入の動機）。

b　その医薬品を使用する人が医療機関で治療を受けていないか。

c　その医薬品を使用する人がアレルギーや医薬品による副作用等の経験があるか。

d　その医薬品がすぐに使用される状況にあるか（その医薬品によって対処しようとする症状等が現にあるか）。

```
   a b c d
1  正 正 正 誤     2  正 正 誤 正
3  正 誤 正 正     4  誤 正 正 正
5  正 正 正 正
```

問１８　厚生省（当時）は、悲惨な被害を再び発生させることのないように、その決意を銘記した「誓いの碑」を建立した。この「誓いの碑」の記述について、（　）の中に入れるべき字句の正しい組合せを一つ選べ。

「誓いの碑」には、
「命の尊さを心に刻みサリドマイド、スモン、（ a ）のような（ b ）による悲惨な被害を再び発生させることのないよう（ c ）の確保に最善の努力を重ねていくことをここに銘記する　千数百名もの感染者を出した『（ d ）』事件　このような事件の発生を反省しこの碑を建立した　平成11年8月　厚生省」
と刻まれている。

	a	b	c	d
1	0157感染	医薬品	医薬品の安全性・有効性	薬害肝炎
2	0157感染	毒物及び劇物	医療の安全	薬害肝炎
3	HIV感染	医薬品	医薬品の安全性・有効性	薬害エイズ
4	HIV感染	医薬品	医療の安全	薬害肝炎
5	HIV感染	毒物及び劇物	医薬品の安全性・有効性	薬害エイズ

HIV：ヒト免疫不全ウイルス

0157：腸管出血性大腸菌0157

問１９　クロイツフェルト・ヤコブ病（CJD）及びCJD訴訟に関する記述の正誤について、正しい組合せを一つ選べ。

a　CJD訴訟とは、脳外科手術等に用いられていたウシ原料由来の人工硬膜を介してCJDに罹患したことに対する損害賠償訴訟である。

b　CJDは、細菌の一種であるプリオンが原因とされている。

c　本訴訟では、輸入販売業者及び製造業者が被告として提訴されたが、国は提訴されなかった。

d　本訴訟を一因として、生物由来製品による感染等被害救済制度が創設された。

```
   a b c d
1  正 誤 正 正     2  正 誤 正 誤
3  誤 正 正 誤     4  誤 誤 誤 正
5  正 正 誤 正
```

問20 C型肝炎及びC型肝炎訴訟に関する記述の正誤について、正しい組合せを一つ選べ。

a C型肝炎訴訟とは、ウイルスに汚染された注射器（注射針や注射筒）が連続使用されたことが原因で、C型肝炎ウイルスに感染したことに対する損害賠償訴訟である。

b 国及び製薬企業を被告として、複数の地裁で提訴されたが、判決は、国及び製薬企業が責任を負うべき期間等について判断が分かれていた。

c C型肝炎ウイルス感染者の早期・一律救済の要請にこたえるべく、2008年1月に議員立法による特別措置法が制定、施行された。

d 「薬害再発防止のための医薬品行政等の見直しについて（最終提言）」を受け、医師、薬剤師、法律家、薬害被害者などの委員により構成される医薬品等行政評価・監視委員会が設置された。

	a	b	c	d			a	b	c	d
1	正	正	正	誤		2	正	正	誤	正
3	正	誤	正	正		4	誤	正	正	正
5	正	正	正	正						

<第3章>

問21 かぜ及びかぜ薬（総合感冒薬）に関する記述の正誤について、正しい組合せを一つ選べ。

a かぜは様々な症状が組み合わさって現れるため、様々な症状を緩和させるために多くの成分を含有する総合感冒薬を選択することが推奨される。

b かぜ薬は症状の緩和に加えて、原因となるウイルスの増殖抑制効果も期待できる。

c 冷気や乾燥、アレルギーのような非感染性の要因は、かぜの原因とはならない。

d かぜはウイルス（ライノウイルス、コロナウイルスなど）の感染が原因であり、細菌の感染は原因とはならない。

	a	b	c	d			a	b	c	d
1	誤	誤	誤	正		2	誤	誤	正	誤
3	誤	正	誤	誤		4	正	誤	誤	誤
5	誤	誤	誤	誤						

問22 かぜ薬（総合感冒薬）の配合成分とその配合目的との関係について、正しいものの組合せを一つ選べ。

a サリチルアミド ― 咳を抑える。

b グアイフェネシン ― 痰の切れを良くする。

c チペピジンヒベンズ酸塩 ― 発熱を鎮める。

d ベラドンナ総アルカロイド ― くしゃみや鼻汁を抑える。

1（a, b） 2（a, c） 3（a, d） 4（b, c） 5（b, d）

問23 かぜの症状緩和に用いられる漢方処方製剤のうち、マオウを含むものの組合せを一つ選べ。

a 柴胡桂枝湯 　　b 麦門冬湯

c 小青竜湯 　　d 葛根湯

1（a, b） 2（a, d） 3（b, c） 4（b, d） 5（c, d）

問24 解熱鎮痛薬及びその配合成分に関する記述の正誤について、正しい組合せを一つ選べ。

a アセトアミノフェンは、15歳未満の小児に対しては、いかなる場合も一般用医薬品として使用してはならない。

b アスピリン喘息は、アスピリン特有の副作用であり、他の解熱鎮痛成分では起こらない。

c 解熱鎮痛薬の服用期間中は、飲酒は避けることとされている。

d 多くの解熱鎮痛薬には、体内におけるプロスタグランジンの産生を抑える成分が配合されている。

	a	b	c	d			a	b	c	d
1	正	正	誤	誤		2	誤	正	正	誤
3	誤	誤	正	正		4	誤	誤	誤	正
5	正	誤	誤	誤						

問25 解熱鎮痛薬に配合される成分の配合目的に関する記述について、正しいものの組合せを一つ選べ。

a ケイヒは、骨格筋の緊張を鎮める目的で配合される。

b 水酸化アルミニウムゲルは、解熱鎮痛成分（生薬成分を除く。）による胃腸障害の軽減を目的として配合される。

c メトカルバモールは、中枢神経系を刺激して頭をすっきりさせたり、疲労感・倦怠感を和らげることなどを目的として配合される。

北海道・東北

北関東・甲信越

南関東

北陸・東海

奈良

関西広域連合・福井

中国・四国

九州・沖縄

d　ビタミンB1は、発熱等によって消耗されやすいビタミンの補給を目的として配合される。

1（a, b）　2（a, c）　3（a, d）　4（b, c）　5（b, d）

問26　25歳女性が月経痛の症状があるため、次の成分の一般用医薬品の解熱鎮痛薬を購入する目的で店舗を訪れた。

1錠中：

成分	分量
イソプロピルアンチピリン	75 mg
アセトアミノフェン	125 mg
アリルイソプロピルアセチル尿素	30 mg
無水カフェイン	25 mg

この解熱鎮痛薬に関する記述の正誤について、正しい組合せを一つ選べ。

a　イソプロピルアンチピリンは、ピリン系解熱鎮痛成分によって薬疹等のアレルギーを起こしたことのある人は使用しない。

b　本剤には、血栓予防薬としても用いられる成分が含まれている。

c　アセトアミノフェンは、他の解熱鎮痛成分に比べて胃腸障害を起こしやすいため、本剤は空腹を避けて服用する。

d　アリルイソプロピルアセチル尿素は、脳の興奮を抑え、痛覚を鈍くする効果が期待できる。

```
      a   b   c   d
1    正  誤  正  誤     2    正  誤  誤  正
3    誤  誤  正  誤     4    正  正  誤  誤
5    誤  誤  誤  正
```

問27　神経質、精神不安、不眠等の症状の改善を目的とした漢方処方製剤に関する記述の正誤について、正しい組合せを一つ選べ。

a　加味帰脾湯は、体力中等度以上で、精神不安があって、動悸、不眠、便秘などを伴う高血圧の随伴症状、神経症、更年期神経症、小児夜なき、便秘に適すとされる。

b　抑肝散は、体力中等度をめやすとして、神経がたかぶり、怒りやすい、イライラなどがあるものの神経症、不眠症、小児夜なき、小児疳症、歯ぎしり、更年期障害、血の道症に適すとされる。

c　酸棗仁湯は、体力中等度以下で、心身が疲れ、精神不安、不眠などがあるものの不眠症、

神経症に適すとされる。

d　柴胡加竜骨牡蛎湯は、体力中等度以下で、心身が疲れ、血色が悪く、ときに熱感を伴うものの貧血、不眠症、精神不安、神経症に適すとされる。

```
      a   b   c   d
1    正  誤  正  誤     2    誤  正  正  誤
3    誤  誤  正  正     4    正  正  誤  誤
5    正  誤  誤  正
```

問28　眠気防止薬の有効成分として配合されるカフェインに関する記述の正誤について、正しい組合せを一つ選べ。

a　腎臓におけるナトリウムイオンの再吸収抑制作用があり、尿量の増加をもたらす。

b　胃液分泌抑制作用があるため、胃酸過多の人でも服用できる。

c　作用は弱いながら反復摂取により依存を形成するという性質がある。

d　乳汁中に移行しないことから、授乳中の女性でも摂取量を気にせず摂取できる。

```
      a   b   c   d
1    誤  正  正  誤     2    正  誤  正  誤
3    正  正  誤  正     4    正  誤  誤  誤
5    誤  誤  誤  誤
```

問29　乗物酔い防止薬の配合成分に関する記述の正誤について、正しい組合せを一つ選べ。

a　ジプロフィリンは、不安や緊張などの心理的な要因を和らげることにより乗物酔いの発現を抑える。

b　メクリジン塩酸塩は、胃粘膜への麻酔作用によって嘔吐刺激を和らげる。

c　スコポラミン臭化水素酸塩水和物は、肝臓で速やかに代謝されるため、抗ヒスタミン成分と比べて作用の持続時間は短い。

d　ジフェニドール塩酸塩は、内耳にある前庭と脳を結ぶ神経（前庭神経）の調節作用のほか、内耳への血流を改善する作用を示す。

```
      a   b   c   d
1    正  正  誤  誤     2    誤  正  正  誤
3    誤  誤  正  正     4    誤  誤  誤  正
5    正  誤  誤  誤
```

問30　小児の疳を適応症とする生薬製剤・漢方処方製剤(小児鎮静薬)に関する記述の正誤について、正しい組合せを一つ選べ。

a　ゴオウ、ジャコウは、鎮静、健胃、強壮などの作用を期待して、小児の疳を適応症とする生薬製剤に用いられる。

b　身体的な問題がなく生じる夜泣き、ひきつけ、疳の虫等の症状については、症状が治まるまでは保護者側の安眠等を図ることを優先して小児鎮静薬を使用することは適とされている。

c　小児の疳を適応症とする漢方処方製剤のうち、用法用量において適用年齢の下限が設けられていない場合は、生後1か月の乳児にも使用できる。

d　小建中湯を乳幼児に使用する場合は、体格の個人差から体重当たりのグリチルリチン酸の摂取量が多くなることがあるので、特に留意する必要がある。

```
      a  b  c  d
1  正  誤  正  誤    2  正  誤  誤  正
3  誤  誤  正  誤    4  正  正  誤  誤
5  誤  誤  誤  正
```

問31　呼吸器官に作用する薬の配合成分に関する記述の正誤について、正しい組合せを一つ選べ。

a　デキストロメトルファン臭化水素酸塩水和物は、延髄の咳嗽中枢に作用する麻薬性鎮咳成分である。

b　メチルエフェドリン塩酸塩は、交感神経系を抑制して気管支を拡張させる作用がある。

c　キサンチン系成分は、心臓刺激作用も示すことから、副作用として動悸が現れることがある。

d　クロルフェニラミンマレイン酸塩は、気道粘膜からの粘液の分泌を促進し、痰を出しやすくする。

```
      a  b  c  d
1  正  正  誤  誤    2  正  正  誤  正
3  正  誤  誤  誤    4  誤  誤  正  正
5  誤  誤  正  誤
```

問32　咳止めや痰を出しやすくする目的で用いられる漢方処方製剤として、次の記述にあてはまる最も適切なものを一つ選べ。

体力中程度をめやすとして、気分がふさいで、咽喉・食道部に異物感があり、ときに動悸、めまい、嘔気などを伴う不安神経症、神経性胃炎、つわり、咳、しわがれ声、のどのつかえ感に適すとされる。

```
1  麻杏甘石湯      2  響声破笛丸
3  半夏厚朴湯      4  五虎湯      5  甘草湯
```

問33　胃に作用する薬の配合成分に関する記述の正誤について、正しい組合せを一つ選べ。

a　スクラルファートは、マグネシウムを含む成分であるため、透析を受けている人では使用を避ける必要がある。

b　ピレンゼピン塩酸塩は、血栓のある人、血栓を起こすおそれのある人では、生じた血栓が分解されにくくなることが考えられる。

c　ジメチルポリシロキサン(ジメチコン)は、消化管内容物中に発生した気泡の分離を促すことを目的として配合されている場合がある。

d　ウルソデオキシコール酸は、胆汁の分泌を促す作用(利胆作用)があるとされ、消化を助ける効果を期待して用いられる。

```
      a  b  c  d
1  正  正  誤  誤    2  誤  正  正  誤
3  誤  誤  正  正    4  誤  誤  誤  正
5  正  誤  誤  誤
```

問34　整腸薬又は止瀉薬及びその配合成分に関する記述の正誤について、正しい組合せを一つ選べ。

a　腸内殺菌成分の入った止瀉薬は、下痢の予防で服用したり、症状が治まったのに漫然と服用したりすると、腸内細菌のバランスを崩し、腸内環境を悪化させることがある。

b　トリメブチンマレイン酸塩は、消化管の平滑筋に直接作用して、消化管の運動を調整する作用があるが、まれに重篤な副作用として肝機能障害を生じることがある。

c　ロペラミド塩酸塩が配合された止瀉薬は、効き目が強すぎて便秘が現れることがあり、まれに重篤な副作用としてイレウス様症状を

生じることがある。

d ベルベリン塩化物は、海外において長期連用した場合に精神神経症状が現れたとの報告があるため、1週間以上継続して使用しないこととされている。

	a	b	c	d			a	b	c	d
1	正	正	誤	正		2	誤	誤	正	誤
3	正	正	正	誤		4	正	誤	正	誤
5	誤	正	誤	正						

問35 瀉下薬の配合成分に関する記述の正誤について、正しい組合せを一つ選べ。

a 酸化マグネシウムは、腸内容物の浸透圧をさげることにより、糞便中の水分量を増やす作用がある。

b センノシドが配合された瀉下薬については、妊婦又は妊娠していると思われる女性では、使用を避けるべきである。

c ビサコジルを含む腸溶性製剤は、胃内でビサコジルが溶け出すおそれがあるため、服用後1時間以内は牛乳の摂取を避けることとされている。

d ジオクチルソジウムスルホサクシネートは、糞便中の水分量を増して柔らかくすることによる瀉下作用を期待して用いられる。

	a	b	c	d			a	b	c	d
1	正	正	誤	誤		2	正	誤	正	誤
3	誤	正	正	正		4	正	誤	誤	正
5	誤	正	誤	正						

問36 次の記述にあてはまる漢方処方製剤として、最も適切なものを一つ選べ。

体力中程度以下で、ときに便が硬く塊状なものの便秘、便秘に伴う頭重、のぼせ、湿疹・皮膚炎、ふきでもの、食欲不振、腹部膨満、腸内異常醗酵、痔などの症状の緩和に適すとされる。

1 六君子湯
2 大黄牡丹皮湯
3 人参湯
4 麻子仁丸
5 桂枝加芍薬湯

問37 胃腸鎮痛鎮痙薬の配合成分に関する記述の正誤について、正しい組合せを一つ選べ。

a チキジウム臭化物には、口渇、便秘、排尿困難等の副作用が現れることがある。

b ブチルスコポラミン臭化物は、まれに重篤な副作用としてショック(アナフィラキシー)を生じることが知られている。

c ロートエキスは、吸収された成分の一部が母乳中に移行して乳児の脈が速くなる(頻脈)おそれがある。

d パパベリン塩酸塩は、抗コリン成分と異なり、眼圧を上昇させる作用はない。

	a	b	c	d			a	b	c	d
1	正	正	誤	正		2	誤	誤	正	誤
3	正	正	正	誤		4	正	誤	正	誤
5	誤	正	誤	正						

問38 一般用医薬品の強心薬に配合される生薬成分のうち、鎮静作用を目的として配合されるものの組合せを一つ選べ。

a ロクジョウ　　b シンジュ
c センソ　　d ジンコウ

1(a, b) 2(a, d) 3(b, c) 4(b, d) 5(c, d)

問39 一般用医薬品の苓桂朮甘湯に関する記述の正誤について、正しい組合せを一つ選べ。

a 体力中等度以下で、めまい、ふらつきがあり、ときにのぼせや動悸があるものの立ちくらみ、めまい、頭痛、耳鳴り、動悸、息切れ、神経症、神経過敏に適すとされる。

b 利尿作用により、水毒(漢方の考え方で、体の水分が停滞したり偏在して、その循環が悪いことを意味する。)の排出を促す。

c 強心作用が期待される生薬を含んでいる。

d 構成生薬としてカンゾウを含むため、高血圧、心臓病、腎臓病の診断を受けた人では、偽アルドステロン症を生じやすい。

	a	b	c	d			a	b	c	d
1	正	正	誤	正		2	誤	誤	正	誤
3	正	正	正	誤		4	正	誤	正	誤
5	誤	正	誤	正						

問40 次の成分の一般用医薬品の高コレステロール改善薬を購入しようとする者への登録販売者の説明について、適切なものの組合せを一つ選べ。

6カプセル中:

成分	分量
パンテチン	375 mg
大豆油不けん化物	600 mg
トコフェロール酢酸エステル	100 mg

a 腸管におけるコレステロールの吸収を抑える働きがある成分が含まれています。
b 末梢血管における血行を促進する成分が含まれています。
c 尿が黄色くなる成分が含まれていますが心配ありません。
d 1年くらい服用を続けても症状・コレステロール値に改善が見られない時には、服用を中止し、医療機関を受診してください。

1(a, b) 2(a, c) 3(b, c) 4(b, d) 5(c, d)

問41 貧血用薬(鉄製剤)及びその配合成分に関する記述の正誤について、正しい組合せを一つ選べ。

a 赤血球ができる過程で必要不可欠なビタミンB12の構成成分である銅が配合されている場合がある。
b 消化管内で鉄が吸収されやすい状態に保つことを目的として、ビタミンCが配合されていることがある。
c 服用後、便が黒くなる場合には、重大な副作用の可能性があるため直ちに服用を中止する。
d 貧血の症状がみられる以前から予防的に使用することが適当である。

	a	b	c	d			a	b	c	d
1	正	正	誤	誤		2	正	誤	正	正
3	誤	正	誤	誤		4	正	誤	正	誤
5	誤	誤	正	正						

問42 次の成分を含む一般用医薬品の外用痔疾用薬に関する記述の正誤について、正しい組合せを一つ選べ。

坐剤1個(1.75 g):

成分	分量
リドカイン	60 mg
グリチルレチン酸	30 mg
アラントイン	20 mg
トコフェロール酢酸エステル	50 mg

a リドカインは、まれに重篤な副作用としてショック(アナフィラキシー)を生じることがある。
b グリチルレチン酸は、比較的緩和な抗炎症作用を示す成分である。
c アラントインは、痛みや痒みを和らげることを目的として配合される局所麻酔成分である。
d トコフェロール酢酸エステルは、出血を抑えることを目的として配合される止血成分である。

	a	b	c	d			a	b	c	d
1	正	正	誤	誤		2	正	誤	正	正
3	誤	正	誤	誤		4	正	誤	正	誤
5	誤	誤	正	正						

問43 婦人薬として用いられる漢方処方製剤のうち、カンゾウを含むものの組合せを一つ選べ。

a 当帰芍薬散
b 加味逍遙散
c 桂枝茯苓丸
d 桃核承気湯

1(a, b) 2(a, d) 3(b, c) 4(b, d) 5(c, d)

問44 次の記述にあてはまる漢方処方製剤として、最も適切なものを一つ選べ。

比較的体力があり、ときに下腹部痛、肩こり、頭重、めまい、のぼせて足冷えなどを訴えるものの、月経不順、月経異常、月経痛、更年期障害、血の道症、肩こり、めまい、頭重、打ち身、しもやけ、しみ、湿疹・皮膚炎、にきびに適すとされる。

1 桂枝茯苓丸 2 温清飲
3 桃核承気湯 4 当帰芍薬散
5 四物湯

問45 鼻炎用内服薬及びその配合成分に関する記述の正誤について、正しい組合せを一つ選べ。

a メチルエフェドリン塩酸塩は、依存性がある抗コリン成分であり、長期間にわたって連用された場合、薬物依存につながるおそれがある。

b ロラタジンは、肥満細胞から遊離したヒスタミンが受容体と反応するのを妨げることにより、ヒスタミンの働きを抑える作用を示す。

c トラネキサム酸は、皮膚や鼻粘膜の炎症を和らげることを目的として用いられる。

d クレマスチンフマル酸塩が配合された内服薬を服用した後は、乗物又は機械類の運転操作を避けることとされている。

	a	b	c	d			a	b	c	d
1	正	正	正	誤		2	正	正	誤	正
3	正	誤	正	正		4	誤	正	正	正
5	正	正	正	正						

問46 鼻炎用点鼻薬の配合成分に関する記述について、正しいものの組合せを一つ選べ。

a ナファゾリン塩酸塩は、鼻粘膜を通っている血管を拡張させることにより、鼻粘膜の充血や腫れを和らげる。

b ケトチフェンフマル酸塩は、ヒスタミンの働きを抑えることにより、くしゃみや鼻汁等の症状を緩和する。

c クロモグリク酸ナトリウムは、アレルギー性でない鼻炎や副鼻腔炎に対しても有効である。

d リドカイン塩酸塩は、鼻粘膜の過敏性や痛みや痒みを抑えることを目的として配合される場合がある。

1(a, b) 2(a, c) 3(b, c) 4(b, d) 5(c, d)

問47 眼科用薬及びその配合成分に関する記述の正誤について、正しい組合せを一つ選べ。

a 人工涙液は、涙液成分を補うことを目的とするもので、目の疲れや乾き、コンタクトレンズ装着時の不快感等に用いられる。

b プラノプロフェンは、炎症の原因となる物質の生成を抑える作用を示し、目の炎症を改善する効果を期待して用いられる。

c ホウ酸は、角膜の乾燥を防ぐことを目的として用いられる。

d サルファ剤は、細菌及び真菌の感染に対する効果が期待できるが、ウイルスの感染に対する効果はない。

	a	b	c	d			a	b	c	d
1	正	正	誤	正		2	正	正	誤	誤
3	誤	正	正	誤		4	誤	正	誤	正
5	誤	誤	正	誤						

問48 30歳女性が、目の充血があるため、次の成分の一般用医薬品の一般点眼薬を購入する目的で店舗を訪れた。

100mL 中:

成分	分量
テトラヒドロゾリン塩酸塩	0.05 g
グリチルリチン酸二カリウム	0.25 g
クロルフェニラミンマレイン酸塩	0.03 g
パンテノール	0.1 g
アスパラギン酸カリウム	1.0 g

（添加物として、ベンザルコニウム塩化物、pH調整剤等を含む。）

この点眼薬に関する記述の正誤について、正しい組合せを一つ選べ。

a この医薬品には、結膜を通っている血管を収縮させて目の充血を除去することを目的としてテトラヒドロゾリン塩酸塩が配合されている。

b この医薬品に配合されるアスパラギン酸カリウムは、新陳代謝を促し、目の疲れを改善する効果を期待して配合されているアミノ酸成分である。

c この医薬品を点眼する際には、容器の先端が眼瞼(まぶた)や 睫毛(まつげ)に触れないようにする。

d この医薬品は、ソフトコンタクトレンズを装着したまま点眼することができる。

	a	b	c	d			a	b	c	d
1	正	誤	正	正		2	正	正	正	誤
3	正	正	誤	誤		4	誤	正	誤	正
5	誤	誤	正	正						

問49 きず口等の殺菌消毒成分に関する記述の正誤について、正しい組合せを一つ選べ。

a ベンザルコニウム塩化物は、石けんとの混合により殺菌消毒効果が高まる。

b ヨードチンキは、ヨウ素をポリビニルピロリドン(PVP)に結合させて水溶性とし、ヨウ素が遊離して殺菌作用を示すように工夫されている。

c クロルヘキシジン塩酸塩は、結核菌を含む一般細菌類、真菌類、ウイルスに対して殺菌消毒作用を示す。

d 消毒用エタノールは、皮膚への刺激性が弱いため、脱脂綿やガーゼに浸して患部に貼付することができる。

	a	b	c	d
1	誤	誤	誤	正
2	誤	誤	正	誤
3	誤	正	誤	誤
4	正	誤	誤	誤
5	誤	誤	誤	誤

問50 外皮用薬及びその配合成分に関する記述の正誤について、正しい組合せを一つ選べ。

a 分子内にステロイド骨格を持たない非ステロイド性抗炎症成分として、デキサメタゾンがある。

b ケトプロフェンを主薬とする外皮用薬では、紫外線により、使用中又は使用後しばらくしてから重篤な光線過敏症が現れることがある。

c フェルビナクを主薬とする外皮用薬は、皮膚感染症に対して効果がなく、痛みや腫れを鎮めることでかえって皮膚感染が自覚されにくくなるおそれがある。

d インドメタシンを主薬とする外皮用薬は、妊婦又は妊娠していると思われる女性にも使用を推奨できる。

	a	b	c	d
1	正	正	誤	正
2	正	正	誤	誤
3	誤	正	正	誤
4	誤	正	誤	正
5	誤	誤	正	誤

問51 外皮用薬及びその配合成分に関する記述について、正しいものの組合せを一つ選べ。

a 温感刺激成分が配合された外皮用薬は、打撲や捻挫などの急性の腫れや熱感を伴う症状に対して適している。

b ジフェンヒドラミンは、適用部位でプロスタグランジンの産生を抑えることで、湿疹、皮膚炎、かぶれ、あせも等の皮膚症状の緩和を目的として使用される。

c ヘパリン類似物質は、患部局所の血行を促す目的で用いられるほか、抗炎症作用や保湿作用も期待される。

d アンモニアは、皮下の知覚神経に麻痺を起こさせる成分として、主に虫さされによる痒みに用いられる。

1(a, b) 2(a, d) 3(b, c) 4(b, d) 5(c, d)

問52 毛髪用薬及びその配合成分に関する記述の正誤について、正しい組合せを一つ選べ。

a 効能・効果に「壮年性脱毛症」や「円形脱毛症」等の疾患名を掲げた製品の中には、医薬部外品として販売されているものもある。

b カシュウは、タデ科のツルドクダミの塊根を基原とする生薬で、頭皮における脂質代謝を高めて、余分な皮脂を取り除く作用を期待して用いられる。

c エストラジオール安息香酸エステルは、女性ホルモンによる脱毛抑制効果を期待して配合されている場合がある。

d ヒノキチオールは、ヒノキ科のタイワンヒノキ、ヒバ等から得られた精油成分で、抗菌、抗炎症などの作用を期待して用いられる。

	a	b	c	d
1	正	誤	正	誤
2	正	誤	誤	正
3	誤	正	正	正
4	誤	正	誤	正
5	誤	誤	正	正

問53 歯痛・歯槽膿漏薬の配合成分とその配合目的としての作用に関する記述の正誤について、正しい組合せを一つ選べ。

a ジブカイン塩酸塩 ― 齲蝕(むし歯)で露出した歯髄の知覚神経の伝達を遮断して痛みを鎮める。

b カルバゾクロム ― 歯肉炎、歯周炎(歯槽膿漏)の症状である口臭を抑える。

c オイゲノール ― 齲蝕(むし歯)部分での細菌の繁殖を抑える。

d 銅クロロフィリンナトリウム ― 炎症を起こした歯周組織の修復を促す。

	a	b	c	d			a	b	c	d
1	誤	正	正	誤		2	正	誤	正	正
3	正	正	正	正		4	正	誤	正	誤
5	誤	正	誤	正						

問54 次の記述は、登録販売者と禁煙補助剤（咀嚼剤）の購入者との会話である。購入者からの相談に対する登録販売者の説明について、適切なものの組合せを一つ選べ。

a	購入者	ニコチン離脱症状とはどのような症状ですか。
	登録販売者	血中のニコチン濃度の低下によって、イライラしたり、集中できなくなったり、落ち着かない等の症状がでます。
b	購入者	ニコチン置換療法とはどのようなものですか。
	登録販売者	喫煙を継続しながら徐々に本剤に変更していく方法です。離脱症状の軽減を図りながら徐々に摂取量を減らし、最終的にニコチン摂取をゼロにします。
c	購入者	本剤を使用する場合、食べ物や飲み物で気をつけることはありますか。
	登録販売者	口の中が酸性になるとニコチンの吸収が増加するので、口腔内を酸性にするコーヒーや炭酸飲料などを飲んだ後はしばらく使用を避ける必要があります。
d	購入者	高血圧の薬を飲んでいるのですが、本剤を使用しても大丈夫ですか。
	登録販売者	使用している治療薬の効果に影響を生じたり、症状を悪化させる可能性があるため、使用の適否については主治医と相談してください。

1（a, b） 2（a, d） 3（b, c） 4（b, d） 5（c, d）

問55 ビタミン成分に関する記述の正誤について、正しい組合せを一つ選べ。

a ビタミンB6 は、脂質の代謝に関与し、皮膚や粘膜の機能を正常に保つために重要な栄養素である。

b ビタミンB2 は、炭水化物からのエネルギー産生に不可欠な栄養素で、腸管運動を促進する作用がある。

c ビタミンD の欠乏症として、高カルシウム血症、異常石灰化が知られている。

d ビタミンA は、夜間視力を維持したり、皮膚や粘膜の機能を正常に保つために重要な栄養素である。

	a	b	c	d			a	b	c	d
1	正	誤	正	誤		2	正	誤	誤	正
3	誤	誤	正	誤		4	正	正	誤	誤
5	誤	誤	誤	正						

問56 滋養強壮保健薬の配合成分に関する記述の正誤について、正しい組合せを一つ選べ。

a コンドロイチン硫酸は、肝臓の働きを助け、肝血流を促進する働きがあり、全身倦怠感や疲労時の栄養補給を目的として配合される場合がある。

b カルシウムは、骨や歯の形成に必要な栄養素であり、筋肉の収縮、血液凝固、神経機能にも関与する。

c アスパラギン酸ナトリウムは、アスパラギン酸のビタミンC の吸収を助ける等の作用を期待して、滋養強壮保健薬やかぜ薬に配合されている場合がある。

d ナイアシンは、下垂体や副腎系に作用してホルモンの分泌の調節に関与するため、ときに経血量が多くなることがある。

	a	b	c	d			a	b	c	d
1	正	正	誤	誤		2	正	誤	正	正
3	誤	正	誤	誤		4	正	誤	正	誤
5	誤	誤	正	正						

北海道・東北

北関東・甲信越

南関東

北陸・東海

奈良

関西広域連合・福井

中国・四国

九州・沖縄

問57 一般用医薬品の防風通聖散に関する記述の正誤について、正しい組合せを一つ選べ。

a 体力が充実して、脇腹からみぞおちあたりにかけて苦しく、便秘の傾向があるものの胃炎、常習便秘、高血圧や肥満に伴う肩こり・頭痛・便秘、神経症、肥満症に適すとされる。

b 構成生薬としてマオウは含まれない。

c 便秘に用いられる場合には、漫然と長期の使用は避け、1週間位使用しても症状の改善がみられないときは、いったん使用を中止して専門家に相談するなどの対応が必要である。

d 肥満症又は肥胖症に用いられる場合、医薬品の販売等に従事する専門家においては、生活習慣の改善が重要であることを説明する等、正しい理解を促すことが重要である。

```
    a  b  c  d
1   正 正 正 正    2   誤 誤 正 正
3   誤 誤 誤 正    4   正 正 誤 誤
5   正 誤 正 誤
```

問58 感染症の防止及び消毒薬に関する記述の正誤について、正しい組合せを一つ選べ。

a 滅菌は、物質中のすべての微生物を殺滅又は除去することである。

b 消毒薬の効果は、微生物の種類による影響を受けない。

c クレゾール石ケン液は、結核菌を含む一般細菌類、真菌類に対して殺菌消毒作用を示すが、大部分のウイルスに対する殺菌消毒作用はない。

d 次亜塩素酸ナトリウムは、皮膚刺激性が弱く、手指・皮膚の消毒に適している。

```
    a  b  c  d
1   誤 正 正 誤    2   正 誤 正 誤
3   正 正 誤 正    4   正 誤 誤 誤
5   誤 誤 誤 誤
```

問59 殺虫剤・忌避剤及びその配合成分に関する記述の正誤について、正しい組合せを一つ選べ。

a シラミの防除には、フェノトリンが配合されたシャンプーが有効である。

b ゴキブリの卵は、殺虫剤の成分が浸透しやすい殻で覆われているため、燻蒸処理を行えば駆除できる。

c イエダニは、ネズミを宿主として生息場所を広げていくため、まず、宿主動物であるネズミを駆除することが重要である。

d イカリジンは、年齢による使用制限がない成分で、蚊やマダニに対して殺虫効果を示す。

```
    a  b  c  d
1   正 誤 正 誤    2   正 誤 正 正
3   正 正 誤 誤    4   誤 正 正 正
5   誤 正 誤 正
```

問60 尿糖・尿タンパク検査薬に関する記述の正誤について、正しい組合せを一つ選べ。

a 通常、尿は弱アルカリ性であるが、食事その他の影響で中性〜弱酸性に傾くと、正確な検査結果が得られなくなることがある。

b 尿タンパク検査の場合、中間尿ではなく出始めの尿を採取して検査することが望ましい。

c 尿タンパク検査の場合、原則として早朝尿（起床直後の尿）を検体とし、激しい運動の直後は避ける必要がある。

d 尿糖検査の結果に異常がある場合、その要因は、腎炎やネフローゼ、尿路感染症、尿路結石等がある。

```
    a  b  c  d
1   正 誤 正 誤    2   正 誤 誤 正
3   誤 誤 正 誤    4   正 正 誤 誤
5   誤 誤 誤 正
```

<第2章>

問61 消化管に関する記述について、正しいものの組合せを一つ選べ。

a 食道の上端と下端には括約筋があり、胃の内容物が逆流しないように防いでいる。

b 胃で分泌されるペプシノーゲンは、胃酸によりペプシンとなって、脂質を消化する。

c 小腸は全長6〜7mの臓器で、十二指腸、回腸、盲腸の3部分に分かれる。

d 大腸内には腸内細菌が多く存在し、腸管内の食物繊維（難消化性多糖類）を発酵分解する。

1（a,b） 2（a,d） 3（b,c） 4（b,d） 5（c,d）

問62 肝臓及び胆嚢に関する記述の正誤について、正しい組合せを一つ選べ。

a 腸内に放出された胆汁酸塩の大部分は、大腸で再吸収されて肝臓に戻る。

b　胆汁に含まれるビリルビンは、赤血球中の
　　グロブリンが分解された老廃物である。

c　小腸で吸収されたブドウ糖は、肝臓に運ば
　　れてグリコーゲンとして蓄えられる。

d　胆管閉塞によりビリルビンが循環血液中に
　　滞留すると、黄疸を生じる。

	a	b	c	d			a	b	c	d
1	正	誤	正	誤	2	誤	正	正	誤
3	誤	誤	正	正	4	正	正	誤	誤
5	正	誤	誤	正					

問63　呼吸器系に関する記述の正誤について、正しい組合せを一つ選べ。

a　気道は上気道、下気道に分けられ、気管は
　　上気道に含まれる器官である。

b　喉頭の大部分と気管から気管支までの粘膜
　　は、線毛上皮で覆われている。

c　横隔膜や肋間筋によって、肺が拡張・収縮
　　して呼吸運動が行われている。

d　肺胞の壁を介して、二酸化炭素が血液中の
　　赤血球に取り込まれる。

	a	b	c	d			a	b	c	d
1	正	正	誤	正	2	正	正	誤	誤
3	誤	正	正	誤	4	誤	正	誤	正
5	誤	誤	正	誤					

問64　循環器系に関する記述について、正しいものの組合せを一つ選べ。

a　四肢を通る動脈には、内腔に向かう薄い帆
　　状のひだが一定間隔で存在する。

b　血管壁の収縮と弛緩は、自律神経系によっ
　　て制御される。

c　心室には、血液を送り出す側には弁がある
　　が、取り込む側には弁がない。

d　血管系は閉鎖循環系であるのに対して、リ
　　ンパ系は開放循環系である。

1（a, b）2（a, c）3（b, c）4（b, d）5（c, d）

問65　血液に関する記述の正誤について、正しい組合せを一つ選べ。

a　血液の粘稠性は、主として血漿の水分量や
　　白血球の量で決まる。

b　アルブミンは、血液の浸透圧を保持する働
　　きがある。

c　赤血球は、中央部がくぼんだ円盤状の細胞
　　で、血液全体の約10％を占める。

d　リンパ球は、血管壁を通り抜けて組織の中
　　に入り込むと、マクロファージと呼ばれる。

	a	b	c	d			a	b	c	d
1	正	正	誤	誤	2	正	誤	正	正
3	誤	正	誤	誤	4	正	誤	正	誤
5	誤	誤	正	正					

問66　目に関する記述の正誤について、正しい組合せを一つ選べ。

a　眼瞼（まぶた）は、物理的・化学的刺激から
　　目を防護するために、皮下組織が多く厚くで
　　きていて、内出血や裂傷を生じにくい。

b　角膜と水晶体の間は、組織液（房水）で満た
　　され、眼圧を生じさせている。

c　雪眼炎は、赤外線に眼球が長時間曝される
　　ことにより、角膜の上皮が損傷を起こした状
　　態である。

d　視細胞が光を感じる反応にはビタミンDが
　　不可欠であるため、ビタミンDが不足すると
　　夜間の視力が低下する夜盲症を生じる。

	a	b	c	d			a	b	c	d
1	正	正	誤	誤	2	正	誤	正	正
3	誤	正	誤	誤	4	正	誤	正	誤
5	誤	誤	正	正					

問67　鼻及び耳に関する記述の正誤について、正しい組合せを一つ選べ。

a　鼻中隔の前部は、毛細血管が豊富に分布し
　　ていることに加えて粘膜が薄いため、傷つき
　　やすく鼻出血を起こしやすい。

b　鼻腔粘膜に炎症が起きて腫れた状態を鼻炎
　　といい、鼻閉（鼻づまり）や鼻汁過多などの症
　　状が生じる。

c　中耳は、外耳と内耳をつなぐ部分であり、
　　鼓膜、鼓室、耳小骨、耳管からなる。

d　内耳は、平衡器官である蝸牛と聴覚器官で
　　ある前庭の2つの部分からなり、いずれも内
　　部はリンパ液で満たされている。

	a	b	c	d			a	b	c	d
1	正	正	正	誤	2	正	正	誤	正
3	正	誤	正	正	4	誤	正	正	正
5	正	正	正	正					

北海道・東北

北関東・甲信越

南関東

北陸・東海

奈良

関西広域連合・福井

中国・四国

九州・沖縄

問68 皮膚に関する記述の正誤について、正しい組合せを一つ選べ。

a 皮膚の主な機能は、身体の維持と保護、体水分の保持、熱交換及び外界情報の感知である。

b 皮膚は、表皮、真皮、皮下組織からなり、このうち皮下組織は、角質細胞と細胞間脂質で構成されている。

c メラニン色素は、真皮の最下層にあるメラニン産生細胞で産生され、太陽光に含まれる紫外線から皮膚組織を防護する役割がある。

d 体温調節のための発汗は全身の皮膚に生じるが、精神的緊張による発汗は手のひらや足底、脇の下、顔面などの限られた皮膚に生じる。

	a	b	c	d
1	正	正	誤	誤
2	正	誤	正	誤
3	誤	正	正	正
4	正	誤	誤	正
5	誤	正	誤	正

問69 骨組織に関する記述について、（　）の中に入れるべき字句の正しい組合せを一つ選べ。

骨は生きた組織であり、（ a ）と骨形成が互いに密接な連絡を保ちながら進行し、これを繰り返すことで（ b ）が行われる。骨組織の構成成分のうち、（ c ）は、骨に硬さを与える役割をもつ。

	a	b	c
1	骨吸収	骨の新陳代謝	無機質
2	骨吸収	骨の新陳代謝	有機質
3	骨吸収	造血	有機質
4	骨代謝	造血	無機質
5	骨代謝	骨の新陳代謝	有機質

問70 脳や神経系の働きに関する記述の正誤について、正しい組合せを一つ選べ。

a 中枢神経系は脳と脊髄から構成され、脳は脊髄と延髄でつながっている。

b 脳における血液の循環量は、心拍出量の約15%、ブドウ糖の消費量は全身の約25%、酸素の消費量は全身の約20%と多い。

c 末梢神経系は、脳や脊髄から体の各部に伸びており、体性神経系と自律神経系に分類されている。

d 自律神経系は、交感神経系と副交感神経系からなり、各臓器・器官でそれぞれの神経線維の末端から神経伝達物質と呼ばれる生体物質を放出している。

	a	b	c	d
1	正	正	正	誤
2	正	正	誤	正
3	正	誤	正	正
4	誤	正	正	正
5	正	正	正	正

問71 内服薬の有効成分の吸収に関する記述の正誤について、正しい組合せを一つ選べ。

a 内服薬のほとんどは、その有効成分が消化管の中でも主に大腸で吸収される。

b 消化管からの有効成分の吸収は、一般に、濃度の低い方から高い方へ能動的に取り込まれる現象である。

c 有効成分の吸収量や吸収速度は、消化管内容物や他の医薬品の作用によって影響を受ける。

d 全身作用を目的としない内服薬の中には、有効成分が消化管で吸収されて循環血液中に移行することで、好ましくない作用を生じるものもある。

	a	b	c	d
1	正	正	正	正
2	誤	誤	正	正
3	誤	誤	誤	正
4	正	正	誤	誤
5	正	誤	正	誤

問72 薬の代謝、排泄に関する記述の正誤について、正しい組合せを一つ選べ。

a 有効成分が体内で代謝を受けると、作用を失ったり、作用が現れたり、あるいは体外へ排泄されやすい水溶性の物質に変化する。

b 経口投与後、消化管で吸収された有効成分は、全身循環に入る前に門脈を経由して肝臓を通過するため、まず肝臓で代謝を受ける。

c 肝機能が低下した人では、正常な人に比べて全身循環に到達する有効成分の量が多くなり、効き目が過剰に現れることがある。

d 有効成分と血漿タンパク質との複合体は、腎臓で濾過されやすくなり、尿中へ速やかに排泄される。

	a	b	c	d
1	正	正	正	誤
2	正	正	誤	正
3	正	誤	正	正
4	誤	正	正	正
5	正	正	正	正

問73 内服用医薬品の剤形及びその一般的な特徴に関する記述の正誤について、正しい組合せを一つ選べ。

a 錠剤は、飛散せずに服用できる点や、有効成分の苦味や刺激性を口中で感じることなく服用できる点が主な特徴である。

b 腸溶錠は、腸内での溶解を目的として錠剤表面をコーティングしているため、水とともに服用してはならない。

c 経口液剤は、有効成分の血中濃度が上昇しやすいため、習慣性や依存性がある成分が配合されている場合、不適正な使用がなされることがある。

d カプセル剤は、カプセル内に散剤や顆粒剤、液剤等を充填した剤形であり、水なしで服用してもよい。

```
    a  b  c  d
1  誤 正 正 誤    2  正 誤 正 正
3  正 正 誤 正    4  正 誤 誤 誤
5  誤 誤 誤 誤
```

問74 外用薬の剤形及びその一般的な特徴に関する記述の正誤について、正しい組合せを一つ選べ。

a 軟膏剤は、油性基剤に水分を加えたもので、患部を水で洗い流したい場合に用いる。

b クリーム剤は、油性の基剤で皮膚への刺激が弱く、適用部位を水から遮断したい場合に用いる。

c 外用液剤は、軟膏剤やクリーム剤に比べて、適用部位が乾きにくいという特徴がある。

d 貼付剤は、適用部位に有効成分が一定時間留まるため、薬効の持続が期待できる。

```
    a  b  c  d
1  正 正 誤 誤    2  誤 正 正 誤
3  誤 誤 正 正    4  誤 誤 誤 正
5  正 誤 誤 誤
```

問75 全身的に現れる医薬品の副作用に関する記述の正誤について、正しい組合せを一つ選べ。

a ショック（アナフィラキシー）は、発症後の進行が非常に速やかな（通常、2時間以内に急変する。）ことが特徴である。

b 医薬品により生じる肝機能障害は、有効成分又はその代謝物の直接的肝毒性が原因の中毒性のものに限定される。

c 偽アルドステロン症は、体内にカリウムが貯留し、ナトリウムと水が失われることによって生じる病態である。

d ステロイド性抗炎症薬や抗癌薬などの使用は、易感染性をもたらすことがある。

```
    a  b  c  d
1  正 正 誤 誤    2  正 誤 正 誤
3  誤 正 正 正    4  正 誤 誤 正
5  誤 正 誤 正
```

問76 精神神経系に現れる医薬品の副作用に関する記述の正誤について、正しい組合せを一つ選べ。

a 医薬品の副作用として現れる精神神経症状は、医薬品の大量服用や長期連用、乳幼児への適用外の使用等の不適正な使用がなされた場合に限って発生する。

b 眠気を催すことが知られている医薬品を使用した後は、乗物や危険な機械類の運転操作に従事しないよう十分注意することが必要である。

c 医薬品の副作用による無菌性髄膜炎では、早期に原因医薬品の使用を中止した場合でも、予後不良となることがほとんどである。

d 医薬品の副作用による無菌性髄膜炎は、過去に軽度の症状を経験した人の場合、再度、同じ医薬品を使用することにより再発し、急激に症状が進行する場合がある。

```
    a  b  c  d
1  誤 正 正 誤    2  誤 正 誤 正
3  誤 誤 誤 正    4  正 正 誤 誤
5  正 誤 正 誤
```

問77 消化器系に現れる医薬品の副作用に関する記述の正誤について、正しい組合せを一つ選べ。

a 消化性潰瘍とは、胃や十二指腸の粘膜組織が傷害されているが、粘膜組織の欠損は粘膜筋板を超えない状態をいう。

b 医薬品の副作用による消化性潰瘍は、必ず自覚症状があり、胃のもたれ、食欲低下、胸やけ、吐きけ、胃痛、空腹時にみぞおちが痛くなる、消化管出血に伴って糞便が黒くなるなどの症状が現れる。

c イレウス様症状が悪化すると、腸内細菌の異常増殖によって全身状態の衰弱が急激に進行する可能性がある。

d イレウス様症状は、下痢治癒後の便秘を放置すると、症状を悪化させてしまうことがある。

```
      a  b  c  d
1   正  誤  正  誤      2  誤  正  正  誤
3   誤  誤  正  正      4  正  正  誤  誤
5   正  誤  誤  正
```

問78 呼吸器系に現れる医薬品の副作用に関する記述の正誤について、正しい組合せを一つ選べ。

a 間質性肺炎は、気管支又は肺胞が細菌に感染して炎症を生じたものである。

b 医薬品の副作用による間質性肺炎は、一般的に、医薬品の使用開始から数か月後に発症することが多い。

c 医薬品の副作用による間質性肺炎は、かぜや気管支炎の症状と明らかに異なるため、区別がつきやすい。

d 医薬品の副作用による喘息の症状は、時間とともに悪化し、顔面の紅潮や目の充血、吐きけ、腹痛、下痢等を伴うこともある。

```
      a  b  c  d
1   正  正  誤  誤      2  誤  正  正  誤
3   誤  誤  正  正      4  誤  誤  誤  正
5   正  誤  誤  誤
```

問79 循環器系に現れる医薬品の副作用に関する記述の正誤について、正しい組合せを一つ選べ。

a うっ血性心不全とは、心筋の自動性や興奮伝導の異常が原因で心臓の拍動リズムが乱れる病態である。

b 不整脈の種類によっては失神(意識消失)することもあり、その場合には自動体外式除細動器(AED)の使用を考慮するとともに、直ちに救急救命処置が可能な医療機関を受診する必要がある。

c 医薬品の副作用としての不整脈は、代謝機能の低下によってその発症リスクが高まることがあるので、腎機能や肝機能の低下、併用薬との相互作用等に留意するべきである。

d 高血圧や心臓病等、循環器系疾患の診断を受けている人は、心臓や血管に悪影響を及ぼす可能性が高い医薬品を使用してはならない。

```
      a  b  c  d
1   正  誤  正  誤      2  正  誤  誤  正
3   誤  正  正  正      4  誤  正  誤  正
5   誤  誤  正  正
```

問80 感覚器系に現れる医薬品の副作用に関する記述について、正しいものの組合せを一つ選べ。

a コリン作動成分が配合された医薬品によって、眼圧が上昇することがある。

b 眼圧の上昇に伴って、頭痛や吐きけ・嘔吐等の症状が現れることもある。

c 高眼圧を長時間放置すると、視神経が損傷して視野欠損といった視覚障害に至るおそれがあるが、この症状は可逆的である。

d 瞳の拡大(散瞳)を生じる可能性のある成分が配合された医薬品を使用した後は、乗物や機械類の運転操作を避けなければならない。

1(a, b) 2(a, c) 3(b, c) 4(b, d) 5(c, d)

<第4章>

問81 次の記述は、法第1条の5第1項の条文の一部である。（　）の中に入れるべき字句の正しい組合せを一つ選べ。なお、複数箇所の（　b　）内は、いずれも同じ字句が入る。

医師、歯科医師、薬剤師、（　a　）その他の医薬関係者は、医薬品等の有効性及び安全性その他これらの（　b　）に関する知識と理解を深めるとともに、これらの使用の対象者（略）及びこれらを購入し、又は譲り受けようとする者に対し、これらの（　b　）に関する事項に関する（　c　）な情報の提供に努めなければならない。

	a	b	c
1	登録販売者	適正な使用	正確かつ適切
2	登録販売者	適正な保管方法	具体的
3	獣医師	適正な使用	具体的
4	獣医師	適正な使用	正確かつ適切
5	獣医師	適正な保管方法	具体的

問82 登録販売者に関する記述の正誤について、正しい組合せを一つ選べ。

a　薬局開設者は、その薬局において業務に従事する登録販売者に対し、厚生労働大臣に届出を行った研修実施機関が行う研修を、毎年度受講させなければならない。

b　販売従事登録を受けようと申請する者が、精神機能の障害により業務を適正に行うに当たって必要な認知、判断及び意思疎通を適切に行うことができないおそれがある場合は、当該申請者に係る精神の機能の障害に関する医師の診断書を、申請書に添えなければならない。

c　二以上の都道府県において一般用医薬品の販売又は授与に従事しようとする者は、いずれか一の都道府県知事の販売従事登録のみを受けることができる。

d　登録販売者は、一般用医薬品の販売又は授与に従事しようとしなくなったときは、30日以内に、登録販売者名簿の登録の消除を申請しなければならない。

	a	b	c	d			a	b	c	d
1	正	正	正	誤		2	正	正	誤	正
3	正	誤	正	正		4	誤	正	正	正
5	正	正	正	正						

問83 一般用医薬品及び要指導医薬品に関する記述の正誤について、正しい組合せを一つ選べ。

a　一般用医薬品及び要指導医薬品は、あらかじめ定められた用量に基づき、適正使用することによって効果を期待するものである。

b　一般用医薬品及び要指導医薬品の効能効果の表現は、通常、診断疾患名（胃炎、胃・十二指腸潰瘍等）で示されている。

c　要指導医薬品は、定められた期間を経過し、薬事・食品衛生審議会において、一般用医薬品として取り扱うことが適切であると認められると、一般用医薬品に分類される。

d　要指導医薬品には、人体に直接使用されない検査薬であって、血液を検体とするものなど、検体の採取に身体への直接のリスクを伴うものもある。

	a	b	c	d			a	b	c	d
1	正	正	誤	正		2	誤	誤	正	誤
3	正	正	正	誤		4	正	誤	正	誤
5	誤	正	誤	正						

問84 毒薬及び劇薬に関する記述の正誤について、正しい組合せを一つ選べ。

a　毒薬は、18歳未満の者その他安全な取扱いに不安のある者に交付してはならない。

b　劇薬を貯蔵、陳列する場所には、かぎを施さなければならない。

c　現在のところ、一般用医薬品には、毒薬又は劇薬に該当するものはない。

d　劇薬を一般の生活者に対して販売又は譲渡する際、当該医薬品を譲り受ける者から交付を受ける文書には、当該譲受人の職業の記載は不要である。

	a	b	c	d			a	b	c	d
1	誤	正	誤	正		2	誤	正	正	誤
3	正	誤	正	正		4	誤	誤	正	誤
5	正	正	誤	正						

問85 生物由来製品に関する記述について、[ ]の中に入れるべき字句の正しい組合せを一つ選べ。

　生物由来製品は、法第2条第10項において、「人その他の生物（[a]を除く。）に由来するものを原料又は材料として製造をされる医薬品、[b]のうち、保健衛生上特別の注意を要するものとして、厚生労働大臣が薬事・食品衛生審議会の意見を聴いて指定するもの」と定義されており、現在の科学的知見において、[c]の発生リスクの蓋然性が極めて低いものについては、指定の対象とならない。

	a	b	c
1	植物	医薬部外品、化粧品又は医療機器	感染症
2	植物	医薬部外品、化粧品又は医療機器	副作用
3	植物	医薬部外品又は医療機器	副作用
4	微生物	医薬部外品、化粧品又は医療機器	感染症
5	微生物	医薬部外品又は医療機器	副作用

問86 法第50条に基づき、一般用医薬品の直接の容器又は直接の被包に記載されていなければならない事項について、正しいものの組合せを一つ選べ。ただし、**厚生労働省令で定める表示の特例に関する規定は考慮しなくてよい。**

a　重量、容量又は個数等の内容量
b　配置販売品目以外の一般用医薬品にあっては、「店舗専用」の文字
c　用法及び用量
d　製造販売業者等の氏名又は名称及び電話番号

1（a, b）2（a, c）3（b, c）4（b, d）5（c, d）

問87 医薬部外品に関する記述の正誤について、正しい組合せを一つ選べ。

a　一般小売店では、医薬品の販売業の許可がなくても医薬部外品を販売することができる。
b　人又は動物の保健のために、ねずみ、はえ、蚊、のみ、その他これらに類する生物の防除の目的のために使用される物であり、機械器具等を含む。
c　効能効果があらかじめ定められた範囲内で

あって、成分や用法等に照らして人体に対する作用が緩和であることを要件として、医薬品的な効能効果を表示・標榜することが認められている。
d　医薬部外品の直接の容器又は直接の被包には、「医薬部外品」の文字の表示が義務付けられている。

	a	b	c	d			a	b	c	d
1	正	正	誤	誤		2	正	誤	正	正
3	誤	正	誤	誤		4	正	誤	正	誤
5	誤	誤	正	正						

問88 化粧品の効能効果として表示・標榜することが認められている範囲に関する記述の正誤について、正しい組合せを一つ選べ。

a　乾燥による小ジワを目立たなくする。
b　日やけによるシミ、ソバカスを防ぐ。
c　脱毛を防止する。　　d　芳香を与える。

	a	b	c	d			a	b	c	d
1	正	正	正	誤		2	正	正	誤	正
3	正	正	誤	誤		4	誤	誤	正	誤
5	誤	正	誤	正						

問89 保健機能食品等の食品に関する記述の正誤について、正しい組合せを一つ選べ。

a　食品とは、医薬品、医薬部外品及び再生医療等製品以外のすべての飲食物をいう。
b　特定保健用食品、機能性表示食品、特別用途食品を総称して、保健機能食品という。
c　特別用途食品の中には、えん下困難者用食品が含まれる。
d　機能性表示食品は、食品表示法に基づく食品表示基準に規定されている食品である。

	a	b	c	d			a	b	c	d
1	誤	正	正	誤		2	正	誤	正	正
3	正	正	正	正		4	正	誤	正	誤
5	誤	正	誤	正						

問90 これまでに認められている、主な特定保健用食品の表示内容と保健機能成分に関する組合せについて、誤っているものを一つ選べ。

1　血圧が高めの方に適する。　―　ラクトトリペプチド
2　カルシウム等の吸収を高める。　―　フラクトオリゴ糖

3　コレステロールが高めの方に適する。
　　―　大豆たんぱく質
4　食後の血中中性脂肪が上昇しにくい。
　　―　中性脂肪酸
5　骨の健康維持に役立つ。　―　キトサン

問91　薬局に関する記述について、正しいものの組合せを一つ選べ。

a　医療法において、調剤を実施する薬局は、医療提供施設として位置づけられている。

b　薬局では、特定の購入者の求めに応じて医薬品の包装を開封して分割販売することはできるが、医薬品をあらかじめ小分けし、販売することはできない。

c　薬局で薬事に関する実務に従事する薬剤師を管理者とすることができない場合には、その薬局において一般用医薬品の販売又は授与に関する業務に従事する登録販売者を管理者にすることができる。

d　薬剤の適正な使用の確保のため、診療又は調剤に従事する他の医療提供施設と連携することで、専門的な薬学的知見に基づく指導を実施するために必要な機能を備える薬局は、傷病の区分ごとに、その所在地の都道府県知事の認定を受けて地域連携薬局と称することができる。

1（a，b）2（a，d）3（b，c）4（b，d）5（c，d）

問92　店舗販売業者が薬剤師又は登録販売者に行わせる、要指導医薬品又は一般用医薬品のリスク区分に応じた情報提供等に関する記述の正誤について、正しい組合せを一つ選べ。

a　要指導医薬品を販売又は授与する場合には、情報提供を行った薬剤師の氏名、店舗の名称及び店舗の電話番号、その他連絡先を購入者等へ伝えさせなければならない。

b　第一類医薬品を販売又は授与する場合には、その店舗において医薬品の販売又は授与に従事する薬剤師又は登録販売者に、書面を用いて、必要な情報を提供させなければならない。

c　第二類医薬品を販売又は授与する場合には、その店舗において医薬品の販売又は授与に従事する薬剤師又は登録販売者に、必要な情報を提供させるよう努めなければならない。

d　第三類医薬品を購入した者から相談があった場合には、その店舗において医薬品の販売等に従事する薬剤師又は登録販売者に、必要な情報を提供させなければならない。

	a	b	c	d			a	b	c	d
1	正	誤	正	正		2	正	誤	正	誤
3	誤	正	正	誤		4	誤	誤	誤	正
5	正	正	誤	正						

問93　店舗販売業者が医薬品を陳列する方法に関する記述の正誤について、正しい組合せを一つ選べ。

a　医薬品は、他の物と区別して陳列しなければならない。

b　要指導医薬品と一般用医薬品を、混在しないように陳列しなければならない。

c　一般用医薬品は、薬効群ごとに区別すれば、リスク区分ごとに区別して陳列する必要はない。

d　指定第二類医薬品を、鍵をかけた陳列設備に陳列する場合は、「情報提供を行うための設備」から7メートル以内の範囲に陳列する必要はない。

	a	b	c	d			a	b	c	d
1	正	正	正	誤		2	正	正	誤	正
3	正	正	誤	誤		4	誤	誤	正	誤
5	誤	正	誤	正						

問94　薬局開設者が、法第9条の5の規定に基づき、当該薬局の見やすい場所に掲示しなければならない事項の正誤について、正しい組合せを一つ選べ。

a　勤務する薬剤師の薬剤師免許証

b　営業時間、営業時間外で相談できる時間及び営業時間外で医薬品の購入、譲受けの申込みを受理する時間

c　指定第二類医薬品を購入し、又は譲り受けようとする場合は、当該指定第二類医薬品の禁忌を確認すること及び当該指定第二類医薬品の使用について、薬剤師又は登録販売者に相談することを勧める旨

d　医薬品による健康被害の救済制度に関する解説

	a	b	c	d			a	b	c	d
1	正	正	誤	誤		2	正	誤	正	誤
3	誤	正	正	正		4	正	誤	誤	正
5	誤	正	誤	正						

問95　薬局における特定販売に関する記述の正誤について、正しい組合せを一つ選べ。

a　劇薬に該当する薬局製造販売医薬品は、特定販売により販売することができる。

b　特定販売を行うことについて、インターネットを利用して広告する場合はホームページに、一般用医薬品の陳列の状況を示す写真を見やすく表示しなければならない。

c　特定販売を行う薬局に注文された医薬品がない場合、別の薬局から発送することができる。

d　特定販売により一般用医薬品を購入しようとする者から、対面又は電話による相談応需の希望があった場合には、当該薬局において従事する薬剤師又は登録販売者が対面又は電話により情報提供を行わなければならない。

```
     a   b   c   d
1    正  正  誤  誤      2    正  誤  正  誤
3    誤  正  正  正      4    正  誤  誤  正
5    誤  正  誤  正
```

問96　医薬品の広告に関する記述の正誤について、正しい組合せを一つ選べ。

a　医薬品の効能、効果等について、医師その他の者がこれを保証したものと誤解されるおそれがある記事を広告し、記述し、又は流布してはならない。

b　医薬品の広告に該当するか否かについては、(1)顧客を誘引する意図が明確であること、(2)特定の医薬品の商品名(販売名)が明らかにされていること、(3)一般人が認知できる状態であることのうち、いずれかの要件を満たす場合、該当するものと判断される。

c　厚生労働大臣が医薬品、医療機器等の名称、製造方法、効能、効果又は性能に関する虚偽・誇大な広告を行った者に対して、違反を行っていた期間中における対象商品の売上額×4.5%の課徴金の納付を命じる「課徴金制度」がある。

d　医薬品の製造販売業者に限っては、承認前の医薬品の名称に関する広告を行うことができる。

```
     a   b   c   d
1    誤  正  正  誤      2    正  誤  正  正
3    正  正  正  正      4    正  誤  正  誤
5    誤  正  誤  正
```

問97　医薬品等適正広告基準に関する記述の正誤について、正しい組合せを一つ選べ。

a　「医薬品等適正広告基準」においては、購入者等に対して、医薬品について、事実に反する認識を与えるおそれがある広告のほか、過度の消費や乱用を助長するおそれがある広告についても、不適正なものとされている。

b　医薬品等の使用前後の写真は、効能効果を保証するために積極的に用いるのが適当である。

c　漢方処方製剤の効能効果は、配合されている個々の生薬成分がそれぞれ作用しているため、それらの構成生薬の作用を個別に挙げて説明することが適当である。

d　一般用医薬品については、同じ有効成分を含有する医療用医薬品の効能効果をそのまま標榜すれば、承認されている内容を正確に反映した広告といえる。

```
     a   b   c   d
1    誤  正  正  誤      2    正  誤  正  誤
3    正  正  誤  正      4    正  誤  誤  誤
5    誤  誤  誤  誤
```

問98　医薬品の販売方法に関する記述の正誤について、正しい組合せを一つ選べ。

a　一般用医薬品を懸賞や景品として授与することは、原則として認められていない。

b　キャラクターグッズ等の景品類を提供して医薬品を販売することは、不当景品類及び不当表示防止法の限度内であれば認められている。

c　配置販売業において、医薬品を先用後利によらず現金売りを行うことは、顧客の求めに応じたものであれば、適正な販売方法である。

d　店舗販売業者が、在庫処分を主な目的に、効能効果が重複する医薬品を組み合わせて販売することは、適正な販売方法である。

```
     a   b   c   d
1    正  正  正  誤      2    正  正  誤  正
3    正  正  誤  誤      4    誤  誤  正  誤
5    誤  正  誤  正
```

問99　法に基づく行政庁による監視指導及び処分に関する記述の正誤について、正しい組合せを一つ選べ。なお、本問において、「都道府県知事」とは、「都道府県知事（薬局又は店舗販売業にあっては、その薬局又は店舗の所在地が保健所設置市又は特別区の区域にある場合においては、市長又は区長。）」とする。

a　薬局開設者や医薬品の販売業者が、薬事監視員による立入検査や収去を拒んだり、妨げたり、忌避した場合の罰則の規定が設けられている。

b　都道府県知事は、店舗販売業において一般用医薬品の販売等を行うための業務体制が基準（体制省令）に適合しなくなった場合、店舗管理者に対して、その業務体制の整備を命ずることができる。

c　都道府県知事は、薬事監視員に、薬局開設者又は医薬品の販売業者が医薬品を業務上取り扱う場所に立ち入らせ、帳簿書類を収去させることができる。

d　厚生労働大臣は、配置販売業の配置員が、その業務に関し、法若しくはこれに基づく命令又はこれらに基づく処分に違反する行為があったときは、その配置販売業者に対して、期間を定めてその配置員による配置販売の業務の停止を命ずることができる。

	a	b	c	d
1	正	正	誤	誤
2	誤	正	正	誤
3	誤	誤	正	正
4	誤	誤	誤	正
5	正	誤	誤	誤

問100　一般の生活者からの医薬品の苦情及び相談に関する記述について、正しいものの組合せを一つ選べ。

a　医薬品の販売関係の業界団体・職能団体においては、一般用医薬品の販売等に関する相談を受けつける窓口を設置し、業界内における自主的なチェックと自浄的是正を図る取り組みがなされている。

b　独立行政法人国民生活センターでは、寄せられた苦情等の内容から、薬事に関する法令への違反、不遵守につながる情報が見出された場合には、法に基づき立入検査によって事実関係を確認のうえ、必要な指導、処分等を行っている。

c　生活者からの苦情等は、消費者団体等の民間団体にも寄せられることがあるが、これらの団体では生活者へのアドバイスは行ってはならないとされている。

d　消費者団体等の民間団体では、必要に応じて行政庁への通報や問題提起を行っている。

1（a, b）　2（a, d）　3（b, c）　4（b, d）　5（c, d）

＜第5章＞

問101　一般用医薬品（一般用検査薬を除く）の添付文書等に関する記述の正誤について、正しい組合せを一つ選べ。

a　医薬品の有効性・安全性等に係る新たな知見、使用に係る情報に関し、重要な内容が変更された場合は、改訂年月の記載と改訂箇所の明示がなされる。

b　添付文書は開封時に一度目を通されれば十分というものでなく、必要なときにいつでも取り出して読むことができるように保管される必要がある。

c　「効能又は効果」には、一般の生活者が自ら判断できる症状、用途等が示されているが、「適応症」として記載されている場合もある。

d　一般用医薬品も医療用医薬品と同様に、紙の添付文書の同梱を廃止し、注意事項等の情報は電子的な方法により提供されることとなった。

	a	b	c	d
1	正	誤	正	正
2	正	正	正	誤
3	正	正	誤	誤
4	誤	正	誤	正
5	誤	誤	正	正

問102　一般用医薬品の添付文書等の「使用上の注意」に関する記述について、誤っているものを一つ選べ。

1　使用上の注意は、「してはいけないこと」、「相談すること」及び「その他の注意」から構成され、枠囲い、文字の色やポイントを替えるなど他の記載事項と比べて目立つように記載されている。

2　摂取されたアルコールによって、医薬品の作用の増強、副作用を生じる危険性の増大等が予測される場合に、「服用前後は飲酒しないこと」と記載されている。

3　「使用上の注意」、「してはいけないこと」及び「相談すること」の各項目の見出しには、それぞれ標識的マークが付されていることが多い。

4　「してはいけないこと」には、守らないと症状が悪化する事項、副作用又は事故等が起こりやすくなる事項について記載されている。

5　「服用後、乗物又は機械類の運転操作をしないこと」は、小児に通常当てはまらない内容であるため、小児に使用される医薬品においては記載されていない。

問103　一般用医薬品の保管及び取扱いに関する記述について、最も適切なものを一つ選べ。

1　添付文書に「直射日光の当たらない、湿気の少ない涼しい場所に密栓して保管すること」と表示されているので、錠剤を冷蔵庫内で保管した。

2　5歳の子供が誤飲することを避けるため、子供の手が届かず、かつ目につかないところに医薬品を保管した。

3　勤務先に携行するのに便利だと考え、医薬品を別の容器へ移し替えた。

4　開封後は早く使い切らないと変質すると思い、点眼薬を家族の数人で使い回した。

5　シロップ剤は特に変質しにくい剤形であるため、開封後、室温で保管した。

問104　一般用医薬品の製品表示に関する記述について、正しいものの組合せを一つ選べ。

a　使用期限の表示については、適切な保存条件下で製造後1年を超えて性状及び品質が安定であることが確認されている医薬品において、法的な表示義務はない。

b　滋養強壮を目的とする内服液剤で、1回服用量中 0.1mL を超えるアルコールを含有するものについては、アルコールを含有する旨及びその分量が記載されている。

c　配置販売される医薬品の使用期限は、「配置期限」として記載される場合がある。

d　可燃性ガスを噴射剤としているエアゾール製品では、添付文書等の「保管及び取扱い上の注意」に消防法に基づく注意事項が記載されているが、その容器への表示は義務づけられていない。

1（a,b）　2（a,d）　3（b,c）　4（b,d）　5（c,d）

問105　緊急安全性情報に関する記述の正誤について、正しい組合せを一つ選べ。

a　A4サイズの黄色地の印刷物で、イエローレターとも呼ばれる。

b　医療用医薬品や医家向け医療機器についての情報伝達である場合が多いが、一般用医薬品に関係した情報が発出されたこともある。

c　医療機関や薬局等へ直接配布されるものであり、電子メールによる情報伝達は認められていない。

d　厚生労働省からの命令、指示に基づいて作成されるもので、製造販売業者の自主決定に基づいて作成されることはない。

	a	b	c	d			a	b	c	d
1	正	正	誤	誤		2	誤	正	正	誤
3	誤	誤	正	正		4	誤	誤	誤	正
5	正	誤	誤	誤						

問106　医薬品等の安全性情報等に関する記述の正誤について、正しい組合せを一つ選べ。

a　PMDAのホームページには、要指導医薬品の添付文書情報は掲載されているが、一般用医薬品の添付文書情報は掲載されていない。

b　PMDAのホームページには、厚生労働省が製造販売業者等に指示した緊急安全性情報、「使用上の注意」の改訂情報が掲載されている。

c　PMDAが配信する医薬品医療機器情報配信サービス（PMDAメディナビ）は、誰でも利用できる。

d 医薬品・医療機器等安全性情報は、厚生労働省が情報をとりまとめ、広く医薬関係者向けに情報提供を行っている。

```
   a b c d
1 正 正 誤 誤   2 正 誤 正 誤
3 誤 正 正 正   4 正 誤 誤 正
5 誤 正 誤 正
```

問107 医薬品の副作用情報等の収集、評価及び措置に関する記述の正誤について、正しい組合せを一つ選べ。

a 医薬品・医療機器等安全性情報報告制度は、厚生省(当時)が全国の全ての医療機関から、直接副作用報告を受ける「医薬品副作用モニター制度」としてスタートした。

b 登録販売者は、医薬品・医療機器等安全性情報報告制度に基づいて報告を行う医薬関係者として位置づけられている。

c 収集された副作用等の情報は、その医薬品の製造販売業者等において評価・検討され、必要な安全対策が図られる。

d 厚生労働大臣は、各制度により集められた副作用情報の調査検討結果に基づき、使用上の注意の改訂の指示等、安全対策上必要な行政措置を講じている。

```
   a b c d
1 正 誤 正 誤   2 正 誤 誤 正
3 誤 正 正 正   4 誤 正 誤 正
5 誤 誤 正 正
```

問108 法第68条の10第1項の規定に基づき、医薬品の製造販売業者がその製造販売した医薬品について行う副作用等の報告において、15日以内に厚生労働大臣に報告することとされている事項の正誤について、正しい組合せを一つ選べ。

a 医薬品によるものと疑われる副作用症例のうち、使用上の注意から予測できないもので、非重篤な国内事例

b 医薬品によるものと疑われる感染症症例のうち、使用上の注意から予測できないもので、非重篤な国内事例

c 医薬品によるものと疑われる副作用症例のうち、使用上の注意から予測できるもので、死亡に至った国内事例

d 医薬品によるものと疑われる副作用症例のうち、発生傾向の変化が保健衛生上の危害の発生又は拡大のおそれを示すもので、重篤(死亡含む)な国内事例

```
   a b c d
1 正 誤 正 誤   2 正 誤 誤 正
3 誤 正 正 正   4 誤 正 誤 正
5 誤 誤 正 正
```

問109 医薬品の副作用等による健康被害の救済に関する記述について、( )の中に入れるべき字句の正しい組合せを一つ選べ。

(a)・スモン事件等を踏まえ、1979年に薬事法が改正され、医薬品の市販後の安全対策の強化を図るため、再審査・再評価制度の創設、副作用等の報告制度の整備、(b)の危害の発生又は拡大を防止するための緊急命令、廃棄・(c)に関する法整備等がなされた。

	a	b	c
1	違法薬物事件	保健衛生上	廃止命令
2	違法薬物事件	国民生活上	回収命令
3	サリドマイド事件	国民生活上	廃止命令
4	サリドマイド事件	保健衛生上	回収命令
5	サリドマイド事件	保健衛生上	廃止命令

問110 医薬品副作用被害救済制度に関する記述の正誤について、正しい組合せを一つ選べ。

a 医薬品の副作用による疾病のため、入院治療が必要と認められるが、やむをえず自宅療養を行った場合は、給付の対象とならない。

b 製薬企業に損害賠償責任がある場合にも、救済制度の対象となる。

c 健康被害が医薬品の副作用によると診断した医師が、PMDAに対して給付請求を行うこととされている。

d 救済給付業務に必要な費用のうち、事務費はすべて国庫補助により賄われている。

```
   a b c d
1 誤 正 正 誤   2 正 誤 正 誤
3 正 正 誤 正   4 正 誤 誤 誤
5 誤 誤 誤 誤
```

問111 医薬品副作用被害救済制度の給付に関する記述の正誤について、正しい組合せを一つ選べ。

a 遺族年金の給付は、請求期限がない。

b 葬祭料の給付は、請求期限がない。

c 医療手当の給付の請求期限は、請求に係る医療が行われた日の属する月の翌月の初日から5年以内である。

d 障害年金は、医薬品の副作用により一定程度の障害の状態にある18歳以上の人の生活補償等を目的として給付されるものである。

	a	b	c	d			a	b	c	d
1	正	正	誤	誤		2	正	正	誤	正
3	正	誤	誤	誤		4	誤	誤	正	正
5	誤	誤	正	誤						

問112 医薬品等を適正に使用したにもかかわらず、副作用によって一定程度以上の健康被害が生じた場合に、医薬品副作用被害救済制度の対象となるものの正誤について、正しい組合せを一つ選べ。

a 一般用医薬品の胃腸薬

b いわゆる健康食品として販売されたもの

c 一般用医薬品の殺菌消毒剤（人体に直接使用するもの）

d ワセリン（日本薬局方収載医薬品）

	a	b	c	d			a	b	c	d
1	正	正	誤	誤		2	正	誤	正	誤
3	誤	正	正	正		4	正	誤	誤	正
5	誤	正	誤	正						

問113 一般用医薬品の安全対策に関する記述の正誤について、正しい組合せを一つ選べ。

a アンプル入りかぜ薬の使用による重篤な副作用（ショック）で死亡例が発生したことから、1965年に厚生省（当時）は関係製薬企業に対し、アンプル入りかぜ薬製品の回収を要請した。

b 塩酸フェニルプロパノールアミンが配合された一般用医薬品による脳出血等の副作用症例が複数報告されたことから、厚生労働省は、代替成分としてプソイドエフェドリン塩酸塩等への速やかな切替えを指示した。

c 慢性肝炎患者が小柴胡湯を使用して間質性肺炎を発症し、死亡を含む重篤な転帰に至った例もあったことから、1996年に厚生省（当時）は関係製薬企業に対して緊急安全性情報の配布を指示した。

d 一般用かぜ薬の使用によると疑われる肝機能障害の発生事例が報告されたことを受けて、2003年に厚生労働省は一般用かぜ薬全般につき使用上の注意の改訂を指示した。

	a	b	c	d			a	b	c	d
1	正	正	正	誤		2	正	正	誤	正
3	正	誤	正	正		4	誤	正	正	正
5	正	正	正	正						

問114 次の表は、ある一般用医薬品の解熱鎮痛薬に含まれている成分の一覧である。

2錠中：

成分	分量
イブプロフェン	144 mg
エテンザミド	84 mg
ブロモバレリル尿素	200 mg
無水カフェイン	50 mg

この解熱鎮痛薬の添付文書等の「相談すること」の項目中において、「次の診断を受けた人」と記載されている基礎疾患の正誤について、正しい組合せを一つ選べ。

a 緑内障　　b 腎臓病　　　c てんかん

d 肝臓病

	a	b	c	d			a	b	c	d
1	誤	正	正	誤		2	正	正	誤	正
3	正	誤	正	誤		4	誤	正	誤	正
5	正	誤	正	正						

問115 次硝酸ビスマスが配合された内服用の一般用医薬品の添付文書等において、「相談すること」の項目中に「胃・十二指腸潰瘍の診断を受けた人」と記載される主な理由について、最も適切なものを一つ選べ。

1 下痢症状の副作用が発現するおそれがあるため。

2 ナトリウム、カルシウム、マグネシウム等の無機塩類の排泄が遅れることで、副作用が発現するおそれがあるため。

3 本剤の吸収が高まり、血中に移行する量が多くなり、本剤による精神神経障害等が発現するおそれがあるため。

4 胃液の分泌が亢進し、胃・十二指腸潰瘍の症状を悪化させるおそれがあるため。

5 消化管粘膜の防御機能が低下し、胃・十二指腸潰瘍の症状を悪化させるおそれがあるため。

問116 一般用医薬品の添付文書等において、生じた血栓が分解されにくくなるため、「相談すること」の項目中に「血栓のある人（脳血栓、心筋梗塞、血栓静脈炎等）、血栓症を起こすおそれのある人」と記載することとされている内服薬の成分を一つ選べ。

1 アスピリン

2 トラネキサム酸

3 アセトアミノフェン

4 タンニン酸アルブミン

5 グリチルリチン酸二カリウム

問117 プソイドエフェドリン塩酸塩が配合された一般用医薬品の鼻炎用内服薬の添付文書等において、「次の人は使用（服用）しないこと」の項目中に記載することとされている対象者の正誤について、正しい組合せを一つ選べ。

a 糖尿病の診断を受けた人

b 心臓病の診断を受けた人

c 吐き気・嘔吐の症状がある人

d 前立腺肥大による排尿困難の症状がある人

	a	b	c	d			a	b	c	d
1	誤	正	正	誤		2	正	誤	正	正
3	誤	正	誤	正		4	正	誤	正	誤
5	正	正	誤	正						

問118 一般用医薬品の胃腸薬の添付文書等において、アルミニウム脳症及びアルミニウム骨症を生じるおそれがあるため、「長期連用しないこと」と記載することとされている成分の正誤について、正しい組合せを一つ選べ。

a アルジオキサ

b テプレノン

c ロートエキス

d 合成ヒドロタルサイト

	a	b	c	d			a	b	c	d
1	正	誤	正	誤		2	誤	正	正	誤
3	誤	誤	正	正		4	正	正	誤	誤
5	正	誤	誤	正						

問119 一般用医薬品の添付文書等において、「相談すること」の項目中に「次の診断を受けた人」として記載することとされている基礎疾患等と医薬品成分・薬効群等との関係の正誤について、正しい組合せを一つ選べ。

a 肝臓病 ― アセトアミノフェンを含む解熱鎮痛薬

b 高血圧 ― スクラルファートを含む胃腸薬

c 甲状腺機能障害 ― メトキシフェナミン塩酸塩を含む鎮咳去痰薬

d 腎臓病 ― 酸化マグネシウムを含む瀉下薬

	a	b	c	d			a	b	c	d
1	誤	正	正	誤		2	正	誤	正	正
3	正	正	正	正		4	正	誤	正	誤
5	誤	正	誤	正						

問120 一般用医薬品の添付文書等において、眠気、目のかすみ、異常なまぶしさを生じることがあるため、「服用後、乗物又は機械類の運転操作をしないこと」と記載することとされている成分等を一つ選べ。

1 スコポラミン臭化水素酸塩水和物

2 イブプロフェン

3 メチルエフェドリン塩酸塩

4 芍薬甘草湯

5 ビサコジル

中国・四国【共通問題】
島根／鳥取／岡山／広島／山口
香川／愛媛／高知
（令和5年10月17日実施）

＜第1章＞

問1　医薬品の副作用に関する記述の正誤について、正しい組み合わせはどれか。

a　主作用以外の反応であっても、特段の不都合を生じないものであれば、通常、副作用として扱われることはない。

b　副作用は、発生原因の観点から薬理作用によるものとアレルギー（過敏反応）によるものに大別することができる。

c　眠気や口渇等の比較的よく見られる症状は、副作用とはいわない。

d　一般用医薬品の使用にあたっては、通常、重大な副作用よりも、その使用を中断することによる不利益を回避することが優先される。

	a	b	c	d			a	b	c	d
1	誤	誤	正	誤		2	正	正	誤	誤
3	正	誤	誤	正		4	正	誤	正	正
5	誤	正	誤	正						

問2　いわゆる健康食品に関する記述の正誤について、正しい組み合わせはどれか。

a　機能性表示食品は、疾病に罹患した者の健康維持及び増進に役立つ機能を表示できる。

b　栄養機能食品は、国が定めた規格基準に適合したものであれば、その食品に含まれるビタミン、ミネラル等の栄養成分の健康機能を表示できる。

c　健康食品は、安全性や効果を担保する科学的データの面で医薬品と同等のものである。

d　健康食品は、健康増進や維持の助けになることが期待されるが、医薬品とは法律上区別される。

	a	b	c	d			a	b	c	d
1	誤	正	誤	正		2	正	正	誤	正
3	誤	誤	正	正		4	正	正	正	誤
5	正	誤	誤	誤						

問3　他の医薬品や食品との相互作用に関する記述の正誤について、正しい組み合わせはどれか。

a　外用薬や注射薬であっても、食品によって医薬品の作用や代謝に影響を受ける可能性がある。

b　相互作用は、医薬品が薬理作用をもたらす部位において起こり、医薬品が吸収、分布、代謝、又は排泄される過程では起こらない。

c　酒類（アルコール）をよく摂取する者では、肝臓の代謝機能が弱まっていることが多く、その結果、アセトアミノフェンが通常よりも代謝されにくくなる。

d　相互作用による副作用のリスクを減らす観点から、緩和を図りたい症状が明確である場合には、なるべくその症状に合った成分のみが配合された医薬品を選択することが望ましい。

	a	b	c	d			a	b	c	d
1	正	誤	正	正		2	誤	誤	正	誤
3	正	正	誤	誤		4	誤	正	正	正
5	正	誤	誤	正						

問4　医薬品のリスク評価に関する記述のうち、正しいものの組み合わせはどれか。

a　ヒトを対象とした臨床試験の実施の基準には、国際的に Good Vigilance Practice（GVP）が制定されている。

b　医薬品の効果とリスクは、用量と作用強度の関係（用量－反応関係）に基づいて評価される。

c　新規に開発される医薬品のリスク評価として、毒性試験が厳格に実施されている。

d　動物実験により求められる 50%有効量は、薬物の毒性の指標として用いられる。

1（a，b）2（a，c）3（a，d）4（b，c）5（b，d）

問5　医薬品の本質に関する記述の正誤について、正しい組み合わせはどれか。

a　一般用医薬品の保健衛生上のリスクは、医療用医薬品と比較すれば相対的に低いと考えられる。

b　販売した一般用医薬品に明らかな欠陥があった場合などは、製造物責任法（平成6年法律第85号）の対象となりえる。

c　医薬品医療機器等法では、健康被害の発生の可能性がない場合であっても、異物等の混

入、変質等がある医薬品を販売等してはならない旨を定めている。

d　医薬品は、人の疾病の治療に使用されるものであり、診断や予防のために使用されるものではない。

	a	b	c	d			a	b	c	d
1	正	正	正	誤		2	誤	誤	正	正
3	誤	正	正	正		4	正	誤	誤	誤
5	正	正	誤	正						

問6　小児への医薬品使用等に関する記述の正誤について、正しい組み合わせはどれか。

a　「医療用医薬品の添付文書等の記載要領の留意事項(平成29年6月8日付け薬生安発0608第1号厚生労働省医薬・生活衛生局安全対策課長通知別添)」において、小児という場合には、おおよその目安として、7歳未満の年齢区分が用いられている。

b　小児は、大人と比べて身体の大きさに対して腸が長く、服用した医薬品の吸収率が相対的に高い。

c　年齢に応じた用法用量が定められていない医薬品の場合は、保護者等に対して、成人用の医薬品の量を減らして小児へ与えるよう説明することが重要である。

d　小児は、血液脳関門が発達しているため、吸収されて循環血液中に移行した医薬品の成分が脳に達しにくい。

	a	b	c	d			a	b	c	d
1	正	誤	正	誤		2	正	誤	誤	正
3	正	正	誤	誤		4	誤	正	正	正
5	誤	正	誤	誤						

問7　高齢者への医薬品使用等に関する記述のうち、正しいものはどれか。

1　年齢のみから、副作用を生じるリスクがどの程度増大しているかを容易に判断できる。

2　一般に高齢者は生理機能が衰えつつあり、特に、肝臓や腎臓の機能が低下していると医薬品の作用が現れにくくなる。

3　一般用医薬品は作用が比較的穏やかであり、高齢者が複数の医薬品を長期間使用しても副作用を生じるリスクは低い。

4　「医療用医薬品の添付文書等の記載要領の

留意事項(平成29年6月8日付け薬生安発0608第1号厚生労働省医薬・生活衛生局安全対策課長通知別添)」において、おおよその目安として65歳以上を「高齢者」としている。

問8　妊婦又は妊娠していると思われる女性及び母乳を与える女性(授乳婦)への医薬品の使用等に関する記述のうち、正しいものの組み合わせはどれか。

a　胎児は、母体との間に存在する胎盤を通じて栄養分を受け取っており、胎盤には胎児の血液と母体の血液とが混合する仕組みがある。

b　便秘薬には、配合成分やその用量によっては流産や早産を誘発するおそれがあるものがある。

c　一般用医薬品は、多くの場合、妊婦が使用した場合における安全性に関する評価が確立しているため、妊婦の使用の可否について、添付文書に明記されている。

d　医薬品の種類によっては、授乳婦が使用した医薬品の成分の一部が乳汁中に移行することが知られているが、通常の使用の範囲では具体的な悪影響が判明していないものもある。

1(a, b) 2(a, c) 3(a, d) 4(b, c) 5(b, d)

問9　プラセボ効果に関する記述のうち、正しいものの組み合わせはどれか。

a　プラセボ効果は、不確実であり、それを目的として医薬品が使用されるべきではない。

b　プラセボ効果とは、医薬品を使用したとき、結果的又は偶発的に薬理作用を生じることをいう。

c　プラセボ効果は、主観的な変化だけでなく、客観的に測定可能な変化として現れることがある。

d　プラセボ効果によってもたらされる反応や変化は、望ましいもの(効果)のみである。

1(a, b) 2(a, c) 3(a, d) 4(b, c) 5(b, d)

問10 セルフメディケーションに関する記述の正誤について、正しい組み合わせはどれか。

a セルフメディケーションの主役は一般の生活者である。

b 近年、専門家によるアドバイスなしで、身近にある一般用医薬品を利用する「セルフメディケーション」の考え方がみられるようになってきている。

c 世界保健機関(WHO)によれば、セルフメディケーションとは、「自分自身の健康に責任を持ち、軽度な身体の不調は自分で手当てすること」とされている。

```
    a  b  c
1   正  誤  正    2   正  誤  誤
3   正  正  正    4   誤  誤  正
5   誤  正  誤
```

問11 アレルギー(過敏反応)に関する記述の正誤について、正しい組み合わせはどれか。

a 医薬品の中には、鶏卵や牛乳等を原材料として作られているものがあるため、それらに対するアレルギーがある人では使用を避けなければならない場合もある。

b 通常の免疫反応の場合、炎症やそれに伴って発生する発熱等は、人体にとって有害なものを体内から排除するための必要な過程である。

c 医薬品にアレルギーを起こしたことがない人は、病気等に対する抵抗力が低下している状態などの場合でもアレルギーを起こすことはない。

d アレルゲンとなり得る添加物として、黄色4号(タートラジン)、亜硫酸塩(亜硫酸ナトリウム、ピロ硫酸カリウム等)等が知られている。

```
    a  b  c  d
1   正  正  正  誤    2   誤  誤  正  誤
3   正  正  誤  正    4   誤  正  正  正
5   正  誤  誤  誤
```

問12 医薬品の品質に関する記述の正誤について、正しい組み合わせはどれか。

a 日本薬局方に収められている医薬品であって、その性状、品質が日本薬局方で定める基準に適合しないものは販売が禁止されている。

b 医薬品は適切な保管・陳列がなされた場合、経時変化による品質の劣化は避けられる。

c 医薬品は適切な保管・陳列がなされない場合、人体に好ましくない作用をもたらす物質を生じることはないが、効き目が低下するおそれはある。

d 医薬品の外箱等に表示されている「使用期限」は、開封の有無にかかわらず、未使用状態で保管された場合に品質が保持される期限である。

```
    a  b  c  d
1   誤  正  正  誤    2   正  正  正  誤
3   正  誤  正  正    4   正  誤  誤  誤
5   誤  誤  誤  正
```

問13 一般用医薬品の役割に関する記述のうち、誤っているものはどれか。

1 健康状態の自己検査

2 健康の維持・増進

3 生活の質(QOL)の改善・向上

4 生活習慣病等の疾病に伴う症状発現の予防(科学的・合理的に効果が期待できるものに限る。)

5 重度な疾病に伴う症状の改善

問14 一般用医薬品の定義に関する以下の記述について、( )の中に入れるべき字句の正しい組み合わせはどれか。

一般用医薬品は、医薬品医療機器等法第4条第5項第4号において「医薬品のうち、その(a)において人体に対する作用が著しくないものであって、(b)その他の医薬関係者から提供された情報に基づく需要者の選択により使用されることが目的とされているもの((c)を除く。)」と定義されている。

	a	b	c
1	効能及び効果	登録販売者	要指導医薬品
2	効能及び効果	薬剤師	処方箋医薬品
3	用法及び用量	登録販売者	処方箋医薬品
4	効能及び効果	薬剤師	要指導医薬品
5	用法及び用量	薬剤師	要指導医薬品

問15 医療機関で治療を受けている人等への配慮に関する記述の正誤について、正しい組み合わせはどれか。

a　医療機関での治療は特に受けていない場合であっても、医薬品の種類や配合成分等によっては、特定の症状がある人が使用するとその症状を悪化させるおそれがある。

b　生活習慣病等の慢性疾患の種類や程度によっては、一般用医薬品を使用することでその症状が悪化したり、治療が妨げられることもある。

c　医療機関・薬局で交付された薬剤を使用している人について、疾患の種類や程度によっては、一般用医薬品との併用により症状を悪化させることがあり注意が必要であるため、一般用医薬品との併用の可否を判断することを登録販売者に義務付けている。

```
        a  b  c
1  正  正  正      2  誤  誤  正
3  誤  正  誤      4  正  正  誤
5  正  誤  誤
```

問16　医薬品の適正使用と副作用に関する記述の正誤について、正しい組み合わせはどれか。

a　医薬品は、その目的とする効果に対して副作用が生じる危険性が最小限となるよう、使用する量や使い方が定められている。

b　一般用医薬品には、使用してもドーピングに該当する成分を含んだものはない。

c　一般用医薬品は作用が著しくないため、乱用の繰り返しによっても、慢性的な臓器障害までは生じない。

d　人体に直接使用されない医薬品についても、使用する人の誤解や認識不足によって、副作用につながることがある。

```
        a  b  c  d
1  正  誤  誤  正      2  誤  誤  正  正
3  正  正  誤  誤      4  誤  正  正  正
5  正  誤  正  誤
```

問17　サリドマイドに関する記述の正誤について、正しい組み合わせはどれか。

a　サリドマイドは、解熱鎮痛薬として販売された医薬品である。

b　妊娠している女性が摂取した場合、サリドマイドは血液脳関門を通過して胎児に移行するため、胎児に先天異常が発生する。

c　サリドマイド製剤には、一般用医薬品とし

て販売されていた製品もある。

d　サリドマイドには、副作用として血管新生を妨げる作用がある。

```
        a  b  c  d
1  誤  誤  正  正      2  正  誤  誤  正
3  正  誤  誤  誤      4  誤  正  誤  正
5  誤  正  正  誤
```

問18　ヒト免疫不全ウイルス（HIV）訴訟に関する記述の正誤について、正しい組み合わせはどれか。

a　HIV訴訟とは、血友病患者が、HIVが混入した原料血漿から製造された血液凝固因子製剤の投与を受けたことにより、HIVに感染したことに対する損害賠償訴訟である。

b　HIV訴訟を契機に、医薬品副作用被害救済制度が創設された。

c　HIV訴訟の和解を踏まえ、製薬企業に対し、医薬品の副作用報告が初めて義務付けられた。

d　HIV訴訟を契機に、緊急に必要とされる医薬品を迅速に供給するための「緊急輸入」制度が創設された。

```
        a  b  c  d
1  誤  誤  正  誤      2  誤  誤  正  正
3  正  正  誤  誤      4  誤  正  誤  正
5  正  誤  誤  正
```

問19　クロイツフェルト・ヤコブ病（CJD）に関する記述の正誤について、正しい組み合わせはどれか。

a　ヒト乾燥硬膜の原料が採取された段階でプリオンに汚染されている場合があり、プリオン不活化のための十分な化学的処理が行われないまま製品として流通し、脳外科手術で移植された患者にCJDが発生した。

b　CJDは、細菌でもウイルスでもないリン脂質の一種であるプリオンが原因とされた。

c　CJDの症状としては、初期には腹部の膨満感から激しい腹痛を伴う下痢を生じ、次第に下半身の痺れや脱力、歩行困難が現れる。

d　CJD訴訟の和解の後に、生物由来製品による感染等被害救済制度の創設等がなされた。

```
        a  b  c  d
1  正  誤  正  正      2  誤  正  誤  正
3  正  誤  誤  正      4  正  正  正  誤
5  誤  誤  正  誤
```

北海道・東北

北関東・甲信越

南関東

北陸・東海

奈良

関西広域連合・福井

中国・四国

九州・沖縄

問20　亜急性脊髄視神経症（スモン）に関する記述のうち、正しいものの組み合わせはどれか。

a　スモンの原因となったキノホルム製剤には、一般用医薬品として販売されていた製品もある。

b　キノホルム製剤は、我が国では現在、アメーバ赤痢への使用に限定して販売されている。

c　スモン患者に対する施策や救済制度として、施術費及び医療費の自己負担分の公費負担、重症患者に対する介護事業等が講じられている。

d　スモン訴訟を契機として、医薬品副作用モニター制度が創設された。

1（a, b）2（a, c）3（b, c）4（b, d）5（c, d）

＜第2章＞

問21　肝臓に関する記述のうち、誤っているものはどれか。

1　肝臓で産生される胆汁には、古くなった赤血球や過剰のコレステロール等を排出する役割がある。

2　胃や小腸で吸収されたアルコールは、肝臓へと運ばれて一度アセトアルデヒドに代謝されたのち、さらに代謝されて酢酸となる。

3　アミノ酸が分解された場合等に生成するアンモニアは、体内に滞留すると有害な物質であり、肝臓において尿酸へと代謝される。

4　ヘモグロビンが分解して生じたビリルビンは、肝臓で代謝されるが、肝機能障害や胆管閉塞などを起こすとビリルビンが循環血液中に滞留して、黄疸を生じる。

問22　大腸に関する記述のうち、正しいものの組み合わせはどれか。

a　大腸の腸内細菌は、血液凝固や骨へのカルシウム定着に必要なビタミンDを産生している。

b　大腸の粘膜上皮細胞は、腸内細菌が食物繊維を分解して生じる栄養分を、その活動に利用しており、大腸が正常に働くには、腸内細菌の存在が重要である。

c　大腸は、盲腸、虫垂、上行結腸、横行結腸、下行結腸、S状結腸、直腸からなる管状の臓器で、内壁粘膜に絨毛がない点で小腸と区別される。

d　通常、糞便の成分の大半は食物の残滓で、そのほか、はがれ落ちた腸壁上皮細胞の残骸や腸内細菌の死骸が含まれる。

1（a, b）2（a, c）3（a, d）4（b, c）5（c, d）

問23　呼吸器系に関する記述の正誤について、正しい組み合わせはどれか。

a　鼻腔の内壁は、粘膜で覆われた棚状の凸凹になっており、吸入された空気との接触面積を広げ、効率よく適度な湿り気と温もりを与えて、乾燥した冷たい外気が流れ込むのを防いでいる。

b　咽頭の後壁にある扁桃は、リンパ組織（白血球の一種であるリンパ球が密集する組織）が集まってできていて、気道に侵入してくる細菌、ウイルス等に対する免疫反応が行われる。

c　喉頭から肺へ向かう気道が左右の肺へ分岐するまでの部分を気管支といい、そこから肺の中で複数に枝分かれする部分を肺胞という。

d　肺胞まで異物や細菌が侵入してきたときには、肺胞表面を自在に移動できる肺胞マクロファージ（貪食細胞）がそれらを探しあてて取り込み、消化する防御機構が備わっている。

	a	b	c	d			a	b	c	d
1	正	正	誤	正		2	正	正	誤	誤
3	正	誤	正	誤		4	誤	正	正	誤
5	誤	誤	誤	正						

問24　血液に関する記述のうち、誤っているものはどれか。

1　血液は、酸素や栄養分を全身の組織に供給し、二酸化炭素や老廃物を肺や腎臓へ運ぶほか、ホルモンの運搬によって体内各所の器官・組織相互の連絡を図る役割もある。

2　血漿に含まれるアルブミンは、ホルモンや医薬品の成分等と複合体を形成して、それらが血液によって運ばれるときに代謝や排泄を受けにくくする働きがある。

3　ヘモグロビンは鉄分と結合したタンパク質であり、血液中の二酸化炭素のほとんどはヘモグロビンと結合することで末梢組織から肺へ運ばれる。

4　赤血球は骨髄で産生されるが、赤血球の数が少なすぎたり、赤血球中のヘモグロビン量が欠乏すると、血液は酸素を十分に供給できず、疲労や血色不良などの貧血症状が現れる。

5　食事の偏りや胃腸障害等のため赤血球の産生に必要なビタミンが不足することにより、貧血症状が現れることがある。

問25　泌尿器系に関する記述のうち、正しいものの組み合わせはどれか。

a　尿細管では、原尿中のブドウ糖やアミノ酸等の栄養分及び血液の維持に必要な水分や電解質が再吸収され、その結果、老廃物が濃縮され、余分な水分、電解質とともに最終的に尿となる。

b　腎臓は内分泌腺としての機能があり、骨髄における白血球の産生を促進するホルモンを分泌する。

c　副腎皮質ホルモンの一つであるアルドステロンは、体内に塩分と水を貯留し、カリウムの排泄を促す作用があり、電解質と水分の排出調節の役割を担っている。

d　副腎髄質では、自律神経系に作用するアセチルコリンが産生・分泌される。

1（a, b）2（a, c）3（a, d）4（b, d）5（c, d）

問26　目に関する記述の正誤について、正しい組み合わせはどれか。

a　視細胞には、色を識別する細胞と、わずかな光でも敏感に反応する細胞の二種類があり、後者が光を感じる反応にはビタミン B6 が不可欠である。

b　目の充血は血管が拡張して赤く見える状態であり、結膜の充血では白目の部分は赤くなるが、眼瞼（まぶた）の裏側は赤くならない。

c　涙器は涙液を分泌する涙腺と、涙液を鼻腔に導出する涙道からなり、涙腺は上眼瞼の裏側にある分泌腺で、血漿から涙液を産生する。

d　メガネやコンタクトレンズが合っていなかったり、神経性の疲労（ストレス）、睡眠不足、栄養不良等が要因となって、慢性的な目の疲れに肩こり、頭痛等の全身症状を伴う場合を眼精疲労という。

	a	b	c	d			a	b	c	d
1	正	誤	正	誤		2	正	正	誤	正
3	正	誤	誤	正		4	誤	正	誤	誤
5	誤	誤	正	正						

問27　鼻及び耳に関する記述のうち、正しいものの組み合わせはどれか。

a　鼻腔上部の粘膜にある特殊な神経細胞（嗅細胞）を、においの元となる物質の分子（におい分子）が刺激すると、その刺激が脳の嗅覚中枢へ伝えられる。

b　副鼻腔は、薄い板状の軟骨と骨でできた鼻中隔によって左右に仕切られている。

c　小さな子供では、耳管が太く短くて、走行が水平に近いため、鼻腔からウイルスや細菌が侵入し感染が起こりやすい。

d　蝸牛の内部では、互いに連結した微細な 3 つの耳小骨が鼓膜の振動を増幅して、内耳へ伝導する。

1（a, b）2（a, c）3（a, d）4（b, c）5（b, d）

問28　外皮系に関する以下の記述について、（　）の中に入れるべき字句の正しい組み合わせはどれか。なお、2 か所の（　b　）内はいずれも同じ字句が入る。

皮膚の色は、（　a　）に沈着した（　b　）色素によるものである。（　b　）色素は、メラノサイトで産生され、太陽光に含まれる（　c　）から皮膚組織を防護する役割がある。

	a	b	c
1	表皮や真皮	メラニン	紫外線
2	表皮や真皮	メラトニン	赤外線
3	真皮や皮下組織	メラニン	紫外線
4	真皮や皮下組織	メラニン	赤外線
5	真皮や皮下組織	メラトニン	紫外線

問29　骨格系及び筋組織に関する記述のうち、正しいものはどれか。

1　骨にはカルシウムを蓄える貯蔵機能があり、カルシウムは、生体の生理機能に関与する重要な物質として、細胞内において微量で筋組織の収縮、神経の伝達調節などに働いている。

2　骨組織を構成する無機質のほとんどは、水酸化カルシウムや塩化カルシウムであり、それらのカルシウムが骨から溶け出し、ほぼ同量のカルシウムが骨に沈着することで骨の新陳代謝が行われる。

3　関節を動かす骨格筋は、関節を構成する骨に靭帯を介してつながっている。

4　グリコーゲンの代謝に伴って生成する乳糖が蓄積して、筋組織の収縮性が低下する。

5　平滑筋は、筋線維に骨格筋のような横縞模様がなく、消化管壁、血管壁、膀胱等に分布し、比較的強い力で持続的に収縮する特徴がある。

北海道・東北

北関東・甲信越

南関東

北陸・東海

奈良

関西広域連合・福井

中国・四国

九州・沖縄

問30　脳や神経系に関する記述のうち、誤っているものはどれか。

1　脳の下部には、自律神経系、ホルモン分泌等の様々な調節機能を担っている部位（視床下部など）がある。

2　脳の血管は末梢に比べて物質の透過に関する選択性が高く、小分子であってもイオン化していない物質は血液中から脳の組織へ移行しにくい。

3　交感神経と副交感神経は、効果器でそれぞれの神経線維の末端から神経伝達物質を放出しており、副交感神経の節後線維の末端から放出される神経伝達物質はアセチルコリンである。

4　交感神経系が活発になっているとき、腸の運動は低下する。

5　副交感神経系が活発になっているとき、膀胱の排尿筋は収縮する。

問31　医薬品の吸収に関する記述の正誤について、正しい組み合わせはどれか。

a　内服薬の有効成分は主に小腸で吸収され、一般に、濃度の低い方から高い方へ能動的に取り込まれる。

b　抗狭心症薬のニトログリセリン（舌下錠、スプレー）や禁煙補助薬のニコチン（咀嚼剤）は、有効成分が小腸から吸収されて全身作用を現す。

c　鼻腔の粘膜に適用する医薬品は局所への作用を目的として用いられており、全身性の副作用を生じることはない。

d　咽頭の粘膜に適用する含嗽薬（うがい薬）は、咽頭粘膜に留まって吸収されることで全身的な副作用が起こりやすい。

```
      a   b   c   d
1    正  誤  誤  誤      2   正  正  誤  正
3    正  正  正  誤      4   誤  誤  正  正
5    誤  誤  誤  誤
```

問32　医薬品の代謝、排泄に関する記述のうち、正しいものはどれか。

1　有効成分は代謝を受けて、作用を失ったり（不活性化）、作用が現れたり（代謝的活性化）、あるいは体外へ排泄されやすい脂溶性の物質に変化したりする。

2　排泄とは、代謝によって生じた物質（代謝

物）が体外へ排出されることであり、排出経路は尿中、呼気中、汗中、母乳中に限られる。

3　血液中で血漿タンパク質と結合して複合体を形成している有効成分の分子は、薬物代謝酵素の作用で代謝されない。

4　経口投与後、消化管で吸収された有効成分は、肝動脈という血管を経由して肝臓に運ばれ、肝臓に存在する酵素の働きにより代謝を受ける。

5　循環血液中に存在する有効成分の多くは、代謝物の形でのみ腎臓から尿中に排泄される。

問33　以下の記述について、最もあてはまる医薬品の剤形はどれか。

口の中で舐めたり噛み砕いたりして服用する剤形であり、水なしでも服用できる。

1　口腔内崩壊錠　　2　トローチ
3　ドロップ　　4　チュアブル錠
5　パップ剤

問34　全身的に現れる副作用に関する記述のうち、正しいものの組み合わせはどれか。

a　ショック（アナフィラキシー）は、生体異物に対する遅発型のアレルギー反応の一種である。

b　肝機能障害が疑われても漫然と原因と考えられる医薬品を使用し続けた場合、不可逆的な病変（肝不全）を生じ、死に至ることもある。

c　偽アルドステロン症では、低カリウム血症を伴う高血圧症を示すことから、低カリウム血性ミオパチーによると思われる四肢の脱力と、血圧上昇に伴う頭重感などが主な症状となる。

d　ステロイド性抗炎症薬の使用により、突然の高熱、悪寒、喉の痛みなどの症状を呈することがあるが、初期においては、かぜ等の症状と見分けやすい。

1（a, b）2（a, c）3（b, c）4（b, d）5（c, d）

問35　皮膚粘膜眼症候群及び中毒性表皮壊死融解症に関する記述のうち、誤っているものはどれか。

1　皮膚粘膜眼症候群は、38℃以上の高熱を伴って、発疹・発赤、火傷様の水疱等の激しい症状が比較的短時間のうちに全身の皮膚、口、眼等の粘膜に現れる病態である。

2　中毒性表皮壊死融解症は皮膚粘膜眼症候群と関連のある病態と考えられており、中毒性

表皮壊死融解症の症例の多くが皮膚粘膜眼症候群の進展型とみられる。

3 どちらも、一旦発症すると多臓器障害の合併症等により致命的な転帰をたどることがあり、また、皮膚症状が軽快した後も眼や呼吸器等に障害が残ったりする重篤な疾患である。

4 どちらも、両眼に現れる急性結膜炎は、皮膚や粘膜の変化とほぼ同時期又は半日～1日程度遅れて生じることが、知られている。

5 どちらも、原因医薬品の使用開始後2週間以内に発症することが多いが、1ヶ月以上経ってから起こることもある。

問36 精神神経系に現れる副作用に関する記述の正誤について、正しい組み合わせはどれか。

a 医薬品の副作用によって中枢神経系が影響を受け、物事に集中できない、落ち着きがなくなる等のほか、不眠、不安、震え（振戦）、興奮、眠気、うつ等の精神神経症状を生じることがある。

b 医薬品の副作用としての眠気は、その他の健康や日常生活に悪影響を与えるものではなく、特に注意する必要はない。

c 髄膜炎のうち、髄液に細菌が検出されないものを無菌性髄膜炎といい、大部分は真菌が原因と考えられている。

d 医薬品の副作用によって無菌性髄膜炎が生じることがあるが、早期に原因医薬品の使用を中止すれば、速やかに回復し、予後は比較的良好であることがほとんどである。

```
      a   b   c   d
1    正  正  誤  正      2   正  誤  正  誤
3    誤  正  誤  誤      4   誤  誤  正  正
5    正  誤  誤  正
```

問37 消化器系に現れる副作用や病気に関する記述のうち、正しいものの組み合わせはどれか。

a 消化性潰瘍は、胃や十二指腸の粘膜組織が傷害されて、粘膜組織の一部が粘膜筋板を超えて欠損する状態である。

b 消化性潰瘍は、必ず自覚症状があり、胃のもたれ、食欲低下、胸やけ、吐きけ、胃痛、空腹時にみぞおちが痛くなる、消化管出血に伴って糞便が黒くなるなどの症状が現れる。

c 医薬品の作用によって腸管運動が麻痺して腸内容物の通過が妨げられることがあるが、腸管自体が閉塞していなければ、イレウス様症状（腸閉塞様症状）は呈さない。

d 浣腸剤や坐剤の使用によって現れる一過性の症状に、肛門部の熱感等の刺激、異物の注入による不快感、排便直後の立ちくらみなどがある。

1（a, b）2（a, c）3（a, d）4（b, d）5（c, d）

問38 循環器系に現れる副作用や病気に関する記述の正誤について、正しい組み合わせはどれか。

a うっ血性心不全とは、心筋の自動性や興奮伝導の異常が原因で心臓の拍動リズムが乱れる病態である。

b 息切れ、疲れやすい、足のむくみ、急な体重の増加、咳とピンク色の痰などを認めた場合は、うっ血性心不全の可能性を疑い、早期に医師の診療を受ける必要がある。

c 心不全の既往がある人は、薬剤による心不全を起こしにくいといわれている。

d 不整脈の種類によっては失神（意識消失）することがあり、そのような場合は、生死に関わる危険な不整脈を起こしている可能性がある。

```
      a   b   c   d
1    正  誤  正  正      2   正  誤  誤  誤
3    誤  正  正  誤      4   誤  正  誤  正
5    誤  誤  誤  正
```

問39 感覚器系に現れる副作用に関する以下の記述について、（ ）の中に入れるべき字句の正しい組み合わせはどれか。

眼球内の角膜と水晶体の間を満たしている（ a ）が排出されにくくなると、眼圧が上昇して視覚障害を生じることがある。例えば、（ b ）がある成分が配合された医薬品によって眼圧が上昇し、眼痛や眼の充血に加え、急激な視力低下を来すことがある。特に閉塞隅角（ c ）がある人では厳重な注意が必要である。

```
      a        b              c
1   眼房水   抗コリン作用      緑内障
2   眼房水   抗コリン作用      白内障
3   眼房水   抗ヒスタミン作用   緑内障
4   硝子体   抗コリン作用      白内障
5   硝子体   抗ヒスタミン作用   白内障
```

北海道・東北

北関東・甲信越

南関東

北陸・東海

奈良

関西広域連合・福井

中国・四国

九州・沖縄

問40 皮膚に現れる副作用に関する記述の正誤について、正しい組み合わせはどれか。

a 光線過敏症が現れた場合は、原因と考えられる医薬品の使用を中止して、皮膚に医薬品が残らないよう十分に患部を洗浄し、遮光して速やかに医師の診療を受ける必要がある。

b 薬疹のうち、蕁麻疹は強い痒みを伴うが、それ以外の場合は痒みがないか、たとえあったとしてもわずかなことが多い。

c 薬疹は医薬品の使用後 1〜2 ヶ月で起きることが多く、それまで薬疹を経験したことがない人であっても、暴飲暴食や肉体疲労が誘因となって現れることがある。

	a	b	c
1	正	正	正
2	正	正	誤
3	正	誤	正
4	誤	誤	正
5	誤	誤	誤

＜第4章＞

問41 医薬品医療機器等法に基づく許可に関する記述の正誤について、正しい組み合わせはどれか。

a 化粧品を製造販売する場合は、許可が必要である。

b 医薬部外品を製造販売する場合は、許可が必要である。

c 医薬部外品を販売する場合は、許可が必要である。

d 一般用医薬品を販売する場合は、許可が必要である。

	a	b	c	d
1	正	正	誤	正
2	誤	誤	誤	正
3	誤	正	正	正
4	誤	正	誤	誤
5	正	誤	正	誤

問42 毒薬及び劇薬に関する記述のうち、正しいものはどれか。

1 毒薬は、それを収める直接の容器又は被包（以下「容器等」という。）に、白地に黒枠、黒字をもって、当該医薬品の品名及び「毒」の文字が記載されていなければならない。

2 毒薬は、容器等に黒地に白枠、白字をもって、当該医薬品の品名、用法用量及び「毒」の文字が記載されていなければならない。

3 劇薬は、容器等に赤地に白枠、白字をもって、当該医薬品の品名及び「劇」の文字が記載されていなければならない。

4 劇薬は、容器等に白地に赤枠、赤字をもって、当該医薬品の品名及び「劇」の文字が記載されていなければならない。

5 劇薬は、容器等に白地に赤枠、赤字をもって、当該医薬品の品名、用法用量及び「劇」の文字が記載されていなければならない。

問43 医薬部外品及び化粧品に関する記述のうち、正しいものはどれか。

1 医薬部外品に、化粧品的な効能効果を標榜することは、一切認められていない。

2 化粧品に、医薬品的な効能効果を表示・標榜することは、一切認められていない。

3 化粧品には、人の身体の構造若しくは機能に影響を及ぼすことを目的とするものもある。

4 医薬部外品を製造販売する場合には、厚生労働大臣が基準を定めて指定するものを除き、品目ごとに届出をする必要がある。

5 化粧品は、品目ごとに承認を得ることで、薬理作用が期待できる量の医薬品の成分を配合することができる。

問44 店舗販売業の許可に関する記述のうち、誤っているものはどれか。

1 店舗販売業において、その店舗を実地に管理する者（以下「店舗管理者」という。）は、薬剤師又は登録販売者でなければならない。

2 店舗管理者は、その店舗の所在地の都道府県知事（その店舗の所在地が保健所を設置する市又は特別区の区域にある場合においては、市長又は区長。）の許可を受ければ、その店舗以外の場所で、業として店舗の管理その他薬事に関する実務に従事することができる。

3 店舗販売業の許可を受けた事業者は、要指導医薬品については、薬剤師に販売又は授与させなければならない。

4 店舗販売業の許可のみを受けた店舗であっても、薬剤師が従事していれば調剤を行うことができる。

問45 登録販売者に関する記述の正誤について、正しい組み合わせはどれか。

a 登録販売者とは、一般用医薬品の販売又は授与に従事しようとする者がそれに必要な資質を有することを確認するために都道府県知事が行う試験に合格した者をいう。

b 2以上の都道府県の薬局又は店舗において一般用医薬品の販売又は授与に従事しようとする者は、それぞれの薬局又は店舗の所在地の都道府県知事の販売従事登録を受けなければならない。

c 薬局開設者、店舗販売業者又は配置販売業者は、業務に従事する登録販売者に対し、厚生労働大臣に届出を行った者が行う研修を受講させなければならない。

d 登録販売者は、一般用医薬品の販売又は授与に従事しようとしなくなったときは、30日以内に登録販売者名簿の登録の消除を申請しなければならない。

	a	b	c	d			a	b	c	d
1	正	正	誤	正		2	誤	正	正	誤
3	誤	誤	正	正		4	誤	誤	誤	正
5	正	誤	誤	誤						

問46 医薬品等の販売に関する記述のうち、誤っているものはどれか。

1 店舗販売業者は、一部の劇薬を販売することができる。

2 店舗販売業者は、医療用医薬品の販売を認められていない。

3 薬剤師を管理者とする配置販売業者は、一般用医薬品及び要指導医薬品を販売することができる。

4 卸売販売業者は、店舗販売業者に対し、一般用医薬品及び要指導医薬品以外の医薬品を販売又は授与してはならない。

問47 医薬部外品に関する記述の正誤について、正しい組み合わせはどれか。

a 医薬部外品の直接の容器又は直接の被包には、「医薬部外品」の文字を表示する必要がある。

b 化粧品としての使用目的を有する医薬部外品がある。

c 医薬部外品のうち、衛生害虫類（ねずみ、は

え、蚊、のみその他これらに類する生物）の防除のため使用される製品群には、「防虫防鼠用医薬部外品」の表示がなされている。

d かつては医薬品であったが医薬部外品へ移行された製品群には、「指定医薬部外品」の表示がなされている。

	a	b	c	d			a	b	c	d
1	正	誤	正	正		2	正	正	誤	正
3	誤	誤	正	正		4	誤	正	誤	誤
5	正	正	正	誤						

問48 毒薬又は劇薬に関する以下の記述について、（ ）の中に入れるべき字句の正しい組み合わせはどれか。

毒薬又は劇薬を、（ a ）歳未満の者その他安全な取扱いに不安のある者に交付することは禁止されている。さらに、毒薬又は劇薬を、一般の生活者に対して販売又は譲渡する際には、当該医薬品を譲り受ける者から、品名、数量、（ b ）、譲渡年月日、譲受人の氏名、住所及び（ c ）が記入され、署名又は記名押印された文書の交付を受けなければならない。

	a	b	c
1	14	使用者の氏名	職業
2	14	使用者の氏名	年齢
3	14	使用目的	職業
4	18	使用者の氏名	年齢
5	18	使用目的	職業

問49 一般用医薬品及び要指導医薬品の医薬品医療機器等法に基づく法定表示事項に関する記述のうち、誤っているものはどれか。

1 要指導医薬品にあっては、「要指導医薬品」の文字を表示する必要がある。

2 重量、容量又は個数等の内容量を表示する必要がある。

3 配置販売品目以外の一般用医薬品にあっては、「店舗専用」の文字を表示する必要がある。

4 第一類医薬品にあっては、枠の中に「1」の数字を表示する必要がある。

5 製造番号又は製造記号を表示する必要がある。

問50　医薬品に関する記述のうち、誤っているものはどれか。

1　一般用医薬品又は要指導医薬品において、生物由来の原材料が用いられているものはない。

2　一般用医薬品で毒薬に該当するものはない。

3　毒薬又は劇薬について、医薬品営業所管理者が薬剤師である卸売販売業者であれば、開封して販売することができる。

4　生物由来製品は、製品の使用による感染症の発生リスクに着目して指定されている。

問51　保健機能食品等の食品に関する記述のうち、誤っているものはどれか。

1　特別用途食品（特定保健用食品を除く。）とは、乳児、幼児、妊産婦又は病者の発育又は健康の保持若しくは回復の用に供することが適当な旨を医学的・栄養学的表現で記載し、かつ、用途を限定したもので、消費者庁の許可等のマークが付されている。

2　特定保健用食品は、販売前に生理的機能や特定の保健機能を示す有効性や安全性等に関する情報などを消費者庁長官へ届け出る必要がある。

3　栄養機能食品の栄養成分の機能表示に関しては、消費者庁長官の許可は要さない。

4　機能性表示食品は、販売前に安全性及び機能性の根拠に関する情報などを消費者庁長官へ届け出る必要がある。

問52　医薬品の分割販売に関する記述のうち、正しいものはどれか。

1　特定の購入者の求めに応じて医薬品の包装を開封して分割販売することは、一切認められていない。

2　薬局に限り、特定の購入者の求めに応じて医薬品の包装を開封して分割販売することができる。

3　店舗販売業者は、特定の購入者の求めに応じて医薬品の包装を開封して分割販売することができる。

4　配置販売業者は、特定の購入者の求めに応じて医薬品の包装を開封して分割販売することができる。

問53　濫用等のおそれのあるものとして厚生労働大臣が指定する医薬品として、誤っているものはどれか。

1　ジフェンヒドラミン

2　プソイドエフェドリン

3　ブロモバレリル尿素

4　ジヒドロコデイン

問54　医薬品の配置販売に関する記述のうち、誤っているものはどれか。

1　薬局は、配置販売業の許可を受けることなく、配置による販売又は授与の方法で医薬品を販売等することができる。

2　配置販売業は、一般用医薬品のうち経年変化が起こりにくいこと等の基準に適合するもの以外の医薬品を販売等してはならない。

3　配置販売業者又はその配置員は、医薬品の配置販売に従事しようとするときは、配置販売業者の氏名及び住所、配置販売に従事する者の氏名及び住所並びに区域及びその期間を、あらかじめ、配置販売に従事しようとする区域の都道府県知事に届け出なければならない。

4　第一類医薬品の配置販売については、薬剤師により販売又は授与させなければならない。

5　配置販売業者又はその配置員は、その住所地の都道府県知事が発行する身分証明書の交付を受け、かつ、これを携帯しなければ、医薬品の配置販売に従事してはならない。

問55　薬局開設者又は店舗販売業者が、第二類医薬品又は第三類医薬品の販売又は授与に当たって、薬剤師又は登録販売者に行わせなければならないことに関する記述のうち、誤っているものはどれか。

1　当該医薬品を販売し、又は授与した薬剤師又は登録販売者の氏名を、当該医薬品を購入し、又は譲り受けようとする者に伝えさせなければならない。

2　当該医薬品を販売し、又は授与した薬局又は店舗の名称を、当該医薬品を購入し、又は譲り受けようとする者に伝えさせなければならない。

3　当該医薬品を販売し、又は授与した薬局又は店舗の電話番号その他連絡先を、当該医薬品を購入し、又は譲り受けようとする者に伝

えさせなければならない。

4　当該医薬品を販売し、又は授与した薬局又は店舗の許可の別を、当該医薬品を購入し、又は譲り受けようとする者に伝えさせなければならない。

問56　医薬品の広告に関する記述のうち、誤っているものはどれか。

1　承認前の医薬品については、その名称や効能、効果等に関する広告をしてはならない。

2　マスメディアを通じて行われる宣伝広告に関して、業界団体の自主基準のほか、広告媒体となるテレビ、ラジオ、新聞又は雑誌の関係団体においても、それぞれ自主的な広告審査等が行われている。

3　医薬品の販売広告としては、店舗販売業において販売促進に用いられるチラシやダイレクトメールだけでなく、POP広告も含まれる。

4　医薬品の広告に該当するか否かについては、顧客を誘引する意図が明確であること、特定の医薬品の商品名が明らかにされていること、一般人が認知できる状態であることのいずれかの要件を満たす場合に、広告に該当すると判断されている。

問57　医薬品の広告や販売方法に関する記述のうち、誤っているものはどれか。

1　医薬品の有効性又は安全性について、それが確実であることを保証するような表現がなされた広告は、明示的・暗示的を問わず、虚偽又は誇大な広告とみなされる。

2　医薬品を懸賞や景品として授与することは、原則として認められていない。

3　チラシやパンフレット等の同一紙面に、医薬品と、食品、化粧品、雑貨類等の医薬品ではない製品を併せて掲載すること自体は問題ない。

4　医薬関係者が、推薦等をしている旨の広告については、仮に事実であったとしても、原則として不適当とされている。

5　漢方処方製剤の広告について、使用する人の体質等を限定した上で、特定の症状等に対する改善を目的として、効能効果に一定の前提条件を付すことは、原則として認められていない。

問58　薬局における薬剤師不在時間に関する記述の正誤について、正しい組み合わせはどれか。

a　定期的な学校薬剤師の業務や在宅対応によって薬剤師が不在となる時間は認められるが、急遽日程の決まった退院時カンファレンスへの参加により不在となる時間は認められない。

b　薬局開設者は、薬剤師不在時間内は、調剤室を閉鎖しなければならない。

c　薬剤師不在時間内に、第二類医薬品を販売することは、登録販売者が当該薬局に従事していても認められない。

d　薬剤師不在時間内は、調剤に従事する薬剤師が不在のため調剤に応じることができない旨を当該薬局の外側の見やすい場所に掲示すれば、薬局内に掲示しなくてもよい。

	a	b	c	d			a	b	c	d
1	正	正	誤	正		2	誤	誤	正	誤
3	誤	誤	誤	正		4	正	誤	正	誤
5	誤	正	誤	誤						

問59　店舗販売業者が、当該店舗の見やすい位置に掲示板で必ず掲示しなければならない事項に関する記述のうち、正しいものの組み合わせはどれか。

a　勤務する者の薬剤師免許番号又は販売従事登録番号

b　販売を行う要指導医薬品の名称及び使用期限

c　個人情報の適正な取扱いを確保するための措置

d　一般用医薬品の陳列に関する解説

1（a，b）2（a，c）3（a，d）4（b，c）5（c，d）

問60　医薬品の陳列に関する記述のうち、正しいものはどれか。

1　要指導医薬品と第一類医薬品は、区別せずに陳列することができる。

2　第二類医薬品及び第三類医薬品は、薬局等構造設備規則（昭和36年厚生省令第2号）に規定する「情報提供を行うための設備」から7メートル以内の範囲に陳列しなくてはならない。

3　配置販売業においては、配置箱が陳列に該当するが、これにおいても第一類医薬品、第二類医薬品及び第三類医薬品の区分ごとに陳列しなくてはならない。

4　医薬品と食品は、区別せずに陳列することができる。

北海道・東北

北関東・甲信越

南関東

北陸・東海

奈良

関西広域連合・福井

中国・四国

九州・沖縄

<第3章>

問61 痛みや発熱が起こる仕組み及び解熱鎮痛成分の働きに関する記述のうち、誤っているものはどれか。

1 プロスタグランジンは、ホルモンに似た働きをする物質で、病気や外傷があるときに活発に産生されるようになり、体の各部位で発生した痛みが脳へ伝わる際に、そのシグナルを増幅することで痛みの感覚を強めている。

2 プロスタグランジンは、脳の下部にある体温を調節する部位（温熱中枢）に作用して、体温を通常よりも高く維持するように調節する。

3 化学的に合成された解熱鎮痛成分は、中枢神経系におけるプロスタグランジンの産生を抑制することにより、解熱作用を示す。

4 化学的に合成された解熱鎮痛成分は、腎臓における水分の再吸収を促し、循環血流量を増加させることにより、発汗を抑制する作用もある。

問62 解熱鎮痛薬の配合成分に関する記述のうち、正しいものの組み合わせはどれか。

a イブプロフェンは、一般用医薬品においては、15歳未満の小児に対しては、いかなる場合も使用してはならない。

b ボウイは、フトミミズ科の *Pheretima aspergillum* Perrier 又はその近縁動物の内部を除いたものを基原とする生薬で、古くから「熱さまし」として用いられてきた。

c アスピリンは、他の解熱鎮痛成分に比較して胃腸障害を起こしやすく、アスピリンアルミニウム等として胃粘膜への悪影響の軽減を図っている製品もある。

d シャクヤクは、ボタン科のシャクヤクの根を基原とする生薬で、鎮静作用を示すが、内臓の痛みには効果がない。

1（a, b） 2（a, c） 3（a, d） 4（b, c） 5（b, d）

問63 次の成分を含むかぜ薬に関する記述のうち、正しいものの組み合わせはどれか。

6カプセル中（成人1日量）

アセトアミノフェン	500 mg
エテンザミド	400 mg
d-クロルフェニラミンマレイン酸塩	7.5 mg
dl-メチルエフェドリン塩酸塩	40 mg
無水カフェイン	120 mg

a 本剤には、サリチル酸系解熱鎮痛成分が含まれている。

b 本剤には、鼻汁分泌やくしゃみを抑えることを目的として抗ヒスタミン成分が配合されている。

c アセトアミノフェンは、中枢における解熱・鎮痛作用と併せて、末梢における抗炎症作用も期待できる。

d *dl*-メチルエフェドリン塩酸塩は、自律神経系を介さずに気管支の平滑筋に直接作用して弛緩させ、気管支を拡張させる。

1（a, b） 2（a, c） 3（a, d） 4（b, c） 5（b, d）

問64 眠気を促す薬及びその配合成分に関する記述の正誤について、正しい組み合わせはどれか。

a ヒスタミンは、脳の下部にある睡眠・覚醒に関与する部位で神経細胞の刺激を介して、覚醒の維持や調節を行う働きを担っている。

b ブロモバレリル尿素は、脳の興奮を抑え、痛覚を鈍くする作用があり、不眠症や不安緊張状態の鎮静を目的に用いられ、近年は使用量が増加している。

c ジフェンヒドラミン塩酸塩は、吸収されたジフェンヒドラミンの一部が乳汁に移行して乳児に昏睡を生じるおそれがあるため、母乳を与える女性は使用を避けるか、使用する場合には授乳を避ける必要がある。

d 小児及び若年者では、抗ヒスタミン成分により眠気とは反対の神経過敏や中枢興奮などが現れることがある。

	a	b	c	d
1	正	誤	誤	誤
2	正	誤	正	正
3	誤	誤	正	誤
4	正	正	誤	正
5	誤	正	誤	正

問65 以下の記述にあてはまる神経質、精神不安、不眠等の症状の改善を目的とした漢方処方製剤として、最も適するものはどれか。

体力中等度以下で疲れやすく、神経過敏で、興奮しやすいものの神経質、不眠症、小児夜なき、夜尿症、眼精疲労、神経症に適すとされる。

1 釣藤散 　 2 疎経活血湯

3 柴胡加竜骨牡蛎湯

4 桂枝加竜骨牡蛎湯

問66 乗物酔い防止薬の配合成分に関する記述のうち、誤っているものはどれか。

1 胃粘膜への麻酔作用によって嘔吐刺激を和らげ、乗物酔いに伴う吐きけを抑えることを目的として、アミノ安息香酸エチルのような局所麻酔成分が配合されている場合がある。

2 脳に軽い興奮を起こさせて平衡感覚の混乱によるめまいを軽減させることを目的として、カフェイン（無水カフェイン等を含む。）が配合されている場合がある。

3 メクリジン塩酸塩は、他の抗ヒスタミン成分と比べて作用が現れるのが遅く、持続時間が長い。

4 ジフェニドール塩酸塩は、外国において、乳児突然死症候群のような致命的な呼吸抑制を生じたとの報告があるため、15歳未満の小児では使用を避ける必要がある。

問67 鎮咳去痰薬の配合成分とその配合目的に関する記述について、正しいものの組み合わせはどれか。

a ノスカピン ― 中枢神経系に作用して咳を抑える

b ジメモルファンリン酸塩 ― 気管支を拡げる

c カルボシステイン ― 痰の切れを良くする

d ブロムヘキシン塩酸塩 ― 炎症を和らげる

1（a，b）2（a，c）3（a，d）4（b，c）5（b，d）

問68 交感神経系を刺激して気管支を拡張させる作用を示す生薬成分として、正しいものはどれか。

1 オウヒ 　 2 ダイオウ 　 3 マオウ

4 オウバク

問69 口腔咽喉薬及びうがい薬（含嗽薬）に関する記述の正誤について、正しい組み合わせはどれか。

a 噴射式の液剤では、息を吸いながら噴射すると気管支や肺に入ってしまうおそれがあるため、軽く息を吐きながら噴射することが望ましい。

b 口腔内や咽頭における局所的な作用を目的とする医薬品であるため、全身的な影響は生じない。

c 口腔咽喉薬には、鎮咳成分や気管支拡張成分、去痰成分は配合されておらず、これらの成分が配合されている場合には鎮咳去痰薬に分類される。

d 含嗽薬は即効性があるため、使用後すぐに食事を摂取しても、殺菌消毒効果に対する影響はほとんどない。

	a	b	c	d			a	b	c	d
1	正	誤	正	誤		2	正	誤	誤	誤
3	正	正	誤	正		4	誤	正	誤	誤
5	誤	誤	正	正						

問70 口腔咽喉薬及びうがい薬（含嗽薬）の配合成分に関する記述の正誤について、正しい組み合わせはどれか。

a 炎症を生じた粘膜組織の修復を促す作用を期待して、グリセリンが配合されている場合がある。

b 声がれ、喉の荒れ、喉の不快感、喉の痛み又は喉の腫れの症状を鎮めることを目的として、グリチルリチン酸二カリウムが配合されている場合がある。

c クロルヘキシジングルコン酸塩は、低刺激性の殺菌消毒成分であるため、口腔内に傷がある人でも使用することができる。

d 妊娠中に摂取されたヨウ素の一部は血液－胎盤関門を通過して胎児に移行するため、ヨウ素系殺菌消毒成分を長期間にわたって大量に使用した場合には、胎児にヨウ素の過剰摂取による甲状腺機能障害を生じるおそれがある。

	a	b	c	d			a	b	c	d
1	誤	正	誤	正		2	正	正	正	誤
3	誤	誤	正	誤		4	正	誤	誤	正
5	誤	誤	正	正						

北海道・東北

北関東・甲信越

南関東

北陸・東海

奈良

関西広域連合・福井

中国・四国

九州・沖縄

問71 胃の薬の配合成分に関する記述のうち、正しいものの組み合わせはどれか。

a　アルジオキサはマグネシウムを含む成分であるため、透析を受けている人では使用を避ける必要がある。

b　消化管内容物中に発生した気泡の分離を促すことを目的として、ロートエキスが配合されている場合がある。

c　ピレンゼピン塩酸塩は、消化管の運動にはほとんど影響を与えずに胃液の分泌を抑える作用を示すとされるが、消化管以外では一般的な抗コリン作用のため、排尿困難、動悸、目のかすみの副作用を生じることがある。

d　セトラキサート塩酸塩は、体内で代謝されてトラネキサム酸を生じることから、血栓のある人、血栓を起こすおそれのある人では、使用する前にその適否について、治療を行っている医師又は処方薬の調剤を行った薬剤師に相談がなされるべきである。

1（a，b）　2（a，c）　3（a，d）　4（b，c）　5（c，d）

問72 以下の漢方処方製剤のうち、胃の不調を改善する目的で用いられるものはどれか。

1　猪苓湯　　　　2　大黄甘草湯
3　麻杏甘石湯　　4　六君子湯

問73 止瀉薬の配合成分に関する記述のうち、誤っているものはどれか。

1　ベルベリン塩化物は、細菌感染による下痢の症状を鎮めることを目的として用いられる。

2　ロペラミド塩酸塩が配合された止瀉薬は、食べすぎ・飲みすぎによる下痢、寝冷えによる下痢の症状に用いられることを目的としており、食あたりや水あたりによる下痢については適用対象ではない。

3　ゴバイシは、過剰な腸管の（蠕動）運動を正常化し、あわせて水分や電解質の分泌も抑える止瀉作用がある。

4　次没食子酸ビスマス、次硝酸ビスマス等のビスマスを含む成分については、海外において長期連用した場合に精神神経症状が現れたとの報告があり、1週間以上継続して使用しないこととされている。

問74 瀉下成分のうち、腸管を刺激して反射的な腸の運動を引き起こすことによる瀉下作用を目的として配合される成分として、正しいものの組み合わせはどれか。

a　ジオクチルソジウムスルホサクシネート（DSS）

b　ビサコジル

c　カルメロースナトリウム（別名：カルボキシメチルセルロースナトリウム）

d　センノシド

1（a，b）　2（a，c）　3（a，d）　4（b，c）　5（b，d）

問75 胃腸鎮痛鎮痙薬の配合成分とその副作用に関する記述について、誤っている組み合わせはどれか。

1　パパベリン塩酸塩　　―　眼圧上昇
2　パパベリン塩酸塩　　―　散瞳による目のかすみ
3　ジサイクロミン塩酸塩　―　口渇
4　ジサイクロミン塩酸塩　―　便秘

問76 浣腸薬及びその配合成分に関する記述の正誤について、正しい組み合わせはどれか。

a　浣腸薬を繰り返し使用すると直腸の感受性の低下（いわゆる慣れ）が生じて効果が弱くなる。

b　グリセリンが配合された浣腸薬では、排便時に血圧低下を生じて、立ちくらみの症状が現れるとの報告がある。

c　炭酸水素ナトリウムは、直腸内で徐々に分解して炭酸ガスの微細な気泡を発生することで直腸を刺激する作用を期待して用いられる。

d　注入剤を使用した後、すぐに排便を試みないと、効果が十分に得られない。

	a	b	c	d			a	b	c	d
1	正	正	正	誤		2	正	誤	誤	正
3	正	誤	正	誤		4	誤	誤	誤	誤
5	誤	正	正	正						

北海道・東北

北関東・甲信越

南関東

北陸・東海

奈良

関西広域連合・福井

中国・四国

九州・沖縄

問77 駆虫薬及びその配合成分に関する記述のうち、正しいものの組み合わせはどれか。

a 条虫(いわゆるサナダ虫など)や吸虫の駆除を目的とする一般用医薬品はないため、これらについては、医療機関を受診して診療を受けるなどの対応が必要である。

b 消化管内容物の消化・吸収に伴って駆虫成分の吸収が高まることから、食後に使用することとされているものが多い。

c パモ酸ピルビニウムは、蟯虫の呼吸や栄養分の代謝を抑えて殺虫作用を示すとされる。

d カイニン酸は、アセチルコリン伝達を妨げて、回虫及び蟯虫の運動筋を麻痺させる作用を示し、虫体を排便とともに排出させることを目的として用いられる。

1(a,b) 2(a,c) 3(a,d) 4(b,c) 5(b,d)

問78 強心薬の配合成分に関する記述のうち、正しいものはどれか。

1 ロクジョウは、ウシ科のウシの胆嚢中に生じた結石を基原とする生薬である。

2 センソは、有効域が比較的狭い成分であり、一般用医薬品では、1日用量が50 mg以下となるように用法・用量が定められている。

3 ロクジョウは、強心作用のほか、呼吸中枢を刺激して呼吸機能を高めたり、意識をはっきりさせる等の作用があるとされている。

4 センソが配合された丸薬、錠剤等の内服固形製剤は、口中で噛み砕くと舌等が麻痺することがあるため、噛まずに服用することとされている。

問79 血中コレステロール及び高コレステロール改善薬の配合成分に関する記述の正誤について、正しい組み合わせはどれか。

a コレステロールは細胞の構成成分で、コレステロールの産生及び代謝は、主として脾臓で行われる。

b コレステロールは水に溶けにくい物質であるため、血液中では血漿タンパク質と結合したリポタンパク質となって存在する。

c 大豆油不けん化物(ソイステロール)には、腸管におけるコレステロールの吸収を抑える働きがあるとされる。

d パンテチンは、低密度リポタンパク質(LDL)等の異化排泄を促進し、リポタンパクリパーゼ活性を高めて、高密度リポタンパク質(HDL)産生を高める作用があるとされる。

	a	b	c	d			a	b	c	d
1	正	正	誤	誤		2	正	誤	正	正
3	誤	誤	正	誤		4	誤	正	誤	正
5	誤	正	正	正						

問80 貧血用薬及びその配合成分に関する記述の正誤について、正しい組み合わせはどれか。

a 貧血は、その原因によりビタミン欠乏性貧血、鉄欠乏性貧血等に分類されるが、鉄製剤で改善できるのは、鉄欠乏性貧血のみである。

b 鉄製剤の服用前後30分に緑茶のようにタンニン酸を含む飲食物を摂取すると、鉄の吸収が悪くなることがある。

c クエン酸鉄アンモニウムは、不足した鉄分を補充することを目的として配合される。

d マンガンは、赤血球ができる過程で必要不可欠なビタミンB12の構成成分であり、骨髄での造血機能を高める目的で、硫酸マンガンが配合されている場合がある。

	a	b	c	d			a	b	c	d
1	正	誤	正	正		2	正	正	正	誤
3	誤	正	誤	誤		4	誤	誤	正	正
5	正	正	誤	正						

問81 外用痔疾用薬の配合成分に関する記述のうち、正しいものの組み合わせはどれか。

a 局所への穏やかな刺激によって痒みを抑える効果を期待して、熱感刺激を生じさせるクロタミトンが配合されている場合がある。

b 痔による肛門部の創傷の治癒を促す効果を期待して、組織修復成分であるイソプロピルメチルフェノールが配合されている場合がある。

c 痔疾患に伴う局所の感染を防止することを目的として、セチルピリジニウム塩化物が配合されている場合がある。

d 肛門周囲の末梢血管を拡張する作用を期待して、ナファゾリン塩酸塩が配合されている場合がある。

1(a,b) 2(a,c) 3(a,d) 4(b,d) 5(c,d)

問82　以下の漢方処方製剤に関する記述のうち、誤っているものはどれか。

1　六味丸は、体力中等度以下で、疲れやすくて尿量減少又は多尿で、ときに手足のほてり、口渇があるものの排尿困難、残尿感、しびれ等に適すとされる。

2　牛車腎気丸は、体力中等度以下で、疲れやすくて、四肢が冷えやすく尿量減少し、むくみがあり、ときに口渇があるものの排尿困難、頻尿、むくみ等に適すとされる。

3　八味地黄丸は、体力中等度以下で、疲れやすくて、四肢が冷えやすく、尿量減少又は多尿でときに口渇があるものの排尿困難、夜間尿、軽い尿漏れ等に適すとされる。

4　竜胆瀉肝湯は、体力に関わらず使用でき、排尿異常があり、ときに口が渇くものの排尿困難、排尿痛、残尿感、頻尿、むくみに適すとされる。

問83　婦人薬の適用対象となる症状及び配合成分に関する記述の正誤について、正しい組み合わせはどれか。

a　婦人薬は、月経及び月経周期に伴って起こる症状を中心として、女性に現れる特有な諸症状の緩和と、保健を主たる目的とする医薬品であり、更年期障害には用いられない。

b　月経前症候群とは、月経の約10～3日前に現れ、月経開始と共に消失する腹部膨満感、頭痛、乳房痛などの身体症状や感情の不安定、抑うつなどの精神症状を主体とするものをいう。

c　人工的に合成された女性ホルモンの一種であるエチニルエストラジオールは、膣粘膜又は外陰部に適用されるものがあり、適用部位から吸収されて循環血液中に移行する。

d　妊娠中の女性ホルモン成分の摂取によって胎児の先天性異常の発生が報告されており、妊婦又は妊娠していると思われる女性では使用を避ける必要がある。

```
     a  b  c  d
1   正 正 誤 誤    2  正 誤 誤 正
3   誤 正 誤 正    4  誤 誤 正 誤
5   誤 正 正 正
```

問84　内服アレルギー用薬の配合成分とその配合目的に関する記述について、正しいものの組み合わせはどれか。

a　フェニレフリン塩酸塩　―　アドレナリン作動成分

b　トラネキサム酸　―　抗コリン成分

c　ピリドキシン塩酸塩　―　抗炎症成分

d　メキタジン　―　抗ヒスタミン成分

1（a, c）　2（a, d）　3（b, c）　4（b, d）　5（c, d）

問85　点鼻薬及びその配合成分に関する記述のうち、正しいものの組み合わせはどれか。

a　スプレー式鼻炎用点鼻薬は、容器をなるべく鼻に密着させて使用し、使用後には鼻に接した部分を清潔なティッシュペーパー等で拭いて清潔に保っておく必要がある。

b　アドレナリン作動成分が配合された点鼻薬は、過度に使用されると鼻粘膜の血管が反応しなくなり、逆に血管が拡張して、鼻づまり（鼻閉）がひどくなりやすい。

c　グリチルリチン酸二カリウムは、鼻粘膜の炎症を和らげることを目的として配合されている。

d　クロモグリク酸ナトリウムは、アレルギー性でない鼻炎や副鼻腔炎の諸症状のうち、鼻づまり、鼻水等の緩和を目的として配合される。

1（a, b）　2（a, c）　3（a, d）　4（b, c）　5（b, d）

問86　点眼薬に関する記述の正誤について、正しい組み合わせはどれか。

a　点眼薬は、結膜嚢に適用するものであるため、通常、無菌的に製造されている。

b　点眼後に目尻を押さえると、薬液が鼻腔内へ流れ込むのを防ぐことができ、効果的とされる。

c　点眼薬の容器に記載されている使用期限は、未開封の状態におけるものであり、容器が開封されてから長期間を経過した製品は、使用を避けるべきである。

d　点眼薬のうち、1回使い切りタイプとして防腐剤を含まない製品では、ソフトコンタクトレンズ装着時に使用できるものがある。

```
     a  b  c  d
1   誤 正 正 誤    2  誤 誤 誤 正
3   正 誤 正 正    4  正 誤 正 誤
5   正 正 誤 誤
```

問87　次の成分を含む点眼薬に関する記述のうち、正しいものの組み合わせはどれか。

1 mL 中

スルファメトキサゾール	0.5 mg
クロルフェニラミンマレイン酸塩	5.0 mg
アズレンスルホン酸ナトリウム（水溶性アズレン）	3.0 mg
コンドロイチン硫酸ナトリウム	0.2 mg

a　細菌感染による結膜炎やものもらい（麦粒腫）、眼瞼炎などの化膿性の症状の改善を目的として、スルファメトキサゾールが配合されている。

b　目の痒みを和らげることを目的として、クロルフェニラミンマレイン酸塩が配合されている。

c　角膜の乾燥を防ぐことを目的として、アズレンスルホン酸ナトリウム（水溶性アズレン）が配合されている。

d　眼粘膜のタンパク質と結合して皮膜を形成し、外部の刺激から保護する作用を期待して、コンドロイチン硫酸ナトリウムが配合されている。

1（a, b）2（a, c）3（b, c）4（b, d）5（c, d）

問88　一般的な創傷への対応及び殺菌消毒薬に関する記述のうち、正しいものの組み合わせはどれか。

a　オキシドールの一般細菌類の一部に対する殺菌消毒作用は、持続性があり、組織への浸透性も高い。

b　殺菌消毒薬のうち、エタノールは、手指・皮膚の消毒、器具類の消毒に用いられるが、皮膚刺激性が強いため、創傷面の殺菌・消毒には用いられない。

c　水洗が不十分で創傷面の内部に汚れが残ったまま、創傷表面を乾燥させるタイプの医薬品を使用すると、内部で雑菌が増殖して化膿することがある。

d　創傷部に殺菌消毒薬を繰り返し適用すると、殺菌消毒成分により組織修復が妨げられて、状態を悪化させることがある。

1（a, b）2（a, d）3（b, c）4（b, d）5（c, d）

問89　皮膚に用いる薬の配合成分に関する記述のうち、正しいものの組み合わせはどれか。

a　デキサメタゾンは、ステロイド性抗炎症成分であり、患部が広範囲にわたっている人では、短期間の使用であっても、適用部位を限る等、過度の使用を避けるべきである。

b　フェルビナクは、非ステロイド性抗炎症成分であり、筋肉痛、関節痛等による鎮痛を目的として用いられるほか、殺菌作用があるため、皮膚感染症に対しても効果が期待できる。

c　サリチル酸メチルは、局所刺激により患部の血行を促し、また、末梢の知覚神経に軽い麻痺を起こすことにより、鎮痛作用をもたらすと考えられている。

d　ヘパリン類似物質は、血液凝固を促すほか、抗炎症作用や保湿作用も期待される。

1（a, b）2（a, c）3（a, d）4（b, c）5（c, d）

問90　白癬の治療に用いる抗真菌薬及びその配合成分に関する記述の正誤について、正しい組み合わせはどれか。

a　オキシコナゾール硝酸塩は、皮膚糸状菌の細胞膜を構成する成分の産生を妨げたり、細胞膜の透過性を変化させることにより、その増殖を抑える。

b　ピロールニトリンは、患部を酸性にすることで、皮膚糸状菌の発育を抑える。

c　ブテナフィン塩酸塩は、皮膚糸状菌の細胞膜に作用して、その増殖・生存に必要な物質の輸送機能を妨げ、その増殖を抑える。

d　一般的に、じゅくじゅくと湿潤している患部には、軟膏が適すとされ、皮膚が厚く角質化している部分には液剤が適している。

	a	b	c	d
1	正	誤	誤	正
2	正	誤	正	誤
3	正	正	誤	正
4	誤	正	誤	誤
5	誤	正	正	正

北海道・東北

北関東・甲信越

南関東

北陸・東海

奈良

関西広域連合・福井

中国・四国

九州・沖縄

問91 毛髪用薬及びその配合成分に関する記述のうち、正しいものの組み合わせはどれか。

a 毛髪用薬のうち、「壮年性脱毛症」等の疾患名を掲げた効能・効果は、医薬品においてのみ認められている。

b カルプロニウム塩化物は、末梢組織においてコリン作用を示し、発毛効果が期待されるが、コリンエステラーゼによる分解を受けやすいため、作用が持続しない。

c カシュウは、血行促進、抗炎症などの作用を期待して用いられる。

d ヒノキチオールは、抗菌、抗炎症などの作用を期待して用いられる。

1 (a, b) 2 (a, c) 3 (a, d) 4 (b, c) 5 (c, d)

問92 歯痛薬及び歯槽膿漏薬の配合成分に関する記述の正誤について、正しい組み合わせはどれか。

a オイゲノールは、歯の齲蝕（むし歯）により露出した歯髄を通っている知覚神経の伝達を遮断して痛みを鎮めることを目的として用いられる。

b フィトナジオンは、炎症を起こした歯周組織の修復を促す作用を期待して用いられる。

c カルバゾクロムは、炎症を起こした歯周組織からの出血を抑える作用を期待して用いられる。

d サンシシは、アカネ科のクチナシの果実を基原とする生薬で、抗炎症作用を期待して用いられる。

```
     a  b  c  d
1    正 正 誤 正        2  正 誤 正 誤
3    誤 正 正 正        4  誤 誤 正 正
5    誤 正 誤 誤
```

問93 口内炎及び口内炎用薬に関する記述の正誤について、正しい組み合わせはどれか。

a 口内炎は、栄養摂取の偏りやストレスなどが要因となって生じる口腔粘膜の炎症であり、ウイルスによって生じることはない。

b 口内炎用薬は、口腔内を清浄にしてから使用することが重要であり、口腔咽喉薬や含嗽薬などを使用する場合には、十分な間隔を置くべきである。

c アクリノールは、患部からの細菌感染を防

止することを目的として用いられる。

d 茵蔯蒿湯は、体力中等度以上で口渇があり、尿量少なく、胃腸が弱く下痢しやすいものの蕁麻疹、口内炎、湿疹・皮膚炎、皮膚のかゆみに適すとされる。

```
     a  b  c  d
1    正 正 誤 正        2  正 誤 誤 誤
3    誤 誤 誤 正        4  誤 正 正 正
5    誤 正 正 誤
```

問94 禁煙補助剤に関する記述のうち、正しいものはどれか。

1 口腔内が酸性になるとニコチンの吸収が上昇するため、コーヒーや炭酸飲料などを摂取した後しばらくは使用を避けることとされている。

2 うつ病と診断されたことのある人では、禁煙時の離脱症状により、うつ症状を悪化させることがあるため、使用を避ける必要がある。

3 母乳を与えている女性は、禁煙することが推奨されるので、禁煙補助剤を使用することが望ましい。

4 咀嚼剤は、ゆっくりと断続的に噛むと唾液が多く分泌され、ニコチンが唾液とともに飲み込まれてしまい、吐きけや腹痛等の副作用が現れやすくなる。

問95 滋養強壮保健薬の配合成分に関する記述のうち、正しいものの組み合わせはどれか。

a トコフェロールは、腸管でのカルシウム吸収及び尿細管でのカルシウム再吸収を促して、骨の形成を助ける作用がある。

b ニンジン、ジオウ、トウキ、センキュウが既定値以上配合されている生薬主薬保健薬については、虚弱体質、食欲不振、冷え症等における滋養強壮の効能が認められている。

c システインは、肝臓においてアルコールを分解する酵素の働きを助け、アセトアルデヒドの代謝を促す働きがあるとされる。

d ガンマーオリザノールは、肝臓の働きを助け、肝血流を促進する働きがあり、全身倦怠感や疲労時の栄養補給を目的として配合されている。

1 (a, b) 2 (a, c) 3 (b, c) 4 (b, d) 5 (c, d)

問96 漢方処方製剤に関する記述の正誤について、正しい組み合わせはどれか。

a　漢方処方は、処方全体としての適用性等、その性質からみて処方自体が一つの有効成分として独立したものという見方をすべきものである。

b　現代中国で利用されている中医学に基づく薬剤は、中薬と呼ばれ、漢方薬とは明らかに別物である。

c　用法用量において適用年齢の下限が設けられていない漢方処方製剤は、生後3ヶ月未満の乳児にも使用することができる。

d　一般の生活者が漢方薬を購入する際には、漢方処方製剤を使用しようとする人の「証」（体質及び症状）を理解し、その「証」にあった漢方処方を選択することが出来るよう、医薬品の販売等に従事する専門家が助言を行うことが重要である。

	a	b	c	d			a	b	c	d
1	正	誤	誤	正		2	誤	正	誤	誤
3	正	正	誤	正		4	正	正	正	誤
5	誤	誤	正	正						

問97 消毒薬及びその成分に関する記述のうち、正しいものの組み合わせはどれか。

a　消毒薬が誤って皮膚に付着した場合は、流水をかけながら着衣を取り、石けんを用いて流水で皮膚を十分に（15分間以上）水洗し、特にアルカリ性の場合には中和剤を用いる。

b　イソプロパノールは、アルコール分が微生物のタンパク質を変性させることで、真菌類及びウイルスに対する殺菌消毒作用を示すが、結核菌に対する殺菌消毒作用はない。

c　クレゾール石ケン液は、一般細菌類、真菌類に対して比較的広い殺菌消毒作用を示すが、大部分のウイルスに対する殺菌消毒作用はない。

d　有機塩素系殺菌消毒成分であるジクロロイソシアヌル酸ナトリウムは、塩素臭や刺激性、金属腐食性が比較的抑えられているため、プール等の大型設備の殺菌・消毒に用いられる。

1（a, b）2（a, c）3（b, c）4（b, d）5（c, d）

問98 衛生害虫及び殺虫剤、忌避剤に関する記述の正誤について、正しい組み合わせはどれか。

a　ツツガムシは、ツツガムシ病リケッチアを媒介するノミの一種である。

b　ゴキブリの卵は、医薬品の成分が浸透しない殻で覆われているため、燻蒸処理を行っても殺虫効果を示さない。

c　フェノトリンは、シラミの刺咬による痒みや腫れ等の症状を和らげることを目的として、シャンプーやてんか粉に配合されている。

d　イカリジンは、年齢による使用制限がない忌避成分であり、蚊やマダニなどに対して効果を発揮する。

	a	b	c	d			a	b	c	d
1	誤	正	誤	正		2	誤	誤	正	誤
3	誤	正	正	誤		4	正	正	誤	誤
5	正	誤	誤	正						

問99 殺虫剤に関する以下の記述について、（　）の中に入れるべき字句の正しい組み合わせはどれか。

（ a ）は、有機リン系殺虫成分であり、殺虫作用は、アセチルコリンを分解する酵素（アセチルコリンエステラーゼ）と（ b ）に結合してその働きを阻害することによる。

ほ乳類では、高濃度又は多量に曝露した場合、神経の異常な興奮が起こり、（ c ）、呼吸困難、筋肉麻痺等の症状が現れるおそれがある。

	a	b	c
1	ペルメトリン	可逆的	縮瞳
2	ペルメトリン	不可逆的	散瞳
3	フェンチオン	不可逆的	散瞳
4	フェンチオン	不可逆的	縮瞳
5	フェンチオン	可逆的	散瞳

問100 妊娠及び妊娠検査薬に関する記述のうち、正しいものの組み合わせはどれか。

a 妊娠初期（妊娠 12 週まで）は、胎児の脳や内臓などの諸器官が形づくられる重要な時期であり、母体が摂取した物質等の影響を受けやすい時期でもある。

b 妊娠検査薬は、尿中のヒト絨毛性性腺刺激ホルモン（hCG）の有無を調べるものであり、その結果をもって直ちに妊娠しているか否かを断定することができる。

c 早朝尿（起床直後の尿）は、尿中 hCG が検出されにくいため、妊娠検査薬の検体として向いていない。

d 一般的な妊娠検査薬は、月経予定日が過ぎて概ね 1 週目以降の検査が推奨されている。

1（a, b） 2（a, c） 3（a, d） 4（b, d） 5（c, d）

＜第5章＞

問101 一般用医薬品（一般用検査薬を除く。）の添付文書に関する記述の正誤について、正しい組み合わせはどれか。

a 医薬品の販売等に従事する専門家が購入者等へ情報提供を行う際は、個々の生活者の状況に関わらず、添付文書に記載されている内容を全て説明しなければならない。

b 添付文書は、必要なときにいつでも取り出して読むことができるように保管される必要がある。

c 薬効名とは、その医薬品の薬効又は性質が簡潔な分かりやすい表現で示されたもので、販売名に薬効名が含まれる場合であっても、必ず記載されなければならない。

d 副作用については、まず、まれに発生する重篤な副作用について副作用名ごとに症状が記載され、そのあとに続けて、一般的な副作用について関係部位別に症状が記載される。

	a	b	c	d
1	正	正	誤	正
2	誤	誤	正	正
3	誤	正	誤	誤
4	正	誤	正	誤
5	誤	正	正	誤

問102 一般用医薬品の添付文書を構成する項目のうち、正しいものの組み合わせはどれか。

a 製造年月日

b 製品の特徴

c 製造販売業の許可番号

d 製造販売業者の名称及び所在地

1（a, b） 2（a, c） 3（b, c） 4（b, d） 5（c, d）

問103 一般用医薬品とその添付文書における「使用上の注意」の欄の記載事項について、正しいものの組み合わせはどれか。

	医薬品	「使用上の注意」の記載事項
a	小児が使用した場合に、特異的な有害作用のおそれがある成分を含有する医薬品	通常、「次の人は使用（服用）しないこと」の項に「15 歳未満の小児」、「6 歳未満の小児」等として記載されている。
b	併用すると作用の増強、副作用等のリスクの増大が予測される医薬品	「本剤を使用（服用）している間は、次の医薬品を使用（服用）しないこと」の項に、使用を避ける等適切な対応が図られるよう記載されている。
c	重篤な副作用として、ショック（アナフィラキシー）、皮膚粘膜眼症候群、中毒性表皮壊死融解症等が掲げられている医薬品	「本剤又は本剤の成分によりアレルギー症状を起こしたことがある人は注意して使用すること」と記載されている。
d	服用前後に摂取されたアルコールによって、作用の増強、副作用を生じる危険性の増大等が予測される医薬品	「相談すること」の項に「飲酒をする人」と記載されている。

1（a, b） 2（a, c） 3（a, d） 4（b, d） 5（c, d）

問104　一般用医薬品の添付文書の成分及び分量の項目において、添加物として配合されている成分に関する記述のうち、正しいものの組み合わせはどれか。

a　有効成分の名称及び分量の記載と併せて掲げられている。

b　厚生労働省の通知に基づいて、添付文書及び外箱への記載がなされている。

c　「香料」「pH調整剤」などのように用途名で記載することはできない。

d　商取引上の機密にあたる添加物については、「その他n成分」（nは記載から除いた添加物の成分数）として記載している場合もある。

1（a, b）2（a, d）3（b, c）4（b, d）5（c, d）

問105　一般用医薬品の添付文書の保管及び取扱い上の注意に関する記述の正誤について、正しい組み合わせはどれか。

a　医薬品は、適切な保管がなされないと化学変化や雑菌の繁殖等を生じることがあり、特にシロップ剤は変質しやすく、取り出したときに室温との急な温度差で湿気を帯びるおそれがあるため、冷蔵庫内での保管は不適当である。

b　医薬品を旅行や勤め先等へ携行するために別の容器へ移し替えると、移し替えた容器が湿っていたり、汚れていたりした場合、医薬品として適切な品質が保持できなくなるおそれがある。

c　点眼薬では、万一、使用に際して薬液に細菌汚染があった場合に、別の使用者に感染するおそれがあるため、「他の人と共用しないこと」等と記載されている。

d　危険物に該当する製品における消防法（昭和23年法律第186号）に基づく注意事項は、添付文書において「保管及び取扱い上の注意」として記載されている。

```
      a   b   c   d
1    誤   正   正   正     2    誤   誤   誤   正
3    正   誤   正   誤     4    正   正   誤   誤
5    誤   正   正   誤
```

問106　一般用医薬品の添付文書の使用上の注意に関する記述の正誤について、正しい組み合わせはどれか。

a　「使用上の注意」、「してはいけないこと」及び「相談すること」の各項目の見出しには、標識的マークが付されていることが多い。

b　「してはいけないこと」には、一般用検査薬では、検査結果のみで確定診断はできないので、判定が陽性であれば速やかに医師の診断を受ける旨が記載されている。

c　「相談すること」には、その医薬品を使用する前に、その適否について専門家に相談した上で適切な判断がなされるべきである場合として、「医師（又は歯科医師）の治療を受けている人」等の記載がある。

```
      a   b   c
1    誤   誤   正     2    誤   正   誤
3    正   正   正     4    正   正   誤
5    正   誤   誤
```

問107　医薬品の安全対策に関する記述のうち、正しいものの組み合わせはどれか。

a　医薬品・医療機器等安全性情報報告制度に基づく報告をしなければならない医薬関係者には、薬局開設者、医師、歯科医師又は薬剤師等を含み、登録販売者は含まれていない。

b　医薬品の市販後においても、常にその品質、有効性及び安全性に関する情報を収集し、また、医薬関係者に必要な情報を提供することが、医薬品の適切な使用を確保する観点からも、企業責任として重要なことである。

c　医療用医薬品で使用されていた有効成分を一般用医薬品で初めて配合したものについては、10年を超えない範囲で厚生労働大臣が承認時に定める一定期間（概ね8年）、承認後の使用成績等を集積し、厚生労働省へ提出する制度（再審査制度）が適用される。

d　各制度により集められた副作用情報については、独立行政法人医薬品医療機器総合機構において専門委員の意見を聴きながら調査検討が行われる。

1（a, b）2（a, c）3（b, c）4（b, d）5（c, d）

北海道・東北

北関東・甲信越

南関東

北陸・東海

奈良

関西広域連合・福井

中国・四国

九州・沖縄

問108　医薬品副作用被害救済制度に関する記述のうち、正しいものの組み合わせはどれか。

a　本制度は、製薬企業の社会的責任に基づく公的制度として 1980 年 5 月より運営が開始された。

b　健康被害を受けた本人（又は家族）の給付請求を受けて、医学的薬学的判断を要する事項について医療審議会の諮問・答申を経て、厚生労働大臣が判定した結果に基づいて、医療費等の各種給付が行われる。

c　医療用医薬品の副作用により一定の健康被害が生じた場合には、適正に使用したかどうかにかかわらず、医療費等の給付を行い、これにより被害者の迅速な救済を図ろうというのが、医薬品副作用被害救済制度である。

d　救済給付業務に必要な費用のうち、給付費については、製造販売業者から年度ごとに納付される拠出金が充てられるほか、事務費については、その 2 分の 1 相当額は国庫補助により賄われている。

1（a, b）　2（a, c）　3（a, d）　4（b, d）　5（c, d）

問109　医薬品副作用被害救済制度における救済給付の種類に関する記述のうち、正しいものはどれか。

1　給付の種類としては、医療費、医療手当、障害年金、障害児養育年金、遺族年金、遺族一時金及び葬祭料がある。

2　この制度における医療費とは、医薬品の副作用による疾病の治療に要した費用を定額で補償するものである。

3　給付の種類によっては、請求期限が定められており、医療費、医療手当、障害年金、遺族年金はいずれも一定の期限を過ぎた分については請求できないので、注意する必要がある。

4　医療費、医療手当の給付の対象となるのは副作用による疾病が「通院治療を必要とする程度」の場合である。

問110　医薬品副作用被害救済制度や救済給付に関する記述のうち、誤っているものはどれか。

1　医薬品の販売等に従事する専門家においては、健康被害を受けた購入者等に対して救済制度があることや、救済事業を運営する独立行政法人医薬品医療機器総合機構の相談窓口等を紹介し、相談を促すなどの対応が期待される。

2　医薬品副作用被害救済制度における障害児養育年金とは、医薬品の副作用により一定程度の障害の状態にある 18 歳未満の人を養育する人に対して給付されるものである。

3　医薬品の副作用であるかどうか判断がつきかねる場合は、給付請求を行うことはできない。

4　副作用被害への救済給付の請求に当たっては、医師の診断書、要した医療費を証明する書類（受診証明書）などのほか、その医薬品を販売等した薬局開設者、医薬品の販売業者が作成した販売証明書等が必要となる。

問111　一般用医薬品の安全対策に関する記述の正誤について、正しい組み合わせはどれか。

a　解熱鎮痛成分としてアミノピリン、スルピリンが配合されたアンプル入りかぜ薬の使用による重篤な副作用である間質性肺炎で、1959 年から 1965 年までの間に計 38 名の死亡例が発生した。

b　アンプル剤は錠剤、散剤等に比べて吸収が速く、血中濃度が急速に高値に達するため、通常用量でも副作用を生じやすいことが確認されたことから、1965 年、厚生省（当時）より関係製薬企業に対し、アンプル入りかぜ薬製品の回収が要請された。

c　アンプル剤以外の一般用かぜ薬についても、1970 年に承認基準が制定され、成分・分量、効能・効果等が見直された。

d　現在、かぜ薬のほか、解熱鎮痛薬、鎮咳去痰薬、胃腸薬等について、承認基準が制定されているが、鼻炎用点鼻薬や外用痔疾用薬については、承認基準が制定されていない。

	a	b	c	d			a	b	c	d
1	正	正	誤	正		2	誤	正	正	正
3	誤	誤	誤	誤		4	誤	正	正	誤
5	正	誤	正	正						

問112 塩酸フェニルプロパノールアミン（PPA）含有医薬品の安全対策等に関する記述のうち、誤っているものはどれか。

1 塩酸フェニルプロパノールアミン（PPA）は、鼻づまり等の症状の緩和を目的として、鼻炎用内服薬、鎮咳去痰薬、かぜ薬等に配合されていた。

2 PPA含有医薬品は、米国では2000年に女性の食欲抑制剤としての使用で、出血性脳卒中の発生リスクとの関連性が高いとの報告がなされ、自主的な販売中止が要請されたが、日本では食欲抑制剤としての承認がないことなどから、注意喚起は行われなかった。

3 2003年8月までに、日本でもPPAが配合された一般用医薬品による副作用症例が複数報告され、それらの多くが用法・用量の範囲を超えた使用又は禁忌とされている高血圧症患者の使用によるものであった。

4 日本でも副作用症例が複数報告された後、厚生労働省から関係製薬企業等に対してPPAの代替成分としてプソイドエフェドリン塩酸塩（PSE）等への速やかな切替えにつき指示がなされた。

問113 小柴胡湯による間質性肺炎に関する以下の記述について、（　）の中に入れるべき字句の正しい組み合わせはどれか。なお、2か所の（ a ）内及び（ b ）内はそれぞれ同じ字句が入る。

小柴胡湯による間質性肺炎については、1991年4月以降、（ a ）に記載されていたが、その後、小柴胡湯と（ b ）の併用例による間質性肺炎が報告されたことから、1994年1月、（ b ）との併用を禁忌とする旨の（ a ）の改訂がなされた。

しかし、それ以降も慢性肝炎患者が小柴胡湯を使用して間質性肺炎が発症し、死亡を含む重篤な転帰に至った例もあったことから、1996年3月、厚生省（当時）より関係製薬企業に対して（ c ）の配布が指示された。

	a	b	c
1	使用上の注意	インターロイキン製剤	緊急安全性情報
2	取扱い上の注意	インターフェロン製剤	緊急安全性情報
3	使用上の注意	インターフェロン製剤	緊急安全性情報
4	取扱い上の注意	インターロイキン製剤	安全性速報
5	使用上の注意	インターフェロン製剤	安全性速報

問114 以下の医薬品成分のうち、一般用医薬品の添付文書の使用上の注意において、「してはいけないこと」の項目中に、「服用後、乗物又は機械類の運転操作をしないこと」と記載することとされている成分として、正しいものの組み合わせはどれか。

a インドメタシン
b アスピリン
c コデインリン酸塩水和物
d ブロモバレリル尿素

1 (a, b)　2 (a, c)　3 (a, d)　4 (b, d)　5 (c, d)

問115 以下の医薬品成分のうち、一般用医薬品の添付文書の使用上の注意において、「次の人は使用（服用）しないこと」の項目中に、「小児における年齢制限」として、「3歳未満の小児」と記載することとされている成分はどれか。

1 ヒマシ油類
2 アミノ安息香酸エチル
3 オキセサゼイン
4 サリチル酸ナトリウム

問116 以下の医薬品成分のうち、一般用医薬品の添付文書の使用上の注意において、「次の人は使用（服用）しないこと」の項目中に、「出産予定日12週以内の妊婦」と記載することとされている成分はどれか。

1 デキストロメトルファン臭化水素酸塩水和物
2 ブロモバレリル尿素
3 ロペラミド塩酸塩
4 次硝酸ビスマス
5 アスピリンアルミニウム

北海道・東北　北関東・甲信越　南関東　北陸・東海　奈良　関西広域連合・福井　中国・四国　九州・沖縄

問117　一般用医薬品の添付文書における使用上の注意の記載に関する記述のうち、正しいものの組み合わせはどれか。

a　アミノフィリン水和物は、乳児に神経過敏を起こすことがあるため、「授乳中の人は本剤を服用しないか、本剤を服用する場合は授乳を避けること」とされている。

b　リゾチーム塩酸塩を服用すると、尿の貯留・尿閉を生じるおそれがあるため、「前立腺肥大による排尿困難の症状がある人」は服用しないこととされている。

c　水酸化アルミニウムゲルを服用すると、胃液の分泌が亢進するおそれがあるため、「胃潰瘍の診断を受けた人」は服用しないこととされている。

d　タンニン酸アルブミンは、乳製カゼインを由来としているため、「本剤又は本剤の成分、牛乳によるアレルギー症状を起こしたことがある人」は服用しないこととされている。

1（a, b）2（a, c）3（a, d）4（b, d）5（c, d）

問118　以下の医薬品成分のうち、一般用医薬品の添付文書の使用上の注意において、「相談すること」の項目中に、「モノアミン酸化酵素阻害剤（セレギリン塩酸塩等）で治療を受けている人」と記載することとされている成分はどれか。

1　テオフィリン
2　プソイドエフェドリン塩酸塩
3　グリチルリチン酸二カリウム
4　ピコスルファートナトリウム
5　イブプロフェン

問119　一般用医薬品の添付文書における使用上の注意の記載に関する記述のうち、誤っているものはどれか。

1　メチルエフェドリン塩酸塩が配合された医薬品は、心臓に負担をかけ、心臓病を悪化させるおそれがあるため「心臓病の診断を受けた人」は「相談すること」とされている。

2　マオウが配合された医薬品は、肝臓でグリコーゲンを分解して血糖値を上昇させる作用があり、糖尿病の症状を悪化させるおそれがあるため、「糖尿病の診断を受けた人」は「相談すること」とされている。

3　ジフェンヒドラミン塩酸塩が配合された医薬品は、生じた血栓が分解されにくくなるため、「血栓のある人（脳血栓、心筋梗塞、血栓静脈炎等）」、「血栓症を起こすおそれのある人」は「相談すること」とされている。

4　スクラルファートが配合された医薬品は、過剰のアルミニウムイオンが体内に貯留し、アルミニウム脳症、アルミニウム骨症を生じるおそれがあるため、「腎臓病の診断を受けた人」は「相談すること」とされている。

問120　医薬品の適正使用のための啓発活動に関する記述の正誤について、正しい組み合わせはどれか。

a　青少年では、薬物乱用の危険性に関する認識や理解が必ずしも十分ではなく、好奇心から身近に入手できる薬物を興味本位で乱用することがあるため、小中学生のうちからの啓発は望ましくない。

b　薬物乱用や薬物依存は、違法薬物（麻薬、覚醒剤、大麻等）によるものばかりでなく、一般用医薬品によっても生じ得る。

c　薬物乱用は、乱用者自身の健康を害するが、社会的な弊害を生じるおそれはない。

d　登録販売者は、適切なセルフメディケーションの普及定着、医薬品の適正使用の推進のため、啓発活動に積極的に参加、協力することが期待される。

	a	b	c	d			a	b	c	d
1	正	誤	正	正		2	誤	正	誤	正
3	正	誤	誤	正		4	誤	誤	正	誤
5	正	正	正	誤						

九州・沖縄【共通問題】
福岡／大分／宮崎／鹿児島／熊本／佐賀／長崎
沖縄

（令和5年12月10日実施）

※ 以下の設問中、「医薬品、医療機器等の品質、有効性及び安全性の確保等に関する法律」を「医薬品医療機器等法」と表記する。

※ 以下の設問中、「医薬品、医療機器等の品質、有効性及び安全性の確保等に関する法律施行規則」を「医薬品医療機器等法施行規則」と表記する。

＜第1章＞

問1 医薬品に関する以下の記述の正誤について、正しい組み合わせを下から一つ選び、その番号を解答欄に記入しなさい。

ア 医薬品は、人の疾病の診断、治療若しくは予防に使用されること、又は人の身体の構造や機能に影響を及ぼすことを目的とする製品である。

イ 一般的に、医療用医薬品は、一般用医薬品と比べて保健衛生上のリスクが相対的に低い。

ウ 医薬品が人体に及ぼす作用は、複雑、かつ、多岐に渡り、そのすべては解明されていない。

エ 専門家ではない一般の生活者においても、医薬品の添付文書や製品表示に記載された内容を見ることで、効能効果や副作用等について理解が可能であり、誤解や認識不足を生じることはない。

	ア	イ	ウ	エ
1	正	正	誤	正
2	正	誤	正	誤
3	正	誤	誤	誤
4	誤	正	正	誤
5	誤	誤	正	正

問2 医薬品及びその販売に従事する専門家に関する以下の記述のうち、誤っているものを一つ選び、その番号を解答欄に記入しなさい。

1 一般用医薬品の販売に従事する専門家においては、有効性、安全性等に関する情報の集積により随時付加される新たな医薬品情報に円滑に対応できるよう、常に新しい情報の把握に努める必要がある。

2 医薬品は、人の生命や健康に密接に関連するものであるため、高い水準で均一な品質が保証されていなければならない。

3 一般用医薬品の販売に従事する専門家においては、購入者等が一般用医薬品を適切に選択し、適正に使用するために、専門用語を分かりやすい表現で伝えるなどの適切な情報提供を行うことが必要である。

4 一般用医薬品として販売される製品は、医薬品医療機器等法の定めに従うため、製造物責任法の対象外である。

問3 医薬品のリスク評価の基準及びその内容の関係について、正しい組み合わせを下から一つ選び、その番号を解答欄に記入しなさい。

ア Good Laboratory Practice（GLP）
　― 医薬品の安全性に関する非臨床試験の基準

イ Good Vigilance Practice（GVP）
　― ヒトを対象とした臨床試験の実施の基準

ウ Good Post-marketing Study Practice（GPSP）
　― 製造販売後の調査及び試験の実施の基準

エ Good Clinical Practice（GCP）
　― 製造販売後安全管理の基準

1（ア、イ） 2（ア、ウ） 3（イ、エ） 4（ウ、エ）

問4 いわゆる健康食品に関する以下の記述のうち、正しいものの組み合わせを下から一つ選び、その番号を解答欄に記入しなさい。

ア 健康食品は、医薬品との相互作用で薬物治療の妨げになることがあるため、一般用医薬品の販売時に健康食品の摂取の有無について確認することは重要である。

イ 保健機能食品は、一定の基準のもと健康増進の効果等を表示することができる健康食品である。

ウ 機能性表示食品は、事業者の責任で科学的根拠をもとに疾病に罹患していない者の健康維持及び増進に役立つ機能を商品のパッケージに表示するものとして、国の個別の許可を受けたものである。

エ 錠剤やカプセル等の医薬品に類似した形状で健康食品を販売することは禁止されている。

1（ア、イ） 2（ア、ウ） 3（イ、エ） 4（ウ、エ）

問5 セルフメディケーションに関する以下の記述の正誤について、正しい組み合わせを下から一つ選び、その番号を解答欄に記入しなさい。

ア 地域住民の健康相談を受け、一般用医薬品の販売や必要に応じて医療機関の受診を勧める登録販売者の業務は、セルフメディケーションの推進に欠かせないものである。

イ 平成29年1月に、適切な健康管理の下で医療用医薬品からの代替を進める観点から、条件を満たした場合にスイッチOTC医薬品の購入の対価について、一定の金額をその年分の総所得金額等から控除するセルフメディケーション税制が導入された。

ウ 腰痛や肩こり、風邪やアレルギーの諸症状に対応する一般用医薬品は、セルフメディケーション税制の対象外である。

エ セルフメディケーションを的確に推進するために、一般用医薬品の販売等を行う登録販売者は、薬剤師や医師、看護師など地域医療を支える医療スタッフあるいは行政などとも連携をとって、地域住民の健康維持・増進、生活の質(QOL)の改善・向上などに携わることが望まれる。

```
      ア  イ  ウ  エ
1    正  正  正  正      2   正  正  誤  正
3    正  誤  誤  誤      4   誤  正  正  誤
5    誤  誤  誤  正
```

問6 医薬品に関する以下の記述のうち、正しいものの組み合わせを下から一つ選び、その番号を解答欄に記入しなさい。

ア 通常、薬物は単一の薬理作用を持ち、単独の薬物が主成分である医薬品を併用せずに使用した場合には、期待される反応のみが現れる。

イ 普段は医薬品にアレルギーを起こしたことがない人でも、病気に対する抵抗力が低下している状態などの場合には、医薬品がアレルゲンになることがあり、思わぬアレルギーを生じることがある。

ウ 副作用は、眠気や口渇等、容易に異変を自覚できるものばかりである。

エ 登録販売者は、購入者等から副作用の発生の経過を十分に聴いて、その後の適切な医薬

品の選択に資する情報提供を行うほか、副作用の状況次第では、購入者等に対して、速やかに適切な医療機関を受診するよう勧奨する必要がある。

1 (ア、イ) 2 (ア、ウ) 3 (イ、エ) 4 (ウ、エ)

問7 医薬品の適正使用に関する以下の記述の正誤について、正しい組み合わせを下から一つ選び、その番号を解答欄に記入しなさい。

ア 医薬品が適正に使用されなければ、症状の悪化などの好ましくない結果を招く危険性が高くなる。

イ 医薬品を必要以上に大量購入しようとする者がいた場合は、薬物乱用のおそれがあるため、慎重に対処する必要がある。

ウ 便秘薬を長期連用することで、重篤な疾患の発見が遅れることがある。

エ 人体に直接使用されない医薬品については、使用する人の誤解や認識不足によって使い方や判断を誤っても、副作用につながることはない。

```
      ア  イ  ウ  エ
1    正  正  正  誤      2   正  正  誤  誤
3    正  誤  誤  正      4   誤  正  誤  正
5    誤  誤  正  誤
```

問8 医薬品の相互作用に関する以下の記述の正誤について、正しい組み合わせを下から一つ選び、その番号を解答欄に記入しなさい。

ア 相互作用により医薬品の作用が増強すれば、作用が強く出過ぎたり、副作用が発生しやすくなる。

イ かぜ薬、解熱鎮痛薬、鎮静薬、鎮咳去痰薬、アレルギー用薬では、成分や作用が重複することが多い。

ウ 医療機関で治療を受け、処方された医薬品を使用している人は、その治療が優先されることが望ましいため、一般用医薬品を併用してはならない。

エ 相互作用による副作用のリスクを減らす観点から、緩和を図りたい症状が明確である場合には、なるべくその症状に合った成分のみが配合された医薬品が選択されることが望ましい。

北海道・東北

北関東・甲信越

南関東

北陸・東海

奈良

関西広域連合・福井

中国・四国

九州・沖縄

	ア	イ	ウ	エ			ア	イ	ウ	エ
1	正	正	正	誤		2	正	正	誤	正
3	正	誤	正	誤		4	誤	正	誤	誤
5	誤	誤	正	正						

問9 医薬品と食品との飲み合わせに関する以下の記述のうち、誤っているものを一つ選び、その番号を解答欄に記入しなさい。

1　食品と医薬品の相互作用は、しばしば「飲み合わせ」と表現され、食品と飲み薬が体内で相互作用を生じる場合が主に想定される。

2　酒類（アルコール）をよく摂取する者では、肝臓で代謝される医薬品が通常よりも代謝されやすくなり、十分な薬効が得られなくなることがある。

3　総合感冒薬とコーヒーを一緒に服用すると、カフェインの過剰摂取となることがある。

4　外用薬は、内服薬とは異なり、食品によって医薬品の作用や代謝に影響を受けることはない。

問10 小児及び高齢者の医薬品の使用に関する以下の記述の正誤について、正しい組み合わせを下から一つ選び、その番号を解答欄に記入しなさい。

ア　小児は、肝臓や腎臓の機能が未発達であるため、医薬品の成分の代謝・排泄に時間がかかり、作用が強く出過ぎたり、副作用が成人より強く出ることがある。

イ　成人用の医薬品を小児に与える際は、副作用の発生を防ぐため、量を減らして与えるように保護者に対して説明がなされることが望ましい。

ウ　一般に高齢者は生理機能が衰えつつあり、特に、腎臓の機能が低下していると医薬品の作用が減弱し、十分な効果が得られないことがある。

エ　高齢者では、手先の衰えのため医薬品を容器や包装から取り出すことが難しい場合や、医薬品の取り違えや飲み忘れを起こしやすいなどの傾向がある。

	ア	イ	ウ	エ			ア	イ	ウ	エ
1	正	正	正	誤		2	正	誤	正	正
3	正	誤	誤	正		4	誤	正	正	正
5	誤	誤	誤	誤						

問11 妊婦及び授乳婦の医薬品の使用に関する以下の記述のうち、正しいものの組み合わせを下から一つ選び、その番号を解答欄に記入しなさい。

ア　妊婦が一般用医薬品を使用する際には、妊婦の状態を通じて胎児に影響を及ぼすことがないよう配慮する必要があり、そもそも一般用医薬品による対処が適当かどうかを含めて慎重に考慮されるべきである。

イ　妊婦が医薬品を使用した場合に、医薬品の成分がどの程度胎児へ移行するかは、未解明のことも多い。

ウ　ビタミンB2含有製剤は、妊娠前後の一定期間に通常の用量を超えて摂取すると、胎児に先天異常を起こす危険性が高まる。

エ　授乳婦が使用した医薬品の成分の一部は、乳汁中に移行することが知られているが、授乳婦の体内で代謝されるため、乳児への悪影響はない。

1（ア、イ）　2（ア、ウ）　3（イ、エ）　4（ウ、エ）

問12 プラセボ効果に関する以下の記述について、（　）の中に入れるべき字句の正しい組み合わせを下から一つ選び、その番号を解答欄に記入しなさい。

　医薬品を使用したとき、結果的又は偶発的に（　ア　）によらない作用を生じることをプラセボ効果という。プラセボ効果は、医薬品を使用したこと自体による楽観的な結果への期待や、条件付けによる生体反応、（　イ　）による自然発生的な変化等が関与して生じると考えられている。プラセボ効果は、客観的に測定可能な変化として（　ウ　）。

	ア	イ	ウ
1	相互作用	加齢	現れることはない
2	相互作用	加齢	現れることがある
3	相互作用	時間経過	現れることがある
4	薬理作用	時間経過	現れることがある
5	薬理作用	加齢	現れることはない

問13 医薬品の品質に関する以下の記述のうち、正しいものの組み合わせを下から一つ選び、その番号を解答欄に記入しなさい。

ア 医薬品に配合されている成分のうち、添加物成分は高温や多湿、光（紫外線）等によって品質の劣化を起こさない。

イ 医薬品の外箱に表示されている「使用期限」は、開封・未開封にかかわらず、高温多湿を避け、直射日光の当たらない場所で保管された場合に品質が保持される期限のことである。

ウ その全部又は一部が変質・変敗した物質から成っている医薬品は、販売が禁止されている。

エ 医薬品は、適切な保管・陳列がなされたとしても、経時変化による品質の劣化は避けられない。

1（ア、イ） 2（ア、ウ） 3（イ、エ） 4（ウ、エ）

問14 一般用医薬品に関する以下の記述の正誤について、正しい組み合わせを下から一つ選び、その番号を解答欄に記入しなさい。

ア 一般用医薬品には、スポーツ競技者が使用すればドーピングに該当する成分を含んだものがある。

イ 一般用医薬品の役割の一つとして、健康状態の自己検査が挙げられる。

ウ 一般用医薬品の販売等に従事する専門家は、購入者等に対して常に科学的な根拠に基づいた正確な情報提供を行い、医薬品の販売に必ず結びつけることが期待されている。

エ 一般用医薬品を一定期間又は一定回数使用しても症状の改善がみられない場合や、症状が悪化した場合には、医療機関を受診する必要がある。

```
    ア イ ウ エ            ア イ ウ エ
1   正 正 誤 正      2   正 誤 正 誤
3   正 誤 誤 正      4   誤 正 誤 誤
5   誤 誤 正 正
```

問15 一般用医薬品を販売する際の登録販売者の姿勢に関する以下の記述のうち、正しいものを一つ選び、その番号を解答欄に記入しなさい。

1 購入者等があらかじめ購入する医薬品を決めている場合は、体質や症状にあった製品を事前に調べていることが多いため、登録販売者が購入者等の状況を確認したり、改めて情報提供を行う必要はない。

2 一般用医薬品の場合、情報提供を受けた当人が医薬品を使用するものと考えて、販売時のコミュニケーションを考える必要がある。

3 登録販売者は、会話しやすい雰囲気づくりに努め、医薬品を使用する状況等について購入者等から自らの意志で伝えてもらえるよう促していくことが重要である。

4 すべての一般用医薬品において、購入者側に情報提供を受けようとする意識が乏しく、コミュニケーションが成立しがたい場合は、情報提供を行う必要はない。

問16 医薬品の販売等に従事する専門家が購入者へ確認する基本的な事項に関する以下の記述の正誤について、正しい組み合わせを下から一つ選び、その番号を解答欄に記入しなさい。

ア その医薬品を使用する人が過去にアレルギーや医薬品による副作用等の経験があるか。

イ 症状等がある場合、いつ頃から症状があるか、その原因や患部等の特定はなされているか。

ウ 小児や高齢者、妊婦等の配慮が必要な人の使用が想定されるか。

エ その医薬品がすぐに使用される状況にあるか。

```
    ア イ ウ エ            ア イ ウ エ
1   正 正 正 正      2   正 正 正 誤
3   正 誤 誤 誤      4   誤 正 誤 正
5   誤 誤 正 正
```

問17 以下の記述にあてはまる購入者への対応として、最も適切でないものを下から一つ選び、その番号を解答欄に記入しなさい。

成人の女性がドラッグストア（店舗販売業）に来店し、鎮咳去痰薬のシロップ剤（1本120mL入り、一日最大60mL服用）を10本購入しようとレジにやって来た。女性に話を聞くと、1週間前にも同じ製品を購入し使用しており、咳症状が続いているため、まとめ買いをしたいとのことであった。

1 妊婦への使用が望ましくない配合成分を含む可能性があるため、女性に妊娠の有無について確認する。

【問題】九州・沖縄

北海道・東北

北関東・甲信越

南関東

北陸・東海

奈良

関西広域連合・福井

中国・四国

九州・沖縄

2　過去に服用歴があり、目的に合った使用が
　なされると判断できるため、そのまま販売する。
3　相互作用や飲み合わせにより医薬品の作用
　が減弱している可能性があるため、他に使用
　している医薬品や摂取している食品の有無に
　ついて確認する。
4　症状が続いているため、医療機関を受診し
　て医師の診療を受けるよう促す。

問18 サリドマイド及びサリドマイド訴訟に関
する以下の記述について、（　）の中に入れるべ
き字句の正しい組み合わせを下から一つ選び、
その番号を解答欄に記入しなさい。

　サリドマイド訴訟は、（　ア　）等として販売さ
れたサリドマイド製剤を妊娠している女性が使
用したことにより、出生児に先天異常（サリドマ
イド胎芽症）が発生したことに対する損害賠償訴
訟である。妊娠している女性が摂取した場合、サ
リドマイドは（　イ　）を通過して胎児に移行する。
サリドマイドの副作用により胎児の（　ウ　）が妨
げられると細胞分裂が正常に行われず、器官が十
分に成長しないことから先天異常が発生する。

	ア	イ	ウ
1	解熱鎮痛剤	血液－胎盤関門	血管新生
2	催眠鎮静剤	血液－胎盤関門	運動
3	解熱鎮痛剤	血液－脳関門	血管新生
4	催眠鎮静剤	血液－脳関門	運動
5	催眠鎮静剤	血液－胎盤関門	血管新生

問19 以下の医薬品等のうち、過去に一般用医
薬品として販売され、医薬品等による副作用等
にかかる訴訟の原因となったものとして、正し
いものを一つ選び、その番号を解答欄に記入し
なさい。
1　キノホルム製剤
2　インスリン製剤
3　フィブリノゲン製剤
4　ヒト乾燥硬膜
5　血液凝固第Ⅸ因子製剤

問20 医薬品等による副作用等にかかる訴訟と
その原因となった医薬品等に関する以下関係の
正誤について、正しい組み合わせを下から一つ
選び、その番号を解答欄に記入しなさい。

ア　スモン訴訟　—　ヒト乾燥硬膜
イ　ヒト免疫不全ウイルス（HIV）訴訟
　—　血液凝固因子製剤
ウ　クロイツフェルト・ヤコブ病（CJD）訴訟
　—　キノホルム製剤
エ　C型肝炎訴訟　—　プリオン

	ア	イ	ウ	エ			ア	イ	ウ	エ
1	正	正	誤	正		2	正	誤	正	誤
3	正	誤	誤	正		4	誤	正	誤	誤
5	誤	誤	正	正						

＜第2章＞

問21 消化器系に関する以下の記述の正誤につ
いて、正しい組み合わせを下から一つ選び、そ
の番号を解答欄に記入しなさい。
ア　唾液には、デンプンを分解する消化酵素が
　含まれている。
イ　ペプシノーゲンは、胃酸によって、タンパ
　ク質を消化する酵素であるペプシンとなり、
　胃酸とともに胃液として働く。
ウ　膵臓は、炭水化物及び脂質を消化する酵素
　の供給を担っており、タンパク質の消化には
　関与していない。
エ　胆汁に含まれる胆汁酸塩（コール酸、デオキ
　シコール酸等の塩類）は、脂質の消化を容易に
　し、また、脂溶性ビタミンの吸収を助ける。

	ア	イ	ウ	エ			ア	イ	ウ	エ
1	正	正	正	正		2	正	正	誤	正
3	正	誤	誤	誤		4	誤	正	正	誤
5	誤	誤	誤	正						

問22 肝臓に関する以下の記述のうち、正しい
ものの組み合わせを下から一つ選び、その番号
を解答欄に記入しなさい。
ア　小腸で吸収されたブドウ糖は、血液によって
　肝臓に運ばれてグリコーゲンとして蓄えられる。
イ　肝臓は、消化管等から吸収された、又は体
　内で生成した、滞留すると生体に有害な物質
　を、肝細胞内の酵素系の働きで代謝して無毒
　化し、又は体外に排出されやすい形にする。
ウ　肝臓は、脂溶性ビタミンの貯蔵臓器である
　が、水溶性ビタミンを貯蔵することはできない。
エ　肝臓は、必須アミノ酸を生合成している。
1（ア、イ）2（ア、エ）3（イ、ウ）4（ウ、エ）

問23 肺に関する以下の記述のうち、正しいものを一つ選び、その番号を解答欄に記入しなさい。

1 胸部の左右両側に1対あり、肺の筋組織を収縮・弛緩することにより呼吸運動が行われる。

2 肺の内部で気管支が細かく枝分かれし、末端はブドウの房のような構造となっており、その球状の袋部分を肺胞という。

3 肺胞の壁は非常に厚くできており、周囲を毛細血管が網のように取り囲んでいる。

4 肺胞の壁を介して、心臓から送られてくる血液から酸素が肺胞気中に拡散し、代わりに二酸化炭素が血液中の赤血球に取り込まれるガス交換が行われる。

問24 赤血球に関する以下の記述について、（ ）の中に入れるべき字句の正しい組み合わせを下から一つ選び、その番号を解答欄に記入しなさい。

赤血球は、中央部がくぼんだ円盤状の細胞で、血液全体の約（ ア ）を占めている。赤血球は（ イ ）で産生されるが、赤血球の数が少なすぎたり、赤血球中の（ ウ ）量が欠乏すると、血液は酸素を十分に供給できず、疲労や血色不良などの貧血症状が現れる。

	ア	イ	ウ
1	40%	骨髄	ヘモグロビン
2	40%	脾臓	フィブリン
3	60%	脾臓	ヘモグロビン
4	80%	骨髄	フィブリン
5	80%	骨髄	ヘモグロビン

問25 泌尿器系に関する以下の記述のうち、誤っているものを一つ選び、その番号を解答欄に記入しなさい。

1 腎臓では、血液中の老廃物の除去のほか、水分及び電解質の排出調節が行われており、血圧を一定範囲内に保つ上でも重要な役割を担っている。

2 副腎髄質では、自律神経系に作用するアドレナリンとノルアドレナリンが産生・分泌される。

3 膀胱の出口にある膀胱括約筋が収縮すると、同時に膀胱壁の排尿筋が弛緩し、尿が尿道へ押し出される。

4 高齢者は、膀胱や尿道の括約筋の働きによって排尿を制御する機能が低下し、また、膀胱の容量が小さくなるため、尿失禁を起こしやすくなる。

問26 感覚器官に関する以下の記述の正誤について、正しい組み合わせを下から一つ選び、その番号を解答欄に記入しなさい。

ア 目で光を感じる反応にはビタミンCが不可欠であるため、ビタミンCが不足すると夜間視力の低下（夜盲症）が生じる。

イ 鼻腔と副鼻腔が連絡する管は非常に狭いため、鼻腔粘膜が腫れると副鼻腔の開口部がふさがりやすくなり、副鼻腔に炎症を生じることがある。

ウ 小さな子供は、耳管が太く短くて、走行が水平に近いため、鼻腔からウイルスや細菌が侵入して感染が起こりやすい。

エ 乗物酔い（動揺病）は、乗り物に乗っているとき反復される加速度刺激や動揺によって、平衡感覚が混乱して生じる身体の変調である。

	ア	イ	ウ	エ			ア	イ	ウ	エ
1	正	正	誤	正		2	正	誤	正	誤
3	誤	正	正	正		4	誤	正	正	誤
5	誤	誤	誤	正						

問27 外皮系に関する以下の記述のうち、正しいものの組み合わせを下から一つ選び、その番号を解答欄に記入しなさい。

ア 皮膚は、表皮、真皮、皮下組織の3層構造からなる。

イ メラニン色素の防護能力を超える紫外線に曝されると、皮膚組織が損傷を受け、たこやうおのめができる。

ウ 表皮には、毛細血管や知覚神経の末端が通っている。

エ 皮下脂肪層は、外気の熱や寒さから体を守るとともに、衝撃から体を保護するほか、脂質としてエネルギー源を蓄える機能がある。

1（ア、イ） 2（ア、エ） 3（イ、ウ） 4（ウ、エ）

問28 筋組織に関する以下の記述のうち、正しいものを一つ選び、その番号を解答欄に記入しなさい。

1 骨格筋は、自分の意識どおりに動かすことができる随意筋である。

2 骨格筋の疲労は、乳酸の代謝に伴って生成するグリコーゲンが蓄積して生じる。

3 平滑筋及び心筋は、筋線維に骨格筋のような横縞模様がなく、比較的弱い力で持続的に収縮する特徴がある。

4 骨格筋は自律神経系で支配されるのに対して、平滑筋及び心筋は体性神経系に支配されている。

問29 中枢神経系に関する以下の記述のうち、正しいものの組み合わせを下から一つ選び、その番号を解答欄に記入しなさい。

ア 脊髄には、自律神経系、ホルモン分泌の調節機能を担う視床下部がある。

イ 小児は、血液脳関門が未発達であるため、循環血液中に移行した医薬品の成分が脳の組織に達しにくい。

ウ 脳は延髄を介して脊髄とつながっており、延髄には、心拍数を調節する心臓中枢、呼吸を調節する呼吸中枢等がある。

エ 脊髄は脊椎の中にあり、脳と末梢の間で刺激を伝えている。

1（ア、イ） 2（ア、ウ） 3（イ、エ） 4（ウ、エ）

問30 交感神経系が副交感神経系より活発に働いたときの効果器とその反応に関する以下関係の正誤について、正しい組み合わせを下から一つ選び、その番号を解答欄に記入しなさい。

ア 目 ― 瞳孔収縮

イ 心臓 ― 心拍数増加

ウ 腸 ― 運動亢進

エ 膀胱 ― 排尿筋の弛緩

	ア	イ	ウ	エ
1	正	正	正	誤
2	正	誤	正	正
3	正	誤	誤	誤
4	誤	正	誤	正
5	誤	誤	正	正

問31 医薬品の吸収、代謝及び排泄に関する以下の記述のうち、正しいものの組み合わせを下から一つ選び、その番号を解答欄に記入しなさい。

ア 内服薬の有効成分の消化管からの吸収量や吸収速度は、消化管内容物や他の医薬品の作用によって影響を受ける。

イ 坐剤は、肛門から医薬品を挿入することにより、薄い小腸内壁の粘膜から有効成分を吸収させるものである。

ウ 医薬品の経口投与後、消化管で吸収された有効成分は、消化管の毛細血管から血液中へ移行し、門脈を経由して肝臓で代謝を受ける。

エ 有効成分と血漿タンパク質との複合体は、腎臓で濾過されやすいため、速やかに尿中に排泄される。

1（ア、イ） 2（ア、ウ） 3（イ、エ） 4（ウ、エ）

問32 薬の体内での働きに関する以下の記述のうち、誤っているものを一つ選び、その番号を解答欄に記入しなさい。

1 循環血液中に移行した有効成分は、血流によって全身の組織・器官へ運ばれて作用する。

2 医薬品が摂取された後、成分が吸収されるにつれてその血中濃度は上昇し、ある最小有効濃度（閾値）を超えたときに生体の反応としての薬効が現れる。

3 医薬品が摂取された後、有効成分の血中濃度はある時点でピーク（最高血中濃度）に達し、その後は低下していくが、これは代謝・排泄の速度が吸収・分布の速度を上回るためである。

4 一度に大量の医薬品を摂取し、血中濃度を高くするほど限りなく薬効は増強され、有害な作用（副作用や毒性）も現れやすくなる。

問33 医薬品の剤形及び適切な使用方法に関する以下の記述の正誤について、正しい組み合わせを下から一つ選び、その番号を解答欄に記入しなさい。

ア チュアブル錠は、口の中で舐めたり噛み砕いたりして服用する剤形である。

イ 口腔内崩壊錠は、適切な量の水とともに服用する必要がある剤形であるため、水分摂取が制限されている患者には適さない。

ウ 経口液剤は、比較的緩やかに消化管から吸収されるため、固形製剤よりも有効成分の血中濃度が上昇しにくい。

エ 軟膏剤は、油性の基剤で皮膚への刺激が強いため、患部がじゅくじゅくと浸潤している場合は使用を控えるべきである。

```
   ア イ ウ エ
1  正 正 誤 正    2  正 誤 正 正
3  正 誤 誤 誤    4  誤 正 正 誤
5  誤 誤 正 正
```

問34 皮膚粘膜眼症候群(スティーブンス・ジョンソン症候群)に関する以下の記述のうち、正しいものの組み合わせを下から一つ選び、その番号を解答欄に記入しなさい。

ア 38℃以上の高熱を伴って、発疹・発赤、火傷様の水疱等の激しい症状が比較的短時間のうちに全身の皮膚、口、眼等の粘膜に現れる病態である。

イ 発症の可能性がある医薬品の種類は限定的であるため、発症の予測は極めて容易である。

ウ 一旦発症すると、多臓器障害の合併症等により致命的な転帰をたどることがある。

エ 原因医薬品の使用開始後2週間以内に発症することがほとんどで、1ヶ月以上経過した後に発症することはない。

1(ア、イ) 2(ア、ウ) 3(イ、エ) 4(ウ、エ)

問35 肝機能障害に関する以下の記述のうち、誤っているものを一つ選び、その番号を解答欄に記入しなさい。

1 医薬品により生じる肝機能障害は、有効成分又はその代謝物の直接的肝毒性が原因で起きる中毒性のものと、有効成分に対する抗原抗体反応が原因で起きるアレルギー性のもの

に大別される。

2 軽度の肝機能障害の場合、自覚症状がなく、健康診断等の血液検査で初めて判明することが多い。

3 黄疸とは、ビリルビン(黄色色素)が胆汁中へ排出されず血液中に滞留することにより生じる、皮膚や白眼が黄色くなる病態である。

4 肝機能障害が疑われても、原因と考えられる医薬品の使用を急にはやめず様子をみることが大切である。

問36 精神神経系に現れる副作用に関する以下の記述のうち、誤っているものを一つ選び、その番号を解答欄に記入しなさい。

1 眠気を催すことが知られている医薬品を使用した後は、乗り物や危険な機械類の運転操作に従事しないよう十分注意することが必要である。

2 精神神経症状は、医薬品の不適正な使用がなされた場合に発生する副作用であり、一般用医薬品においては、通常の用法・用量で発生することはない。

3 多くの場合、無菌性髄膜炎の発症は急性で、首筋のつっぱりを伴った激しい頭痛、発熱、吐きけ・嘔吐、意識混濁等の症状が現れる。

4 心臓や血管に作用する医薬品により、頭痛やめまい、浮動感、不安定感等の症状が現れた場合は、原因と考えられる医薬品の使用を中止し、症状によっては医師の診療を受けるなどの対応が必要である。

問37 イレウス様症状に関する以下の記述について、( )の中に入れるべき字句の正しい組み合わせを下から一つ選び、その番号を解答欄に記入しなさい。なお、同じ記号の( )内には同じ字句が入ります。

医薬品の作用によって腸管運動が(ア)すると、激しい腹痛や嘔吐、腹部膨満感等を伴う著しい(イ)が現れる。悪化すると、腸内容物の逆流による嘔吐が原因で脱水症状を呈したり、腸内細菌の異常(ウ)によって全身状態の衰弱が急激に進行する可能性がある。小児や高齢者のほか、普段から(イ)傾向のある人は、発症のリスクが高い。

	ア	イ	ウ
1	亢進	下痢	増殖
2	亢進	便秘	減少
3	麻痺	下痢	減少
4	麻痺	下痢	増殖
5	麻痺	便秘	増殖

問38 医薬品の副作用としての喘息に関する以下の記述の正誤について、正しい組み合わせを下から一つ選び、その番号を解答欄に記入しなさい。

ア 原因となる医薬品の使用後、短時間（1時間以内）のうちに鼻水・鼻づまりが現れ、続いて咳、喘鳴及び呼吸困難を生じる。

イ 坐薬や外用薬で誘発されることがある。

ウ 合併症を起こさない限り、原因となった医薬品の有効成分が体内から消失すれば症状は寛解する。

エ これまでに医薬品で喘息発作を起こしたことがある人は重症化しやすいので、同種の医薬品の使用を避ける必要がある。

	ア	イ	ウ	エ			ア	イ	ウ	エ
1	正	正	正	正		2	正	誤	正	正
3	正	誤	誤	誤		4	誤	正	誤	正
5	誤	誤	正	誤						

問39 循環器系に現れる副作用に関する以下の記述のうち、誤っているものを一つ選び、その番号を解答欄に記入しなさい。

1 うっ血性心不全とは、全身に必要とされる量以上の血液を心臓から送り出すことで、肺に血液が貯留して、種々の症状を示す疾患である。

2 息切れ、疲れやすい、足のむくみ、急な体重の増加、咳とピンク色の痰などを認めた場合は、うっ血性心不全の可能性を疑い、早期に医師の診療を受ける必要がある。

3 不整脈とは、心筋の自動性や興奮伝導の異常が原因で心臓の拍動リズムが乱れる病態である。

4 不整脈は、代謝機能の低下によって発症リスクが高まることがあるので、腎機能や肝機能の低下、併用薬との相互作用等に留意するべきである。

問40 皮膚に現れる副作用に関する以下の記述のうち、正しいものの組み合わせを下から一つ選び、その番号を解答欄に記入しなさい。

ア かぶれ症状のうち、太陽光線（紫外線）に曝されて起こるものを、光線過敏症という。

イ 接触皮膚炎は、医薬品が触れた皮膚の部分にのみ生じるが、光線過敏症は、医薬品が触れた部分だけでなく、全身へ広がって重篤化する場合がある。

ウ 以前に薬疹を起こしたことがある人は、抗体が形成されるため、再び薬疹を生じる可能性は低くなる。

エ 薬疹の痒みの症状に対しては、セルフメディケーションの観点から、一般の生活者が自らの判断で対症療法を行うことが推奨される。

1（ア、イ） 2（ア、ウ） 3（イ、エ） 4（ウ、エ）

＜第5章＞

問41 医薬品の適正使用に関する以下の記述のうち、誤っているものを一つ選び、その番号を解答欄に記入しなさい。

1 医薬品は、効能・効果、用法・用量、起こり得る副作用等、その適正な使用のために必要な情報を伴って初めて医薬品としての機能を発揮するものである。

2 一般用医薬品は、薬剤師、登録販売者その他の医薬関係者から提供された情報に基づき、一般の生活者が購入し、自己の判断で使用するものである。

3 要指導医薬品又は一般用医薬品の添付文書や製品表示に記載されている適正使用情報は、専門的な表現でなされており、一般の生活者に理解しにくいものになっている。

4 登録販売者は、添付文書や製品表示に記載されている内容を的確に理解した上で、その医薬品を購入し、又は使用する個々の生活者の状況に応じて、積極的な情報提供が必要と思われる事項に焦点を絞り、効果的かつ効率的な説明を行うことが重要である。

問42　一般用医薬品の添付文書の記載に関する以下の記述のうち、誤っているものを一つ選び、その番号を解答欄に記入しなさい。

1　医薬品の添付文書の内容は変わるものであり、医薬品の有効性・安全性等に係る新たな知見、使用に係る情報に基づき、1年に1回改訂がなされている。
2　重要な内容が変更された場合には、改訂年月を記載するとともに改訂された箇所を明示することとされている。
3　添付文書の販売名の上部に、「使用にあたって、この説明文書を必ず読むこと。また、必要なときに読めるよう大切に保存すること。」等の文言が記載されている。
4　販売名に薬効名が含まれているような場合には、薬効名の記載は省略されることがある。

問43　一般用医薬品の添付文書における「使用上の注意」に関する以下の記述の正誤について、正しい組み合わせを下から一つ選び、その番号を解答欄に記入しなさい。

ア　「してはいけないこと」、「相談すること」及び「その他の注意」から構成され、適正使用のために重要と考えられる項目が前段に記載されている。
イ　「してはいけないこと」には、守らないと症状が悪化する事項、副作用又は事故等が起こりやすくなる事項について記載されている。
ウ　一般用検査薬では、その検査結果が確定診断となるため、判定が陽性であれば医師の診断を受ける必要はない旨が記載されている。
エ　重篤な副作用として、ショック（アナフィラキシー）、皮膚粘膜眼症候群等が掲げられている医薬品では、アレルギーの既往歴がある人等は注意して使用することとして記載されている。

　　　ア　イ　ウ　エ
1　正　正　正　誤　　2　正　正　誤　誤
3　正　誤　誤　正　　4　誤　正　誤　正
5　誤　誤　正　誤

問44　以下の医薬品又は医薬品成分のうち、一般用医薬品の添付文書の「してはいけないこと」の項において「次の人は使用（服用）しないこと」の項目欄に「透析療法を受けている人」と記載されている成分等として、正しいものを一つ選び、その番号を解答欄に記入しなさい。

1　カフェイン
2　プソイドエフェドリン塩酸塩
3　スクラルファート
4　芍薬甘草湯
5　クロルヘキシジングルコン酸塩

問45　以下の医薬品成分のうち、一般用医薬品の添付文書の「してはいけないこと」の項において「次の人は使用（服用）しないこと」の項目欄に「喘息を起こしたことがある人」と記載されている成分として、正しいものの組み合わせを下から一つ選び、その番号を解答欄に記入しなさい。

ア　タンニン酸アルブミン
イ　フェルビナク
ウ　ジフェンヒドラミン塩酸塩
エ　インドメタシン
1（ア、イ）2（ア、ウ）3（イ、エ）4（ウ、エ）

問46　一般用医薬品の添付文書における「してはいけないこと」の項において、「次の人は使用（服用）しないこと」の項目欄の「妊婦又は妊娠していると思われる人」に該当する主な成分・薬効群等及びその理由に関する以下の組み合わせについて、誤っているものを一つ選び、その番号を解答欄に記入しなさい。

1　ヒマシ油類　―　腸の急激な動きに刺激されて流産・早産を誘発するおそれがあるため。
2　ジフェンヒドラミン塩酸塩を主薬とする催眠鎮静薬　―　妊娠期間の延長、胎児の動脈管の収縮・早期閉鎖、子宮収縮の抑制、分娩時出血の増加のおそれがあるため。
3　エチニルエストラジオール　―　妊娠中の女性ホルモン成分の摂取によって、胎児の先天性異常の発生が報告されているため。
4　オキセサゼイン　―　妊娠中における安全性は確立されていないため。

問47　以下の医薬品成分のうち、一般用医薬品の添付文書の「相談すること」の項において「次の診断を受けた人」の項目欄に「胃・十二指腸潰瘍」と記載されている成分として、誤っているものを一つ選び、その番号を解答欄に記入しなさい。

1　アスピリン
2　アセトアミノフェン
3　次硝酸ビスマス
4　ポビドンヨード
5　サリチルアミド

問48　一般用医薬品の添付文書における「使用上の注意」に関する以下の記述のうち、誤っているものを一つ選び、その番号を解答欄に記入しなさい。

1　小児に使用される医薬品においては、小児では通常当てはまらない「服用前後は飲酒しないこと」の記載はされない。
2　「相談すること」の項に「妊婦又は妊娠していると思われる人」が記載されている場合であっても、必ずしもヒトにおける具体的な悪影響が判明しているものではなく、妊婦における使用経験に関する科学的データが限られているため安全性の評価が困難とされている場合も多い。
3　使用上の注意の記載における「高齢者」とは、およその目安として65歳以上を指す。
4　医薬品によるアレルギーの既往歴がある人や、アレルギー体質の人は、一般にアレルギー性の副作用を生じるリスクが高く、その医薬品の使用の適否について慎重な判断がなされるべきであるため、「相談すること」とされている医薬品がある。

問49　一般用医薬品の「保管及び取扱い上の注意」に関する以下の記述の正誤について、正しい組み合わせを下から一つ選び、その番号を解答欄に記入しなさい。

ア　シロップ剤は、温度変化による変質を防ぐ観点から、開封後も冷蔵庫内での保管ではなく、室温での保管が適当である。
イ　錠剤、カプセル剤、散剤は、冷蔵庫から取り出したときに室温との急な温度差で湿気を帯びるおそれがあるため、冷蔵庫内での保管は不適当である。
ウ　家庭内において、小児が安易に手に取れる場所、又は、まだ手が届かないと思っても、小児の目につくところに医薬品が置かれていた場合に、誤飲事故が多く報告されている。
エ　点眼薬では、複数の使用者間で使い回されると、使用に際して薬液に細菌汚染があった場合に、別の使用者に感染するおそれがあるため、「他の人と共用しないこと」と記載されている。

	ア	イ	ウ	エ			ア	イ	ウ	エ
1	正	正	正	誤		2	正	誤	誤	正
3	誤	正	正	正		4	誤	正	誤	誤
5	誤	誤	正	正						

問50　緊急安全性情報に関する以下の記述のうち、正しいものの組み合わせを下から一つ選び、その番号を解答欄に記入しなさい。

ア　医薬品、医療機器又は再生医療等製品について、緊急かつ重大な注意喚起や使用制限に係る対策が必要な状況にある場合に作成される。
イ　厚生労働省からの命令、指示に基づいて作成されるものであり、製造販売業者の自主決定に基づいて作成されることはない。
ウ　A4サイズの黄色地の印刷物で、イエローレターとも呼ばれる。
エ　一般用医薬品は人体に対する作用が著しくないものであることから、一般用医薬品に関係する緊急安全性情報は発出されない。

1（ア、イ）2（ア、ウ）3（イ、エ）4（ウ、エ）

北海道・東北

北関東・甲信越

南関東

北陸・東海

奈良

関西広域連合・福井

中国・四国

九州・沖縄

問51 医薬品・医療機器等の情報提供に関する以下の記述のうち、正しいものの組み合わせを下から一つ選び、その番号を解答欄に記入しなさい。

ア 独立行政法人医薬品医療機器総合機構では、医薬品、医療機器等による重要な副作用、不具合等に関する情報をとりまとめ、「医薬品・医療機器等安全性情報」を発行している。

イ 「医薬品・医療機器等安全性情報」は、厚生労働省及び独立行政法人医薬品医療機器総合機構のホームページに掲載されている。

ウ 独立行政法人医薬品医療機器総合機構では、医薬品・医療機器の安全性に関する特に重要な情報を電子メールで配信する医薬品医療機器情報配信サービス（PMDA メディナビ）を行っている。

エ 医薬品医療機器情報配信サービス（PMDA メディナビ）を利用するには、医師、歯科医師又は薬剤師その他の医薬関係者（登録販売者を含む。）の資格が必要である。

1（ア、イ） 2（ア、エ） 3（イ、ウ） 4（ウ、エ）

問52 以下の情報のうち、独立行政法人医薬品医療機器総合機構ホームページに掲載されているものとして、誤っているものを一つ選び、その番号を解答欄に記入しなさい。

1 医薬品の承認情報
2 医薬品等の製品回収に関する情報
3 患者向医薬品ガイド
4 特定販売を行う店舗販売業者の一覧
5 一般用医薬品・要指導医薬品の添付文書情報

問53 医薬品の副作用等の報告に関する以下の記述の正誤について、正しい組み合わせを下から一つ選び、その番号を解答欄に記入しなさい。

ア 登録販売者は、医薬品の副作用等によるものと疑われる健康被害の発生を知った場合において、保健衛生上の危害の発生又は拡大を防止するため必要があると認めるときは、その旨を都道府県知事に報告しなければならない。

イ 身体に変調を来すが入院治療を必要としない程度の健康被害については、報告の対象とならない。

ウ 健康被害と医薬品との因果関係が明確でな

い場合は、報告の対象とならない。

エ 安全対策上必要があると認めるときは、医薬品の過量使用や誤用等によるものと思われる健康被害についても報告がなされる必要がある。

```
   ア イ ウ エ
1  正 正 正 正    2  正 正 誤 誤
3  正 誤 正 正    4  誤 正 正 誤
5  誤 誤 誤 正
```

問54 企業からの副作用等の報告制度に関する以下の記述の正誤について、正しい組み合わせを下から一つ選び、その番号を解答欄に記入しなさい。

ア 既存の医薬品と明らかに異なる有効成分が配合された一般用医薬品については、10年を超えない範囲で厚生労働大臣が承認時に定める一定期間（概ね8年）、承認後の使用成績等を製造販売業者等が集積し、厚生労働省へ提出する制度（再審査制度）が適用される。

イ 登録販売者は、医薬品の製造販売業者が行う情報収集に協力するよう努めなければならない。

ウ 集められた副作用情報は、独立行政法人医薬品医療機器総合機構において専門委員の意見を聴きながら調査検討が行われ、その結果に基づき、厚生労働大臣は、薬事・食品衛生審議会の意見を聴いて、使用上の注意の改訂の指示等を通じた注意喚起のための情報提供や、製品の回収等の安全対策上必要な行政措置を講じている。

エ 製造販売業者は、承認を受けた医薬品によるものと疑われる副作用症例のうち、使用上の注意から予測できない重篤な症例の発生を知ったときは、その旨を30日以内に厚生労働大臣に報告することが義務づけられている。

```
   ア イ ウ エ
1  正 正 正 誤    2  正 正 誤 正
3  正 誤 正 誤    4  誤 正 誤 誤
5  誤 誤 正 正
```

問55　医薬品副作用被害救済制度に関する以下の記述の正誤について、正しい組み合わせを下から一つ選び、その番号を解答欄に記入しなさい。

ア　救済給付業務に必要な費用のうち、事務費については製造販売業者から年度ごとに納付される拠出金が充てられるほか、給付費については、その2分の1相当額が国庫補助により賄われている。

イ　医薬品の不適正な使用による健康被害は、救済給付の対象となる。

ウ　医療機関での治療を要さずに寛解したような軽度の健康被害は、救済給付の対象となる。

エ　無承認無許可医薬品の使用による健康被害は、救済給付の対象とならない。

	ア	イ	ウ	エ		ア	イ	ウ	エ
1	正	正	正	正	2	正	正	誤	誤
3	正	誤	正	正	4	誤	正	正	誤
5	誤	誤	誤	正					

問56　以下の医薬品副作用被害救済制度における給付の種類のうち、請求期限が定められているものの組み合わせを下から一つ選び、その番号を解答欄に記入しなさい。

ア　医療費
イ　医療手当
ウ　障害年金
エ　障害児養育年金

1（ア、イ）2（ア、ウ）3（イ、エ）4（ウ、エ）

問57　以下の医薬品のうち、医薬品副作用被害救済制度の対象となるものの組み合わせを下から一つ選び、その番号を解答欄に記入しなさい。

ア　毛髪用薬（発毛剤）
イ　精製水（日本薬局方収載医薬品）
ウ　禁煙補助剤
エ　一般用検査薬

1（ア、イ）2（ア、ウ）3（イ、エ）4（ウ、エ）

問58　医薬品 PL センターに関する以下の記述の正誤について、正しい組み合わせを下から一つ選び、その番号を解答欄に記入しなさい。

ア　医薬品、医薬部外品及び健康食品に関する苦情の相談を受け付けている。

イ　苦情を申し立てた消費者と製造販売元の企業との交渉において、公平・中立な立場で交渉の仲介や調整・あっせんを行う。

ウ　医薬品副作用被害救済制度の対象とならないケースのうち、製品不良など、製薬企業に損害賠償責任がある場合には、医薬品 PL センターへの相談が推奨される。

エ　日本製薬団体連合会において、平成7年7月の製造物責任法（PL 法）の施行と同時に医薬品 PL センターが開設された。

	ア	イ	ウ	エ		ア	イ	ウ	エ
1	正	正	正	誤	2	正	誤	誤	正
3	誤	正	正	正	4	誤	正	誤	誤
5	誤	誤	正	正					

問59　一般用医薬品の安全対策に関する以下の記述の正誤について、正しい組み合わせを下から一つ選び、その番号を解答欄に記入しなさい。

ア　一般用かぜ薬の使用によると疑われる間質性肺炎の発生事例が、2003年5月までに26例報告されたことを受け、厚生労働省は、一般用かぜ薬全般につき使用上の注意の改訂を指示した。

イ　アミノピリンは、鼻炎用内服薬、鎮咳去痰薬、かぜ薬等に配合されていたが、2003年8月までに間質性肺炎の副作用症例が複数報告されたことから、プソイドエフェドリン塩酸塩等への切替えが行われた。

ウ　解熱鎮痛成分として塩酸フェニルプロパノールアミンが配合されたかぜ薬の使用による重篤な副作用（ショック）で死亡例が発生し、1965年、厚生省（当時）は関係製薬企業に対し、製品の回収を要請した。

エ　小柴胡湯については、インターフェロン製剤との併用例による間質性肺炎が報告されたことから、1994年1月、インターフェロン製剤との併用を禁忌とする旨の使用上の注意の改訂がなされた。

	ア	イ	ウ	エ		ア	イ	ウ	エ
1	正	正	正	誤	2	正	誤	誤	正
3	誤	正	正	正	4	誤	正	誤	誤
5	誤	誤	正	正					

問60　医薬品の適正使用及びその啓発活動に関する以下の記述のうち、正しいものを一つ選び、その番号を解答欄に記入しなさい。

1　医薬品の適正使用の重要性に関する啓発は、内容が正しく理解されないおそれがあるため、小中学生に行うべきではない。

2　毎年10月17日〜23日の1週間を「薬と健康の週間」として、国、自治体、関係団体等による広報活動やイベント等が実施されている。

3　薬物依存は、違法薬物（麻薬、覚醒剤、大麻等）によるものばかりであり、一般用医薬品では生じない。

4　薬物乱用は、社会的な弊害は生じないが、乱用者自身の健康を害する。

<第3章>

問61　かぜ薬及びその配合成分に関する以下の記述の正誤について、正しい組み合わせを下から一つ選び、その番号を解答欄に記入しなさい。

ア　かぜ薬は、ウイルスの増殖を抑え、ウイルスを体内から除去する働きがある。

イ　コデインリン酸塩水和物は、12歳未満の小児には使用禁忌となっている。

ウ　かぜ薬の重篤な副作用は、配合されている解熱鎮痛成分（生薬成分を除く。）によるものが多い。

エ　グリチルリチン酸二カリウムの作用本体であるグリチルリチン酸は、化学構造がステロイド性抗炎症成分に類似していることから、抗炎症作用を示すと考えられている。

```
　　ア　イ　ウ　エ
1　正　正　誤　正　　2　正　正　誤　誤
3　正　誤　正　誤　　4　誤　正　正　正
5　誤　誤　誤　正
```

問62　以下の記述にあてはまるかぜ薬の漢方処方製剤として、最も適切なものを下から一つ選び、その番号を解答欄に記入しなさい。

　　体力充実して、かぜのひきはじめで、寒気がして発熱、頭痛があり、咳が出て身体のふしぶしが痛く汗が出ていないものの感冒、鼻かぜ、気管支炎、鼻づまりに適すとされるが、胃腸の弱い人、発汗傾向の著しい人では、悪心、胃部不快感、発汗過多、全身脱力感等の副作用が現れやすい等、不向きとされる。

1　葛根湯
2　柴胡桂枝湯
3　小青竜湯
4　半夏厚朴湯
5　麻黄湯

問63　解熱鎮痛薬及びその配合成分に関する以下の記述のうち、正しいものの組み合わせを下から一つ選び、その番号を解答欄に記入しなさい。

ア　痙攣性の内臓痛は、発生の過程にプロスタグランジンが関わっていないため、一部の漢方処方製剤を除き、解熱鎮痛薬の効果は期待できない。

イ　サリチル酸ナトリウムは、一般用医薬品としては内服薬のほか、15歳未満の小児の解熱に用いる坐薬に配合されている場合もある。

ウ　薏苡仁湯は、動悸、のぼせ、ほてり等の副作用が現れやすい等の理由で、のぼせが強く赤ら顔で体力が充実している人には不向きとされる。

エ　解熱鎮痛薬を使用したときは症状が治まるものの、しばらくすると頭痛が再発し、解熱鎮痛薬が常時手放せないような場合には、薬物依存が形成されている可能性が考えられる。

1（ア、イ）　2（ア、エ）　3（イ、ウ）　4（ウ、エ）

問64　眠気を促す薬及びその配合成分に関する以下の記述の正誤について、正しい組み合わせを下から一つ選び、その番号を解答欄に記入しなさい。

ア　高齢者では、抗ヒスタミン成分により眠気とは反対の神経過敏や中枢興奮などの副作用が起きやすいため、抗ヒスタミン成分を含有する睡眠改善薬の使用は避ける。

イ　かつては不眠症や不安緊張状態の鎮静を目的にベンゾジアゼピン系成分が頻繁に用いられていたが、大量摂取による自殺が日本で社会問題になったことなどから、近年はブロモバレリル尿素の使用量が増加している。

ウ　加味帰脾湯は、体力中等度以下で、心身が疲れ、血色が悪く、ときに熱感を伴うものの貧血、不眠症、精神不安、神経症に適すとされる。

【問題】九州・沖縄

北海道・東北

北関東・甲信越

南関東

北陸・東海

奈良

関西広域連合・福井

中国・四国

九州・沖縄

エ　カノコソウを含む製品は、医薬品的な効能効果が標榜又は暗示されていなければ食品として流通可能であるが、他の鎮静作用があるとされるハーブ（セントジョーンズワート等）を含む食品を併せて摂取すると、医薬品の薬効が増強、減弱したり、副作用のリスクが高まったりすることがある。

```
　 ア イ ウ エ
1  正 正 誤 正    2  正 誤 正 正
3  正 誤 誤 誤    4  誤 正 正 誤
5  誤 誤 正 正
```

問65 眠気を防ぐ薬及びその配合成分に関する以下の記述のうち、正しいものの組み合わせを下から一つ選び、その番号を解答欄に記入しなさい。

ア　カフェインには、胃液分泌亢進作用があり、副作用として胃腸障害（食欲不振、悪心・嘔吐）が現れることがあるため、胃酸過多の人や胃潰瘍のある人は、服用を避ける必要がある。

イ　眠気を抑える成分として、ビタミン B12（シアノコバラミン等）が配合されている場合がある。

ウ　かぜ薬やアレルギー用薬などを使用したことによる眠気を抑えたい場合は、眠気防止薬を使用することが望ましい。

エ　小児用の眠気防止薬はない。

1（ア、イ）2（ア、エ）3（イ、ウ）4（ウ、エ）

問66 鎮暈薬（乗物酔い防止薬）及びその配合成分に関する以下の記述の正誤について、正しい組み合わせを下から一つ選び、その番号を解答欄に記入しなさい。

ア　抗めまい成分は、排尿困難の症状がある人や緑内障の診断を受けた人では、その症状を悪化させるおそれがある。

イ　スコポラミン臭化水素酸塩水和物は、乗物酔い防止に古くから用いられている抗ヒスタミン成分で、消化管からよく吸収され、他の抗ヒスタミン成分と比べて脳内に移行しやすいとされるが、肝臓で速やかに代謝されるため、抗コリン成分等と比べて作用の持続時間は短い。

ウ　抗めまい成分、抗ヒスタミン成分、抗コリン成分又は鎮静成分の作用による眠気を軽減させることを目的として、カフェイン（無水カフェイン、クエン酸カフェイン等を含む。）やジプロフィリンなどのキサンチン系と呼ばれる成分が配合されている場合がある。

エ　3歳未満の乳幼児が乗物で移動中に機嫌が悪くなるような場合には、乗物酔いであることが多いため、まず、乗物酔い防止薬を使用することを勧める。

```
　 ア イ ウ エ
1  正 正 誤 正    2  正 誤 正 正
3  正 誤 誤 誤    4  誤 正 正 誤
5  誤 誤 正 正
```

問67 小児の疳及び小児の疳を適応症とする生薬製剤・漢方処方製剤（小児鎮静薬）に関する以下の記述の正誤について、正しい組み合わせを下から一つ選び、その番号を解答欄に記入しなさい。

ア　乳児は食道と胃を隔てている括約筋が未発達で、胃の内容物をしっかり保っておくことができず、胃食道逆流に起因するむずがり、夜泣き、乳吐きなどを起こすことがある。

イ　小児の疳は、乾という意味もあると言われ、痩せて血が少ないことから生じると考えられており、小児の疳を適応症とする生薬製剤には、鎮静作用のほか、血液の循環を促す作用があるとされる生薬成分を中心に配合されている。

ウ　カンゾウは、小児の疳を適応症とする生薬製剤では主として健胃作用を期待して用いられ、配合量は比較的少ないことが多いが、他の医薬品等から摂取されるグリチルリチン酸も含め、その総量が継続して多くならないよう注意する必要がある。

エ　柴胡加竜骨牡蛎湯を小児の夜泣きに用いる場合、1ヶ月位継続して服用する必要があり、症状の改善がみられないときには、いったん服用を中止して、専門家に相談する等、その漢方処方製剤の使用が適しているかどうか見直すなどの対応が必要である。

```
　 ア イ ウ エ
1  正 正 正 正    2  正 正 正 誤
3  正 誤 誤 正    4  誤 正 誤 誤
5  誤 誤 正 誤
```

問68 鎮咳去痰薬に配合される成分及びその主な作用の関係について、正しい組み合わせを下から一つ選び、その番号を解答欄に記入しなさい。

ア トラネキサム酸 ― 気道の炎症を和らげる

イ メチルエフェドリン塩酸塩 ― 気管支を拡張させる

ウ セチルピリジニウム塩化物 ― 気道粘膜からの粘液の分泌を促進する

エ クレゾールスルホン酸カリウム ― 口腔内及び咽頭部を殺菌消毒する

1（ア、イ）2（ア、エ）3（イ、ウ）4（ウ、エ）

問69 鎮咳去痰薬及びその配合成分に関する以下の記述の正誤について、正しい組み合わせを下から一つ選び、その番号を解答欄に記入しなさい。

ア ジプロフィリンは、中枢神経系に対する作用がメチルエフェドリンサッカリン塩に比べて強いとされ、依存性がある。

イ 甘草湯のエキス製剤は、乳幼児にも使用されることがある。

ウ ゴミシは、マツブサ科のチョウセンゴミシの果実を基原とする生薬で、去痰作用を期待して用いられるが、鎮咳作用は期待できない。

エ 鎮咳去痰薬に解熱成分は配合されておらず、発熱を鎮める効果は期待できない。

	ア	イ	ウ	エ
1	正	正	正	誤
2	正	正	誤	誤
3	正	誤	誤	正
4	誤	正	誤	正
5	誤	誤	正	誤

問70 口腔咽喉薬、含嗽薬及びそれらの配合成分に関する以下の記述のうち、正しいものの組み合わせを下から一つ選び、その番号を解答欄に記入しなさい。

ア 水で用時希釈して使用する含嗽薬は、調製した濃度が濃いほど高い効果が得られる。

イ 口内炎などにより口腔内にひどいただれがある人では、配合成分が循環血流中へ移行することにより全身的な影響が生じやすくなる。

ウ 白虎加人参湯は、体力に関わらず使用でき、喉が腫れて痛み、ときに咳がでるものの扁桃炎、扁桃周囲炎に適すとされるが、胃腸が弱く下痢しやすい人では、食欲不振、胃部不快感等の副作用が現れやすい等、不向きとされる。

エ ヨウ素は、レモン汁やお茶などに含まれるビタミンＣと反応すると脱色を生じて殺菌作用が失われる。

1（ア、イ）2（ア、ウ）3（イ、エ）4（ウ、エ）

問71 胃腸に作用する薬及びその配合成分に関する以下の記述の正誤について、正しい組み合わせを下から一つ選び、その番号を解答欄に記入しなさい。

ア 炭酸水素ナトリウムを主体とする胃腸薬は、酸度の高い食品と一緒に使用すると胃酸に対する中和作用が低下することが考えられるため、炭酸飲料での服用は適当でない。

イ 制酸成分のうちアルミニウムを含む成分は、透析療法を受けている人が長期間服用した場合にアルミニウム脳症を引き起こしたとの報告があり、透析療法を受けている人は使用を避ける必要がある。

ウ ウルソデオキシコール酸は、胆汁の分泌を促す作用（利胆作用）があるとされ、消化を助ける効果を期待して用いられる。また、肝臓の働きを高める作用もあり、特に肝臓病の診断を受けた人には積極的に用いられる。

エ オウバクが配合された健胃薬は、散剤をオブラートで包む等、味や香りを遮蔽する方法で服用すると効果が期待できず、そのような服用の仕方は適当でない。

	ア	イ	ウ	エ
1	正	正	誤	正
2	正	正	誤	誤
3	正	誤	正	誤
4	誤	正	正	正
5	誤	誤	誤	正

問72 以下の説明にあてはまる瀉下成分について、正しい組み合わせを下から一つ選び、その番号を解答欄に記入しなさい。

ア 主に誤食・誤飲等による中毒の場合など、腸管内の物質をすみやかに体外に排除させなければならない場合に用いられるが、防虫剤や殺鼠剤を誤って飲み込んだ場合のような脂溶性の物質による中毒には使用を避ける必要がある。

イ 一般に、腸の急激な動きに刺激されて流産・早産を誘発するおそれがある。

ウ 胃や小腸で分解されないが、大腸に生息す

る腸内細菌によって分解されて、大腸への刺激作用を示すようになる。

エ　血液中の電解質のバランスが損なわれ、心臓の負担が増加し、心臓病を悪化させるおそれがある。

	ア	イ	ウ	エ
1	ハッカ油	センノシド	アズレンスルホン酸ナトリウム	硫酸亜鉛水和物
2	ハッカ油	カルメロースナトリウム	ピコスルファートナトリウム	硫酸亜鉛水和物
3	ヒマシ油	カルメロースナトリウム	ピコスルファートナトリウム	硫酸ナトリウム
4	ヒマシ油	センノシド	アズレンスルホン酸ナトリウム	硫酸ナトリウム
5	ヒマシ油	センノシド	ピコスルファートナトリウム	硫酸ナトリウム

問73　腸の薬及びその配合成分に関する以下の記述のうち、正しいものの組み合わせを下から一つ選び、その番号を解答欄に記入しなさい。

ア　大腸を刺激して排便を促すことを目的として、ケツメイシが用いられる。

イ　次硝酸ビスマスは、海外において長期連用した場合に精神神経症状(不安、記憶力減退、注意力低下、頭痛等)が現れたとの報告があり、1週間以上継続して使用しないこととされている。

ウ　中枢抑制作用が減弱するおそれがあるため、ロペラミド塩酸塩が配合された止瀉薬の服用時は、飲酒しないこととされている。

エ　桂枝加芍薬湯は、体力中等度以下で、腹部膨満感のあるもののしぶり腹、腹痛、下痢、便秘に適すとされる。短期間の使用に限られるものでないが、1週間位服用して症状の改善がみられない場合には、いったん使用を中止して専門家に相談がなされるなどの対応が必要である。

1（ア、イ）　2（ア、ウ）　3（イ、エ）　4（ウ、エ）

問74　胃腸鎮痛鎮痙薬及びその配合成分に関する以下の記述の正誤について、正しい組み合わせを下から一つ選び、その番号を解答欄に記入しなさい。

ア　ブチルスコポラミン臭化物は、まれに重篤な副作用としてショック(アナフィラキシー)を生じることが知られている。

イ　パパベリン塩酸塩は、自律神経系を介した作用により、眼圧を上昇させる作用を示すことが知られている。

ウ　アミノ安息香酸エチルは、メトヘモグロビン血症を起こすおそれがあるため、6歳未満の小児への使用は避ける必要がある。

エ　痛みが次第に強くなる、痛みが周期的に現れる、嘔吐や発熱を伴う、下痢や血便・血尿を伴う、原因不明の痛みが30分以上続く等の場合には、基本的に医療機関を受診するなどの対応が必要である。その際、医師の診療を受けるまでの当座の対処として一般用医薬品を使用することが望ましい。

```
　　ア　イ　ウ　エ
1　正　正　誤　誤　　2　正　誤　正　正
3　正　誤　正　誤　　4　誤　正　正　誤
5　誤　誤　誤　正
```

問75　浣腸薬及びその配合成分に関する以下の記述の正誤について、正しい組み合わせを下から一つ選び、その番号を解答欄に記入しなさい。

ア　浣腸薬を便秘以外のときに、直腸内容物の排除を目的として用いることは適当でない。

イ　浸透圧の差によって腸管壁から水分を取り込んで小腸粘膜を刺激し、排便を促す効果を期待して、グリセリンやソルビトールが用いられる。

ウ　グリセリンが配合された浣腸薬が、肛門や直腸の粘膜に損傷があり出血しているときに使用されると、グリセリンが傷口から血管内に入って、赤血球の破壊(溶血)を引き起こすおそれがある。

エ　炭酸水素ナトリウムは、直腸内で徐々に分解して炭酸ガスの微細な気泡を発生することで、直腸を刺激する作用を期待して用いられる。

```
　　ア　イ　ウ　エ
1　正　正　誤　正　　2　正　誤　正　正
3　正　誤　誤　誤　　4　誤　正　正　誤
5　誤　誤　正　正
```

問76　心臓などの器官や血液に作用する薬に関する以下の記述のうち、正しいものの組み合わせを下から一つ選び、その番号を解答欄に記入しなさい。

ア　センソは、ヒキガエル科のアジアヒキガエル等の胆嚢中に生じた結石を基原とする生薬である。

イ　センソは、有効域が比較的狭い成分であり、1日用量中センソ5mgを超えて含有する医薬品は劇薬に指定されている。

ウ　センソは、通常用量を使用した場合においても、悪心(吐きけ)、嘔吐の副作用が現れることがある。

エ　苓桂朮甘湯にはゴオウが含まれ、主に利尿作用により、水毒(漢方の考え方で、体の水分が停滞したり偏在して、その循環が悪いことを意味する。)の排出を促すことを主眼とする。

1（ア、イ）　2（ア、エ）　3（イ、ウ）　4（ウ、エ）

問77　血中コレステロール、高コレステロール改善薬及びその配合成分に関する以下の記述の正誤について、正しい組み合わせを下から一つ選び、その番号を解答欄に記入しなさい。

ア　低密度リポタンパク質(LDL)は、末梢組織のコレステロールを取り込んで肝臓へと運ぶリポタンパク質であり、高密度リポタンパク質(HDL)は、コレステロールを肝臓から末梢組織へと運ぶリポタンパク質である。

イ　医療機関で測定された検査値として、低密度リポタンパク質(LDL)が130mg/dL、高密度リポタンパク質(HDL)が50mg/dL、中性脂肪が130mg/dLの状態は、脂質異常症という。

ウ　リボフラビンの摂取によって尿が黄色くなることがあるが、これは使用の中止を要する副作用等の異常ではない。

エ　高コレステロール改善薬は、脂質異常症の治療の他、ウエスト周囲径(腹囲)を減少させるなどの痩身効果も目的とする医薬品である。

	ア	イ	ウ	エ
1	正	正	正	正
2	正	誤	誤	誤
3	誤	正	誤	正
4	誤	誤	正	誤
5	誤	誤	誤	正

問78　貧血に関する以下の記述のうち、誤っているものを下から一つ選び、その番号を解答欄に記入しなさい。

1　鉄分の摂取不足を生じても、初期には貯蔵鉄や血清鉄が減少するのみでヘモグロビン量自体は変化せず、ただちに貧血の症状は現れない。

2　コバルトは、赤血球ができる過程で必要不可欠なビタミンB12の構成成分であり、貧血用薬には、骨髄での造血機能を高める目的で、硫酸コバルトが配合されている場合がある。

3　鉄製剤の服用前後30分にタンニン酸を含む飲食物を摂取すると、鉄の吸収率が上がり、副作用が生じやすくなるため、服用前後はそれらの摂取を控えることとされている。

4　貧血のうち鉄製剤で改善できるのは、鉄欠乏性貧血のみである。

問79　循環器用薬及びその配合成分に関する以下の記述のうち、誤っているものを下から一つ選び、その番号を解答欄に記入しなさい。

1　コエンザイムQ10は、副作用として、胃部不快感、食欲減退、吐きけ、下痢、発疹・痒みが現れることがある。

2　ヘプロニカートは、ニコチン酸が遊離し、そのニコチン酸の働きによって末梢の血液循環を改善する作用を示すとされ、ビタミンEと組み合わせて用いられる場合が多い。

3　三黄瀉心湯を使用している間は、副作用として便秘を生じやすいため、瀉下薬との併用が推奨される。

4　高血圧や心疾患に伴う諸症状を改善する医薬品は、体質の改善又は症状の緩和を主眼としており、いずれも高血圧や心疾患そのものの治療を目的とするものではない。

問80　痔の発症、痔疾用薬及びその配合成分に関する以下の記述のうち、正しいものの組み合わせを下から一つ選び、その番号を解答欄に記入しなさい。

ア　直腸粘膜と皮膚の境目となる歯状線より上部の、直腸粘膜にできた痔核を内痔核と呼ぶ。直腸粘膜には知覚神経が通っていないため、自覚症状が少ないことが特徴である。

イ　局所麻酔成分は、皮膚や粘膜などの局所に
　適用されると、その周辺の知覚神経に作用し
　て刺激の神経伝導を不可逆的に遮断する作用
　を示す。

ウ　メチルエフェドリン塩酸塩が配合された坐
　剤及び注入軟膏は、交感神経系に対する刺激
　作用によって心臓血管系や肝臓でのエネルギ
　ー代謝等に影響を生じることが考えられ、心
　臓病、高血圧、糖尿病又は甲状腺機能障害の
　診断を受けた人では、症状を悪化させるおそ
　れがある。

エ　芎帰膠艾湯は、体力中等度以下で冷え症で、
　出血傾向があり胃腸障害のないものの痔出血、
　貧血、月経異常・月経過多・不正出血、皮下
　出血に適すとされ、胃腸が弱く下痢しやすい
　人でも、胃部不快感、腹痛、下痢等の副作用
　が現れにくい。

　1（ア、イ）2（ア、ウ）3（イ、エ）4（ウ、エ）

**問81　点鼻薬の配合成分に関する以下の記述の
正誤について、正しい組み合わせを下から一つ
選び、その番号を解答欄に記入しなさい。**

ア　ナファゾリン塩酸塩は、交感神経系を刺激
　して鼻粘膜を通っている血管を弛緩させるこ
　とにより、鼻粘膜の腫れを和らげる。

イ　クロモグリク酸ナトリウムは、肥満細胞か
　らのヒスタミンの遊離を促進し、アレルギー
　の症状を緩和する。

ウ　ベンザルコニウム塩化物は、陽性界面活性
　成分で、ウイルスに対する殺菌消毒作用を示す。

エ　リドカイン塩酸塩は、局所麻酔成分である。

```
　　ア　イ　ウ　エ
1　正　正　誤　誤　　2　正　誤　正　正
3　正　誤　正　誤　　4　誤　正　正　誤
5　誤　誤　誤　正
```

**問82　鼻炎用点鼻薬に関する以下の記述のうち、
正しいものの組み合わせを下から一つ選び、そ
の番号を解答欄に記入しなさい。**

ア　鼻粘膜が腫れてポリープ（鼻茸）となってい
　る場合には、アドレナリン作動成分が配合さ
　れた一般用医薬品の点鼻薬を使用することに
　より対処を図ることが適当である。

イ　アドレナリン作動成分は、鼻以外の器官や

臓器に影響を及ぼすことがある。

ウ　一般用医薬品の鼻炎用点鼻薬の対応範囲は、
　アレルギー性鼻炎及びそれに伴う副鼻腔炎、
　蓄膿症等である。

エ　スプレー式鼻炎用点鼻薬は、噴霧後に鼻汁
　とともに逆流する場合があるので、使用前に
　鼻をよくかんでおく。

　1（ア、イ）2（ア、ウ）3（イ、エ）4（ウ、エ）

**問83　点眼薬に関する以下の記述の正誤につい
て、正しい組み合わせを下から一つ選び、その
番号を解答欄に記入しなさい。**

ア　点眼薬は、通常、無菌的に製造されている。

イ　防腐剤（ベンザルコニウム塩化物）を含む点
　眼薬は、ソフトコンタクトレンズを装着した
　まま使用しても問題ない。

ウ　薬液に雑菌が混入しないようにするため、
　点眼の際は、容器の先端が眼瞼（まぶた）や睫
　毛（まつげ）に触れないように注意する。

エ　薬液を結膜嚢内に行き渡らせるためには、
　点眼後に目頭を押さえると効果的である。

```
　　ア　イ　ウ　エ
1　正　正　誤　誤　　2　正　誤　正　正
3　正　誤　正　誤　　4　誤　正　正　誤
5　誤　誤　誤　正
```

**問84　眼科用薬の配合成分に関する以下の記述
のうち、正しいものの組み合わせを下から一つ
選び、その番号を解答欄に記入しなさい。**

ア　サルファ剤は、ウイルスや真菌の感染に対
　して効果がある。

イ　ホウ酸は、洗眼薬として用時水に溶解し、
　結膜嚢の洗浄・消毒に用いられる。

ウ　ベルベリン硫酸塩は、新陳代謝を促し、目
　の疲れを改善する効果を期待して配合される。

エ　涙液の主成分は、ナトリウムやカリウム等
　の電解質であるため、配合成分として塩化ナ
　トリウム等が用いられる。

　1（ア、イ）2（ア、ウ）3（イ、エ）4（ウ、エ）

北海道・東北

北関東・甲信越

南関東

北陸・東海

奈良

関西広域連合・福井

中国・四国

九州・沖縄

問85　眼科用薬の配合成分に関する以下の記述の正誤について、正しい組み合わせを下から一つ選び、その番号を解答欄に記入しなさい。

ア　グリチルリチン酸二カリウムは、角膜の乾燥を防ぐことを目的として配合される。

イ　イプシロン－アミノカプロン酸は、目の炎症を改善する効果を期待して配合される。

ウ　アズレンスルホン酸ナトリウムは、炎症を生じた眼粘膜の組織修復を促す作用を期待して配合される。

エ　プラノプロフェンは、眼粘膜のタンパク質と結合して皮膜を形成し、外部の刺激から保護する作用を期待して配合される。

```
　　　ア　イ　ウ　エ
1　　正　正　誤　誤　　　2　　正　誤　正　正
3　　正　誤　正　誤　　　4　　誤　正　正　誤
5　　誤　誤　誤　正
```

問86　皮膚に用いる薬に関する以下の記述のうち、正しいものの組み合わせを下から一つ選び、その番号を解答欄に記入しなさい。

ア　表皮の角質層が柔らかくなることで、有効成分が浸透しやすくなることから、外皮用薬は、入浴後に用いるのが効果的とされる。

イ　火傷や化膿した創傷面の消毒、口腔内の殺菌・消毒を目的とする製品は、医薬部外品として製造販売されている。

ウ　貼付剤は、同じ部位に連続して貼付すると、かぶれを生じやすい。

エ　スプレー剤やエアゾール剤を使用する場合、患部から十分離して、10秒以上同じ部位に連続して噴霧することが望ましい。

1（ア、イ）　2（ア、ウ）　3（イ、エ）　4（ウ、エ）

問87　殺菌消毒成分及びその製品に関する以下の記述の正誤について、正しい組み合わせを下から一つ選び、その番号を解答欄に記入しなさい。

ア　オキシドールの殺菌消毒作用には持続性があり、組織への浸透性が高い。

イ　ヨードチンキは、皮膚への刺激性が強く、粘膜や目の周りへの使用は避ける必要がある。

ウ　クロルヘキシジングルコン酸塩は、一般細菌類、真菌類に対して比較的広い殺菌消毒作用を示すが、結核菌やウイルスに対する殺菌消毒作用はない。

エ　ベンザルコニウム塩化物は、石けんとの混合によって殺菌消毒効果が高くなる。

```
　　　ア　イ　ウ　エ
1　　正　正　誤　誤　　　2　　正　誤　正　正
3　　正　誤　正　誤　　　4　　誤　正　正　誤
5　　誤　誤　誤　正
```

問88　皮膚に用いる薬の配合成分に関する以下の記述のうち、誤っているものを一つ選び、その番号を解答欄に記入しなさい。

1　カプサイシンは、皮膚に温感刺激を与え、末梢血管を拡張させて、患部の血行を促す効果が期待されている。

2　酸化亜鉛は、患部が浸潤又は化膿している場合に、皮膚を保護するために用いられる。

3　ヘパリン類似物質は、血液凝固を抑える働きがある。

4　イオウは、皮膚の角質層を構成するケラチンを変質させることにより、角質軟化作用を示す。

問89　皮膚に用いられる薬に配合される抗菌成分及び抗真菌成分に関する以下の記述の正誤について、正しい組み合わせを下から一つ選び、その番号を解答欄に記入しなさい。

ア　バシトラシンは、細菌の細胞壁合成を阻害することにより抗菌作用を示す。

イ　スルファジアジンは、細菌のタンパク質合成を阻害することにより、抗菌作用を示す。

ウ　ウンデシレン酸は、患部を酸性にすることで皮膚糸状菌の発育を抑える。

エ　ピロールニトリンは、皮膚糸状菌の細胞膜を構成する成分の産生を妨げ、細胞膜の透過性を変化させることにより、その増殖を抑える。

```
　　　ア　イ　ウ　エ
1　　正　正　誤　誤　　　2　　正　誤　正　正
3　　正　誤　正　誤　　　4　　誤　正　正　誤
5　　誤　誤　誤　正
```

問90 毛髪用薬の配合成分に関する以下の記述のうち、正しいものの組み合わせを下から一つ選び、その番号を解答欄に記入しなさい。

ア カルプロニウム塩化物は、頭皮の血管を収縮し、炎症を抑えることによる発毛効果を期待して用いられる。

イ ヒノキチオールは、精油成分で、抗菌、抗炎症などの作用を期待して用いられる。

ウ エストラジオール安息香酸エステルは、女性ホルモン成分の一種で、妊婦又は妊娠していると思われる女性でも使用できる。

エ カシュウは、タデ科のツルドクダミの塊根を基原とする生薬で、頭皮における脂質代謝を高めて、余分な皮脂を取り除く作用を期待して用いられる。

1（ア、イ） 2（ア、ウ） 3（イ、エ） 4（ウ、エ）

問91 歯痛・歯槽膿漏薬の配合成分に関する以下の記述のうち、正しいものの組み合わせを下から一つ選び、その番号を解答欄に記入しなさい。

ア アラントインは、炎症を起こした歯周組織からの出血を抑える作用を期待して配合されている。

イ カンフルは、冷感刺激を与えて、知覚神経を麻痺させることによる鎮痛・鎮痒の効果を期待して配合されている。

ウ 口腔内に適用するステロイド性抗炎症成分を含有する歯槽膿漏薬は、その効果を十分に得るために、長期にわたって使用することが基本とされている。

エ 歯痛薬（外用）に配合されているフェノールは、粘膜刺激を生じることがあるため、歯以外の口腔粘膜や唇に付着しないように注意が必要である。

1（ア、イ） 2（ア、ウ） 3（イ、エ） 4（ウ、エ）

問92 禁煙補助剤に関する以下の記述の正誤について、正しい組み合わせを下から一つ選び、その番号を解答欄に記入しなさい。

ア 禁煙補助剤である咀嚼剤は、口腔粘膜からの吸収をよくするために、速く連続的に噛むこととされている。

イ 禁煙補助剤は、喫煙を完全に止めたうえで使用することとされている。

ウ 3ヶ月以内の心筋梗塞発作がある人、重い狭心症や不整脈と診断された人では、循環器系に重大な悪影響を及ぼすおそれがあるため、使用を避ける必要がある。

エ 口腔内が酸性になるとニコチンの吸収が増加するため、コーヒーや炭酸飲料など口腔内を酸性にする食品を摂取した後しばらくは咀嚼剤の使用を避けることとされている。

	ア	イ	ウ	エ
1	正	正	誤	誤
2	正	誤	正	正
3	正	誤	正	誤
4	誤	正	正	誤
5	誤	誤	誤	正

問93 滋養強壮保健薬に関する以下の記述のうち、正しいものを一つ選び、その番号を解答欄に記入しなさい。

1 医薬部外品の保健薬は、生薬成分としてジオウの配合が認められている。

2 しみ、そばかす等のような特定部位の症状に対する効能・効果については、医薬品においてのみ認められている。

3 一般用医薬品におけるビタミンAの1日分量は、400国際単位が上限となっている。

4 滋養強壮を目的とする薬用酒は、アルコール含有量が少ないため、服用後に乗り物又は機械類の運転操作等を避ける必要はない。

問94 ビタミン成分とその主な作用に関する以下関係の正誤について、正しい組み合わせを下から一つ選び、その番号を解答欄に記入しなさい。

ア ビタミンC ― 腸管でのカルシウム吸収を促して、骨の形成を助ける作用

イ ビタミンE ― 夜間視力を維持し、皮膚や粘膜の機能を正常に保つ作用

ウ ビタミンD ― 体内の脂質を酸化から守る作用

エ ビタミンB1 ― 赤血球の形成を助け、神経の正常な働きを維持する作用

	ア	イ	ウ	エ
1	正	正	誤	正
2	正	誤	正	正
3	正	誤	正	誤
4	誤	正	正	誤
5	誤	誤	誤	誤

問95 漢方処方製剤に関する以下の記述の正誤について、正しい組み合わせを下から一つ選び、その番号を解答欄に記入しなさい。

ア 漢方薬を使用する場合は、漢方独自の病態認識である「証」に基づいて用いることが、有効性及び安全性を確保するために重要である。

イ 用法用量において、適用年齢の下限が設けられていない場合、生後6ヶ月未満の乳児に使用しないこととされている。

ウ 症状の原因となる体質の改善を主眼としているものが多く、比較的長期間(1ヶ月位)継続して服用されることがある。

エ 漢方薬は、すべからく作用が穏やかで、副作用は少ない。

	ア	イ	ウ	エ
1	正	正	誤	誤
2	正	誤	正	正
3	正	誤	正	誤
4	誤	正	正	誤
5	誤	誤	誤	正

問96 漢方処方製剤に関する以下の記述のうち、正しいものの組み合わせを下から一つ選び、その番号を解答欄に記入しなさい。

ア 防風通聖散は、体力充実して腹部に皮下脂肪が多く、便秘がちなものの高血圧や肥満に伴う動悸・肩こり・のぼせ・むくみ・便秘、蓄膿症、湿疹・皮膚炎、ふきでもの、肥満症に適すとされる。

イ 黄連解毒湯は、体力中等度以下で、赤ら顔で、ときにのぼせがあるもののにきび、顔面・頭部の湿疹・皮膚炎、赤鼻に適すとされる。

ウ 大柴胡湯は、体力が充実して、脇腹からみぞおちあたりにかけて苦しく、便秘の傾向があるものの胃炎、常習便秘、高血圧や肥満に伴う肩こり・頭痛・便秘、神経症、肥満症に適すとされる。

エ 清上防風湯は、体力中等度以下で、疲れやすく、汗のかきやすい傾向があるものの肥満に伴う関節の腫れや痛み、むくみ、多汗症、肥満症に適すとされる。

1(ア、イ) 2(ア、ウ) 3(イ、エ) 4(ウ、エ)

問97 生薬製剤の代表的な生薬とその目的とする作用に関する以下関係の正誤について、正しい組み合わせを下から一つ選び、その番号を解答欄に記入しなさい。

ア ブシ ― 心筋の収縮力を高めて血液循環を改善する作用

イ ブクリョウ ― 利尿、健胃、鎮静作用

ウ カッコン ― 健胃、消化促進作用

エ サンザシ ― 抗炎症、鎮痛作用

	ア	イ	ウ	エ
1	正	正	誤	誤
2	正	誤	正	正
3	正	誤	正	誤
4	誤	正	正	誤
5	誤	誤	誤	正

問98 消毒薬及び殺菌消毒成分に関する以下の記述のうち、正しいものの組み合わせを下から一つ選び、その番号を解答欄に記入しなさい。

ア クレゾール石ケン液は、結核菌を含む一般細菌類、真菌類に対して比較的広い殺菌消毒作用を示すが、大部分のウイルスに対する殺菌消毒作用はない。

イ イソプロパノールは、結核菌を含む一般細菌類、真菌類、ウイルスに対しタンパク質を変性させることによる殺菌消毒作用を示す。

ウ 有機塩素系殺菌消毒成分であるジクロロイソシアヌル酸ナトリウムは、皮膚刺激性や金属腐食性が強い。

エ 消毒薬が誤って目に入った場合、中和剤を用いる。

1(ア、イ) 2(ア、ウ) 3(イ、エ) 4(ウ、エ)

問99 有機リン系殺虫成分に関する以下の記述について、( )の中に入れるべき字句の正しい組み合わせを下から一つ選び、その番号を解答欄に記入しなさい。

有機リン系殺虫成分である(ア)は、アセチルコリンを分解する酵素(アセチルコリンエステラーゼ)と(イ)的に結合して、その働きを阻害する。高濃度又は多量に曝露した場合には、神経の異常な興奮が起こり、(ウ)、呼吸困難、筋肉麻痺等の症状が現れるおそれがある。

	ア	イ	ウ
1	プロポクスル	不可逆	縮瞳
2	プロポクスル	可逆	縮瞳
3	ジクロルボス	可逆	散瞳
4	ジクロルボス	不可逆	縮瞳
5	ジクロルボス	不可逆	散瞳

問100　妊娠検査薬に関する以下の記述の正誤について、正しい組み合わせを下から一つ選び、その番号を解答欄に記入しなさい。

ア　採尿のタイミングとしては、尿中ヒト絨毛性性腺刺激ホルモン（hCG）が検出されやすい夜が向いている。

イ　採尿後数時間経過した検体を用いて検査を行っても、検査結果に影響はない。

ウ　妊娠検査薬による検査結果をもって、妊娠しているか否かを断定することができる。

エ　妊娠検査薬は、妊娠が成立してから4週目前後の尿中hCG濃度を検出感度としている。

	ア	イ	ウ	エ
1	正	正	誤	誤
2	正	誤	正	正
3	正	誤	正	誤
4	誤	正	正	誤
5	誤	誤	誤	正

<第4章>

問101　医薬品医療機器等法第1条の記載に関する以下の記述について、（　）の中に入れるべき字句の正しい組み合わせを下から一つ選び、その番号を解答欄に記入しなさい。なお、同じ記号の（　）内には同じ字句が入ります。

この法律は、医薬品、医薬部外品、化粧品、医療機器及び再生医療等製品の品質、有効性及び安全性の確保並びにこれらの（　ア　）による（　イ　）上の危害の発生及び拡大の防止のために必要な規制を行うとともに、（　ウ　）の規制に関する措置を講ずるほか、医療上特にその必要性が高い医薬品、医療機器及び再生医療等製品の研究開発の促進のために必要な措置を講ずることにより、（　イ　）の向上を図ることを目的とする。

	ア	イ	ウ
1	使用	保健衛生	麻薬及び向精神薬
2	使用	保健衛生	指定薬物
3	使用	公衆衛生	指定薬物
4	販売	公衆衛生	指定薬物
5	販売	公衆衛生	麻薬及び向精神薬

問102　要指導医薬品に関する以下の記述のうち、正しいものを一つ選び、その番号を解答欄に記入しなさい。

1　要指導医薬品は、医師等の診療によらなければ一般に治癒が期待できない疾患（例えば、がん、心臓病等）に対する効能効果が認められている。

2　要指導医薬品では、注射等の侵襲性の高い使用方法は用いられていない。

3　要指導医薬品は、「医師若しくは歯科医師によって使用され又はこれらの者の処方箋若しくは指示によって使用されることを目的として供給される医薬品」とされている。

4　卸売販売業者は、配置販売業者に対し、一般用医薬品及び要指導医薬品を販売することができる。

問103　毒薬及び劇薬に関する以下の記述のうち、正しいものの組み合わせを下から一つ選び、その番号を解答欄に記入しなさい。

ア　毒薬又は劇薬を、18歳未満の者その他安全な取扱いに不安のある者に交付することは禁止されている。

イ　毒薬又は劇薬を、一般の生活者に対して販売又は譲渡する際には、当該医薬品を譲り受ける者から、品名、数量、使用目的、譲渡年月日、譲受人の氏名、住所及び職業が記入され、署名又は記名押印された文書の交付を受けなければならない。

ウ　毒薬は、それを収める直接の容器又は被包に、白地に赤枠、赤字をもって、当該医薬品の品名及び「毒」の文字が記載されていなければならない。

エ　毒薬を貯蔵、陳列する場所については、かぎを施さなければならない。

1（ア、ウ）　2（ア、エ）　3（イ、ウ）　4（イ、エ）

問１０４　一般用医薬品のリスク区分に関する以下の記述の正誤について、正しい組み合わせを下から一つ選び、その番号を解答欄に記入しなさい。

ア　第三類医薬品に分類されている医薬品は、保健衛生上のリスクが比較的低い一般用医薬品であるため、第二類医薬品に分類が変更されることはない。

イ　指定第二類医薬品とは、第二類医薬品のうち、「特別の注意を要するものとして厚生労働大臣が指定するもの」である。

ウ　新たに一般用医薬品となった医薬品は、承認後の一定期間、第一類医薬品に分類される。

エ　第一類医薬品には、その副作用等により日常生活に支障を来す程度の健康被害が生じるおそれがあるすべての一般用医薬品が指定される。

	ア	イ	ウ	エ			ア	イ	ウ	エ
1	正	正	誤	正		2	正	誤	正	誤
3	誤	正	正	正		4	誤	正	正	誤
5	誤	誤	誤	正						

問１０５　以下の事項のうち、一般用医薬品又は要指導医薬品の直接の容器又は被包に記載されていなければならないものとして、誤っているものを一つ選び、その番号を解答欄に記入しなさい。

1　製造業者の氏名又は名称及び住所
2　製造番号又は製造記号
3　要指導医薬品にあっては、「要指導医薬品」の文字
4　一般用医薬品のリスク区分を示す字句
5　指定第二類医薬品にあっては、枠の中に「2」の数字

問１０６　医薬部外品に関する以下の記述の正誤について、正しい組み合わせを下から一つ選び、その番号を解答欄に記入しなさい。

ア　医薬部外品を販売する場合には、薬局、店舗販売業又は配置販売業の許可が必要である。

イ　医薬部外品を製造販売する場合には、製造販売業の許可が必要であり、厚生労働大臣が基準を定めて指定するものを除き、品目ごとに承認を得る必要がある。

ウ　不良医薬部外品及び不正表示医薬部外品の販売は禁止されている。

エ　医薬部外品の直接の容器又は直接の被包には、「医薬部外品」の文字の表示が義務付けられている。

	ア	イ	ウ	エ			ア	イ	ウ	エ
1	正	正	誤	誤		2	正	誤	正	正
3	正	誤	誤	正		4	誤	正	正	正
5	誤	誤	誤	誤						

問１０７　化粧品に関する以下の記述のうち、正しいものの組み合わせを下から一つ選び、その番号を解答欄に記入しなさい。

ア　化粧品は、人の身体を美化し、魅力を増す目的の範囲内においてのみ、医薬品的な効能効果を表示・標榜することが認められている。

イ　人の身体の構造若しくは機能に影響を及ぼすことを目的とするものは化粧品に含まれない。

ウ　化粧品を販売する場合には、薬局、店舗販売業又は配置販売業の許可は必要ない。

エ　化粧品の直接の容器又は直接の被包には、「化粧品」の文字の表示が義務付けられている。

1（ア、ウ）2（ア、エ）3（イ、ウ）4（イ、エ）

問１０８　栄養機能食品の栄養成分と栄養機能表示に関する以下関係の正誤について、正しい組み合わせを下から一つ選び、その番号を解答欄に記入しなさい。

ア　銅　―　多くの体内酵素の正常な働きと骨の形成を助ける栄養素です。

イ　マグネシウム　―　腸管のカルシウムの吸収を促進し、骨の形成を助ける栄養素です。

ウ　パントテン酸　―　皮膚や粘膜の健康維持を助ける栄養素です。

エ　亜鉛　―　たんぱく質・核酸の代謝に関与して、健康の維持に役立つ栄養素です。

	ア	イ	ウ	エ			ア	イ	ウ	エ
1	正	正	正	正		2	正	誤	正	正
3	正	誤	誤	誤		4	誤	正	誤	正
5	誤	誤	正	誤						

問１０９　これまでに認められている特定保健用食品の表示内容及び保健機能成分の関係について、正しい組み合わせを下から一つ選び、その番号を解答欄に記入しなさい。

ア　おなかの調子を整える
　　― 大豆イソフラボン
イ　カルシウム等の吸収を高める
　　― フラクトオリゴ糖
ウ　骨の健康維持に役立つ
　　― ポリデキストロース
エ　歯の健康維持に役立つ
　　― エリスリトール

1（ア、イ）　2（ア、ウ）　3（イ、エ）　4（ウ、エ）

問110　医薬品の販売業に関する以下の記述のうち、誤っているものを一つ選び、その番号を解答欄に記入しなさい。

1　店舗販売業の許可、配置販売業の許可又は卸売販売業の許可を受けた者は、一般の生活者に対して医薬品を販売することができる。

2　医薬品の販売業の許可は、6年ごとに、その更新を受けなければ、その期間の経過によって、その効力を失う。

3　薬局で医薬品をあらかじめ小分けし、販売する行為は、無許可製造、無許可製造販売に該当するため、認められない。

4　薬局における医薬品の販売行為は、薬局の業務に付随して行われる行為であるため、医薬品の販売業の許可を必要としない。

問111　薬局に関する以下の記述の正誤について、正しい組み合わせを下から一つ選び、その番号を解答欄に記入しなさい。

ア　医療法において、調剤を実施する薬局は、医療提供施設として位置づけられている。

イ　薬局は、その所在地の都道府県知事（その所在地が保健所を設置する市又は特別区の区域にある場合においては、市長又は区長。）の許可を受けなければ、開設してはならない。

ウ　医薬品を取り扱う場所であって、薬局として開設の許可を受けていないものについては、病院又は診療所の調剤所を除き、薬局の名称を付してはならない。

エ　地域連携薬局とは、患者が継続して利用するために必要な機能及び個人の主体的な健康の保持増進への取組を積極的に支援する機能を有する薬局をいう。

	ア	イ	ウ	エ			ア	イ	ウ	エ
1	正	正	正	正		2	正	正	正	誤
3	正	誤	誤	正		4	誤	正	誤	誤
5	誤	誤	正	誤						

問112　薬局における薬剤師不在時間に関する以下の記述のうち、誤っているものを一つ選び、その番号を解答欄に記入しなさい。

1　薬剤師不在時間とは、開店時間のうち、当該薬局において調剤に従事する薬剤師が当該薬局以外の場所においてその業務を行うため、やむを得ず、かつ、一時的に当該薬局において薬剤師が不在となる時間をいう。

2　薬剤師不在時間内は、調剤室を閉鎖しなければならない。

3　薬剤師不在時間内に登録販売者が販売できる医薬品は、第二類医薬品又は第三類医薬品である。

4　学校薬剤師の業務やあらかじめ予定されている定期的な業務によって恒常的に薬剤師が不在となる時は、薬剤師不在時間に係る掲示事項を当該薬局内の見やすい場所及び当該薬局の外側の見やすい場所に掲示することで、薬剤師不在時間として認められる。

問113　店舗販売業に関する以下の記述のうち、正しいものの組み合わせを下から一つ選び、その番号を解答欄に記入しなさい。

ア　要指導医薬品については、薬剤師又は登録販売者に販売又は授与させなければならない。

イ　店舗管理者は、その店舗の所在地の都道府県知事（その所在地が保健所を設置する市又は特別区の区域にある場合においては、市長又は区長。）の許可を受けた場合を除き、その店舗以外の場所で業として店舗の管理その他薬事に関する実務に従事する者であってはならない。

ウ　店舗販売業者は、「その店舗を、自ら実地に管理し、又はその指定する者に実地に管理させなければならない」こととされており、その店舗を実地に管理する者は、薬剤師又は登録販売者でなければならない。

エ　薬剤師が従事している場合に限り、調剤を行うことができる。

1（ア、ウ）　2（ア、エ）　3（イ、ウ）　4（イ、エ）

問114 配置販売業に関する以下の記述のうち、正しいものを一つ選び、その番号を解答欄に記入しなさい。

1 配置販売業者は、医療用医薬品を配置販売することができる。

2 配置販売業者又はその配置員は、その住所地の都道府県知事が発行する身分証明書の交付を受ける必要があるが、発行された身分証明書は紛失を避けるため、医薬品の配置販売に従事する際は携帯せず、事務所等に保管することが望ましい。

3 薬局開設者が、配置による販売又は授与の方法で医薬品を販売等しようとする場合には、別途、配置販売業の届出をする必要がある。

4 配置販売業では、医薬品を開封して分割販売することは禁止されている。

問115 医薬品の陳列に関する以下の記述の正誤について、正しい組み合わせを下から一つ選び、その番号を解答欄に記入しなさい。

ア 配置販売業者は、医薬品を他の物と区別して貯蔵し、又は陳列しなければならないが、第一類医薬品、第二類医薬品、第三類医薬品の区分ごとに陳列する必要はない。

イ 指定第二類医薬品は、原則として、薬局等構造設備規則に規定する「情報提供を行うための設備」から9メートル以内の範囲に陳列しなければならない。

ウ 薬局開設者又は店舗販売業者は、医薬品を他の物と区別して貯蔵し、又は陳列しなければならない。

エ 第一類医薬品は、鍵をかけた陳列設備に陳列する場合、第一類医薬品陳列区画の内部の陳列設備に陳列する必要はない。

```
      ア  イ  ウ  エ
1     正  正  正  誤     2  正  正  誤  正
3     正  誤  誤  誤     4  誤  正  正  誤
5     誤  誤  正  正
```

問116 以下の事項のうち、医薬品医療機器等法及び医薬品医療機器等法施行規則に基づき、店舗販売業者が店舗の見やすい位置に掲示板で掲示しなければならないものの組み合わせを下から一つ選び、その番号を解答欄に記入しなさい。

ア 店舗に勤務する者の名札等による区別に関する説明

イ 店舗の平面図

ウ 店舗販売業者の氏名又は名称、許可証の記載事項

エ 取り扱う要指導医薬品の品名

1（ア、イ） 2（ア、ウ） 3（イ、エ） 4（ウ、エ）

問117 以下の成分、その水和物及びそれらの塩類を有効成分として含有する製剤のうち、濫用等のおそれのあるものとして厚生労働大臣が指定する医薬品に該当するものの組み合わせを下から一つ選び、その番号を解答欄に記入しなさい。

ア 無水カフェイン

イ スルファジアジン

ウ コデイン

エ プソイドエフェドリン

1（ア、イ） 2（ア、ウ） 3（イ、エ） 4（ウ、エ）

問118 特定販売に関する以下の記述のうち、誤っているものを一つ選び、その番号を解答欄に記入しなさい。

1 特定販売を行うことについてインターネットを利用して広告をするときは、ホームページに薬局又は店舗の主要な外観及び一般用医薬品の陳列の状況を示す写真を見やすく表示しなければならない。

2 特定販売を行うことについてインターネットを利用して広告をするときは、都道府県知事（その薬局又は店舗の所在地が保健所を設置する市又は特別区の区域にある場合においては、市長又は区長。）及び厚生労働大臣が容易に閲覧することができるホームページで行わなければならない。

3 特定販売を行う場合には、当該薬局又は店舗以外の場所に貯蔵し、又は陳列している一般用医薬品についても販売又は授与することができる。

4　薬局製造販売医薬品（毒薬及び劇薬であるものを除く。）は、特定販売の方法により販売又は授与することができる。

問１１９　医薬品の広告に関する以下の記述のうち、正しいものの組み合わせを下から一つ選び、その番号を解答欄に記入しなさい。

ア　医薬品の有効性又は安全性について、それが確実であることを保証するような表現がなされた広告は、明示的・暗示的を問わず、虚偽又は誇大な広告とみなされる。

イ　承認前の医薬品については、名称に限り広告することができる。

ウ　一般用医薬品の販売広告には、チラシやダイレクトメール（電子メールを含む）も含まれる。

エ　漢方処方製剤の効能効果は、配合されている個々の生薬成分がそれぞれ作用しているため、それらの構成生薬の作用を個別に挙げて説明することが適当である。

1（ア、ウ）　2（ア、エ）　3（イ、ウ）　4（イ、エ）

問１２０　医薬品の苦情相談窓口に関する以下の記述の正誤について、正しい組み合わせを下から一つ選び、その番号を解答欄に記入しなさい。

ア　薬事監視員を任命している行政庁の薬務主管課、保健所、薬事監視事務所等では、生活者から寄せられる一般用医薬品の販売等に関する苦情や相談内容から、薬事に関する法令への違反につながる情報が見出されることがある。

イ　消費生活センターでは、生活用品に関する相談のみ受けつけており、医薬品に関する相談は受けつけていない。

ウ　独立行政法人国民生活センターは、生活者へのアドバイスを行っているが、行政庁へ通報することはない。

エ　医薬品の販売関係の業界団体・職能団体においては、一般用医薬品の販売等に関する苦情を含めた様々な相談を購入者等から受けつける窓口を設置し、業界内における自主的なチェックと自浄的是正を図る取り組みがなされている。

	ア	イ	ウ	エ			ア	イ	ウ	エ
1	正	正	正	誤		2	正	誤	誤	正
3	誤	正	誤	正		4	誤	正	誤	誤
5	誤	誤	正	誤						

令和5年8月30日実施　　**北海道・東北**　　正答一覧

問	正答	問	正答	問	正答	問	正答
問1	2	問31	4	問61	1	問91	4
問2	4	問32	1	問62	5	問92	2
問3	2	問33	4	問63	3	問93	5
問4	5	問34	2	問64	2	問94	3
問5	3	問35	3	問65	3	問95	3
問6	2	問36	4	問66	1	問96	2
問7	4	問37	1	問67	1	問97	4
問8	1	問38	2	問68	5	問98	1
問9	1	問39	2	問69	2	問99	4
問10	3	問40	1	問70	3	問100	1
問11	2	問41	5	問71	1	問101	5
問12	2	問42	5	問72	4	問102	1
問13	1	問43	4	問73	5	問103	4
問14	3	問44	2	問74	4	問104	5
問15	1	問45	3	問75	2	問105	3
問16	4	問46	5	問76	4	問106	1
問17	4	問47	5	問77	3	問107	4
問18	3	問48	3	問78	3	問108	4
問19	3	問49	1	問79	3	問109	2
問20	2	問50	1	問80	2	問110	3
問21	4	問51	2	問81	3	問111	3
問22	5	問52	3	問82	4	問112	2
問23	3	問53	3	問83	3	問113	5
問24	1	問54	1	問84	2	問114	1
問25	1	問55	1	問85	5	問115	4
問26	4	問56	4	問86	2	問116	4
問27	2	問57	5	問87	2	問117	2
問28	3	問58	3	問88	2	問118	3
問29	3	問59	4	問89	4	問119	5
問30	3	問60	2	問90	3	問120	1

問	正答	問	正答	問	正答	問	正答
問 1	2	問 3 1	2	問 6 1	3	問 9 1	1
問 2	5	問 3 2	2	問 6 2	5	問 9 2	2
問 3	1	問 3 3	4	問 6 3	5	問 9 3	5
問 4	4	問 3 4	1	問 6 4	1	問 9 4	1
問 5	1	問 3 5	4	問 6 5	2	問 9 5	5
問 6	2	問 3 6	2	問 6 6	3	問 9 6	1
問 7	5	問 3 7	5	問 6 7	1	問 9 7	4
問 8	3	問 3 8	1	問 6 8	3	問 9 8	1
問 9	3	問 3 9	1	問 6 9	5	問 9 9	1
問 1 0	2	問 4 0	4	問 7 0	4	問 1 0 0	4
問 1 1	4	問 4 1	5	問 7 1	3	問 1 0 1	2
問 1 2	1	問 4 2	3	問 7 2	4	問 1 0 2	2
問 1 3	3	問 4 3	4	問 7 3	4	問 1 0 3	4
問 1 4	5	問 4 4	2	問 7 4	1	問 1 0 4	1
問 1 5	3	問 4 5	3	問 7 5	1	問 1 0 5	5
問 1 6	4	問 4 6	1	問 7 6	2	問 1 0 6	1
問 1 7	2	問 4 7	5	問 7 7	4	問 1 0 7	1
問 1 8	2	問 4 8	2	問 7 8	2	問 1 0 8	4
問 1 9	5	問 4 9	3	問 7 9	2	問 1 0 9	3
問 2 0	5	問 5 0	2	問 8 0	5	問 1 1 0	4
問 2 1	5	問 5 1	5	問 8 1	2	問 1 1 1	3
問 2 2	2	問 5 2	1	問 8 2	4	問 1 1 2	5
問 2 3	3	問 5 3	4	問 8 3	4	問 1 1 3	2
問 2 4	4	問 5 4	4	問 8 4	2	問 1 1 4	4
問 2 5	3	問 5 5	5	問 8 5	1	問 1 1 5	1
問 2 6	1	問 5 6	5	問 8 6	4	問 1 1 6	4
問 2 7	2	問 5 7	2	問 8 7	3	問 1 1 7	3
問 2 8	4	問 5 8	2	問 8 8	3	問 1 1 8	5
問 2 9	1	問 5 9	1	問 8 9	1	問 1 1 9	3
問 3 0	1	問 6 0	5	問 9 0	3	問 1 2 0	2

令和 5 年 9 月 10 日実施　　**南関東　　正答一覧**

問	正答	問	正答	問	正答	問	正答
問 1	5	問 3 1	3	問 6 1	4	問 9 1	4
問 2	2	問 3 2	1	問 6 2	3	問 9 2	1
問 3	1	問 3 3	4	問 6 3	2	問 9 3	1
問 4	4	問 3 4	5	問 6 4	2	問 9 4	3
問 5	4	問 3 5	1	問 6 5	3	問 9 5	2
問 6	1	問 3 6	3	問 6 6	5	問 9 6	1
問 7	2	問 3 7	3	問 6 7	4	問 9 7	1
問 8	3	問 3 8	5	問 6 8	5	問 9 8	2
問 9	1	問 3 9	4	問 6 9	5	問 9 9	5
問 1 0	3	問 4 0	5	問 7 0	2	問 1 0 0	4
問 1 1	3	問 4 1	5	問 7 1	3	問 1 0 1	2
問 1 2	5	問 4 2	5	問 7 2	1	問 1 0 2	5
問 1 3	5	問 4 3	2	問 7 3	1	問 1 0 3	2
問 1 4	2	問 4 4	5	問 7 4	4	問 1 0 4	4
問 1 5	2	問 4 5	1	問 7 5	5	問 1 0 5	3
問 1 6	1	問 4 6	5	問 7 6	2	問 1 0 6	5
問 1 7	1	問 4 7	3	問 7 7	3	問 1 0 7	1
問 1 8	4	問 4 8	3	問 7 8	2	問 1 0 8	2
問 1 9	2	問 4 9	2	問 7 9	1	問 1 0 9	4
問 2 0	5	問 5 0	1	問 8 0	1	問 1 1 0	1
問 2 1	1	問 5 1	5	問 8 1	2	問 1 1 1	5
問 2 2	2	問 5 2	4	問 8 2	3	問 1 1 2	2
問 2 3	2	問 5 3	2	問 8 3	4	問 1 1 3	1
問 2 4	5	問 5 4	3	問 8 4	5	問 1 1 4	3
問 2 5	2	問 5 5	2	問 8 5	2	問 1 1 5	5
問 2 6	4	問 5 6	1	問 8 6	5	問 1 1 6	4
問 2 7	4	問 5 7	4	問 8 7	4	問 1 1 7	3
問 2 8	3	問 5 8	4	問 8 8	2	問 1 1 8	2
問 2 9	5	問 5 9	4	問 8 9	4	問 1 1 9	3
問 3 0	1	問 6 0	2	問 9 0	3	問 1 2 0	1

令和5年9月6日実施　　**北陸・東海**　　正答一覧

問	正答	問	正答	問	正答	問	正答
問1	5	問31	4	問61	1	問91	4
問2	2	問32	5	問62	3	問92	2
問3	4	問33	2	問63	4	問93	2
問4	3	問34	3	問64	5	問94	3
問5	4	問35	2	問65	3	問95	3
問6	2	問36	2	問66	1	問96	5
問7	4	問37	1	問67	5	問97	3
問8	1	問38	1	問68	3	問98	1
問9	4	問39	5	問69	4	問99	1
問10	2	問40	4	問70	2	問100	1
問11	2	問41	4	問71	4	問101	4
問12	1	問42	3	問72	4	問102	3
問13	5	問43	1	問73	3	問103	2
問14	4	問44	4	問74	3	問104	2
問15	2	問45	5	問75	2	問105	4
問16	1	問46	2	問76	4	問106	4
問17	4	問47	4	問77	3	問107	1
問18	1	問48	4	問78	2	問108	4
問19	3	問49	3	問79	5	問109	3
問20	2	問50	4	問80	1	問110	5
問21	2	問51	2	問81	4	問111	2
問22	3	問52	2	問82	2	問112	4
問23	3	問53	1	問83	4	問113	5
問24	解なし	問54	2	問84	2	問114	1
問25	3	問55	1	問85	3	問115	3
問26	2	問56	5	問86	1	問116	5
問27	4	問57	1	問87	4	問117	3
問28	1	問58	3	問88	5	問118	5
問29	4	問59	4	問89	2	問119	1
問30	4	問60	1	問90	4	問120	2

令和5年9月24日実施　　**奈良**　　正答一覧

問	正答	問	正答	問	正答	問	正答
問1	5	問31	3	問61	3	問91	3
問2	2	問32	2	問62	4	問92	5
問3	2	問33	2	問63	2	問93	3
問4	1	問34	2	問64	1	問94	1
問5	4	問35	4	問65	2	問95	3
問6	4	問36	4	問66	4	問96	2
問7	1	問37	2	問67	5	問97	1
問8	1	問38	2	問68	1	問98	2
問9	5	問39	4	問69	3	問99	3
問10	4	問40	5	問70	1	問100	3
問11	5	問41	3	問71	2	問101	2
問12	5	問42	3	問72	3	問102	3
問13	3	問43	4	問73	1	問103	3
問14	2	問44	1	問74	5	問104	1
問15	5	問45	3	問75	5	問105	3
問16	1	問46	3	問76	3	問106	2
問17	3	問47	1	問77	1	問107	4
問18	3	問48	2	問78	4	問108	5
問19	3	問49	4	問79	1	問109	4
問20	2	問50	4	問80	1	問110	4
問21	1	問51	2	問81	3	問111	2
問22	2	問52	5	問82	4	問112	2
問23	5	問53	2	問83	5	問113	1
問24	1	問54	2	問84	3	問114	1
問25	3	問55	1	問85	3	問115	4
問26	4	問56	4	問86	5	問116	2
問27	4	問57	1	問87	4	問117	3
問28	2	問58	5	問88	1	問118	1
問29	2	問59	3	問89	2	問119	1
問30	4	問60	4	問90	5	問120	3

令和5年8月27日実施　　**関西広域連合・福井**　　正答一覧

問	正答	問	正答	問	正答	問	正答
問1	3	問31	5	問61	2	問91	1
問2	1	問32	3	問62	3	問92	1
問3	4	問33	3	問63	3	問93	2
問4	4	問34	3	問64	4	問94	3
問5	4	問35	3	問65	3	問95	5
問6	5	問36	4	問66	3	問96	4
問7	2	問37	3	問67	1	問97	4
問8	1	問38	4	問68	4	問98	3
問9	3	問39	1	問69	1	問99	5
問10	3	問40	1	問70	5	問100	2
問11	4	問41	3	問71	2	問101	2
問12	1	問42	1	問72	1	問102	5
問13	5	問43	4	問73	2	問103	2
問14	3	問44	1	問74	4	問104	3
問15	5	問45	4	問75	4	問105	1
問16	2	問46	4	問76	2	問106	3
問17	5	問47	2	問77	3	問107	3
問18	3	問48	2	問78	4	問108	3
問19	4	問49	5	問79	3	問109	4
問20	4	問50	3	問80	4	問110	5
問21	5	問51	5	問81	4	問111	4
問22	5	問52	3	問82	5	問112	2
問23	5	問53	2	問83	4	問113	1
問24	3	問54	2	問84	4	問114	4
問25	5	問55	5	問85	1	問115	3
問26	2	問56	3	問86	1	問116	2
問27	2	問57	2	問87	2	問117	5
問28	2	問58	2	問88	2	問118	5
問29	3	問59	1	問89	2	問119	2
問30	5	問60	3	問90	解なし	問120	1

令和5年10月17日実施　　**中国・四国　　正答一覧**

問	正答	問	正答	問	正答	問	正答
問1	2	問31	5	問61	4	問91	3
問2	1	問32	3	問62	2	問92	4
問3	5	問33	4	問63	1	問93	5
問4	4	問34	3	問64	2	問94	2
問5	1	問35	4	問65	4	問95	3
問6	5	問36	5	問66	4	問96	3
問7	4	問37	3	問67	2	問97	5
問8	5	問38	4	問68	3	問98	1
問9	2	問39	1	問69	1	問99	4
問10	1	問40	2	問70	1	問100	3
問11	3	問41	1	問71	5	問101	3
問12	4	問42	4	問72	4	問102	4
問13	5	問43	2	問73	3	問103	1
問14	4	問44	4	問74	5	問104	2
問15	4	問45	3	問75	2	問105	1
問16	1	問46	3	問76	1	問106	3
問17	1	問47	2	問77	2	問107	4
問18	5	問48	3	問78	4	問108	3
問19	3	問49	4	問79	5	問109	1
問20	2	問50	1	問80	2	問110	3
問21	3	問51	2	問81	2	問111	4
問22	4	問52	3	問82	4	問112	2
問23	1	問53	1	問83	5	問113	3
問24	3	問54	1	問84	2	問114	5
問25	2	問55	4	問85	4	問115	1
問26	5	問56	4	問86	3	問116	5
問27	2	問57	5	問87	1	問117	3
問28	1	問58	5	問88	5	問118	2
問29	1	問59	5	問89	2	問119	3
問30	2	問60	3	問90	1	問120	2

問	正答	問	正答	問	正答	問	正答
問1	2	問31	2	問61	4	問91	3
問2	4	問32	4	問62	5	問92	4
問3	2	問33	3	問63	2	問93	2
問4	1	問34	2	問64	5	問94	5
問5	2	問35	4	問65	2	問95	3
問6	3	問36	2	問66	3	問96	2
問7	1	問37	5	問67	2	問97	1
問8	2	問38	1	問68	1	問98	1
問9	4	問39	1	問69	4	問99	4
問10	3	問40	1	問70	3	問100	5
問11	1	問41	3	問71	1	問101	2
問12	4	問42	1	問72	5	問102	2
問13	4	問43	2	問73	3	問103	4
問14	1	問44	3	問74	3	問104	4
問15	3	問45	3	問75	2	問105	1
問16	1	問46	2	問76	3	問106	4
問17	2	問47	4	問77	4	問107	3
問18	5	問48	1	問78	3	問108	2
問19	1	問49	3	問79	3	問109	3
問20	4	問50	2	問80	2	問110	1
問21	2	問51	3	問81	5	問111	2
問22	1	問52	4	問82	3	問112	4
問23	2	問53	5	問83	2	問113	3
問24	1	問54	1	問84	3	問114	4
問25	3	問55	5	問85	4	問115	5
問26	3	問56	1	問86	2	問116	2
問27	2	問57	2	問87	4	問117	4
問28	1	問58	3	問88	2	問118	3
問29	4	問59	2	問89	3	問119	1
問30	4	問60	2	問90	3	問120	2

令和〔　　〕年度　〔　　　　　　　　　　　　〕　解答用紙

問	解答	問	解答	問	解答	問	解答
問１		問３１		問６１		問９１	
問２		問３２		問６２		問９２	
問３		問３３		問６３		問９３	
問４		問３４		問６４		問９４	
問５		問３５		問６５		問９５	
問６		問３６		問６６		問９６	
問７		問３７		問６７		問９７	
問８		問３８		問６８		問９８	
問９		問３９		問６９		問９９	
問１０		問４０		問７０		問１００	
問１１		問４１		問７１		問１０１	
問１２		問４２		問７２		問１０２	
問１３		問４３		問７３		問１０３	
問１４		問４４		問７４		問１０４	
問１５		問４５		問７５		問１０５	
問１６		問４６		問７６		問１０６	
問１７		問４７		問７７		問１０７	
問１８		問４８		問７８		問１０８	
問１９		問４９		問７９		問１０９	
問２０		問５０		問８０		問１１０	
問２１		問５１		問８１		問１１１	
問２２		問５２		問８２		問１１２	
問２３		問５３		問８３		問１１３	
問２４		問５４		問８４		問１１４	
問２５		問５５		問８５		問１１５	
問２６		問５６		問８６		問１１６	
問２７		問５７		問８７		問１１７	
問２８		問５８		問８８		問１１８	
問２９		問５９		問８９		問１１９	
問３０		問６０		問９０		問１２０	

複写してお使いください。

令和〔　〕年度　　〔　　　　　　　　〕　マークシート

問	解答欄	問	解答欄	問	解答欄	問	解答欄
1	① ② ③ ④ ⑤	31	① ② ③ ④ ⑤	61	① ② ③ ④ ⑤	91	① ② ③ ④ ⑤
2	① ② ③ ④ ⑤	32	① ② ③ ④ ⑤	62	① ② ③ ④ ⑤	92	① ② ③ ④ ⑤
3	① ② ③ ④ ⑤	33	① ② ③ ④ ⑤	63	① ② ③ ④ ⑤	93	① ② ③ ④ ⑤
4	① ② ③ ④ ⑤	34	① ② ③ ④ ⑤	64	① ② ③ ④ ⑤	94	① ② ③ ④ ⑤
5	① ② ③ ④ ⑤	35	① ② ③ ④ ⑤	65	① ② ③ ④ ⑤	95	① ② ③ ④ ⑤
6	① ② ③ ④ ⑤	36	① ② ③ ④ ⑤	66	① ② ③ ④ ⑤	96	① ② ③ ④ ⑤
7	① ② ③ ④ ⑤	37	① ② ③ ④ ⑤	67	① ② ③ ④ ⑤	97	① ② ③ ④ ⑤
8	① ② ③ ④ ⑤	38	① ② ③ ④ ⑤	68	① ② ③ ④ ⑤	98	① ② ③ ④ ⑤
9	① ② ③ ④ ⑤	39	① ② ③ ④ ⑤	69	① ② ③ ④ ⑤	99	① ② ③ ④ ⑤
10	① ② ③ ④ ⑤	40	① ② ③ ④ ⑤	70	① ② ③ ④ ⑤	100	① ② ③ ④ ⑤
11	① ② ③ ④ ⑤	41	① ② ③ ④ ⑤	71	① ② ③ ④ ⑤	101	① ② ③ ④ ⑤
12	① ② ③ ④ ⑤	42	① ② ③ ④ ⑤	72	① ② ③ ④ ⑤	102	① ② ③ ④ ⑤
13	① ② ③ ④ ⑤	43	① ② ③ ④ ⑤	73	① ② ③ ④ ⑤	103	① ② ③ ④ ⑤
14	① ② ③ ④ ⑤	44	① ② ③ ④ ⑤	74	① ② ③ ④ ⑤	104	① ② ③ ④ ⑤
15	① ② ③ ④ ⑤	45	① ② ③ ④ ⑤	75	① ② ③ ④ ⑤	105	① ② ③ ④ ⑤
16	① ② ③ ④ ⑤	46	① ② ③ ④ ⑤	76	① ② ③ ④ ⑤	106	① ② ③ ④ ⑤
17	① ② ③ ④ ⑤	47	① ② ③ ④ ⑤	77	① ② ③ ④ ⑤	107	① ② ③ ④ ⑤
18	① ② ③ ④ ⑤	48	① ② ③ ④ ⑤	78	① ② ③ ④ ⑤	108	① ② ③ ④ ⑤
19	① ② ③ ④ ⑤	49	① ② ③ ④ ⑤	79	① ② ③ ④ ⑤	109	① ② ③ ④ ⑤
20	① ② ③ ④ ⑤	50	① ② ③ ④ ⑤	80	① ② ③ ④ ⑤	110	① ② ③ ④ ⑤
21	① ② ③ ④ ⑤	51	① ② ③ ④ ⑤	81	① ② ③ ④ ⑤	111	① ② ③ ④ ⑤
22	① ② ③ ④ ⑤	52	① ② ③ ④ ⑤	82	① ② ③ ④ ⑤	112	① ② ③ ④ ⑤
23	① ② ③ ④ ⑤	53	① ② ③ ④ ⑤	83	① ② ③ ④ ⑤	113	① ② ③ ④ ⑤
24	① ② ③ ④ ⑤	54	① ② ③ ④ ⑤	84	① ② ③ ④ ⑤	114	① ② ③ ④ ⑤
25	① ② ③ ④ ⑤	55	① ② ③ ④ ⑤	85	① ② ③ ④ ⑤	115	① ② ③ ④ ⑤
26	① ② ③ ④ ⑤	56	① ② ③ ④ ⑤	86	① ② ③ ④ ⑤	116	① ② ③ ④ ⑤
27	① ② ③ ④ ⑤	57	① ② ③ ④ ⑤	87	① ② ③ ④ ⑤	117	① ② ③ ④ ⑤
28	① ② ③ ④ ⑤	58	① ② ③ ④ ⑤	88	① ② ③ ④ ⑤	118	① ② ③ ④ ⑤
29	① ② ③ ④ ⑤	59	① ② ③ ④ ⑤	89	① ② ③ ④ ⑤	119	① ② ③ ④ ⑤
30	① ② ③ ④ ⑤	60	① ② ③ ④ ⑤	90	① ② ③ ④ ⑤	120	① ② ③ ④ ⑤

実際の試験はマークシート方式（正解の番号を塗りつぶす）です。複写してお使いください。

令和 6 年版 全国登録販売者試験過去問正解

2024 年 2 月 3 日 第 1 刷
2024 年 2 月 26 日 第 2 刷

発行所 株式会社 ドーモ http://do-mo.jp/
東京都千代田区永田町 2-9-6

発売元 株式会社 薬事日報社 https://www.yakuji.co.jp/
東京都千代田区神田和泉町 1 番地 Tel03-3862-2141

印刷 昭和情報プロセス 株式会社

●本書の内容に関するご質問にはお答えできません。あらかじめ、ご了承ください。

ISBN978-4-8408-1633-5 C3047

令和6年版
全国登録販売者試験
過去問正解

別冊 **正答解説**

※正答欄に付記されている三ツ星は、頻出度です。
　　★★★　よくでる
　　★★☆　ふつう
　　★☆☆　あまりでない

矢印の方向に引くと、取り外すことができます。　　➡

北海道・東北

合格基準 120 問中 84 問以上を正解すること、かつ、各章の正解率が 40%以上であること

合格率 北海道 51.2%　青森 43.3%　岩手 44.3%　宮城 44.7%　秋田 39.7%
山形(非公表)　福島 40.1%

第 1 章 **医薬品に共通する特性と基本的な知識**

問 1　正答　2　★★★

a 医薬品は、人の疾病の診断、治療又は予防に使用されること等を目的としている。

b,c,d 正

問 2　正答　4　★★★

a,d 正

b ○医薬品の製造販売後の調査及び試験の実施の基準：Good Post‐marketing Study Practice (GPSP)

○医薬品の製造販売後安全管理の基準：Good Vigilance Practice (GVP)

c 薬物用量が治療量上限を超えると、やがて効果よりも有害反応が強く発現する「中毒量」となり、「最小致死量」を経て、「致死量」に至る。

問 3　正答　2　★★★

a 正

b 医薬品に表示されている使用期限は、未開封状態で保管された場合に品質が保持される期限である。

c 正

> **関連**　不良医薬品(例：品質が承認された基準に適合しない医薬品、その全部又は一部が変質・変敗した物質から成っている医薬品)は、販売等してはならない。〈法第 56 条〉

d 医薬品は、適切な保管・陳列がなされたとしても、経時変化による品質の劣化を生じることがある。

問 4　正答　5　★★★

a,b,c 正

d 機能性表示食品は、疾病に罹患していない者の健康維持及び増進に役立つ機能を表示することができる。

問 5　正答　3　★★★

a,c,d 正

b アレルギーには体質的・遺伝的な要素がある。

問 6　正答　2　★★★

a,b,d 正

c 副作用は、容易に異変を自覚できるものばかりでなく、血液や内臓機能への影響等のように、明確な自覚症状として現れないこともある。

問 7　正答　4　★★★

a 正

> **関連**　かぜをひいて咳の症状がはっきりしている場合には、かぜ薬(総合感冒薬)よりも鎮咳去痰薬を選択することが望ましい。

b 食品は、外用薬や注射薬の作用や代謝に影響を与える可能性がある。

c 正

d 医薬品の相互作用は、医薬品が吸収、分布、代謝又は排泄される過程で起こるものと、医薬品が薬理作用をもたらす部位において起こるものがある。

a,b,c 正

d 正

> **関連** 依存性・習慣性があり、乱用事例も報告されているため、コデインリン酸塩水和物が配合された鎮咳去痰薬(内服液剤)は、過量服用・長期連用してはならない。

○アルコールは、主として肝臓で代謝されるため、酒類(アルコール)をよく摂取する者では、肝臓の代謝機能が高まっていることが多い。代謝産物に薬効があるものの場合、作用が強く出過ぎたり、逆に、代謝産物が人体に悪影響を及ぼす医薬品の場合は副作用が現れやすくなる。

a 小児は、肝臓や腎臓の機能が未発達であるため、医薬品の成分の代謝・排泄が大人よりも遅い。

b,d 正

c 成人用の医薬品の量を減らして小児へ与えるようなことは避け、必ず年齢に応じた用法用量が定められている医薬品を使用するよう保護者等に説明すべきである。

a,b,d 正

c 胎盤には、胎児の血液と母体の血液とが混ざらない仕組み(血液-胎盤関門)がある。

a 医療機関・薬局で交付された薬剤を使用している人について、一般用医薬品との併用の可否を登録販売者が判断することは困難なことが多いため、その薬剤を処方した医師等に相談するよう説明する必要がある。

b 一般用医薬品を使用することで、生活習慣病等の慢性疾患の症状が悪化することもある。

c,d 正

○プラセボ効果は、医薬品を使用したこと自体による楽観的な結果への期待(暗示効果)や、条件付けによる生体反応、時間経過による自然発生的な変化(自然緩解など)等が関与して生じると考えられている。

○プラセボ効果によってもたらされる反応や変化は不確実であり、それを目的として医薬品が使用されるべきではない。

a 一般用医薬品は、医薬品のうち、その効能及び効果において人体に対する作用が著しくないものであって、薬剤師その他の医薬関係者から提供された情報に基づく需要者の選択により使用されることが目的とされているもの(要指導医薬品を除く)である。

b 正

c 一般用医薬品で対処可能な症状等の範囲は、医薬品を使用する人によって変わるものである。

> **関連** 例えば、乳幼児や妊婦では、通常の成人の場合に比べ、その範囲は限られてくる。

d 正

> **参考** ドーピングとは、スポーツにおいて禁止されている物質や方法によって競技能力を高め、意図的に自分だけが優位に立ち、勝利を得ようとする行為をいう。

○一般用医薬品の役割には、以下の6つがある。
①軽度な疾病に伴う症状の改善
②生活習慣病等の疾病に伴う症状発現の予防(科学的・合理的に効果が期待できるものに限る)
③生活の質(QOL)の改善・向上
④健康状態の自己検査
⑤健康の維持・増進
⑥その他保健衛生

問 16 　正答　4　★★★

a 一般に高齢者は生理機能が衰えつつあり、特に、肝臓や腎臓の機能が低下していると医薬品の作用が強く現れやすくなる。

b 「60 歳以上」ではなく、「65 歳以上」

c,d 正

問 17 　正答　4　★★★

a 正

b サリドマイドの R 体と S 体は体内で相互に転換するため、R 体のサリドマイドのみを使って製剤化しても、催奇形性は避けられない。

c サリドマイド製剤は、過去に一般用医薬品として販売されていたこともある。

d 正

> **関連** サリドマイドの S 体には、血管新生を妨げる作用がある。

問 18 　正答　3　★★★

○スモン訴訟は、整腸剤として販売されていたキノホルム製剤を使用したことにより、亜急性脊髄視神経症(スモン)に罹患したことに対する損害賠償訴訟である。

○サリドマイド訴訟、スモン訴訟を契機として、医薬品の副作用による健康被害の迅速な救済を図るため、医薬品副作用被害救済制度が創設された。

問 19 　正答　3　★★★

a 「白血病患者」ではなく、「血友病患者」

b,c 正

d 「国及び医療機関」ではなく、「国及び製薬企業」

問 20 　正答　2　★★★

○CJD は、細菌でもウイルスでもないタンパク質の一種であるプリオンが原因とされる。

○CJD 訴訟は、脳外科手術等に用いられていたヒト乾燥硬膜を介して CJD に罹患したことに対する損害賠償訴訟である。

第3章　主な医薬品とその作用

問 21 　正答　4　★★★

a 「インフルエンザ(流行性感冒)」ではなく、「ウイルス性胃腸炎」

b,d 正

c 小児が水痘又はインフルエンザにかかっているときは、サリチルアミドの使用を避ける。

問 22 　正答　5　★★☆

1 正　マオウ(麻黄)：アドレナリン作動成分と同様の作用を示す生薬成分／依存性あり

2 正　理由：トラネキサム酸には、凝固した血液を溶解されにくくする働きがあるため

3 正　ブロモバレリル尿素：鎮静成分／依存性あり

4 正

5 ブロムヘキシン塩酸塩：痰の切れを良くする(去痰成分)

問 23 　正答　3　★★☆

○解熱に関しては、中枢神経系におけるプロスタグランジンの産生抑制作用のほか、腎臓における水分の再吸収を促して循環血流量を増し、発汗を促進する作用も寄与している。

○循環血流量の増加は心臓の負担を増大させるため、心臓に障害がある場合は、その症状を悪化させる。

○プロスタグランジンには胃酸分泌調節作用や胃腸粘膜保護作用もあるが、これらの作用が解熱鎮痛成分によって妨げられると、胃酸分泌が増加するとともに胃壁の血流量が低下して、胃粘膜障害を起こしやすくなる。

問 24 　正答　1　★★☆

a,b,c 正

d ○頭痛の発症とその程度には、不安感も含め、心理的な影響が大きい。

　　○解熱鎮痛薬は、頭痛の症状が軽いうちに服用すると効果的であるが、症状が現れる前に予防的に使用することは適切でない。

問 25　　正答　1　　★★★

a 正　ジメンヒドリナート：抗ヒスタミン成分
b 正　カフェイン：キサンチン系成分
c スコポラミン臭化水素酸塩水和物：中枢で自律神経系の混乱を軽減させるとともに、末梢では消化管の緊張を低下させる(抗コリン成分)
d ジフェニドール塩酸塩：前庭神経の調節作用のほか、内耳への血流を改善する(抗めまい成分)

問 26　　正答　4　　★★☆

a 桂枝加朮附湯：腸の不調に用いる
b 香蘇散：かぜの諸症状に用いる
c 正　柴胡加竜骨牡蛎湯：①精神不安・不眠、②小児の疳に用いる
d 正　小建中湯：小児の疳に用いる

問 27　　正答　2　　★★☆

a 「交感神経系への抑制作用」ではなく、「交感神経系への刺激作用」
b グアイフェネシン：気道粘膜からの粘液の分泌を促進する(去痰成分)
c 正　セネガ、オンジ(遠志)では、その摂取により糖尿病の検査値に影響を生じ、糖尿病が改善したと誤認されるおそれがある。
d 正

問 28　　正答　3　　★★★

「痰が切れにくく」とあれば、麦門冬湯

問 29　　正答　3　　★★★

1,2,4 正
3 口腔咽喉薬・含嗽薬は、口腔内や咽頭における局所的な作用を目的としているが、口腔や咽頭の粘膜から吸収されて循環血流中に入りやすく、全身的な影響を生じることがある。

問 30　　正答　3　　★★☆

a,d 正
b ロートエキス、ピレンゼピン塩酸塩は、アセチ

ルコリンの働きを抑えることによって、過剰な胃液の分泌を抑える。
c 正　理由：長期間服用した場合に、アルミニウム脳症及びアルミニウム骨症を発症したとの報告があるため

問 31　　正答　4　　★★★

a,b,d 正
c 「タンニン酸ベルベリン」ではなく、「タンニン酸アルブミン」
　理由：タンニン酸アルブミンに含まれるアルブミンは、牛乳に含まれるタンパク質(カゼイン)から精製される成分であるため

問 32　　正答　1　　★★★

a,b 正
c ヒマシ油は、小腸でリパーゼの働きによって生じる分解物が、小腸を刺激することで瀉下作用をもたらすと考えられている。
d ビサコジルは、大腸のうち特に結腸や直腸の粘膜を刺激して、排便を促すと考えられている。

問 33　　正答　4　　★★☆

a,b,d 正
c 刺激性瀉下成分を主体とする瀉下薬は、繰り返し使用すると腸管の感受性が低下して効果が弱くなるため、常用を避ける。

問 34　　正答　2　　★★★

a,c,d 正
b オキセサゼイン：消化管の粘膜及び平滑筋に対する麻酔作用による鎮痛鎮痙(局所麻酔成分)

問 35　　正答　3　　★★☆

a すぐに排便を試みると、薬液のみが排出されて効果が十分得られないことから、便意が強まるまでしばらく我慢する。
b,d 正
c 浣腸薬は、直腸内に適用される医薬品であり、剤形には注入剤のほか、坐剤もある。

問36　正答　4　★★★

a 「回虫と条虫」ではなく、「回虫と蟯虫」

b 駆虫薬は、腸管内に生息する虫体のみに作用する。虫卵や腸管内以外に潜伏した幼虫には駆虫作用が及ばない。

c 複数の駆虫薬を併用しても、駆虫効果が高まることはない。

d 正

問37　正答　1　★★★

1 正

2 ジャコウ(麝香)：シカ科のジャコウジカの雄の麝香腺分泌物

3 ロクジョウ(鹿茸)：シカ科の*Cervus nippon* Temminck、*Cervus elaphus* Linné、*Cervus canadensis* Erxleben又はその他同属動物の雄鹿の角化していない幼角

4 ゴオウ(牛黄)：ウシ科のウシの胆嚢中に生じた結石

5 シンジュ(真珠)：ウグイスガイ科のアコヤガイ、シンジュガイ又はクロチョウガイ等の外套膜組成中に病的に形成された顆粒状物質

問38　正答　2　★★☆

a 正　以下のいずれかである状態を、脂質異常症という。
①LDL が 140 mg/dL 以上
②HDL が 40 mg/dL 未満
③中性脂肪が 150 mg/dL 以上

b 大豆油不けん化物：腸管におけるコレステロールの吸収を抑える

c パンテチン：LDL 等の異化排泄を促進し、リポタンパクリパーゼ活性を高めて、HDL 産生を高める

d 正

問39　正答　2　★★☆

a, c 正

b 鉄製剤の服用前から便が黒い場合は、消化管内で出血している場合もあるため、服用前の便の

状況との対比が必要である。

d ○コバルトは、赤血球ができる過程で必要不可欠なビタミン B12 の構成成分であり、骨髄での造血機能を高める目的で、硫酸コバルトが配合されている場合がある。
○マンガンは、糖質・脂質・タンパク質の代謝をする際に働く酵素の構成物質であり、エネルギー合成を促進する目的で、硫酸マンガンが配合されている場合がある。

問40　正答　1　★★☆

a, b 正

c 小児において心疾患による動悸、息切れ、むくみの症状があるような場合には、医師の診療を受けることが優先されるべきで、15 歳未満の小児向けの一般用医薬品はない。

d ユビデカレノンを 2 週間位使用して症状の改善がみられない場合、漫然と使用を継続することは適当でない。
理由：心臓以外の病気が原因である可能性が考えられるため

問41　正答　5　★★☆

a 正

b 「熱感刺激」ではなく、「冷感刺激」

c タンニン酸：粘膜表面に不溶性の膜を形成して粘膜を保護・止血する(収斂保護止血成分)

d ○オウゴン(黄芩)：シソ科のコガネバナの周皮を除いた根／抗炎症
○カイカ(槐花)：マメ科のエンジュの蕾／止血

問42　正答　5　★★☆

a 正　カゴソウ(夏枯草)：シソ科のウツボグサの花穂／利尿

b ○モクツウ(木通)：アケビ科のアケビ又はミツバアケビの蔓性の茎を、通例、横切りしたもの／利尿
○サンキライ(山帰来)：ユリ科の*Smilax glabra* Roxburghの塊茎／利尿

c 正　「尿の濁り」とあれば、竜胆瀉肝湯

d 正　「排尿異常」とあれば、猪苓湯

問 43　　正答　4　　★★☆

a 血の道症とは、臓器・組織の形態的異常がなく、抑うつや寝つきが悪くなる、神経質、集中力の低下等の精神神経症状が現れる病態をいう。

b 正

c 「月経不順とは」ではなく、「閉経とは」

d 「扁桃体」ではなく、「視床下部（ししょうかぶ）や下垂体（かすいたい）」

問 44　　正答　2　　★★☆

a, c 正

b 「頭部の発汗」とあれば、柴胡桂枝乾姜湯（さいこけいしかんきょうとう）

d 「のぼせて足冷え」とあれば、桂枝茯苓丸（けいしぶくりょうがん）

問 45　　正答　3　　★★☆

a, d 正

b 「DNA 合成」ではなく、「タンパク質合成」

c 黄色ブドウ球菌などの化膿菌が毛穴から侵入し、皮脂腺、汗腺で増殖して生じた吹き出物を毛嚢炎（もうのう）（疔（ちょう））という。

問 46　　正答　5　　★★☆

a ケトチフェンフマル酸塩：ヒスタミンの働きを抑えることにより、アレルギー性鼻炎や急性鼻炎の症状の緩和する（抗ヒスタミン成分）

b, d 正

c フェニレフリン塩酸塩：交感神経系を刺激して鼻粘膜を通っている血管を収縮させることにより、鼻粘膜の充血や腫れを和らげる（アドレナリン作動成分）

問 47　　正答　5　　★★★

a, d 正

b 一般的に、点眼薬の 1 滴の薬液量（約 50μL）は、結膜嚢（けつまくのう）の容積（約 30μL）より多い。

c 薬液を結膜嚢内に行き渡らせるため、点眼後はしばらく眼瞼（がんけん）を閉じて目頭（めがしら）を押さえると効果的である。

問 48　　正答　3　　★★☆

a コンドロイチン硫酸ナトリウム：角膜の乾燥を防ぐ（目の乾きを改善する成分）

b, c 正

d アズレンスルホン酸ナトリウム：炎症を生じた眼粘膜の組織修復を促す（組織修復成分）

問 49　　正答　1　　★★☆

a, b, c 正

d 温感刺激成分（例：ニコチン酸ベンジルエステル）は、入浴後、皮膚のほてりが鎮まってから貼付することが望ましい。

問 50　　正答　1　　★★☆

1 正

2 サリチル酸：角質成分を溶解する（角質軟化成分）

3 イオウ：皮膚の角質層を構成するケラチンを変質させる（角質軟化成分）

4 角質軟化薬のうち、いぼに用いる製品は、医薬品のみに認められている。

問 51　　正答　2　　★★☆

1 ピロールニトリン：菌の呼吸や代謝を妨げることにより、皮膚糸状菌の増殖を抑える。

2 正　クロトリマゾール：イミダゾール系抗真菌成分

3 一般的に、軟膏は、じゅくじゅくと湿潤している患部に適すとされる。

4 湿疹か皮膚糸状菌による皮膚感染かはっきりしない場合、抗真菌成分が配合された医薬品を使用することは適当でない。

問 52　　正答　3　　★★☆

a 毛髪用薬のうち、「円形脱毛症」等の疾患名を掲げた効能・効果は、医薬品のみに認められている。

b, c 正

d ○カシュウ（何首烏）：①頭皮における脂質代謝を高めて余分な皮脂を取り除く、②強壮

　○チクセツニンジン（竹節人参）：①血行促進、②抗炎症、③強壮

問 53　正答　3　★★☆

a, b 正

c 禁煙補助剤は、長期間にわたって使用されるべきものでなく、添付文書で定められた期限を超える使用は避けるべきである。

> **参考** 例えば、禁煙補助剤の「ニコチネルスペアミント」、「ニコレット」は6ヵ月を超えて使用してはならない。

d ニコチンは、交感神経系を興奮させる作用を示し、アドレナリン作動成分が配合された医薬品(例：鎮咳去痰薬、鼻炎用薬、痔疾用薬)との併用により、その作用を増強させるおそれがある。

問 54　正答　1　★★☆

a 正 リボフラビン酪酸エステル：ビタミン B2

b 正

c 正 アスコルビン酸：ビタミン C

d 正 トコフェロール：ビタミン E

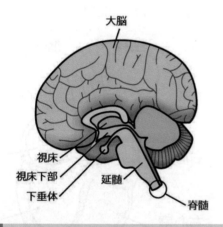

問 55　正答　1　★★☆

a, b 正

c 正 システインが主薬として配合された製剤は、しみ・そばかす・日焼けなどの色素沈着症、全身倦怠、二日酔い、にきび、湿疹、蕁麻疹、かぶれ等の症状の緩和に用いられる。

d ○ガンマ-オリザノール：米油及び米胚芽油から見出された抗酸化作用を示す成分で、ビタミン E 等と組み合わせて配合される

○アミノエチルスルホン酸(タウリン)：肝臓機能を改善する

問 56　正答　4　★★☆

a 「汗のかきやすい」とあれば、防已黄耆湯

b 生薬成分には、医薬品的な効能効果が標榜又は暗示されていなければ、食品(ハーブ等)として流通可能なものもある。

c ○虚の病態：体力虚弱
○実の病態：体力が充実
○陰の病態：疲れやすく冷えやすい
○陽の病態：のぼせぎみで顔色が赤く

d 正

問 57　正答　5　★★☆

a 正

b 手指又は皮膚の殺菌・消毒を目的とする消毒薬のうち、配合成分やその濃度等があらかじめ定められた範囲内である製品は、医薬部外品としては製造販売されている。

c クレゾール石けん液は、結核菌を含む一般細菌類、真菌類に対して比較的広い殺菌消毒作用を示すが、大部分のウイルスに対する効果はない。

d 次亜塩素酸ナトリウムは、一般細菌類、真菌類、ウイルス全般に対する殺菌消毒作用を示すが、皮膚刺激性が強いため、通常、人体(例：手指)の消毒には用いられない。

問 58　正答　3　★★☆

a 忌避剤は、人体に直接使用することで、蚊やノミ等が人体に取り付いて吸血したり、病原細菌等を媒介したりするのを防止するが、虫さされによる痒みや腫れなどを和らげる効果はない。

b 正

> **関連** ハエの幼虫(ウジ)が人の体内や皮膚などに潜り込み、組織や体液や消化器官内の消化物を食べて直接的な健康被害を与える症状を、ハエ蛆症という。

c ゴキブリ(例：チャバネゴキブリ)の卵は医薬品の成分が浸透しない殻で覆われているため、燻蒸処理を行っても卵には殺虫効果を示さない。

d 正

1, 2, 3, 5 正
4 ディートを含有する忌避剤(医薬品及び医薬部外品)は、生後6ヶ月未満の乳児への使用を避ける。また、生後6ヶ月から12歳未満までの小児については、顔面への使用を避け、1日の使用限度を守って使用する。

a, b 正
c 正　尿糖検査が陽性であっても、腎性糖尿のように高血糖を伴わない場合もある。
d 一般的な妊娠検査薬は、月経予定日が過ぎて概ね1週目以降の検査が推奨されている。

第2章　人体の働きと医薬品

1 正
2 ○消化管：口腔、咽頭、食道、胃、小腸、大腸、肛門
　○消化腺：唾液腺、肝臓、胆嚢、膵臓など
3 ○化学的消化：消化液に含まれる消化酵素の作用によって飲食物を分解する。
　○機械的消化：口腔における咀嚼や、消化管の運動などによって消化管の内容物を細かくして消化液と混和し、化学的消化を容易にする。
4 膵液は、トリプシノーゲンのほか、デンプンを分解するアミラーゼ、脂質を分解するリパーゼなど、多くの消化酵素を含んでいる。

a, b, c 正
d 嚥下が起きるときには、喉頭蓋が反射的に閉じることにより、飲食物が喉頭や気管に流入せずに食道へと送られる。

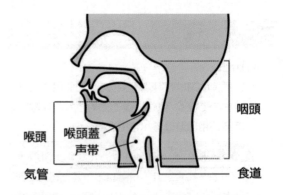

a 咽頭は、消化管と気道の両方に属する。
b 呼吸器系の咽頭では、その後壁には扁桃があり、気道に侵入してくる細菌、ウイルス等に対する免疫反応が行われる。
c, d 正

1, 3, 4, 5 正
2 「右側部分(右心房、右心室)」ではなく、「左側部分(左心房、左心室)」

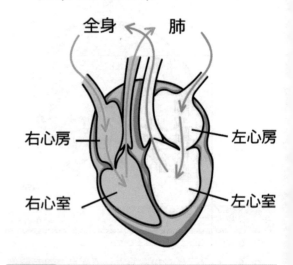

a 胆嚢は、十二指腸に内容物が入ってくると収縮して腸管内に胆汁を送り込む。
b, d 正
c 小腸で吸収されたブドウ糖は、血液によって肝臓に運ばれてグリコーゲンとして蓄えられる。

| 問66 | 正答 | 1 | ★★☆ |

a c,d 正
b 正

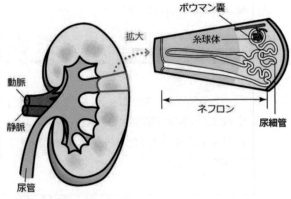

| 問67 | 正答 | 1 | ★★★ |

a,b 正
c 「リンパ液から涙液」ではなく、「血漿から涙液」
d 「硝子体の厚み」ではなく、「水晶体の厚み」

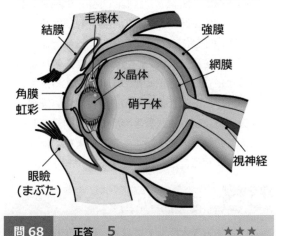

| 問68 | 正答 | 5 | ★★★ |

a 「副鼻腔は」ではなく、「鼻腔は」
b 内耳は、聴覚器官である蝸牛と、平衡器官である前庭の2つの部分からなる。
c,d 正

| 問69 | 正答 | 2 | ★★★ |

1,3,4 正
2 「表皮は」ではなく、「真皮は」

| 問70 | 正答 | 3 | ★★☆ |

a 骨は生きた組織であり、成長が停止した後も一生を通じて骨吸収と骨形成が行われている。
b 正　骨には、以下の機能がある。
　○頭部や内臓を支える身体の支柱となる(身体各部の支持機能)
　○骨格内に臓器を収め保護する(臓器保護機能)
　○骨格筋の収縮を効果的に体躯の運動に転換する(運動機能)
　○骨髄で産生される造血幹細胞から赤血球、白血球、血小板が分化することにより、体内に供給する(造血機能)
　○カルシウムやリン等の無機質を蓄える(貯蔵機能)
c 正
d 随意筋は、体性神経系(運動神経)に支配される。

| 問71 | 正答 | 1 | ★★★ |

a,c 正
b 正

> **関連**　延髄には、心臓中枢、呼吸中枢のほか、咳嗽中枢、嘔吐中枢がある。

d 脳の血管は末梢に比べて物質の透過に関する選択性が高く、タンパク質などの大分子や、小分子でもイオン化した物質は、血液中から脳の組織へ移行しにくい。

| 問72 | 正答 | 4 | ★★★ |

a 交感神経の節後線維の末端から放出される神経伝達物質はノルアドレナリンであり、副交感神経の節後線維の末端から放出される神経伝達物質はアセチルコリンである。
b 正
c,(d 正) 自律神経系の働き

効果器	交感神経系	副交感神経系
目	瞳孔散大	瞳孔収縮
胃	血管の収縮	胃液分泌亢進

| 問73 | 正答 | 5 | ★★★ |

1,2,3,4 正
5 坐剤は、内服よりも全身作用が現れるのが速い。

問74　正答　4　★★★

a 「リンパ管を経由」ではなく、「門脈を経由」

b, c 正

d 医薬品の有効成分は、未変化体のままで、あるいは代謝物として、腎臓から尿中へ、肝臓から胆汁中へ、又は肺から呼気中へ排出される。

問75　正答　2　★★★

a, c, d 正

b 黄疸（おうだん）は、ビリルビン(黄色色素)が胆汁中へ排出されず、血液中に滞留することにより生じる。

問76　正答　4　★★☆

a, b, d 正

c ○トローチ、ドロップは、薬効を期待する部位が口の中や喉であるものが多く、飲み込まずに口の中で舐めて、徐々に溶かして使用する。
○口腔内崩壊錠は、口の中の唾液で速やかに溶ける工夫がなされているため、水なしで服用することができる。

問77　正答　3　★★★

1 ショック(アナフィラキシー)は、即時型のアレルギー反応の一種で、発症後の進行は非常に速やかである。

2 皮膚粘膜眼症候群は、発症する可能性のある医薬品の種類が多いため、発症の予測は極めて困難である。

3 正

4 偽アルドステロン症は、体内に塩分(ナトリウム)と水が貯留し、体からカリウムが失われることによって生じる病態である。

問78　正答　3　★★★

a, c, d 正

b 無菌性髄膜炎は、早期に原因医薬品の使用を中止すれば、速やかに回復し、予後は比較的良好となることがほとんどである。

問79　正答　3　★★☆

1, 2, 4 正

3 「副交感神経系の機能を亢進」ではなく、「副交感神経系の機能を抑制」

問80　正答　2　★★★

a, c 正

b 「1～2時間程度」ではなく、「1～2週間程度」

d 喘息は、合併症を起こさない限り、原因となった医薬品の有効成分が体内から消失すれば症状は寛解する。

第4章　薬事関係の法規・制度

問81　正答　3　★★★

○この法律は、医薬品、医薬部外品、化粧品、医療機器及び再生医療等製品の品質、有効性及び安全性の確保並びにこれらの使用による保健衛生上の危害の発生及び拡大の防止のために必要な規制を行うとともに、指定薬物の規制に関する措置を講ずるほか、医療上特にその必要性が高い医薬品、医療機器及び再生医療等製品の研究開発の促進のために必要な措置を講ずることにより、保健衛生の向上を図ることを目的とする。〈法第1条〉

問82　正答　4　★★☆

a 「厚生労働大臣」ではなく、「都道府県知事」

b, c 正

d 「45日以内」ではなく、「30日以内」

問83　正答　3　★★☆

a 医薬部外品の直接の容器又は直接の被包には、「医薬部外品」の文字の表示その他定められた事項の表示が義務付けられている。

b 正

c 化粧品には、人の身体の構造又は機能に影響を及ぼすこと等を目的とするものは含まれない。

d 正　化粧品の効能効果について、「化粧くずれ

を防ぐ」、「小じわを目立たなくみせる」、「みず
みずしい肌に見せる」等のメーキャップ効果や、
「清涼感を与える」、「爽快にする」等の使用感
等を表示し、広告することは事実に反しない限
り認められる。

問 84　　正答　2　　★★★

a, c 正
b 店舗販売業では、要指導医薬品又は一般用医薬品以外の医薬品の販売は認められていない。
d 検体の採取に身体への直接のリスクを伴う検査薬は、一般用医薬品又は要指導医薬品としては認められていない。

問 85　　正答　5　　★★★

○毒薬は、その直接の容器又は直接の被包に黒地に白枠、白字をもって、その品名及び「毒」の文字が記載されていなければならない。〈法第 44 条第 1 項〉
○劇薬は、その直接の容器又は直接の被包に白地に赤枠、赤字をもって、その品名及び「劇」の文字が記載されていなければならない。〈法第 44 条第 2 項〉

問 86　　正答　2　　★★☆

a, d 正
b 正

> **参考**　生物由来製品のうち、感染症の発生リスクが理論的・経験的に高く、市販後の特別な安全対策措置が必要なもの(例：輸血用血液製剤、ヒト臓器抽出医薬品)が、特定生物由来製品の指定を受けている。

c 生物由来製品は、製品の使用による感染症の発生リスクに着目して指定されている。

問 87　　正答　2　　★★☆

a 正
b 法定表示が適切になされていない医薬品を販売した場合、薬局及び医薬品の販売業にも罰則が適用される。
(**c** 正), **d** 医薬品の直接の容器等には、以下の事項が記載されていなければならない。〈法第 50 条〉

①製造販売業者等の氏名又は名称及び住所
②名称(日局に収載されている医薬品では日局において定められた名称、その他の医薬品で一般的名称があるものではその一般的名称)
③製造番号又は製造記号
④重量、容量又は個数等の内容量
⑤日局に収められている医薬品については「日本薬局方」の文字等
⑥「要指導医薬品」の文字
⑦一般用医薬品のリスク区分を示す字句
⑧日本薬局方(日局)に収載されている医薬品以外の医薬品における有効成分の名称及びその分量
⑨誤って人体に散布、噴霧等された場合に健康被害を生じるおそれがあるものとして厚生労働大臣が指定する医薬品(殺虫剤等)における「注意－人体に使用しないこと」の文字
⑩適切な保存条件の下で 3 年を超えて性状及び品質が安定でない医薬品等、厚生労働大臣の指定する医薬品における使用の期限
⑪配置販売品目以外の一般用医薬品にあっては、「店舗専用」の文字
⑫指定第二類医薬品にあっては、枠の中に「2」の数字

問 88　　正答　2　　★★★

a, c 正
b 健康食品は、法令で定義された用語ではなく、一般に用いられている単語で、栄養補助食品、サプリメント等と呼ばれることもある。
d 栄養機能食品は、1 日当たりの摂取目安量に含まれる栄養成分の量が基準に適合しており、栄養表示しようとする場合には、食品表示基準に基づき、その栄養成分の機能の表示を行わなければならない。

問 89　　正答　4　　★★★

a 「5 年ごと」ではなく、「6 年ごと」
b 「口頭により」ではなく、「書面により」
c 正　第二類医薬品又は第三類医薬品を販売等する店舗の店舗管理者になる登録販売者は、以下のいずれかに該当しなければならない。

①過去 5 年間のうち、従事期間が通算して 2
年以上であること

②過去 5 年間のうち、従事期間が通算して 1
年以上であり、かつ、［毎年度受講する必要
がある研修］と［店舗の管理及び法令遵守に
関する追加的な研修］を修了していること

③従事期間が通算して 1 年以上であり、かつ、
過去に店舗管理者又は区域管理者として業
務に従事した経験があること

d 正

| 問 90 | 正答 3 | ★★★ |

a 調剤を実施する薬局は、医療提供施設に該当す
る。〈医療法第 1 条の 2 第 2 項〉

b,c,d 正

| 問 91 | 正答 4 | ★★☆ |

a 「登録販売者」ではなく、「薬剤師」

b ○要指導医薬品を使用しようとする者が、お薬
手帳を所持しない場合は、その所持を勧奨し
なければならない。当該者が手帳を所持する
場合は、必要に応じ、手帳を活用した情報の
提供及び指導を行わなければならない。

　○第一類医薬品を使用しようとする者が、お薬
手帳を所持する場合は、必要に応じ、手帳を
活用した情報の提供を行わなければならない。

　※第一類医薬品については、お薬手帳の所持勧
奨の規定はない。

c,d 正

| 問 92 | 正答 2 | ★★★ |

a 一般用医薬品は、第一類医薬品、第二類医薬品、
第三類医薬品の区分ごとに陳列しなければな
らない。

b,d 正

c 正　指定第二類医薬品は、鍵をかけた陳列設備
に陳列する場合等を除き、情報提供を行うため
の設備から 7 メートル以内の範囲に陳列しな
ければならない。

| 問 93 | 正答 5 | ★★★ |

a 「当該薬局以外の場所に」ではなく、「当該薬局
に」

b 特定販売を行うことについて広告をするとき
は、第一類医薬品、指定第二類医薬品、第二類
医薬品、第三類医薬品及び薬局製造販売医薬品
の区分ごとに表示しなければならない。

c 正

d 正　薬局における特定販売とは、その薬局にお
けるその薬局以外の場所にいる者に対する一
般用医薬品又は薬局製造販売医薬品(毒薬及び
劇薬であるものを除く)の販売又は授与をいう。

| 問 94 | 正答 3 | ★★★ |

○一般用医薬品のうち、濫用等のおそれのあるもの
として厚生労働大臣が指定するものを販売すると
きは、薬剤師又は登録販売者に、以下の事項を確
認させなければならない。

①当該医薬品を購入しようとする者が若年者であ
る場合にあっては、当該者の氏名及び年齢

②当該医薬品を購入しようとする者及び使用しよ
うとする者の他の薬局開設者等からの当該医薬
品及び当該医薬品以外の濫用等のおそれのある
医薬品の購入又は譲受けの状況

　※他店で同様の医薬品を購入していないかの確認

③当該医薬品を購入しようとする者が、適正な使
用のために必要と認められる数量を超えて当該
医薬品を購入しようとする場合は、その理由

④その他当該医薬品の適正な使用を目的とする購
入であることを確認するために必要な事項

| 問 95 | 正答 3 | ★★☆ |

1 正

> **参考**　当該帳簿は、薬事監視員による立入検
> 査等において検査の対象となる。

2,4 正

3 医薬品を競売に付してはならない。

| 問 96 | 正答 2 | ★★☆ |

a,c 正

b 一般用医薬品の販売広告には、店舗等において販売促進のため用いられるチラシやダイレクトメール(電子メールを含む)、POP広告等も含まれる。

d 「消費者庁長官」ではなく、「厚生労働大臣又は都道府県知事(薬局又は店舗販売業にあっては、その薬局又は店舗の所在地が保健所設置市又は特別区の区域にある場合においては、市長又は区長)」

問97	正答 4	★★☆

a,c,d 正

b 「各地区の消費生活センター」ではなく、「薬事監視員を任命している行政庁の薬務主管課、保健所、薬事監視事務所」

問98	正答 1	★☆☆

特定保健用食品の表示内容と保健機能成分

コレステロールが高めの方に適する	・キトサン ・大豆たんぱく質 ・低分子化アルギン酸ナトリウム
歯の健康維持に役立つ	・パラチノース ・マルチトール ・エリスリトール
血圧が高めの方に適する	・ラクトトリペプチド ・カゼインドデカペプチド ・杜仲葉配糖体(ベニポシド酸) ・サーデンペプチド

問99	正答 4	★☆☆

マグネシウムの注意喚起表示

・本品は、多量摂取により疾病が治癒したり、より健康が増進するものではありません
・多量に摂取すると軟便(下痢)になることがあります
・1日の摂取目安量を守ってください
・乳幼児・小児は本品の摂取を避けてください

> **関連** マグネシウムは、瀉下薬に配合される成分でもあり、瀉下薬以外に配合されている場合には下痢の症状に注意する。

問100	正答 1	★★★

○複数の店舗で許可を受けている店舗販売業者が、当該業者内の異なる店舗間で一般用医薬品を移転するときは、移転先及び移転元のそれぞれの店舗ごとに、以下の事項を記録しなければならない。
①品名
②数量
③移転先及び移転元の場所並びに移転の年月日

第5章	医薬品の適正使用・安全対策

問101	正答 5	★★★

a 医薬品の添付文書の内容は、医薬品の有効性・安全性等に係る新たな知見、使用に係る情報に基づき、必要に応じて随時改訂される。

b 正

c 病気の予防・症状の改善につながる事項(養生訓)は、必須記載ではない。

d 消費者相談窓口の項目には、製造販売業者の窓口担当部門の名称、電話番号、受付時間等が記載されている。※必須記載

問102	正答 1	★★☆

a,b 正

c 治療のために処方された医薬品の使用を自己判断で控えることは適当でないため、「医師(又は歯科医師)の治療を受けている人」は、「相談すること」の項に記載されている。

d 薬理作用等から発現が予測される軽微な症状がみられた場合に関する記載として、症状の持続又は増強がみられた場合には、いったん使用を中止した上で、専門家に相談する旨が記載されている。

問103	正答 4	★★☆

1,2,3 正

4 以下の診断を受けた人は、ポビドンヨードが配合された含嗽薬を使用する前に「相談すること」

甲状腺疾患	ヨウ素の体内摂取が増える可能性があり、甲状腺疾患の治療に影響を及ぼすおそれがあるため

○以下の薬効群等について、「授乳中の人は服用しないか、服用する場合は授乳を避けること」

・アミノフィリン水和物、テオフィリンが配合された鎮咳去痰薬、鎮暈薬	乳児に神経過敏を起こすことがあるため
・センノシド、センナ、ダイオウ又はカサントラノールが配合された内服薬 ・ヒマシ油類	乳児に下痢を起こすおそれがあるため

○牛乳によるアレルギー症状を起こしたことがある人は、以下の成分を「使用しないこと」

タンニン酸アルブミン	タンニン酸アルブミンは、乳製カゼインを由来としているため

○以下の人は、イブプロフェンを「使用しないこと」

出産予定日 12 週以内の妊婦	妊娠期間の延長、胎児の動脈管の収縮・早期閉鎖、子宮収縮の抑制、分娩時出血の増加のおそれがあるため

1 正　甲状腺機能障害の診断を受けた人は、以下の成分を使用する前に「相談すること」

ジプロフィリン	中枢神経系の興奮作用により、症状の悪化を招くおそれがあるため

2 正　心臓病の診断を受けた人は、以下の成分を使用する前に「相談すること」

硫酸ナトリウム	血液中の電解質のバランスが損なわれ、心臓の負担が増加し、心臓病を悪化させるおそれがあるため

3 正　糖尿病の診断を受けた人は、以下の成分を使用する前に「相談すること」

マオウ	肝臓でグリコーゲンを分解して血糖値を上昇させる作用があり、糖尿病の症状を悪化させるおそれがあるため

4　てんかんの診断を受けた人は、以下の成分を使用する前に「相談すること」

ジプロフィリン	中枢神経系の興奮作用により、てんかんの発作を引き起こすおそれがあるため

5 正　腎臓病の診断を受けた人は、以下を使用する前に「相談すること」

アルミニウムを含む成分（例：アルジオキサ）が配合された胃腸薬、胃腸鎮痛鎮痙薬	過剰のアルミニウムイオンが体内に貯留し、アルミニウム脳症、アルミニウム骨症を生じるおそれがあるため。また、使用する場合には、医療機関において定期的に血中アルミニウム、リン、カルシウム、アルカリフォスファターゼ等の測定を行う必要があるため

a, b, d 正

c 点眼薬は、使用に際して薬液に細菌汚染があった場合に、別の使用者に感染するおそれがあるため、他の人と共用してはならない。

a 正

> **関連**　要指導医薬品、一般用医薬品及び薬局製造販売医薬品では、添付文書又はその容器若しくは被包のいずれかに、「用法、用量その他使用及び取扱い上の必要な注意」等が記載されていなければならない。〈法第 52 条第 2 項〉

b 「0.01mL」ではなく、「0.1mL」

c 正

d 「製造後 1 年」ではなく、「製造後 3 年」

問 110　　正答　3　　★★★

○緊急安全性情報は、厚生労働省からの命令、指示、製造販売業者の自主決定等に基づいて作成される。

○緊急安全性情報は、製造販売業者及び行政当局による報道発表、総合機構による医薬品医療機器情報配信サービスによる配信、製造販売業者から医療機関や薬局等への直接配布、ダイレクトメール、ファックス、電子メール等による情報提供(1 ヶ月以内)等により情報伝達される。

○緊急安全性情報は、A4 サイズの黄色地の印刷物で、イエローレターとも呼ばれる。

問 111　　正答　3　　★★☆

1,4 正

2 正　薬局開設者、医療施設の開設者、医薬品の販売業者又は医師、歯科医師、薬剤師その他の医薬関係者(登録販売者を含む)は、製造販売業者等が行う情報収集に協力するよう努めなければならない。

3　製造販売業者には、医療用医薬品で使用されていた有効成分を一般用医薬品で初めて配合したものについては、承認条件として承認後の一定期間(概<small>おおむ</small>ね 3 年)、安全性に関する調査及び調査結果の国への報告が求められている。

問 112　　正答　2　　★★★

a　法第 68 条の 10 第 2 項の規定に基づく医薬品の副作用等報告において、報告期限は特に定められていない。

b,c,d 正

問 113　　正答　5　　★★★

a,b,c 正

d　報告書の送付は、郵送、ファクシミリ又は電子メールにより行うこととされている。

問 114　　正答　1　　★★☆

○各制度により集められた副作用情報は、医薬品医療機器総合機構において専門委員の意見を聴きながら調査検討が行われる。

○その結果に基づき、厚生労働大臣は、薬事・食品衛生審議会の意見を聴いて、使用上の注意の改訂の指示等を通じた注意喚起のための情報提供や、効能・効果や用法・用量の一部変更、調査・実験の実施の指示、製造・販売の中止、製品の回収等の安全対策上必要な行政措置を講じている。

問 115　　正答　4　　★★☆

a　報告すべき副作用は、使用上の注意に記載されているものだけとは限らない。

b　副作用の症状がその医薬品の適応症状と見分けがつきにくい場合(例：かぜ薬による間質性肺炎)も、報告の対象となり得る。

c 正　副作用の報告期限

医薬品によるものと疑われる副作用症例の発生		国内事例	外国事例
使用上の注意から予測できるもの	死亡	15 日以内	—
	重篤(死亡を除く)：新有効成分含有医薬品として承認後 2 年以内	15 日以内	—
	市販直後調査等によって得られたもの	15 日以内	—
	重篤(死亡を除く)：上記以外	30 日以内	—
	非重篤	—	—

d 正

問 116　　正答　4　　★★★

○要指導医薬品又は一般用医薬品では、以下の使用による健康被害は、救済制度の対象とならない。

①殺虫剤・殺鼠剤

②殺菌消毒剤(人体に直接使用するものを除く)

③一般用検査薬

④一部の日局収載医薬品(例：精製水、ワセリン)

○以下のものは、救済制度の対象とならない。

①製品不良など、製薬企業に損害賠償責任がある場合

②無承認無許可医薬品(いわゆる健康食品として販売されたもの、個人輸入により入手された医薬品を含む)の使用による健康被害

問 117 正答 2 ★★★

○医薬品 PL センターは、消費者が、医薬品又は医薬部外品に関する苦情について製造販売元の企業と交渉するに当たって、公平・中立な立場で申立ての相談を受け付け、交渉の仲介や調整・あっせんを行い、裁判によらずに迅速な解決に導くことを目的としている。

問 118 正答 3 ★★★

○小柴胡湯による間質性肺炎については、1991 年4 月以降、使用上の注意に記載されていたが、その後、小柴胡湯とインターフェロン製剤の併用例による間質性肺炎が報告されたことから、1994 年 1 月、インターフェロン製剤との併用を禁忌とする旨の使用上の注意の改訂がなされた。

○それ以降も慢性肝炎患者が小柴胡湯を使用して間質性肺炎が発症し、死亡を含む重篤な転帰に至った例もあったことから、1996 年 3 月、厚生省(当時)より関係製薬企業に対して緊急安全性情報の配布が指示された。

問 119 正答 5 ★★★

○救済制度の給付の種類として、医療費、医療手当、障害年金、障害児養育年金、遺族年金、遺族一時金及び葬祭料がある。

問 120 正答 1 ★★★

a,b,c 正
d 正

> **関連** 大量摂取やアルコールとの同時摂取による急性中毒から転倒、昏睡、死亡などのほか、長期の乱用によって臓器障害、情緒不安定、対人関係・社会生活上の障害などに至った事例が報告されている。

第 2 章と第 3 章はやや難しめです。

問 56 の c は、漢方の病態認識の表現に関するもので、珍しい問題といえるでしょう。問 83 の d は、別表 4-2 の欄外事項から出題された非常に珍しい問題ですが、以前にも出題例(平成 26 年度中国ブロック問 49)があります。問 86 の b の特定生物由来製品に関する事項は、"出題範囲"外です。問 91 の b は、出題範囲"では、お薬手帳の所持の勧奨が義務であるかどうかを明確にしていないため、"出題範囲"外となります。問 95 の「1」の帳簿の備え付けの義務も、"出題範囲"外です。

北関東・甲信越

| 合格基準 | 120問中84問以上を正解すること、かつ、各章の正解率が35%以上であること |

| 合格率 | 栃木 48.0%　群馬 55.2%　茨城 53.7%　山梨 45.0%　長野 50.7%　新潟 50.8% |

第4章　薬事関係の法規・制度

問1　正答 2　★★☆

a 販売従事登録を受けようとする者は、申請書 (様式第八六の二)を、医薬品の販売又は授与に従事する店舗の所在地の都道府県知事に提出しなければならない。

> **参考** 例えば、神奈川県内に居住し、東京都内の店舗に勤務する者が、販売従事登録を受けようとする場合、その申請書は東京都知事に提出しなければならない。

b 「60日以内」ではなく、「30日以内」

c 正

問2　正答 5　★★★

a 以下の者は、店舗による販売又は授与の方法により医薬品を販売することができる。
　○薬局開設の許可を受けた者
　○店舗販売業の許可を受けた者

b 正

c 正

> **関連** 一般の生活者に対して医薬品を販売できるのは、①薬局開設の許可、②店舗販売業の許可、③配置販売業の許可であるが、①は医薬品の販売業に含まれない。

d 「5年ごと」ではなく、「6年ごと」

問3　正答 1　★★☆

a 薬局開設者が配置により医薬品を販売しようとするときは、別途、配置販売業の許可を受け

なければならない。

b,c 正

問4　正答 4　★★☆

a 「薬剤師又は登録販売者」ではなく、「薬剤師」

b,d 正

c 店舗販売業では、(店舗管理者が薬剤師であろうとなかろうと、)要指導医薬品又は一般用医薬品以外の医薬品の販売等は認められていない。

問5　正答 1　★★☆

○店舗販売業者は、薬剤師又は登録販売者に第二類医薬品(又は第三類医薬品)を販売させる際には、以下の事項を購入者に対して伝えさせなければならない。
①販売した薬剤師又は登録販売者の氏名
②店舗の名称
③店舗の電話番号その他連絡先

> **参考** 店舗では、これらの情報が掲載されたレシートを手渡すことによって情報伝達を完了させている。

問6　正答 2　★★☆

a 第一類医薬品は、鍵をかけた陳列設備に陳列する場合等を除き、第一類医薬品陳列区画の内部の陳列設備に陳列しなければならない。

b,c 正

d 正　医薬品と他の物(例:化粧品)は、区別して陳列しなければならない。

a , b 特定販売とは、その薬局又は店舗における
その薬局又は店舗以外の場所にいる者に対す
る一般用医薬品又は薬局製造販売医薬品(毒薬
及び劇薬であるものを除く)の販売又は授与を
いう。

c 正

d 正　特定販売を行うことについて広告する場
合、「特定販売を行う薬局製造販売医薬品又は
一般用医薬品の使用期限」は、その広告(例：
ホームページ)の法定表示事項になっている。

> **参考**　特定販売を行う医薬品の使用期限は、
> 例えば、「期限まで 1 年以上のもの」と記載さ
> れる。

[P247 問 100 参照]

a 正

b 日本薬局方に収載されている医薬品には、一般
用医薬品や、一般用医薬品の配合成分となって
いるものも少なくない。

c 正

> **参考**　例えば、痩身効果を標榜した健康食品
> は、"痩せる"という身体の機能に影響を及ぼす
> ことが目的とされている物であることから「医
> 薬品」に該当するが、必要な承認及び許可を受
> けていないため、無承認無許可医薬品とみなさ
> れ、取締りの対象となる。

a , c 正

b 健康食品は、栄養補助食品、サプリメント、ダ
イエット食品等と呼ばれることもあるが、法令
で定義された用語ではない。

a , b , d 正

c 人の疾病の診断、治療若しくは予防に使用され
ること、又は人の身体の構造若しくは機能に影
響を及ぼすことを目的とする物は、化粧品に含
まれない。

> **関連**　人の疾病の診断、治療若しくは予防に
> 使用されること、又は人の身体の構造若しくは
> 機能に影響を及ぼすことを目的とする物は、医
> 薬品である。

> **関連**　人の疾病の診断、治療若しくは予防に
> 使用されること、又は人の身体の構造若しくは
> 機能に影響を及ぼすことを目的とする物のう
> ち、人体に対する作用が緩和で、厚生労働大臣
> が指定するものは、医薬部外品である。

a , b 正

c ○現在のところ、劇薬で要指導医薬品のものは
ある。

○現在のところ、毒薬又は劇薬で一般用医薬品
のものはない。

> **参考**　毒薬又は劇薬は、要指導医薬品に該当
> することはあるが、現在のところ、毒薬で要指
> 導医薬品のものはない。

d 正

> **関連**　以下の者は、毒薬又は劇薬を開封して
> 販売することができる。
> ①すべての薬局開設者
> ②店舗管理者が薬剤師である店舗販売業者
> ③医薬品営業所管理者が薬剤師である卸売販
> 売業者

問 13　正答　3　★★☆

a, c 正

b ○医療用医薬品の効能効果の表現は、診断疾患名(例：胃炎)で示されている。

○一般用医薬品及び要指導医薬品の効能効果の表現は、一般の生活者が判断できる症状(例：胃痛)で示されている。

d 卸売販売業者は、配置販売業者に対し、一般用医薬品以外の医薬品を販売等してはならない。

問 14　正答　5　★★☆

a 「「一般用医薬品」の文字」ではなく、「一般用医薬品のリスク区分を示す字句」

b, d 正

c 法第 50 条に基づく表示及び法第 52 条第 2 項に基づく添付文書等への記載は、

①他の文字、記事、図画、又は図案に比較して見やすい場所にされていなければならない。

②購入者等が読みやすく理解しやすい用語による正確なものでなければならない。

③特に明瞭に記載されていなければならない。

④邦文でされていなければならない。

問 15　正答　3　★★☆

(**a** 正), **b** 濫用等のおそれのあるものとして厚生労働大臣が指定する医薬品は、以下に掲げるもの、その水和物及びそれらの塩類を有効成分として含有する製剤である。

①エフェドリン

②コデイン

③ジヒドロコデイン

④ブロモバレリル尿素

⑤プソイドエフェドリン

⑥メチルエフェドリン

c 「購入者の氏名及び性別」ではなく、「購入者の氏名及び年齢」

d 正

問 16　正答　4　★★☆

a 漢方処方製剤の効能効果は、個々の生薬成分が

相互に作用しているため、構成生薬の作用を個別に挙げて説明することは不適当である。

b, c 正

問 17　正答　2　★★★

○何人も、医薬品、医薬部外品、化粧品、医療機器又は再生医療等製品の名称、製造方法、効能、効果又は性能に関して、明示的であると暗示的であるとを問わず、虚偽又は誇大な記事を広告し、記述し、又は流布してはならない。〈法第 66 条第 1 項〉

問 18　正答　2　★★★

a, b, c 正

d 効能効果が重複する組合せや、相互作用等により保健衛生上の危害を生じるおそれのある組合せは不適当である。

問 19　正答　5　★★☆

a, c, d 正

b 正

> **参考**　管理者の「変更」を命ずることはできるが、「解雇」を命ずることはできない。

問 20　正答　5　★★★

a 一般用医薬品の販売広告には、製薬企業等の依頼によりマスメディアを通じて行われるもののほか、店舗等において販売促進のため用いられるチラシやダイレクトメール(電子メールを含む)、POP 広告(例：ポスター、ステッカー、ディスプレー)等も含まれる。

b 以下のすべての要件を満たす場合に、医薬品の広告に該当するものと判断される。

①顧客を誘引する意図が明確であること

②特定の医薬品の商品名(販売名)が明らかにされていること

③一般人が認知できる状態であること

c 正

d 何人も、承認前の医薬品について、その名称、製造方法、効能、効果又は性能に関する広告をしてはならない。〈法第 68 条〉

問21　正答　5　★★★

a , c , d　正

b 人体に対して使用されない医薬品(例：殺虫剤)であっても、誤って人体が曝されれば、人の健康に影響を与えることもある。

問22　正答　2　★★★

a , b , c　正

d ○医薬品の臨床試験の実施の基準：Good Clinical Practice (GCP)　グッド　クリニカル　プラクティス

　○医薬品の製造販売後安全管理の基準：Good Vigilance Practice (GVP)　ヴィジランス

問23　正答　3　★★★

a 健康食品は、法的にも、安全性や効果を担保する科学的データの面でも、医薬品と異なる。

b　正

c 機能性表示食品は、事業者の責任で、科学的根拠に基づいた機能性を表示するものとして消費者庁長官に届出されたものであるが、特定保健用食品とは異なり、消費者庁長官の個別の許可を受けたものではない。

d　正

> **関連**　健康食品は、医薬品との相互作用で薬物治療の妨げになることもある。

問24　正答　4　★★★

○WHO によれば、医薬品の副作用とは、「疾病の予防、診断、治療のため、又は身体の機能を正常化するために、人に通常用いられる量で発現する医薬品の有害かつ意図しない反応」とされている。

問25　正答　3　★★★

a , b , c　正

d 一般用医薬品の使用にあたっては、通常、その使用を中断することによる不利益よりも、重大な副作用を回避することが優先される。

問26　正答　1　★★☆

a 薬理作用がない添加物であっても、アレルゲンとなり得る。

b 医薬品にアレルギーを起こしたことがない人でも、病気等に対する抵抗力が低下している状態では、医薬品がアレルゲンになることがある。

c 血管性浮腫は、皮膚の下の毛細血管が拡張して、その部分に局所的な腫れを生じるもので、蕁麻疹と異なり、痒みを生じることは少ない。

d　正

問27　正答　2　★★☆

a , b　正

c 医薬品の相互作用を回避するには、ある医薬品を使用している期間やその前後を通じて、その医薬品との相互作用を生じるおそれのある医薬品や食品の摂取を控えなければならない。

問28　正答　4　★★☆

a ヨウ素は、ビタミン C 等の成分と反応すると脱色を生じて殺菌作用が失われるため、ヨウ素系殺菌消毒成分が配合された含嗽薬では、そうした食品を摂取した直後の使用を避けることが望ましい。

b 酒類をよく摂取する者では、肝臓の代謝機能が高まっていることが多く、アセトアミノフェンなどが通常より代謝されやすくなる。

c , d　正

問29　正答　1　★★★

a , c　正

b 成人用の医薬品の量を減らして小児へ与えるようなことは避け、必ず年齢に応じた用法用量が定められている医薬品を使用するよう保護者等に説明すべきである。

d 小児は大人と比べて身体の大きさに対して腸が長く、医薬品の吸収率が相対的に高い。

| 問 30 | 正答 1 | ★★☆ |

a 正

> **関連** 乳幼児の状態をよく観察し、何か変わった兆候が現れたときは、早めに医療機関に行き、医師の診察を受けさせることが望ましい。

b,c 正

| 問 31 | 正答 2 | ★★☆ |

a,c 正

b 高齢者では、生理機能の衰えの度合いは個人差が大きいので、年齢から副作用のリスク増大の程度を判断することは難しい。

| 問 32 | 正答 2 | ★★★ |

a,b,c 正

d プラセボ効果によってもたらされる反応や変化には、望ましいものと不都合なものがある。

| 問 33 | 正答 4 | ★★★ |

a 医薬品の配合成分には、高温や多湿、紫外線によって品質の劣化を起こしやすいものが多い。

b 正

> **関連** 不良医薬品(例：品質が承認等された基準に適合しない医薬品)は、販売等してはならない。〈法第56条〉

c 正

| 問 34 | 正答 1 | ★★★ |

［P236 問 15 参照］

| 問 35 | 正答 4 | ★★★ |

a 症状が重いとき(例：高熱、激しい腹痛)に、一般用医薬品を使用することは適切な対処といえない。

b,c 正

| 問 36 | 正答 2 | ★★☆ |

a,c 正

b 購入者側に情報提供を受けようとする意識が乏しい場合であっても、可能な情報提供を行っていくためのコミュニケーション技術を身につけるべきである。

| 問 37 | 正答 5 | ★★★ |

a サリドマイドは催眠鎮静成分として承認され、その鎮静作用を目的として胃腸薬にも配合された。

b,c,d 正

| 問 38 | 正答 1 | ★★☆ |

1 「呼吸器症状を」ではなく、「消化器症状を」

2,3,4 正

| 問 39 | 正答 1 | ★★☆ |

a,c 正

b 「ウイルス」ではなく、「プリオン」※2か所とも

d ○HIV訴訟を受けて、1996年の薬事法改正により、緊急に必要とされる医薬品を迅速に供給するための緊急輸入制度が創設された。
　　○CJD訴訟を受けて、2002年の薬事法改正により、生物由来製品の安全対策強化が図られた。

| 問 40 | 正答 4 | ★★☆ |

a 「グロブリン製剤」ではなく、「フィブリノゲン製剤」

b,c 正

d 「薬害再発防止のための医薬品行政等の見直しについて(最終提言)」を受けて、医薬品等行政評価・監視委員会が設置された。

> **参考** 医薬品等の安全性の確保等については、以下の4段階に分かれるが、④の段階を、医薬品等行政評価・監視委員会が担う。
> ① 流通規制
> ② 市販後の安全対策
> ③ ①及び②の監督
> ④ ①から③までの評価及び監視

問41　正答　**5**　★★★

a ペプシノーゲンは胃酸によって、タンパク質を消化する酵素であるペプシンとなり、胃酸とともに胃液として働く。

b,c 正

d 胃内に滞留する内容物の滞留時間は、炭水化物主体の食品の場合には比較的短く、脂質分の多い食品の場合には比較的長い。

問42　正答　**3**　★★★

a 「象牙質」ではなく、「エナメル質」

b,d 正

c 嚥下された飲食物は、重力によるものではなく、食道の運動によって胃に送られる。

問43　正答　**4**　★★★

a,b,d 正

c 「乳酸」ではなく、「酢酸」

問44　正答　**2**　★★☆

a,d 正

b ヘモグロビンは、酸素が少なく二酸化炭素の多いところで酸素分子を放出する。

c 赤血球は骨髄で産生される。

問45　正答　**3**　★★☆

a,c,d 正

b 「平滑筋」ではなく、「骨格筋」

問46　正答　**1**　★★★

a,b,d 正

c ○平滑筋は、血管壁、膀胱等に分布する。
　○心筋は、強い収縮力と持久力を兼ね備える。

問47　正答　**5**　★★★

a 脊髄は、脳と末梢の間で刺激を伝えるほか、末梢からの刺激の一部に対して脳を介さずに刺激を返す場合がある(脊髄反射)。

b 脳の血管は末梢の血管に比べて物質の透過に関する選択性が高く、タンパク質などの大分子や、小分子でもイオン化した物質は、血液中から脳の組織へ移行しにくい。

c,d 正

問48　正答　**2**　★★☆

a,d 正

b 骨は、骨の成長が停止した後も一生を通じて、骨吸収と骨形成とが互いに密接な連絡を保ちながら進行し、骨の新陳代謝が行われる。

c 骨組織を構成する無機質は骨に硬さを与え、有機質は骨の強靱さを保つ。

問49　正答　**3**　★★☆

a わずかな光でも敏感に反応する視細胞が、光を感じる反応にはビタミン A が不可欠であるため、ビタミンAが不足すると夜盲症を生じる。

b 眼瞼は、むくみ等、全身的な体調不良の症状が現れやすい部位である。

c,d 正

問50　正答　**2**　★★★

a 正

b 副交感神経の節後線維の末端から放出される神経伝達物質は、アセチルコリンである。

c 正　自律神経系の働き

効果器	交感神経系	副交感神経系
気管、気管支	拡張	収縮

問51　正答　**5**　★★★

a,d 正

b 「大腸」ではなく、「小腸」

c 「緩やかに現れる」ではなく、「速やかに現れる」

問52　正答　1　★★★

a 正

b 血液中で血漿タンパク質と結合して複合体を形成している有効成分は、薬物代謝酵素により代謝されず、また、トランスポーターによって輸送されないため、血中濃度は徐々に低下する。

c 腎機能が低下した人では、正常の人に比べて有効成分の尿中への排泄が遅れるため、医薬品の効き目が過剰に現れ、副作用も生じやすい。

d 有効成分は、腎臓から尿中へ、肝臓から胆汁中へ、又は肺から呼気中へ排出されるが、その他の排出経路として、汗中や母乳中がある。

問53　正答　4　★★☆

a,b 正

c 十分な間隔をあけずに医薬品を追加摂取して血中濃度を高くしても、ある濃度以上になるとより強い薬効は得られなくなるが、一方、有害な作用は現れやすくなる。

問54　正答　4　★★☆

a 「軟膏剤」ではなく、「クリーム剤」

b,d 正

c 「乾きにくい」ではなく、「乾きやすい」

問55　正答　5　★★★

a,c 正

b ○中毒性表皮壊死融解症は、最初に報告をした医師の名前にちなんで、ライエル症候群とも呼ばれる。

　○皮膚粘膜眼症候群は、最初に報告をした二人の医師の名前にちなんで、スティーブンス・ジョンソン症候群(SJS)とも呼ばれる。

d 皮膚粘膜眼症候群の発症の可能性がある医薬品の種類は多く、発症予測は極めて困難である。

問56　正答　5　★★★

a 偽アルドステロン症は、体内に塩分(ナトリウム)と水が貯留し、体からカリウムが失われることによって生じる。

b 偽アルドステロン症は、副腎皮質からのアルドステロン分泌が増加していないにもかかわらず生じる。

c,d 正

問57　正答　2　★★☆

a,b 正

c イレウス様症状は、医薬品の作用によって腸管運動が麻痺した状態で、激しい腹痛、おならの停止、嘔吐、腹部膨満感を伴う著しい便秘が現れる。

d イレウス様症状は、小児や高齢者のほか、普段から便秘傾向のある人では発症リスクが高い。

問58　正答　2　★★★

1,3,4,5 正

2 接触皮膚炎は、原因と考えられる医薬品の使用を中止することで、通常 1 週間程度で症状は治まるが、再びその医薬品に触れると再発する。

問59　正答　1　★★★

a,b 正

c 通常、糞便の成分の大半は水分で、食物の残滓は約 5%に過ぎない。

d 糞便は通常、下行結腸、S 状結腸に滞留し、直腸は空になっている。

問60　正答　5　★★☆

a 「交感神経系」ではなく、「副交感神経系」

b,d 正

c 排尿困難や尿閉は、前立腺肥大の基礎疾患がない人にも現れ、男性に限らず女性でも生じる。

第3章　主な医薬品とその作用

問61　正答　3　★★★

a,c,d 正

b サザピリンは、成分名が「〜ピリン」であっても、非ピリン系の解熱鎮痛成分である。

問 62　正答　5　★★★

a かぜの約 8 割はウイルスの感染が原因であるが、それ以外に細菌の感染等による場合もある。

b 正

c ○かぜ薬は、かぜの諸症状の緩和を目的として使用される医薬品の総称である。
○かぜ薬は、ウイルスの増殖を抑えたり、ウイルスを体内から除去するものではない。

問 63　正答　5　★★★

a, b, c 正

d カフェインの一部は、乳汁中に移行する。

問 64　正答　1　★★★

a, b 正

c 正

> **関連**　眠気等が懸念されるため、ブロモバレリル尿素を含む催眠鎮静薬は、服用後、乗物又は機械類の運転操作をしてはならない。

問 65　正答　2　★★☆

a 正　カルボシステイン：①痰の中の粘性タンパク質を溶解・低分子化して粘性を減少させ、②粘液成分の含量比を調整し、痰の切れを良くする

b ジヒドロコデインリン酸塩：麻薬性鎮咳成分

c 正　メチルエフェドリン塩酸塩：アドレナリン作動成分

d 正　クロルフェニラミンマレイン酸塩：くしゃみや鼻汁を抑える

問 66　正答　3　★★★

a 乗物酔い防止薬は、主として吐きけを抑える成分も配合されているが、つわりに伴う吐きけへの対処として使用することは適当でない。

b, c 正

d 抗めまい成分、抗ヒスタミン成分、抗コリン成分及び鎮静成分には、いずれも眠気を促す作用があり、乗物酔い防止薬は、服用後、乗物又は機械類の運転操作をしてはならない。

問 67　正答　1　★★☆

a, c 正

b スコポラミン臭化水素酸塩水和物は、抗コリン成分で、肝臓で速やかに代謝されてしまうため、抗ヒスタミン成分等と比べて作用の持続時間は短い。

問 68　正答　3　★★☆

a ゴオウ(牛黄)：ウシ科のウシの胆嚢中に生じた結石／①強心、②末梢血管の拡張による血圧降下、③緊張や興奮を鎮める、④血液の循環を促す、⑤解熱

b レイヨウカク(羚羊角)：ウシ科のサイカレイヨウ(高鼻レイヨウ)等の角／緊張や興奮を鎮める

c ジンコウ(沈香)：ジンチョウゲ科のジンコウ、その他同属植物の材、特にその辺材の材質中に黒色の樹脂が沈着した部分を採取したもの／①鎮静、②健胃、③強壮

問 69　正答　5　★★★

a, b, c 正

d 口腔咽喉薬及び含嗽薬では、成分の一部が口腔や咽頭の粘膜から吸収されて循環血流中に入りやすく、全身的な影響を生じることがある。

問 70　正答　4　★★☆

a 「キョウニン(杏仁)」ではなく、「オンジ(遠志)」
○キョウニン：バラ科のホンアンズ、アンズ等の種子／呼吸中枢、咳嗽中枢の鎮静

b 正　「痰が切れにくく」とあれば、麦門冬湯

c 正　神秘湯：カンゾウ、マオウを含む

問 71　正答　3　★★★

a 正

b コデインリン酸塩水和物には、依存性がある。

c メチルエフェドリン塩酸塩：交感神経系を刺激して気管支を拡張させる作用を示し、呼吸を楽にして咳や喘息の症状を鎮める(アドレナリン作動成分)

d クロルフェニラミンマレイン酸塩：肥満細胞か

ら遊離したヒスタミンが受容体と反応するのを妨げることにより、ヒスタミンの働きを抑える(抗ヒスタミン成分)

問72　正答　4　★★★

a センソ(蟾酥)が配合された丸薬、錠剤等の内服固形製剤は、噛み砕くと舌が麻痺することがあるため、噛まずに服用する。

b,d 正

c センソは、通常用量においても、悪心(吐きけ)、嘔吐の副作用が現れることがある。

問73　正答　4　★★☆

a,c 正

b 正　ロクジョウ(鹿茸):シカ科の*Cervus nippon* Temminck、*Cervus elaphus* Linné、*Cervus canadensis* Erxleben又はその他同属動物の雄鹿の角化していない幼角

問74　正答　1　★★★

a,b 正

c 正

> **関連**　ビタミンEは、トコフェロール類(例:トコフェロール酢酸エステル)のこと

問75　正答　1　★★☆

a,c 正

b 「ビタミンB6」ではなく、「ビタミンC」

問76　正答　2　★★☆

a 正

b エチニルエストラジオールを含有する婦人薬(外用薬)は、膣粘膜又は外陰部に適用する。

c モクツウ(木通):利尿

問77　正答　4　★★☆

a フェキソフェナジン塩酸塩:肥満細胞から遊離したヒスタミンが受容体と反応するのを妨げることにより、ヒスタミンの働きを抑える(抗

ヒスタミン成分)

b,d 正

c フェニレフリン塩酸塩:交感神経系を刺激して鼻粘膜の血管を収縮させることによって鼻粘膜の充血や腫れを和らげる(アドレナリン作動成分)

問78　正答　2　★★★

○プソイドエフェドリンの代謝が妨げられて副作用が現れやすくなるおそれが高いため、パーキンソン病の治療のために医療機関でモノアミン酸化酵素阻害剤(例:セレギリン塩酸塩)が処方されて治療を受けている人は、プソイドエフェドリン塩酸塩が配合された鼻炎用内服薬の使用を避ける。

問79　正答　2　★★☆

a,c 正

b ベンザルコニウム塩化物は、黄色ブドウ球菌、溶血性連鎖球菌又は真菌類(例:カンジダ)に対する殺菌消毒作用を示すが、結核菌やウイルスには効果がない。

d 一般用医薬品の鼻炎用点鼻薬の対応範囲は、急性又はアレルギー性の鼻炎及びそれに伴う副鼻腔炎で、蓄膿症などの慢性のものは対象でない。

問80　正答　5　★★☆

a 「専ら疾病の予防」ではなく、「専ら疾病の診断」

b 体外診断用医薬品は、その多くが医療用検査薬であるが、一般用検査薬については薬局又は医薬品の販売業(店舗販売業、配置販売業)において取り扱うことが認められている。

c,d 正

問81　正答　2　★★☆

a,d 正

b オウバク、ケイヒ等の生薬成分を配合した健胃薬は、散剤をオブラートで包む等、味や香りを遮蔽する方法で服用すると効果が期待できず、そのような服用の仕方は適当でない。

c セトラキサート塩酸塩は、体内で代謝されてトラネキサム酸を生じることから、血栓のある人等では、生じた血栓が分解されにくくなる。

関連 抗炎症成分のトラネキサム酸には、凝固した血液を溶解されにくくする働きもある。

問82　正答　4　★★☆

a, b 正

c 一般用医薬品には、相反する作用を期待する成分(例：制酸と健胃)が配合されることもある。それら成分に対する反応は、胃腸の状態により異なり、総じて効果がもたらされる。

d ゲファルナートは、アルミニウムを含まない。

> **関連** アルジオキサ、スクラルファートは、アルミニウムを含む成分であるため、透析を受けている人では使用を避ける。

問83　正答　4　★★★

a, b, c 正

d ○ブチルスコポラミン臭化物
　○ジサイクロミン塩酸塩：抗コリン成分
　○パパベリン塩酸塩は、抗コリン成分ではなく、胃液分泌を抑えない。

問84　正答　2　★★☆

a, b 正

c ソルビトールは、浸透圧の差によって腸管壁から水分を取り込んで直腸粘膜を刺激する。

d 炭酸水素ナトリウムは、直腸内で徐々に分解して炭酸ガスの微細な気泡を発生することで直腸を刺激する。

問85　正答　1　★★☆

a, b 正

c タンニン酸アルブミンに含まれるアルブミンは、牛乳に含まれるタンパク質 (カゼイン)から精製される成分であるため、牛乳にアレルギーがある人では使用を避ける。

> **関連** タンニン酸ベルベリンに含まれるベルベリンは、生薬のオウバクやオウレンの中に存在する物質の一つである。

問86　正答　4　★★☆

「便が硬く塊状(かいじょう)」とあれば、麻子仁丸(ましにんがん)

問87　正答　3　★★★

a 駆虫薬は、ヒマシ油と併用できない。

> **関連** 駆虫薬と瀉下薬は併用されることもあるが、瀉下薬としてヒマシ油を使用すると、駆虫成分が腸管内にとどまらず吸収されやすくなり、全身性の副作用を生じる危険性が高まる。

b 「食後に使用」ではなく、「空腹時に使用」

c, d 正

問88　正答　3　★★☆

a 正　デカリニウム塩化物：痔疾患に伴う局所の感染を防止する(殺菌消毒成分)

b ジフェンヒドラミン塩酸塩：痔に伴う痒みを和らげる(抗ヒスタミン成分)

c アミノ安息香酸エチル：痔に伴う痛み・痒みを和らげる(局所麻酔成分)

d 正　プレドニゾロン酢酸エステル：痔による肛門部の炎症や痛みを和らげる(ステロイド性抗炎症成分)

問89　正答　1　★★☆

a, b 正

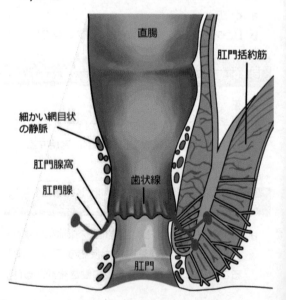

260

c ○痔による肛門部の創傷の治癒を促す効果を期待して、アラントイン、アルミニウムクロルヒドロキシアラントイネート(別名:アルクロキサ)のような組織修復成分が用いられる。

○クロタミトン：局所への穏やかな熱感刺激によって痒みを抑える(局所刺激成分)

問 90	正答 3	★★★

a,c 正

b 点眼薬は、一度に何滴も点眼しても効果が増すわけではない。

d 一般用医薬品の点眼薬には、緑内障の症状を改善できるものはない。

問 91	正答 1	★★☆

a 正 ケトチフェンフマル酸塩:抗ヒスタミン成分

b 正 イプシロン-アミノカプロン酸:抗炎症成分

c ネオスチグミンメチル硫酸塩:コリンエステラーゼの働きを抑える作用を示し、毛様体におけるアセチルコリンの働きを助けることで、目の調節機能を改善する

d 正 アズレンスルホン酸ナトリウム:組織修復成分

問 92	正答 2	★★★

a,c,d 正

b アクリノールは、一般細菌類の一部に対する殺菌消毒作用を示すが、真菌、結核菌、ウイルスには効果がない。

問 93	正答 5	★★☆

a ケトプロフェンには殺菌作用がないため、皮膚感染症に対して効果がない。

b 一般用医薬品のインドメタシンを主薬とする外皮用薬は、小児への使用について有効性・安全性が確認されていないため、11歳未満の小児に使用できない。

> **関連** インドメタシン含量1%の貼付剤については、15歳未満の小児に使用できない。

c,d 正

問 94	正答 1	★★★

a 歯痛薬(外用)は、歯の齲蝕による歯痛を応急的に鎮めることを目的とする一般用医薬品で、歯の齲蝕が修復されることはない。

b,c 正

問 95	正答 5	★★★

a,b,d 正

c 「ニコチンの吸収が増加」ではなく、「ニコチンの吸収が低下」

問 96	正答 1	★★☆

a,b 正

c ○ビタミンD主薬製剤は、エルゴカルシフェロール又はコレカルシフェロールが主薬として配合された製剤で、骨歯の発育不良、くる病の予防、また、老年期等のビタミンDの補給に用いられる。

○ビタミンB6主薬製剤は、ピリドキシン塩酸塩又はピリドキサールリン酸エステルが主薬として配合された製剤で、口角炎、口唇炎、口内炎等、また、病中病後の体力低下時におけるビタミンB6の補給に用いられる。

d 「ビタミンE」ではなく、「ビタミンD」

問 97	正答 4	★★☆

a,b,c 正

d 漢方処方製剤の多くは、処方に基づく生薬混合物の浸出液を濃縮して調製された乾燥エキス製剤を散剤等に加工したものであるが、軟エキス剤、伝統的な煎剤用の刻み生薬の混合物、処方に基づいて調製された丸剤等も存在する。

問 98	正答 1	★★☆

a,b 正

c ○ショウマ(升麻)：キンポウゲ科の*Cimicifuga dahurica* Maximowicz、*Cimicifuga heracleifolia* Komarov、*Cimicifuga foetida* Linné又はサラシナショウマの根茎／①発汗、②解熱、③解毒、④消炎

> **関連** レンギョウ(連翹)：モクセイ科のレンギョウの果実／①鎮痛、②抗菌

d 正 理由：乳児に下痢を生じるおそれがあるため

問99　正答　1　★★★

a, c, d 正

b クレゾール石けん液は、結核菌を含む一般細菌類、真菌類に対して比較的広い殺菌消毒作用を示すが、大部分のウイルスには効果がない。

問100　正答　4　★☆☆

a ○昆虫成長阻害成分には、ピリプロキシフェン、ジフルベンズロン等がある。
　○殺虫補助成分には、ピペニルブトキシド(PBO)、チオシアノ酢酸イソボルニル(IBTA)等がある。

b, d 正

c 「蒸散剤」ではなく、「燻蒸剤」

> **関連** 蒸散剤は、殺虫成分を基剤に混ぜて整形し、加熱したとき又は常温で徐々に揮散するようにしたものである。

第5章　医薬品の適正使用・安全対策

問101　正答　2　★★★

a 医薬品の添付文書の内容は、医薬品の有効性・安全性等に係る新たな知見、使用に係る情報に基づき、必要に応じて随時改訂がなされている。

b, c, d 正

問102　正答　2　★★★

a, c, d 正

b 一般用医薬品の添付文書の記載は、一般の生活者に理解しやすい平易な表現でなされている。

問103　正答　4　★★☆

a, b, c 正

---

d 医療用医薬品との併用については、医療機関で治療を受けている人が、治療のために処方された医薬品の使用を自己判断で控えることは適当でないため、「相談すること」の項に、「医師(又は歯科医師)の治療を受けている人」等として記載されている。

問104　正答　1　★★★

a, c 正

b カプセル剤は、取り出したときに室温との急な温度差で湿気を帯びるおそれがあるため、冷蔵庫内での保管は不適当である。

問105　正答　5　★★☆

a, b, c 正

d 正

> **関連** 専門家への相談勧奨に関する事項として、外箱等の記載スペースが狭小な場合には、「使用が適さない場合があるので、使用前には必ず医師、歯科医師、薬剤師又は登録販売者に相談してください」等と記載される。

問106　正答　1　★★★

a, c 正

b 緊急安全性情報は、A4サイズの黄色地の印刷物で、イエローレターとも呼ばれる。

問107　正答　1　★★★

○総合機構のホームページには、添付文書情報、医薬品・医療機器等安全性情報のほか、以下のような情報が掲載されている。
　①厚生労働省が製造販売業者等に指示した緊急安全性情報、「使用上の注意」の改訂情報
　②製造販売業者等や医療機関等から報告された、医薬品による副作用が疑われる症例情報
　③医薬品の承認情報
　④医薬品等の製品回収に関する情報
　⑤一般用医薬品・要指導医薬品の添付文書情報
　⑥患者向医薬品ガイド
　⑦その他、厚生労働省が医薬品等の安全性について発表した資料

問108　正答　4　★★☆

a, c 正

b 正

> **関連**　配合成分等の記載から、「使用上の注意」の内容を、ある程度読み取ることも可能である。

問109　正答　3　★★★

a, c 正

b 「施設を所管する都道府県知事」ではなく、「厚生労働大臣」

d 登録販売者は、本制度に基づく報告を行う医薬関係者に含まれる。

問110　正答　4　★★★

a, c 正

b 医薬品との因果関係が必ずしも明確でない場合であっても、報告の対象となり得る。

d 報告様式の記入欄すべてに記入がなされる必要はなく、購入者等から把握可能な範囲で報告がなされればよい。

問111　正答　3　★★★

［P249問116参照］

問112　正答　5　★★★

○小柴胡湯による間質性肺炎については「使用上の注意」に記載されていたが、小柴胡湯とインターフェロン製剤の併用例による間質性肺炎が報告されたことから、1994年1月、インターフェロン製剤との併用を禁忌とする旨の使用上の注意の改訂がなされた。しかし、それ以降も慢性肝炎患者が小柴胡湯を使用して間質性肺炎が発症し、死亡を含む重篤な転帰に至った例もあったことから、1996年3月、厚生省(当時)より関係製薬企業に対して緊急安全性情報の配布が指示された。

問113　正答　2　★★★

a, c 正

b 薬物乱用や薬物依存は、違法薬物によるものばかりでなく、一般用医薬品によっても生じ得る。

d 違法な薬物の乱用は、乱用者自身の健康を害するだけでなく、社会的な弊害を生じるおそれが大きい。

問114　正答　4　★★★

○以下の人は、プソイドエフェドリン塩酸塩を「使用しないこと」

高血圧の診断を受けた人	交感神経興奮作用により血圧を上昇させ、高血圧を悪化させるおそれがあるため
糖尿病の診断を受けた人	肝臓でグリコーゲンを分解して血糖値を上昇させる作用があり、糖尿病を悪化させるおそれがあるため
心臓病の診断を受けた人	徐脈又は頻脈を引き起こし、心臓病の症状を悪化させるおそれがあるため
前立腺肥大による排尿困難の症状がある人	交感神経刺激作用により、尿の貯留・尿閉を生じるおそれがあるため

問115　正答　1　★★★

○牛乳によるアレルギー症状を起こしたことがある人は、以下の成分を「使用しないこと」

カゼイン、カゼインナトリウム等(添加物)	カゼインは牛乳タンパクの主成分で、牛乳アレルギーのアレルゲンとなる可能性があるため

問 116　正答　4　★★★

a ○妊婦又は妊娠していると思われる人は、以下の成分を「使用しないこと」

ヒマシ油類	腸の急激な動きに刺激されて流産・早産を誘発するおそれがあるため

○出産予定日 12 週以内の妊婦は、以下の成分を「使用しないこと」

・アスピリン ・アスピリンアルミニウム ・イブプロフェン	妊娠期間の延長、胎児の動脈管の収縮・早期閉鎖、子宮収縮の抑制、分娩時出血の増加のおそれがあるため

b,c,d 正

問 117　正答　3　★★☆

○短期間の服用に限られる漢方生薬製剤(以下)は、「短期間の服用にとどめ、連用しないこと」

グリチルリチン酸を含むもの(1 日用量がグリチルリチン酸として 40 mg 以上、又はカンゾウとして 1 g 以上を含有する場合)	偽アルドステロン症を生じるおそれがあるため

問 118　正答　5　★★★

○6 歳未満の小児は、以下の成分を「使用しないこと」

アミノ安息香酸エチル	メトヘモグロビン血症を起こすおそれがあるため

問 119　正答　3　★★☆

a,b 正
c 高齢者は、以下の成分を使用する前に「相談すること」

アドレナリン作動成分(例：メチルエフェドリン塩酸塩)又はマオウが配合された内服薬、外用痔疾用薬(坐薬、注入軟膏)	心悸亢進、血圧上昇、糖代謝促進を起こしやすいため

問 120　正答　2　★★☆

a 正　腎臓病の診断を受けた人は、以下の成分が配合された瀉下薬を使用する前に「相談すること」

・マグネシウムを含む成分(例：酸化マグネシウム) ・硫酸ナトリウム	無機塩類の排泄が遅れたり、体内貯留が現れやすいため

b 正　てんかんの診断を受けた人は、以下の成分を使用する前に「相談すること」

ジプロフィリン	中枢神経系の興奮作用により、てんかんの発作を引き起こすおそれがあるため

c 正　緑内障の診断を受けた人は、以下の成分を使用する前に「相談すること」

パパベリン塩酸塩	眼圧が上昇し、緑内障を悪化させるおそれがあるため

短　評

標準的な難易度ですが、第 4 章はやや難しめです。

問 26 の c は、一応、"出題範囲"に含まれている「血管性浮腫の用語解説」からの作問になりますが、稀少な問題であるため、正解できなくても仕方ないでしょう。問 28 の a は、第 1 章ではなく、第 3 章の"出題範囲"から作問されています。

南関東

第1章　医薬品に共通する特性と基本的な知識

問1　正答　5　★★★

a 医薬品が人体に及ぼす作用は、複雑、かつ、多岐に渡り、そのすべては解明されていない。
b 人体に対して使用されない医薬品の殺虫剤であっても、誤って人体がそれに曝されれば健康を害するおそれがある。
c,d 正

問2　正答　2　★★★

a,b,d 正
c 医薬品医療機器等法では、健康被害の発生の可能性の有無にかかわらず、異物等の混入、変質等がある医薬品を販売等してはならない旨を定めている。

問3　正答　1　★★★

a,b,d 正
c ○医薬品の安全性に関する非臨床試験の基準：グッド ラボラトリー プラクティス Good Laboratory Practice (GLP)
○医薬品の臨床試験の実施の基準：Good クリニカル Clinical Practice (GCP)

問4　正答　4　★★★

a,c 正
b 機能性表示食品は、事業者の責任で科学的根拠をもとに疾病に罹患していない者の健康維持及び増進に役立つ機能をパッケージに表示するものとして、国に届出されたものである。

d 正

> **関連** 健康食品は、医薬品との相互作用で薬物治療の妨げになることもある。

問5　正答　4　★★★

a アレルギーには、体質的・遺伝的な要素がある。
b,d 正
c 医薬品の添加物は、アレルギーを引き起こす原因物質(アレルゲン)となり得る。

問6　正答　1　★★★

a,b,d 正
c 一般用医薬品の場合は、通常、使用を中断することによる不利益よりも、重大な副作用を回避することが優先される。

問7　正答　2　★★★

a,b,d 正
c 一般用医薬品には、習慣性・依存性がある成分を含んでいるものがある。

問8　正答　3　★★★

a,b,c 正
d 外用薬であっても、食品の摂取によって、その作用や代謝に影響を受ける可能性がある。

問9　正答　1　★★★

a,b,c 正
d 小児：7歳以上、15歳未満

問 10 　正答 3 　★★★

a , d 正

b 一般に高齢者は生理機能が衰えつつあり、特に、肝臓や腎臓の機能が低下していると医薬品の作用が強く現れやすく、若年時と比べて副作用を生じるリスクは高い。

c 高齢者：65 歳以上

問 11 　正答 3 　★★★

a , c 正

b 胎盤には、胎児の血液と母体の血液とが混ざらない仕組み(血液－胎盤関門)がある。

d 授乳婦が使用した医薬品の成分の一部は、乳汁中に移行することがある。

問 12 　正答 5 　★★☆

a , c , d 正

b 過去に医療機関で治療を受けていたが、現在は治療を受けていない場合は、どのような疾患に、いつ頃かかっていたのかを踏まえて、購入者等が使用の可否を適切に判断できるよう情報提供をする必要がある。

問 13 　正答 5 　★★★

a プラセボ効果とは、医薬品を使用したとき、結果的又は偶発的に薬理作用によらない作用を生じることをいう。

b プラセボ効果は、医薬品を使用したこと自体による暗示効果や、条件付けによる生体反応、自然緩解などが関与していると考えられている。

c プラセボ効果によってもたらされる反応や変化には、望ましいものと不都合なものがある。

d プラセボ効果は、主観的な変化だけでなく、客観的に測定が可能な変化として現れることもある。

問 14 　正答 2 　★★★

a , c 正

b 医薬品は、適切な保管・陳列がなされたとしても、経時変化による品質の劣化が起こる。

d 医薬品に表示されている使用期限は、未開封状態で保管された場合に品質が保持される期限である。

問 15 　正答 2 　★★★

a , c 正

b 症状が重いとき(例：高熱、激しい腹痛、患部が広範囲)に、一般用医薬品を使用することは適切な対処とはいえない。

d 一般用医薬品で対処可能な範囲は、医薬品を使用する人によって変わるものである。例えば、乳幼児や妊婦等では、通常の成人の場合に比べ、対処可能な範囲は限られてくる。

問 16 　正答 1 　★★☆

a , c , d 正

b 正　購入者等から確認しておきたいポイントは、以下のとおりである。

①何のためにその医薬品を購入しようとしているか

②その医薬品を使用するのは情報提供を受けている当人か、又はその家族等が想定されるか

③その医薬品を使用する人として、小児や高齢者、妊婦等が想定されるか

④その医薬品を使用する人が医療機関で治療を受けていないか

⑤その医薬品を使用する人が過去にアレルギーや医薬品による副作用等の経験があるか

⑥その医薬品を使用する人が相互作用や飲み合わせで問題を生じるおそれのある他の医薬品の使用や食品の摂取をしていないか

⑦その医薬品がすぐに使用される状況にあるか

⑧症状等がある場合、それはいつ頃からか、その原因や患部等の特定はなされているか

問 17 　正答 1 　★★★

a , b , d 正

c サリドマイドの血管新生を妨げる作用は、S 体のみが有する作用であるが、体内で R 体と S 体は相互に転換するため、R 体のみで製剤化しても催奇形性を避けることができない。

| 問 18 | 正答　4 | ★★★ |

a 「解熱鎮痛剤」ではなく、「整腸剤」
b,d 正
c スモン訴訟は、1979年9月に全面和解が成立
した。

| 問 19 | 正答　2 | ★★★ |

a 「免疫グロブリン製剤」ではなく、「血液凝固因子製剤」
b,c,d 正

| 問 20 | 正答　5 | ★★★ |

a 「ウシ乾燥硬膜」ではなく、「ヒト乾燥硬膜」
b 「ウイルス」ではなく、「タンパク質」
c,d 正

| 第2章 | 人体の働きと医薬品 |

| 問 21 | 正答　1 | ★★★ |

a 歯冠の表面はエナメル質で覆われ、エナメル質の下には象牙質と呼ばれる硬い骨状の組織がある。
b 嚥下が起きるときには、喉頭蓋が反射的に閉じることにより、飲食物が喉頭や気管に流入せずに食道へと送られる。
c,d 正

| 問 22 | 正答　2 | ★★★ |

a 正
b ○胆汁は、肝臓で産生される。
○胆汁に含まれる胆汁酸塩は、脂質の消化を容易にし、脂溶性ビタミンの吸収を助ける。
c 大腸は、盲腸、虫垂、上行結腸、横行結腸、下行結腸、S状結腸、直腸からなる管状の臓器で、内壁粘膜に絨毛がない。
d 「動脈が」ではなく、「静脈が」

| 問 23 | 正答　2 | ★★★ |

a,b,d 正
c 喉頭から肺へ向かう気道が左右の肺へ分岐するまでの部分を気管といい、そこから肺の中で複数に枝分かれする部分を気管支という。

| 問 24 | 正答　5 | ★★☆ |

a 心臓の内部は上部左右の心房、下部左右の心室の4つの空洞に分かれており、心房で血液を集めて心室に送り、心室から血液を拍出する。
b ○血圧は、通常、上腕部の動脈で測定される。
○心臓が収縮したときの血圧を最大血圧という。
○心臓が弛緩したときの血圧を最小血圧という。
c 正

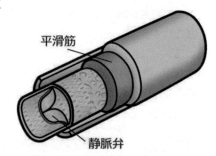

平滑筋

静脈弁

d 正

| 問 25 | 正答　2 | ★★☆ |

a 正
b 血液の粘稠性は、主として血漿の水分量や赤血球の量で決まり、血中脂質量はほとんど影響を与えない。
c ○好中球は、白血球の約60%を占めている。
○リンパ球は、白血球の約1/3を占めている。
d 「鎖骨の下にある動脈」ではなく、「鎖骨の下にある静脈」

| 問 26 | 正答　4 | ★★☆ |

a ○尿細管では、原尿中のブドウ糖やアミノ酸等の栄養分及び血液の維持に必要な水分や電解質が再吸収される。
○腎小体では、血液中の老廃物(例：尿素)のほか、血球やタンパク質以外の血漿成分も濾過される。

b,d 正

c ○副腎皮質では、副腎皮質ホルモンが産生・分泌される。

○副腎髄質では、自律神経系に作用するアドレナリンとノルアドレナリンが産生・分泌される。

a,c,d 正

b 水晶体は、毛様体の収縮・弛緩によって、近くの物を見るときには丸く厚みが増し、遠くの物を見るときには扁平になる。

a 鼻中隔の前部は、毛細血管が豊富であることに加えて粘膜が薄いため、傷つきやすく鼻出血を起こしやすい。

b,c 正

d 内耳は、聴覚器官である蝸牛(かぎゅう)と、平衡器官である前庭(ぜんてい)からなり、いずれも内部はリンパ液で満たされている。

a 角質層は、細胞膜が丈夫なケラチンでできた板状の角質細胞と、セラミドを主成分とする細胞間脂質で構成されている。

b メラニン色素は表皮の最下層にあるメラノサイトで産生され、紫外線から皮膚組織を防護する。

c 正

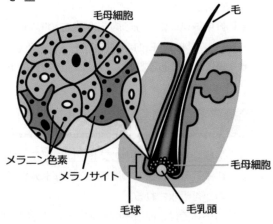

毛母細胞 / 毛 / メラニン色素 / メラノサイト / 毛母細胞 / 毛球 / 毛乳頭

d ○汗腺には、アポクリン腺とエクリン腺がある。

○アポクリン腺：腋窩(えきか)(わきのした)などの毛根部に分布する。

○エクリン腺：手のひらなど毛根がないところも含め全身に分布する。

a,b 正

c ○骨格筋は、筋線維を顕微鏡で観察すると横縞模様(横紋(おうもん))が見えるので横紋筋とも呼ばれる。心筋にも、筋線維に横縞模様がある。

○平滑筋は、筋線維に横縞模様がない。

d 随意筋は体性神経系で支配されるのに対して、不随意筋は自律神経系に支配されている。

a 「脊髄」ではなく、「延髄」

b,c 正

d ○交感神経の節後線維の末端から放出される神経伝達物質は、ノルアドレナリンである。

※汗腺を支配する交感神経線維の末端では、例外的にアセチルコリンが放出される。

○副交感神経の節後線維の末端から放出される神経伝達物質は、アセチルコリンである。

a,c 正

b 鼻腔粘膜の下には毛細血管が豊富なため、点鼻薬の成分は循環血液中に移行しやすく、初めに肝臓で代謝を受けることなく全身に分布する。

d 有効成分が皮膚から浸透して体内の組織で作用する医薬品の場合、浸透する量は、皮膚の状態、傷の有無やその程度によって影響を受ける。

a 「脂溶性の物質」ではなく、「水溶性の物質」

b 正

c 医薬品の有効成分は未変化体のままで、あるいは代謝物として、腎臓から尿中へ、肝臓から胆汁中へ、又は肺から呼気中へ排出される。

d 腎機能が低下した人では、正常の人よりも有効成分の尿中への排泄が遅れるため、医薬品の効き目が過剰に現れ、副作用も生じやすい。

| 問34 | 正答 5 | ★★☆ |

a 医薬品を十分な間隔をあけずに追加摂取して血中濃度を高くしても、ある濃度以上になると、より強い薬効は得られなくなり、有害な作用が現れやすくなる。

b,c,d 正

| 問35 | 正答 1 | ★★★ |

a 正

> **関連** 腸溶錠（ちょうようじょう）は、腸内での溶解を目的として錠剤表面がコーティングされているため、口中で噛み砕いて服用することは厳に慎まなければならない。

b,c,d 正

| 問36 | 正答 3 | ★★★ |

a,b,c 正

d 皮膚粘膜眼症候群と中毒性表皮壊死融解症は、原因医薬品の使用開始後2週間以内に発症することが多いが、1ヶ月以上経ってから起こることもある。

| 問37 | 正答 3 | ★★☆ |

a,c 正

b 黄疸は、ビリルビンが胆汁中へ排出されず、血液中に滞留することにより生じる。

d 肝機能障害が疑われた場合、原因と考えられる医薬品を使用し続けると、不可逆的な病変（肝不全）を生じ、死に至ることもある。

| 問38 | 正答 5 | ★★☆ |

a 偽アルドステロン症は、副腎皮質からのアルドステロン分泌が増加していないにもかかわらず生じる。

b,c,d 正

| 問39 | 正答 4 | ★★☆ |

a,b,d 正

c 精神神経症状は、不適正な使用がなされた場合に限らず、通常の用法・用量でも発生する。

| 問40 | 正答 5 | ★★☆ |

a ○不整脈：心筋の自動性や興奮伝導の異常が原因で心臓の拍動リズムが乱れる病態
○うっ血性心不全：全身が必要とする量の血液を心臓から送り出すことができなくなり、肺に血液が貯留して、種々の症状を示す疾患

b,d 正

c 医薬品を適正に使用した場合でも、動悸や一過性の血圧上昇、顔のほてりを生じることがある。

| 第4章 | 薬事関係の法規・制度 |

| 問41 | 正答 5 | ★★★ |

○この法律は、医薬品、医薬部外品、化粧品、医療機器及び再生医療等製品の品質、有効性及び安全性の確保並びにこれらの使用による保健衛生上の危害の発生及び拡大の防止のために必要な規制を行うとともに、指定薬物の規制に関する措置を講ずるほか、医療上特にその必要性が高い医薬品、医療機器及び再生医療等製品の研究開発の促進のために必要な措置を講ずることにより、保健衛生の向上を図ることを目的とする。〈法第1条〉

| 問42 | 正答 5 | ★★☆ |

a 登録販売者とは、法第36条の8第2項の登録（販売従事登録）を受けた者をいう。

b ○登録販売者は、登録販売者名簿の登録事項に変更を生じたときは、30日以内に、その旨を届けなければならない。
○登録販売者の「住所」は、登録販売者名簿の登録事項でないため、変更の届出は必要ない。

c,d 正

a ○医療用医薬品の効能効果の表現は、診断疾患名(例：胃炎)で示されている。

○一般用医薬品及び要指導医薬品の効能効果の表現は、一般の生活者が判断できる症状(例：胃痛)で示されている。

b 正

c 「一般用医薬品及び要指導医薬品」ではなく、「一般用医薬品」

※卸売販売業者は、配置販売業者に対し、一般用医薬品以外の医薬品を販売等してはならない。

d 検査薬において、検体の採取に身体への直接のリスクを伴うもの(例：血液を検体とするもの)は、一般用医薬品又は要指導医薬品として認められていない。

---

a 「18歳未満」ではなく、「14歳未満」

b 「劇薬」ではなく、「毒薬」

c 正

d 正　毒薬又は劇薬を、一般の生活者に対して販売又は譲渡する際には、当該医薬品を譲り受ける者から、①品名、②数量、③使用目的、④譲渡年月日、⑤譲受人の氏名、住所及び職業、が記入され、署名又は記名押印された文書の交付を受けなければならない。

---

a, b 正

c ○第三類医薬品は、第一類医薬品及び第二類医薬品以外の一般用医薬品である。

○第三類医薬品は、その副作用等により身体の変調・不調が起こるおそれはある。

d 第三類医薬品である医薬品の分類が、第一類医薬品又は第二類医薬品に変更されることはある。

[P245 問87のc,d参照]

---

a 「品目ごとに許可」ではなく、「品目ごとに承認」

b 医薬部外品を販売する場合、販売業の許可は必要ない。

c 化粧品の直接の容器等には、「化粧品」の文字の表示が義務付けられていない。

> **参考**　直接の容器等に「化粧品」の文字が記載されている化粧品は多いが、法定表示ではなく、任意の表示である。

d 正

---

a 食品とは、医薬品、医薬部外品及び再生医療等製品以外のすべての飲食物をいう。〈食品安全基本法第2条、食品衛生法第4条第1項〉

b 正

c,(d　正) 栄養機能食品の栄養成分と栄養機能表示

ビタミンC	・ビタミンCは、皮膚や粘膜の健康維持を助けるとともに、抗酸化作用を持つ栄養素です
ビタミンD	・ビタミンDは、腸管のカルシウムの吸収を促進し、骨の形成を助ける栄養素です
マグネシウム	・マグネシウムは、骨の形成や歯の形成に必要な栄養素です ・マグネシウムは、多くの体内酵素の正常な働きとエネルギー産生を助けるとともに、血液循環を正常に保つのに必要な栄養素です

---

a, d 正

b 薬局において、医薬品をあらかじめ小分けして販売する行為は、分割販売とはみなされず、無許可製造や無許可製造販売に該当するため認められない。

> **参考**　医薬品をあらかじめ小分けする行為は「製造」とみなされるため、別途、製造業の許可を受けなければならない。また、小分け製造した医薬品を流通させる行為は「製造販売(元売)」とみなされるため、さらに、製造販売業の許可も受けなければならない。

c 薬局開設の許可を受ければ、医療用医薬品の他、要指導医薬品及び一般用医薬品の販売を行うことができる。

> **関連** 薬局では、薬局製造販売医薬品の販売も行うことができる。

問50　正答　1　★★☆

a,c,d 正

b (薬剤師不在時間内であろうとなかろうと、)登録販売者が販売できる医薬品は、第二類医薬品又は第三類医薬品である。

問51　正答　5　★★☆

a 店舗販売業者は、指定第二類医薬品を陳列する場合、鍵をかけた陳列設備に陳列する場合等を除き、情報提供を行うための設備から7メートル以内の範囲に陳列しなければならない。

b 第一類医薬品を販売等する店舗において、薬剤師を店舗管理者とすることができない場合、過去5年間のうち、所定の薬局等において、登録販売者として業務に従事した期間が通算して3年以上ある登録販売者を店舗管理者とすることができる。

> **関連** 3年以上とは、①従事期間が月単位で計算して、1か月に80時間以上従事した月が36月以上、②従事期間が通算して3年以上あり、かつ、過去5年間において合計2,880時間以上、のいずれかをいう。

c 店舗販売業の店舗では、(薬剤師が従事していようがいまいが、)調剤を行うことはできない。

d 店舗販売業者は、その店舗に薬剤師が従事している場合には、要指導医薬品及び第一類医薬品を販売することができる。

問52　正答　4　★★☆

a 配置販売業の許可は、配置しようとする区域をその区域に含む都道府県ごとに、その都道府県知事が与える。

　※配置エリアが含まれる都道府県の知事

b,d 正

c 配置販売業者又はその配置員は、その住所地の都道府県知事が発行する身分証明書の交付を受け、かつ、これを携帯しなければ、医薬品の配置販売に従事してはならない。

　※配置する者が居住する都道府県の知事

問53　正答　2　★★☆

a 要指導医薬品と一般用医薬品(例：第一類医薬品)は、区別して陳列しなければならない。

b,c 正

d 正　第一類医薬品は、鍵をかけた陳列設備に陳列する場合等を除き、第一類医薬品陳列区画の内部の陳列設備に陳列しなければならない。

問54　正答　3　★★☆

a 「情報提供及び指導を行う場所」は、店舗の法定掲示事項ではない。

b,c 正

d 登録販売者の「販売従事登録番号」は、店舗の法定掲示事項ではない。

> **関連** 登録販売者に関し、以下の事項が薬局又は店舗の法定掲示事項になっている。
>
> | 薬局又は店舗の管理及び運営に関する事項 | 勤務する薬剤師又は第十五条第二項本文に規定する登録販売者以外の登録販売者若しくは同項本文に規定する登録販売者の別、その氏名及び担当業務 |
> |---|---|

問55　正答　2　★★☆

a 特定販売を行うことについて広告する場合、薬剤師又は登録販売者の「写真」は、法定表示事項ではない。

特定販売を行うことについて広告する場合、登録販売者に関し、以下の事項が法定表示事項になっている。

薬局又は店舗の管理及び運営に関する事項	勤務する薬剤師又は第十五条第二項本文に規定する登録販売者以外の登録販売者若しくは同項本文に規定する登録販売者の別、その氏名及び担当業務
特定販売に伴う事項	現在勤務している薬剤師又は第十五条第二項本文に規定する登録販売者以外の登録販売者若しくは同項本文に規定する登録販売者の別及びその氏名

b, c, d 正

問56　正答　1　★★★

○何人も、医薬品、医薬部外品、化粧品、医療機器又は再生医療等製品の名称、製造方法、効能、効果又は性能に関して、明示的であると暗示的であるとを問わず、虚偽又は誇大な記事を広告し、記述し、又は流布してはならない。〈法第66条第1項〉

○医薬品、医薬部外品、化粧品、医療機器又は再生医療等製品の効能、効果又は性能について、医師その他の者がこれを保証したものと誤解されるおそれがある記事を広告し、記述し、又は流布することは、法第66条第1項に該当するものとする。〈法第66条第2項〉

○何人も、医薬品、医薬部外品、化粧品、医療機器又は再生医療等製品に関して堕胎を暗示し、又はわいせつにわたる文書又は図画を用いてはならない。〈法第66条第3項〉

問57　正答　4　★★★

a 以下のすべての要件を満たす場合、医薬品の広告に該当するものと判断される。
　①顧客を誘引する意図が明確であること
　②特定の医薬品の商品名(販売名)が明らかにされていること
　③一般人が認知できる状態であること

b, d 正

---

c 医療用医薬品と同じ有効成分を含有する一般用医薬品について、当該医療用医薬品の効能効果等をそのまま標榜することは、承認されている内容を正確に反映した広告といえない。

問58　正答　4　★★☆

a, d 正

b 正　何人も、医薬品、医療機器又は再生医療等製品であって、まだ承認又は認証を受けていないものについて、その名称、製造方法、効能、効果又は性能に関する広告をしてはならない。〈法第68条〉

何人とは、すべての者をさす。

c 「厚生労働大臣又は都道府県知事」ではなく、「厚生労働大臣」
　※課徴金納付命令は、厚生労働大臣のみが行う。

問59　正答　4　★★★

a, b, c 正

d 効能効果が重複する医薬品を組み合わせて販売することは、不適当である。

問60　正答　2　★★☆

a 都道府県知事は、薬事監視員に、その店舗販売業者が医薬品を業務上取り扱う場所に立ち入らせ、無承認無許可医薬品等の疑いのある物を、試験のため必要な最少分量に限り、収去させることができる。〈法第69条第6項／無承認無許可医薬品等による危害防止のための立入検査・収去〉

収去は、物の違法性を確認するために行政の裁量で行うものであるため、「収去させることができる」と規定される。また、"所有権の剥奪"を伴うことから、その対象は、「最少分量」に限定されている。

b, c 正

第3章　主な医薬品とその作用

問61　正答　4　★★★

a かぜの約 8 割はウイルスの感染が原因であるが、それ以外に細菌の感染などがある。

b, d 正

c かぜ薬は、ウイルスの増殖を抑えたり、ウイルスを体内から除去するものではなく、咳や発熱などの諸症状の緩和を図る対症療法薬である。

問62　正答　3　★★☆

a グアイフェネシン：痰の切れを良くする(去痰成分)

b 正　ジヒドロコデインリン酸塩：咳を抑える(鎮咳成分)

c 正　アセトアミノフェン：発熱を鎮め、痛みを和らげる(解熱鎮痛成分)

d クロルフェニラミンマレイン酸塩：くしゃみや鼻汁を抑える(抗ヒスタミン成分)

問63　正答　2　★★☆

a 正　「かぜの中期から後期」とあれば、柴胡桂枝湯（さいこけいしとう）

b ○香蘇散（こうそさん）：カンゾウを含む

　○「かぜの初期、血の道症」とあれば、香蘇散

c 正　「うすい水様の痰」とあれば、小青竜湯（しょうせいりゅうとう）

d ○「汗が出るもののかぜの初期」とあれば、桂枝湯（けいしとう）

　○「感冒の初期(汗をかいていない)」とあれば、葛根湯（かっこんとう）

問64　正答　2　★★☆

a サザピリンが配合された一般用医薬品の解熱鎮痛薬は、いかなる場合も 15 歳未満の小児に対して使用してはならない。

b, c 正

d シャクヤク(芍薬)：①鎮痛鎮痙、②鎮静

問65　正答　3　★★☆

a 抗ヒスタミン成分を主薬とする催眠鎮静薬は、一時的な睡眠障害の緩和に適している。

b ブロモバレリル尿素を含有する催眠鎮静薬は、胎児に障害を引き起こす可能性があるため、妊婦等では使用を避けるべきである。

c 正　「精神不安があって」とあれば、柴胡加竜骨牡蛎湯（さいこかりゅうこつぼれいとう）

d 正　「心身が疲れ、精神不安」とあれば、酸棗仁湯（さんそうにんとう）

問66　正答　5　★★☆

a 「再吸収促進作用」ではなく、「再吸収抑制作用」

b 「胃液分泌抑制作用」ではなく、「胃液分泌亢進作用」

c, d 正

問67　正答　4　★★☆

a 正　ジフェニドール塩酸塩：抗めまい成分

b 正　スコポラミン臭化水素酸塩水和物：抗コリン成分

c カフェイン(例：無水カフェイン)が鎮暈薬に配合されているからといって、抗めまい成分等の作用による眠気が解消されるわけではない。

d ○カフェインは、脳に軽い興奮を起こさせて平衡感覚の混乱によるめまいを軽減させるほか、乗物酔いに伴う頭痛を和らげる。

　○ピリドキシン塩酸塩は、吐きけの防止に働く。

問68　正答　5　★★☆

a 「6 ヶ月未満」ではなく、「3 ヶ月未満」

b 正

c 小児鎮静薬は、夜泣き、ひきつけ、疳の虫等の症状を鎮めるほか、小児における虚弱体質、消化不良などの改善を目的とする。

d 正　ジャコウ(麝香)：①強心、②呼吸中枢を刺激して呼吸機能を高める、③意識をはっきりさせる、④緊張や興奮を鎮める、⑤血液の循環を促す

a　カルボシステイン：①痰の中の粘性タンパク質を溶解・低分子化して粘性を減少させ、②粘液成分の含量比を調整し、痰の切れを良くする(去痰成分)

b　トリメトキノール塩酸塩水和物：交感神経系を刺激して気管支を拡張させる作用を示し、呼吸を楽にして咳や喘息の症状を鎮める(アドレナリン作動成分)

c　正　以下の診断を受けた人は、アドレナリン作動成分(例：メトキシフェナミン塩酸塩)を使用する前に「相談すること」

心臓病	心臓に負担をかけ、心臓病を悪化させるおそれがあるため
高血圧	交感神経興奮作用により血圧を上昇させ、高血圧を悪化させるおそれがあるため
糖尿病	肝臓でグリコーゲンを分解して血糖値を上昇させる作用があり、糖尿病の症状を悪化させるおそれがあるため
甲状腺機能亢進症	甲状腺機能亢進症の主症状は、交感神経系の緊張等によってもたらされており、交感神経系を興奮させる成分は、症状を悪化させるおそれがあるため

d　正　妊婦等は、以下の成分が配合されたかぜ薬、鎮咳去痰薬を使用する前に「相談すること」

| ・コデインリン酸塩水和物
・ジヒドロコデインリン酸塩 | ・麻薬性鎮咳成分であり、吸収された成分の一部が血液－胎盤関門を通過して胎児へ移行することが知られているため
・動物実験(マウス)で催奇形性が報告されているため |

a,c　正

b　「キキョウ(桔梗)」ではなく、「バクモンドウ(麦門冬)」

○キキョウ：キキョウ科のキキョウの根／①痰、②痰を伴う咳

d　「バクモンドウ」ではなく、「オンジ(遠志)」

a,d　正

b　正　「喉が腫れて痛む」とあれば、駆風解毒散(湯)

c　セチルピリジニウム塩化物：口腔内や喉に付着した細菌等の微生物を死滅させたり、その増殖を抑える(殺菌消毒成分)

a,c,d　正

b　天然ケイ酸アルミニウム：腸管内の異常発酵等によって生じた有害な物質を吸着させる(吸着成分)

a　正　「腹部は力がなくて」とあれば、安中散

b　正　「腸内異常発酵」とあれば、大黄甘草湯

c,d　正

a　「脈が遅くなる」ではなく、「脈が速くなる」

b　正　センブリ(千振)：①苦味による健胃、②止瀉

c　「リュウタン(竜胆)」ではなく、「ユウタン(熊胆)」

○リュウタン：リンドウ科のトウリンドウ等の根及び根茎／苦味による健胃

d　正

a　パパベリン塩酸塩は、胃液分泌を抑えない。

b　○ロートコンは、ナス科ハシリドコロ等の根茎及び根を基原とし、その抽出部のロートエキスが鎮痛鎮痙作用を期待して配合される。

○エンゴサク(延胡索)：ケシ科の*Corydalis turtschaninovii* Besser forma *yanhusuo* Y.H.Chou et C.C.Hsuの塊茎を、通例、湯通ししたもの／鎮痛鎮痙

c,d 正

| 問76 | 正答 2 | ★★☆ |

a,b,c 正
d 苓桂朮甘湯は、強心作用が期待される生薬を含まず、主に利尿作用により水毒(すいどく)の排出を促す。

| 問77 | 正答 3 | ★★☆ |

a グリセリンが配合された浣腸薬は、肛門や直腸の粘膜に損傷があり出血しているときに使用されると、グリセリンが傷口から血管内に入って溶血、腎不全を起こすおそれがある。
b,c 正
d ○炭酸水素ナトリウム：直腸内で徐々に分解して炭酸ガスの微細な気泡を発生することで直腸を刺激する
　○ソルビトール：浸透圧の差によって腸管壁から水分を取り込んで直腸粘膜を刺激し、排便を促す

| 問78 | 正答 2 | ★★☆ |

a,b,d 正
c ○ビタミンB2：コレステロールの生合成抑制作用、コレステロールの排泄・異化(いか)促進作用、中性脂肪抑制作用、過酸化脂質分解作用
　○ビタミンE：コレステロールからの過酸化脂質の生成を抑えるほか、末梢血管における血行を促進する作用

| 問79 | 正答 1 | ★★☆ |

a,b,d 正
c ○硫酸コバルト：骨髄での造血機能を高める
　○硫酸マンガン：エネルギー合成を促進する

| 問80 | 正答 1 | ★★☆ |

a 正 「顔色が悪くて」とあれば、七物降下湯(しちもつこうかとう)
b,c,d 正

| 問81 | 正答 2 | ★★☆ |

a 正 理由：副腎皮質の機能低下を生じるおそれ

があるため
b クロルヘキシジン塩酸塩：痔疾患に伴う局所の感染を防止する(殺菌消毒成分)
c 正
d 「コウカ(紅花)」ではなく、「カイカ(槐花)」
　○コウカ：キク科のベニバナの管状花をそのまま又は黄色色素の大部分を除いたもので、ときに圧搾(あっさく)して板状としたもの／末梢の血行を促してうっ血を除く

| 問82 | 正答 3 | ★★☆ |

a ○サンキライ(山帰来)：ユリ科の*Smilax glabra* Roxburgh(スマイラックス グラブラ ロックスボロー)の塊茎／利尿
　○ソウハクヒ(桑白皮)：クワ科のマグワの根皮／利尿
　○ウワウルシ：ツツジ科のクマコケモモの葉／①尿路の殺菌消毒、②利尿
b 正 カゴソウ(夏枯草)：利尿
c 正 「尿の濁り」とあれば、竜胆瀉肝湯(りゅうたんしゃかんとう)
d 正 「排尿異常」とあれば、猪苓湯(ちょれいとう)

| 問83 | 正答 4 | ★★☆ |

a ○エチニルエストラジオール：人工的に合成された女性ホルモンの一種で、エストラジオールを補充するもの
　○エチニルエストラジオールは、妊娠中の女性ホルモン成分の摂取によって胎児の先天性異常の発生が報告されているため、妊婦等では使用を避ける。
b 正
c 正 「のぼせて便秘」とあれば、桃核承気湯(とうかくじょうきとう)
　○桃核承気湯：カンゾウ、ダイオウを含む
d 正 「やや虚弱で、冷え」とあれば、五積散(ごしゃくさん)
　○五積散：カンゾウ、マオウを含む

| 問84 | 正答 5 | ★★☆ |

a,b,c 正
d 抗ヒスタミン成分は、ヒスタミンの働きを抑える作用以外に、抗コリン作用も示すため、排尿困難や口渇、便秘が現れることがある。

問85　正答　2　★★☆

a 正　トラネキサム酸：抗炎症成分

b 皮膚感染症により、湿疹やかぶれ等に似た症状が現れた場合、アレルギー用薬を使用して一時的に痒み等の緩和を図ることは適当でなく、皮膚感染症そのものに対する対処を優先する。

c 正

d 一般用医薬品(漢方処方製剤を含む)には、アトピー性皮膚による慢性湿疹等の治療に用いることを目的とするものはない。

問86　正答　5　★★☆

a 正

b 鼻炎用点鼻薬は、アドレナリン作動成分が主体となり、抗ヒスタミン成分や抗炎症成分を組み合わせて配合されていても、それらは鼻腔内における局所的な作用を目的としている。

c アドレナリン作動成分は、交感神経系を刺激して鼻粘膜を通っている血管を収縮させることにより、鼻粘膜の充血や腫れを和らげる。

d 正　クロモグリク酸ナトリウム：抗アレルギー成分

問87　正答　4　★★☆

a 「洗眼薬」ではなく、「人工涙液」

b 正

c 洗眼薬は、目の洗浄、眼病予防に用いられるもので、主な配合成分として涙液成分のほか、抗炎症成分、抗ヒスタミン成分等が用いられる。

問88　正答　2　★★☆

a,b,d 正

c イプシロン－アミノカプロン酸：炎症の原因となる物質の生成を抑える作用を示し、目の炎症を改善する(抗炎症成分)

問89　正答　4　★★★

a アクリノールは黄色の色素で、一般細菌類の一部に対する殺菌消毒作用を示すが、真菌、結核菌、ウイルスに対しては効果がない。

b,d 正

c ポビドンヨードに含まれるヨウ素は、その酸化作用により、結核菌を含む一般細菌類、真菌類、ウイルスに対して殺菌消毒作用を示す。

問90　正答　3　★★☆

a,d 正

b ノニル酸ワニリルアミド：皮膚に温感刺激を与え、末梢血管を拡張させて患部の血行を促す(局所刺激成分(温感刺激成分))

c ○バシトラシン：細菌の細胞壁合成を阻害することにより抗菌作用を示す

○サルファ剤：細菌の DNA 合成を阻害することにより抗菌作用を示す

問91　正答　4　★★☆

a オイゲノール：齲蝕を生じた部分における細菌の繁殖を抑える(殺菌消毒成分)

b 正　ジブカイン塩酸塩：局所麻酔成分

c グリチルリチン酸二カリウム：歯周組織の炎症を和らげる(抗炎症成分)

d 正　カルバゾクロム：止血成分

問92　正答　1　★★☆

a,b 正

c 正

> **関連**　ベーチェット病は、口腔粘膜の潰瘍を初期症状とする全身性の疾患で、外陰部潰瘍、皮膚症状(全身の皮膚に湿疹や小膿庖)、眼症状(炎症を起こし、最悪の場合失明)等を生じる。

問93　正答　1　★★★

a 咀嚼剤は、菓子のガムのように噛むと唾液が多く分泌され、ニコチンが唾液とともに飲み込まれてしまうため、口腔粘膜からの吸収が十分なされず、また、吐きけや腹痛等の副作用が現れやすくなる。

b 正

c うつ病と診断されたことのある人では、禁煙時の離脱症状により、うつ症状を悪化させることがあるため、禁煙補助剤の使用を避ける。

d 「その作用を減弱」ではなく、「その作用を増強」

問94　正答　3　★★☆

a,d 正
b 「ビタミンD」ではなく、「ビタミンE」
c 「ビタミンA」ではなく、「ビタミンD」

問95　正答　2　★★☆

a,d 正
b ○アスパラギン酸ナトリウム：アスパラギン酸が生体におけるエネルギーの産生効率を高めるとされ、骨格筋に溜まった乳酸の分解を促す
○グルクロノラクトン：肝臓の働きを助け、肝血流を促進する
c ○システイン：髪や爪、肌などに存在するアミノ酸の一種で、皮膚におけるメラニンの生成を抑えるとともに、皮膚の新陳代謝を活発にしてメラニンの排出を促す、また、肝臓においてアルコールを分解する酵素の働きを助けてアセトアルデヒドの代謝を促す
○ヘスペリジン：ビタミン様物質のひとつで、ビタミンCの吸収を助ける

問96　正答　1　★★☆

a 中医学に基づく薬剤は、中薬と呼ばれ、漢方薬とは別物である。
b ○生薬製剤は、生薬成分を組み合わせて配合された医薬品で、個々の有効成分(生薬成分)の薬理作用を主に考えて、それらが相加的に配合されたものである。
○生薬製剤は、漢方処方製剤のように使用する人の体質や症状等に適した配合を選択するという考え方に基づくものではない。
c 正
d 「50処方程度」ではなく、「300処方程度」

問97　正答　1　★★☆

1 ○「病後・術後の衰弱」とあれば、補中益気湯
○黄連解毒湯の重篤な副作用：肝機能障害、間質性肺炎、腸間膜静脈硬化症
2 正 「汗のかきやすい」とあれば、防已黄耆湯

3 正 「腹部に皮下脂肪」とあれば、防風通聖散
4 正 「常習便秘」とあれば、大柴胡湯
5 正 「赤鼻」とあれば、清上防風湯

問98　正答　2　★★☆

a ○滅菌：物質中のすべての微生物を殺滅又は除去すること
○殺菌・消毒：生存する微生物の数を減らすために行われる処置
b,c 正
d 消毒薬を誤って飲み込んだ場合、一般的な家庭における応急処置として、通常は多量の牛乳などを飲ませるが、手元に何もないときは水を飲ませる。

問99　正答　5　★★☆

a 「医薬品又は医薬部外品」ではなく、「医薬品」
b,c 正
d ゴキブリの卵は医薬品の成分が浸透しない殻で覆われているため、燻蒸処理による殺虫効果を示さない。

問100　正答　4　★★☆

a 一般用検査薬は、一般の生活者が正しく用いて健康状態を把握し、速やかな受診につなげることで疾病等を早期発見するためのものである。
b 正
c 「尿糖検査」ではなく、「尿タンパク検査」
○尿糖検査の場合、食後1～2時間等、検査薬の使用方法に従って採尿を行う。
d 正

> **関連** 妊娠検査薬は、通常、実際に妊娠が成立してから4週目前後の尿中hCG濃度を検出感度としている。

第5章　医薬品の適正使用・安全対策

問101　正答　2　★★☆

a,d 正
b 令和3年8月1日から、医療用医薬品への紙

の添付文書の同梱を廃止し、注意事項等情報は電子的な方法により提供されることとなった。一方、一般用医薬品では、引き続き、紙の添付文書が同梱されている。

c 添付文書等に記載されている適正使用情報は、一般の生活者に理解しやすい平易な表現でなされている。

問 102 　正答 5 ★★☆

a, c, d 正

b 医薬品の外箱には、医薬品医療機器等法の規定による法定表示事項のほか、他の法令(例：消防法、高圧ガス保安法)に基づく製品表示がなされることもある。

問 103 　正答 2 ★★★

○透析療法を受けている人は、アルミニウムを含む成分(以下、例)が配合された胃腸薬、胃腸鎮痛鎮痙薬を「使用しないこと」

・スクラルファート ・水酸化アルミニウムゲル ・ケイ酸アルミン酸マグネシウム ・ケイ酸アルミニウム ・合成ヒドロタルサイト ・アルジオキサ	長期間服用した場合に、アルミニウム脳症及びアルミニウム骨症を発症したとの報告があるため

問 104 　正答 4 ★★★

○牛乳によるアレルギー症状を起こしたことがある人は、以下の成分を「使用しないこと」

タンニン酸アルブミン	タンニン酸アルブミンは、乳製カゼインを由来としているため

問 105 　正答 3 ★★☆

a 肝臓病の診断を受けた人は、サントニンを使用する前に「相談すること」
　　理由：肝機能障害を悪化させるおそれがあるため

b 正 理由：肝機能障害を悪化させるおそれがあるため

c 正 理由：心臓に負担をかけ、心臓病を悪化させるおそれがあるため

d 貧血の診断を受けた人は、ピペラジンを含む成分を使用する前に「相談すること」
　　理由：貧血の症状を悪化させるおそれがあるため

問 106 　正答 5 ★★☆

a けいれんの症状がある人は、ピペラジンを含む成分を使用する前に「相談すること」
　　理由：痙攣を起こしたことがある人では、発作を誘発する可能性があるため

b むくみの症状がある人は、グリチルリチン酸を含む成分(1 日用量がグリチルリチン酸として 40 mg 以上、又はカンゾウとして 1 g 以上を含有する場合)を使用する前に「相談すること」
　　理由：偽アルドステロン症の発症のおそれが特にあるため

c 吐き気・嘔吐の症状がある人は、瀉下薬(ヒマシ油、マルツエキスを除く)、浣腸薬、ビサコジルを主薬とする坐薬を使用する前に「相談すること」
　　理由：急性腹症の可能性があり、瀉下薬や浣腸薬の配合成分の刺激によって、その症状を悪化させるおそれがあるため

> **関連** ヒマシ油は「使用しないこと」である。マルツエキスは作用が穏やかであるため、「相談すること」から除外されている。

d 正 理由：大腸炎等の可能性があるため

問 107 　正答 1 ★★☆

○妊婦等は、以下の成分等を「使用しないこと」

ヒマシ油類	腸の急激な動きに刺激されて流産・早産を誘発するおそれがあるため
ジフェンヒドラミン塩酸塩を主薬とする催眠鎮静薬(睡眠改善薬)	妊娠に伴う不眠は、睡眠改善薬の適用症状でないため
・エチニルエストラジオール	妊娠中の女性ホルモン成分の摂取によって、胎児の

・エストラジオール	先天性異常の発生が報告されているため
オキセサゼイン	妊娠中における安全性は確立されていないため

問108　　**正答　2**　　★★☆

○以下の成分は、「服用後、乗物又は機械類の運転操作をしないこと」

・抗ヒスタミン成分 ・コデイン類 ・ブロモバレリル尿素 ・アリルイソプロピルアセチル尿素 ・ロペラミド塩酸塩 ・ロートエキス	眠気等
・スコポラミン臭化水素酸塩水和物 ・メチルオクタトロピン臭化物	①眠気、②目のかすみ、③異常なまぶしさを生じることがあるため
・ピレンゼピン塩酸塩水和物 ・抗コリン成分(スコポラミン臭化水素酸塩水和物、メチルオクタトロピン臭化物を除く)	①目のかすみ、②異常なまぶしさを生じることがあるため

問109　　**正答　4**　　★★☆

○以下の漢方処方製剤は、「症状があるときのみの服用にとどめ、連用しないこと」

芍薬甘草湯	うっ血性心不全、心室頻拍の副作用が現れることがあるため

問110　　**正答　1**　　★★☆

a,c,d 正
b 正　うおのめ・いぼ・たこ用薬は、以下の部位には「使用しないこと」

目の周囲、粘膜、やわらかな皮膚面(首の回り等)、顔面等	・角質溶解作用の強い薬剤であり、誤って目に入ると障害を与える危険性があるため ・粘膜や首の回り等の柔らかい皮膚面、顔面等に対しては作用が強すぎるため

問111　　**正答　5**　　★★☆

a 抗ヒスタミン成分(例：クロルフェニラミンマレイン酸塩)は、服用後、眠気等が懸念される。

b 錠剤、カプセル剤、散剤では、取り出したときに室温との急な温度差で湿気を帯びるおそれがあるため、冷蔵庫内での保管は不適当である。

c 正　かぜ薬を一定期間又は一定回数使用して症状の改善がみられない場合は、漫然と使用を継続せずに、医療機関を受診する。

d 正　以下の成分は、水痘もしくはインフルエンザにかかっている又はその疑いのある乳・幼・小児(15歳未満)に使用する前に「相談すること」

・サリチルアミド ・エテンザミド	構造が類似しているアスピリンにおいて、ライ症候群の発症との関連性が示唆されており、原則として使用を避ける必要があるため

問112　　**正答　2**　　★★☆

a 正　[P262問107参照]

b 医薬品の製造販売業者等は、医薬品の有効性及び安全性に関する事項その他医薬品の適正な使用のために必要な情報を収集し、検討するとともに、薬局開設者、店舗販売業者、配置販売業者及びそこに従事する薬剤師や登録販売者に対して、提供するよう努めなければならない。

c 正

d 緊急安全性情報は、医療用医薬品や医家向け医療機器についての情報伝達である場合が多いが、一般用医薬品にも関係するもの(例：小柴胡湯による間質性肺炎)が発出されたこともある。

問113　　**正答　1**　　★★☆

a,b,c 正
d ○既存の医薬品と明らかに異なる有効成分が配合されたものでは、概ね8年、承認後の使用成績等を製造販売業者等が集積し、厚生労働省へ提出する制度(再審査制度)が適用される。
○医療用医薬品で使用されていた有効成分を一般用医薬品で初めて配合したものでは、概ね3年、安全性に関する使用成績の調査及び調査結果の報告が求められる。

a 外国での措置報告の期限

外国における製造、輸入又は販売の中止、回収、廃棄その他の保健衛生上の危害の発生又は拡大を防止するための措置の実施	15 日以内

b 正 　副作用報告の期限

医薬品によるものと疑われる副作用症例の発生		国内事例	外国事例
使用上の注意から予測できないもの	死亡	15 日以内	
	重篤(死亡を除く)	15 日以内	
	非重篤	定期報告	—

c 正 　研究報告の期限

副作用症例・感染症の発生傾向が著しく変化したことを示す研究報告	30 日以内

d 感染症報告の期限

医薬品によるものと疑われる感染症症例の発生		国内事例	外国事例
使用上の注意から予測できるもの	重篤(死亡を含む)	15 日以内	
	非重篤	—	—

○各制度により集められた副作用情報については、(独)医薬品医療機器総合機構において専門委員の意見を聴きながら調査検討が行われ、その結果に基づき、厚生労働大臣は、薬事・食品衛生審議会の意見を聴いて必要な行政措置を講じている。

a 安全対策上必要があると認めるときは、医薬品の過量使用や誤用等によるものと思われる健康被害についても報告する必要がある。

b,c 正

d (入院治療の必要性にかかわらず、)医薬品によるものと疑われる、身体の変調・不調、日常生活に支障を来す程度の健康被害(死亡を含む)が報告の対象となる。

a 「20 歳未満」ではなく、「18 歳未満」

b ○医療費：医薬品の副作用による疾病の治療に要した費用を実費補償するもの

　○医療手当：医薬品の副作用による疾病の治療に伴う医療費以外の費用の負担に着目して給付されるもの

c 正

d 遺族一時金の請求期限：死亡のときから 5 年以内

a,c 正

b ［P249 問 116 参照］

d 医薬品の不適正な使用による健康被害については、救済給付の対象とならない。

a,d 正

b 塩酸フェニルプロパノールアミン(PPA)が配合された一般用医薬品による脳出血等の副作用症例が複数報告されたことを受け、厚生労働省から関係製薬企業等に対して、使用上の注意の改訂、代替成分としてプソイドエフェドリン塩酸塩(PSE)等への切替えについて指示がなされた。

c 「小青竜湯」ではなく、「小柴胡湯」

a,b,c 正

d 薬物乱用や薬物依存は、違法薬物によるものばかりでなく、一般用医薬品によっても生じ得る。

短 評

　全体的に標準的な難易度ですが、第 3 章、第 5 章はやや難しめになっています。

　問 47 の c の「化粧品」の文字に関する事項は、"出題範囲"では触れられていないものの、しばしば出題されます。問 58 の c は、条文の一段深い理解が求められるため、正解できた方は優秀です。

北陸・東海

| 合格基準 | 120問中84問以上を正解すること、かつ、各章の正解率が35%以上であること |

| 合格率 | 富山 41.6%　石川 43.5%　岐阜 45.1%　静岡 52.7%　愛知 47.5%　三重 43.2% |

第1章　医薬品に共通する特性と基本的な知識

問1　正答　5　★★★

a, c, d　正

b　正

> **関連**　医薬品は、必要な情報(例：効能効果、用法用量、副作用)が適切に伝達されることを通じて、購入者等が適切に使用することにより、初めてその役割を十分に発揮する。

問2　正答　2　★★★

a　正

b○医薬品の製造販売後の調査及び試験の実施の基準：Good Post-marketing Study Practice(GPSP)

○医薬品の製造販売後安全管理の基準：Good Vigilance Practice(GVP)

c　正　医薬品の臨床試験の実施の基準：Good Clinical Practice(GCP)

d　治療量を超えた量を単回投与した場合、毒性が発現するおそれが高い。

問3　正答　4　★★☆

a　正

> **関連**　特定保健用食品、栄養機能食品、機能性表示食品を総称して、「保健機能食品」という。

b　特定保健用食品は、個別に(一部は規格基準に従って)特定の保健機能を示す有効性や安全性などに関する国の審査を受け、許可されたものである。

c　健康食品は、健康増進や維持の助けになること

が期待されるが、誤った使用方法や個々の体質により健康被害を生じることがある。

d　正

問4　正答　3　★★★

1, 2, 4　正

3○アレルギーは、一般的にあらゆる物質によって起こり得る。

○アレルギーには体質的・遺伝的な要素がある。

問5　正答　4　★★☆

1, 2, 3　正

4　令和4年1月にセルフメディケーション税制が見直され、スイッチOTC医薬品以外にも、腰痛や肩こり、風邪やアレルギーの諸症状に対応する一般用医薬品が対象となった。

※特定保健用食品は対象外

問6　正答　2　★★☆

a, c, d　正

b　医薬品が人体に及ぼす作用は、すべてが解明されているわけではないため、十分注意して適正に使用された場合であっても、副作用が生じることがある。

問7　正答　4　★★☆

1, 2, 3　正

4　一般用医薬品の使用を、症状の原因となっている疾病の根本的な治療や生活習慣の改善等がなされないまま、漫然と続けていると、副作用を招く危険性が増す。

a,b 正

c 複数の医薬品を併用した場合、医薬品の作用が増強したり、減弱したりすることがある。

d 医薬品の相互作用には、医薬品が吸収、分布、代謝又は排泄される過程で起こるものと、医薬品が薬理作用をもたらす部位において起こるものがある。

問 9　正答　4　★★★

a,d 正

b 外用薬や注射薬の作用や代謝は、食品によって影響を受ける可能性がある。

c 酒類をよく摂取する者では、肝臓の代謝機能が高まっていることが多く、アセトアミノフェンは通常よりも代謝されやすくなるため、体内からアセトアミノフェンが速く消失して十分な薬効が得られなくなることがある。

問 10　正答　2　★★★

1,3,4 正

2 小児は、血液脳関門が未発達であるため、医薬品の成分が脳に達しやすく、中枢神経系に影響を与える医薬品で副作用を起こしやすい。

問 11　正答　2　★★★

a,b,d 正

c 高齢者において、生理機能の衰えの度合いは個人差が大きいので、年齢のみから副作用のリスク増大の程度を判断することは難しい。

問 12　正答　1　★★★

a,c 正

b 一般用医薬品において、多くの場合、妊婦が使用した場合における安全性(胎児への安全性)に関する評価は困難である。

d ビタミン A を含有する製剤においては、妊娠前後の一定期間に通常の用量を超えて摂取した場合には、胎児に先天異常を起こす危険性が高まるものがある。

問 13　正答　5　★★☆

a,b,d 正

c 正

> **関連**　使用している一般用医薬品があれば、医療機関を受診する際に、その添付文書等を持参して見せるよう説明がなされるべきである。

問 14　正答　4　★★★

[P236 問 15 参照]

問 15　正答　2　★★★

a,d 正

b 表示されている使用期限は、未開封状態で保管された場合に品質が保持される期限である。

c 医薬品の配合成分には、高温や多湿、光(紫外線)等によって品質の劣化(変質・変敗)を起こしやすいものが多い。

問 16　正答　1　★★★

1 プラセボ効果は、客観的に測定可能な変化として現れることもあるが、不確実である。

2,3,4 正

問 17　正答　4　★★★

a ○サリドマイド訴訟:催眠鎮静剤等として販売されたサリドマイド製剤を妊娠している女性が使用したことにより、出生児に四肢欠損、耳の障害等の先天異常(サリドマイド胎芽症)が発生したことに対する損害賠償訴訟

○CJD 訴訟:脳外科手術等に用いられていたヒト乾燥硬膜を介して CJD(次第に認知症に類似した症状が現れ、死に至る重篤な神経難病)に罹患したことに対する損害賠償訴訟

b 正

> **関連**　サリドマイドの S 体には、血管新生を妨げる作用がある。

c サリドマイドの R 体と S 体は体内で相互に転換するため、R 体のみを使って製剤化しても、

血管新生を妨げる作用は避けられない。

d 正

問 18	正答　1	★★★

○スモン訴訟：整腸剤として販売されていたキノホルム製剤を使用したことにより、亜急性脊髄視神経症(スモン)に罹患したことに対する損害賠償訴訟

○C型肝炎訴訟：出産や手術での大量出血などの際に特定のフィブリノゲン製剤や血液凝固第Ⅸ因子製剤の投与を受けたことにより、C型肝炎ウイルスに感染したことに対する損害賠償訴訟

問 19	正答　3	★★★

○HIV訴訟：血友病患者が、ヒト免疫不全ウイルス(HIV)が混入した原料血漿から製造された血液凝固因子製剤の投与を受けたことにより、HIVに感染したことに対する損害賠償訴訟

○HIV訴訟の和解を踏まえ、緊急に必要とされる医薬品を迅速に供給するための「緊急輸入」制度の創設等を内容とする改正薬事法が1996年に成立し、翌年4月に施行された。

問 20	正答　2	★★★

a「ウシ乾燥硬膜」ではなく、「ヒト乾燥硬膜」

b 正

c「ウイルスの一種」ではなく、「細菌でもウイルスでもないタンパク質の一種」

d「CJD」ではなく、「スモン」

第3章	主な医薬品とその作用

問 21	正答　2	★★★

a,c,d 正

b かぜの約8割はウイルスの感染が原因であるが、それ以外に細菌の感染や、まれに冷気や乾燥、アレルギーのような非感染性の要因による場合もある。

問 22	正答　3	★★☆

1 正 サイコ(柴胡)：抗炎症、鎮痛、解熱

2 正 ノスカピン：鎮咳成分

3○キキョウ(桔梗)：痰、痰を伴う咳

　○アドレナリン作動成分、マオウ(麻黄)：鼻粘膜の充血を和らげ、気管・気管支を拡げる

4 正 グリチルリチン酸二カリウム：抗炎症成分

問 23	正答　3	★★★

「うすい水様の痰」とあれば、小青竜湯

問 24	正答　解なし	★★☆

(注) ビタミンB1(例：フルスルチアミン塩酸塩)には、疲労回復作用がある。〈第3章のかぜ薬の出題範囲〉また、ビタミンB1は、粘膜の健康維持を助ける。〈第4章の別表4−4の出題範囲〉
　このように、設問cの正誤が特定できないため、「解なし」となって、受験生全員に加点がなされた。

a,b 正

c 正誤の特定ができない

　○ビタミンC、ビタミンB2、ヘスペリジン：粘膜の健康維持・回復に重要

　○ビタミンB1(例：フルスルチアミン塩酸塩)、アミノエチルスルホン酸(タウリン)：疲労回復の作用

　○栄養機能食品におけるビタミンB1の栄養機能表示：ビタミンB1は、炭水化物からのエネルギー産生と皮膚や粘膜の健康維持を助ける栄養素です

d○グアイフェネシン：気道粘膜からの粘液の分泌を促進し、痰の切れを良くする(去痰成分)

　○トラネキサム酸：体内での起炎物質の産生を抑制することで炎症の発生を抑え、腫れを和らげる(抗炎症成分)

問 25	正答　3	★★★

a,c,d 正

b「再吸収促進」ではなく、「再吸収抑制」

問 26	正答　2	★★☆

a,c 正

b 抑肝散：精神不安・不眠、小児の疳に用いる／

カンゾウを含む、ダイオウを含まない

d 抗ヒスタミン成分を主薬とする催眠鎮静薬は、慢性的に不眠症状がある人を対象とするものではない。

問27　正答　4　★★☆

1 正

> **関連**　心臓病の診断を受けた人は、芍薬甘草湯を「使用しないこと」
> 理由：徐脈又は頻脈を引き起こし、心臓病の症状を悪化させるおそれがあるため

2 正

> **参考**　桂枝加朮附湯は、虚・陰(体力虚弱・冷え)の病態に用いる漢方で、実・陽(体力充実・のぼせ)の病態には不向きとなる。

3 正

> **参考**　薏苡仁湯には、発汗をもたらす生薬成分(マオウ、ケイヒ)が含まれ、発汗傾向の著しい人では不向きとなる。

4 ○当帰四逆加呉茱萸生姜湯：体力中等度以下で、手足の冷えを感じ、下肢の冷えが強く、下肢又は下腹部が痛くなりやすいものの冷え症、しもやけ、頭痛、下腹部痛、腰痛、下痢、月経痛に適す／胃腸の弱い人には不向き
○釣藤散：消化器系の副作用が現れやすい等の理由で、胃腸虚弱で冷え症の人には不向き

問28　正答　1　★★★

○以下の成分は、15歳未満の小児に「使用しないこと」

プロメタジンを含む成分	外国において、乳児突然死症候群、乳児睡眠時無呼吸発作のような致命的な呼吸抑制が現れたとの報告があるため

1 正　プロメタジン塩酸塩：抗ヒスタミン成分

2 スコポラミン臭化水素酸塩水和物：抗コリン成分

3 アリルイソプロピルアセチル尿素：鎮静成分

4 ジフェニドール塩酸塩：抗めまい成分

5 ジフェンヒドラミンテオクル酸塩：抗ヒスタミン成分

問29　正答　4　★★☆

a 正　マオウ(麻黄)：気管支拡張、発汗促進、利尿
※アドレナリン作動成分には、利尿作用がない。

b ○ゴミシ(五味子)：マツブサ科のチョウセンゴミシの果実／鎮咳、強壮
○キョウニン(杏仁)：バラ科のホンアンズ、アンズ等の種子／体内で分解されて生じた代謝物の一部が延髄の呼吸中枢、咳嗽中枢を鎮静

c ○ブロムヘキシン塩酸塩：分泌促進作用・溶解低分子化作用・線毛運動促進作用を示す(去痰成分)
○カルボシステイン：①痰の中の粘性タンパク質を溶解・低分子化して粘性を減少させ、②粘液成分の含量比を調整し、痰の切れを良くする(去痰成分)

d 正

問30　正答　4　★★☆

a 日本薬局方収載の複方ヨード・グリセリンは、グリセリンにヨウ化カリウム、ヨウ素、ハッカ水、液状フェノール等を加えたもので、喉の患部に塗布して殺菌・消毒に用いられる。

b ○アズレンスルホン酸ナトリウム(水溶性アズレン)：炎症を生じた粘膜組織の修復を促す
○セチルピリジニウム塩化物：殺菌消毒成分

c 抗ヒスタミン成分(例：クロルフェニラミンマレイン酸塩)は、咽頭の粘膜に付着したアレルゲンによる喉の不快感等の症状を鎮める。咽頭における局所的な作用を目的としているが、内服薬と同様の副作用が現れることがある。

d 正

問31　正答　4　★★☆

a,d 正

b テプレノン：胃粘液の分泌を促す、胃粘膜を覆って胃液による消化から保護する、荒れた胃粘膜の修復を促す(胃粘膜保護・修復成分)／まれに重篤な副作用として肝機能障害を生じる

c アカメガシワ(赤芽槲)：胃粘膜保護

問32　正答　5　★★☆

a,c,d 正

b 木クレオソートは、止瀉作用のほか、歯に使用の場合は局所麻酔作用もあるとされる。

問33　正答　2　★★☆

a,c 正

b パパベリン塩酸塩は、消化管の平滑筋に直接働いて胃腸の痙攣を鎮める作用を示すが、胃液分泌を抑えない。

d 「脈が遅くなる」ではなく、「脈が速くなる」

問34　正答　3　★★☆

a,b 正

c ○グリセリン、ソルビトール：浸透圧の差によって腸管壁から水分を取り込んで直腸粘膜を刺激し、排便を促す

　○炭酸水素ナトリウム：直腸内で徐々に分解して炭酸ガスの微細な気泡を発生することで直腸を刺激する

　○炭酸水素ナトリウムを主薬とする坐剤は、まれに重篤な副作用としてショックを生じる。

d 注入剤の半量等を使用する用法がある場合、残量を再利用すると感染のおそれがあるため、使用後は廃棄する。

問35　正答　2　★★★

1 ○一般用医薬品の駆虫薬が対象とする寄生虫は、回虫（かいちゅう）と蟯虫（ぎょうちゅう）である。

　○条虫（じょうちゅう）、吸虫（きゅうちゅう）、鉤虫（こうちゅう）、旋毛虫（せんもうちゅう）、鞭虫（べんちゅう）の駆除を目的とする一般用医薬品はない。

2 正

3 「食後に使用」ではなく、「空腹時に使用」

4 複数の駆虫薬を併用しても、駆虫効果が高まることはない。

問36　正答　2　★★☆

a センソ(蟾酥)が配合された丸薬、錠剤等の内服固形製剤は、口中で噛み砕くと舌等が麻痺することがあるため、噛まずに服用する。

b,c 正

d ○センソは、通常用量においても、悪心(吐きけ)、嘔吐の副作用が現れることがある。

　○苓桂朮甘湯（りょうけいじゅつかんとう）には、強心作用が期待される生薬は含まれていない。

問37　正答　1　★★☆

○医療機関で測定する検査値として、LDL が 140 mg/dL 以上、HDL が 40 mg/dL 未満、中性脂肪が 150 mg/dL 以上のいずれかである状態を、脂質異常症という。

問38　正答　1　★★☆

a,b 正

c パンテチン：LDL 等の異化排泄を促進し、リポタンパクリパーゼ活性を高めて、HDL 産生を高める

d ○大豆油不けん化物(ソイステロール)：腸管におけるコレステロールの吸収を抑える

　○リノール酸：コレステロールと結合して、代謝されやすいコレステロールエステルを形成するとされ、肝臓におけるコレステロールの代謝を促す

問39　正答　5　★★☆

○アスコルビン酸等のビタミン C は、消化管内で鉄が吸収されやすい状態に保つ。

問40　正答　4　★★☆

a ○ユビデカレノンは、心筋の酸素利用効率を高めて収縮力を高めることによって血液循環の改善効果を示す。

　○ユビデカレノンに、15 歳未満の小児向けの製品はない。

b 正

> **関連** 三黄瀉心湯（さんおうしゃしんとう）を痔出血、便秘に用いる場合も、漫然と長期の使用は避け、1 週間位使用しても症状の改善がみられないときは、いったん使用を中止して専門家に相談する。

c,d 正

| 問41 | 正答 4 | ★★☆ |

a,b,c 正

d 「主に麻酔作用」ではなく、「主に止血効果」

| 問42 | 正答 3 | ★★☆ |

「排尿異常」とあれば、猪苓湯(ちょれいとう)

| 問43 | 正答 1 | ★★☆ |

1 温経湯(うんけいとう)：カンゾウを含む、マオウを含まない

2 正 シャクヤク(芍薬)、ボタンピ(牡丹皮)：鎮痛
鎮痙、鎮静

3,4 正

| 問44 | 正答 4 | ★★☆ |

a 脂溶性ビタミン(以下、例)では、過剰摂取により過剰症を生じるおそれがある。
　①ビタミン A(例：レチノールパルミチン酸エステル)
　②ビタミン E(例：トコフェロールコハク酸エステルカルシウム)

b 正 ビタミン A：夜間視力を維持したり、皮膚や粘膜の機能を正常に保つ

c 授乳婦が使用を避けるべき成分は含まれていない。

d 正 ビタミン B12(例：シアノコバラミン)：赤血球の形成を助け、また、神経機能を正常に保つ

| 問45 | 正答 5 | ★★☆ |

a 正 理由：乳児に昏睡を起こすおそれがあるため

b 正 メキタジンは、まれに重篤な副作用としてショック(アナフィラキシー)、肝機能障害、血小板減少を生じることがある。

c 正 サイシン(細辛)：鎮痛、鎮咳、利尿、鼻閉(びへい)への効果

d 正 理由：交感神経興奮作用により血圧を上昇させ、高血圧を悪化させるおそれがあるため

| 問46 | 正答 2 | ★★☆ |

a ○抗ヒスタミン成分：ヒスタミンの働きを抑え

ることにより、鼻アレルギー症状を緩和する
　○フェニレフリン塩酸塩：交感神経系を刺激して鼻粘膜を通っている血管を収縮させることにより、鼻粘膜の充血や腫れを和らげる(アドレナリン作動成分)

b 正

c 正 テトラヒドロゾリン塩酸塩：アドレナリン作動成分

d ベンザルコニウム塩化物：陽性界面活性成分／鼻粘膜を清潔に保ち、細菌による二次感染を防止する／黄色ブドウ球菌、溶血性連鎖球菌又は真菌類(例：カンジダ)に対する殺菌消毒作用を示すが、結核菌やウイルスには効果がない

| 問47 | 正答 4 | ★★☆ |

a ○一般用医薬品の点眼薬は、その主たる配合成分から、人工涙液、一般点眼薬、抗菌性点眼薬、アレルギー用点眼薬に大別される。
　○一般用医薬品の点眼薬に、緑内障の症状を改善できるものはない。

b 点眼薬の1滴の薬液の量(約50μL)は、結膜嚢の容積(30μL程度)より多いため、一度に何滴も点眼しても、効果が増すわけではなく、むしろ副作用を起こしやすくなる。

c 洗眼薬は、目の洗浄、眼病予防に用いられるもので、涙液成分のほか、抗炎症成分や抗ヒスタミン成分が配合されている。

d 正

| 問48 | 正答 4 | ★★☆ |

○ネオスチグミンメチル硫酸塩は、コリンエステラーゼの働きを抑える作用を示し、毛様体(もうようたい)におけるアセチルコリンの働きを助けることで、目の調節機能を改善する効果を目的として用いられる。

| 問49 | 正答 3 | ★★☆ |

a 正

b エタノール(消毒用エタノール)は、皮膚刺激性が強いため、脱脂綿やガーゼに浸して患部に貼付することは避けるべきとされている。

c 正 ヨウ素系殺菌消毒成分(例：ポビドンヨー

ド)は、外用薬として用いた場合でも、まれにショック(アナフィラキシー)のような全身性の重篤な副作用を生じることがある。

d 陽性界面活性成分(例:ベンゼトニウム塩化物)は、石けんと混合すると殺菌消毒効果が低下する。

| 問 50 | 正答 4 | ★★☆ |

1 イブプロフェンピコノールは、専らにきび治療薬として用いられ、外用での鎮痛作用はほとんど期待できない。

2 ○ケトプロフェンは、紫外線により、重篤な光線過敏症が現れることがある。

○ピロキシカムは、重篤なものは知られていないが、光線過敏症の副作用を生じることがあり、野外活動が多い人では、他の抗炎症成分が配合された製品を選択することが望ましい。

3 外皮用薬で用いられるステロイド性抗炎症成分は、広範囲に生じた皮膚症状や、慢性の湿疹・皮膚炎を対象とするものではない。

4 正

| 問 51 | 正答 2 | ★★☆ |

a みずむし、たむしは、皮膚糸状菌(白癬菌)が皮膚に寄生することによって起こる疾患である。

b 皮膚が厚く角質化している部分には、液剤が適している。

c 正

d みずむしやたむしに対する基礎的なケアと併せて、みずむし・たむし用薬を2週間位使用しても症状が良くならない場合には、いったん使用を中止して医療機関(皮膚科)を受診する。

| 問 52 | 正答 2 | ★★☆ |

a, c 正

b 銅クロロフィリンナトリウム:炎症を起こした歯周組織の修復を促す作用のほか、歯肉炎に伴う口臭を抑える(組織修復成分)

d 「ビタミンA」ではなく、「ビタミンC」

| 問 53 | 正答 1 | ★★☆ |

a, b 正

---

c ○ステロイド性抗炎症成分が配合されている場合は、その含有量によらず長期連用を避ける。

○アズレンスルホン酸ナトリウム(水溶性アズレン)は、ステロイド性抗炎症成分ではない。

d シコン(紫根):ムラサキ科のムラサキの根／組織修復の促進、新陳代謝の促進、抗菌・殺菌、抗炎症

| 問 54 | 正答 2 | ★★☆ |

a ニコチンは交感神経系を興奮させる作用を示し、アドレナリン作動成分が配合された医薬品(例:鎮咳去痰薬、鼻炎用薬、痔疾用薬)との併用により、その作用を増強させるおそれがある。

b, c 正

d 妊婦等では、ニコチンにより胎児に影響が生じるおそれがあるため、禁煙補助剤の使用を避ける。

| 問 55 | 正答 1 | ★★☆ |

1 「システイン」ではなく、「カルシウム」

2, 3, 4 正

| 問 56 | 正答 5 | ★★☆ |

a 中医学に基づく薬剤は、中薬と呼ばれ、漢方薬とは明らかに別物である。

b 漢方処方製剤は、症状の原因となる体質の改善を主眼としているものが多く、比較的長期間(1ヶ月位)継続して服用されることがある。

c 正

d ○一般の生活者においては、「漢方薬はすべからく作用が穏やかで、副作用が少ない」という誤った認識がなされていることがある。

○漢方処方製剤でも、間質性肺炎や肝機能障害のような重篤な副作用が起こることがある。

| 問 57 | 正答 1 | ★★☆ |

a, b 正

c 「アルカリ性の洗剤」ではなく、「酸性の洗剤」

d 酸性やアルカリ性の消毒薬が誤って目に入った場合は、流水で十分に洗眼する。中和するといった処置は適切ではない。

問 58　正答　3　★★☆

1 , 2 , 4 正

3 ゴキブリの卵は医薬品の成分が浸透しない殻で覆われているため、燻蒸処理による殺虫効果を示さない。

問 59　正答　4　★★☆

○ピレスロイド系殺虫成分は、除虫菊の成分から開発された成分で、比較的速やかに自然分解して残効性が低いため、家庭用殺虫剤に広く用いられている。その殺虫作用は、神経細胞に直接作用して神経伝達を阻害することによるものである。

1 ジクロルボス：有機リン系殺虫成分

2 プロポクスル：カーバメイト系殺虫成分

3 メトプレン：昆虫成長阻害成分

4 正　フェノトリン：ピレスロイド系殺虫成分

5 フェニトロチオン：有機リン系殺虫成分

問 60　正答　1　★★☆

a 妊娠の初期(妊娠 12 週まで)は、胎児の諸器官が形づくられる重要な時期であり、母体が摂取した物質等の影響を受けやすい時期でもある。

b 「1 週目前後」ではなく、「4 週目前後」

> **関連**　一般的な妊娠検査薬は、月経予定日が過ぎて概ね 1 週目以降の検査が推奨されている。

c , d 正

第 2 章　人体の働きと医薬品

問 61　正答　1　★★★

a , c 正

b 「機械的消化」ではなく、「化学的消化」

d 「炭水化物」ではなく、「タンパク質」

問 62　正答　3　★★★

a , b 正

c 「大腸で再吸収」ではなく、「小腸で再吸収」

d 肝臓では、必須アミノ酸以外のアミノ酸を生合成することができる。

問 63　正答　4　★★★

a 大腸は、盲腸、虫垂、上行結腸、横行結腸、下行結腸、S 状結腸、直腸からなる。

b ○十二指腸の上部を除く小腸の内壁には輪状のひだがあり、その粘膜表面は絨毛に覆われてビロード状になっている。

○大腸の内壁粘膜には、絨毛がない。

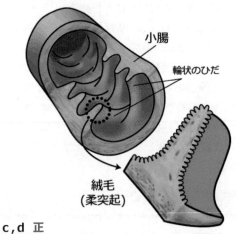

c , d 正

問 64　正答　5　★★★

a , c , d 正

b 正

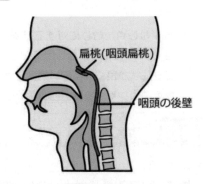

問 65　正答　3　★★★

a , c , d 正

b リンパ球は、リンパ組織で増殖し、異物を認識する T 細胞リンパ球と、それらに対する抗体を産生する B 細胞リンパ球がある。

肝臓	グリコーゲンの分解 (ブドウ糖の放出)	グリコーゲン の合成

問66　正答　1　★★★

○腎臓に入る動脈は細かく枝分かれして、毛細血管が小さな球状になった糸球体(しきゅうたい)を形成する。糸球体の外側を袋状のボウマン囊(のう)が包み込んでおり、これを腎小体(じんしょうたい)という。

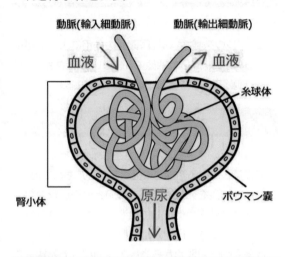

問67　正答　5　★★★

a「現れにくい部位」ではなく、「現れやすい部位」
b,c,d 正

問68　正答　3　★★★

a,c 正
b「中耳」ではなく、「内耳」
d 前庭の内部はリンパ液で満たされ、水平・垂直方向の加速度を感知する耳石器官と、体の回転や傾きを感知する半規管に分けられる。

問69　正答　4　★★★

a,d 正
b 骨吸収と骨形成は、骨の成長が停止した後も、一生を通じて行われている。
c「伸縮性が高い」ではなく、「伸縮性はあまりない」

問70　正答　2　★★★

a,b 正
c,(d 正) 自律神経系の働き

効果器	交感神経系	副交感神経系
心臓	心拍数増加	心拍数減少

問71　正答　4　★★☆

1 全身作用を示すことを目的として設計された坐剤もある。
2 局所作用を目的とする医薬品によって全身性の副作用が生じ、逆に、全身作用を目的とする医薬品で局所的な副作用が生じることもある。
3 内服薬の有効成分の吸収速度は、他の医薬品の作用や消化管内容物による影響を受ける。
4 正

問72　正答　4　★★☆

a 有効成分の母乳中への移行は、乳児に対する副作用の発現という点で軽視できない。

> **関連**　ロートエキスは、成分の一部が母乳中に移行して乳児に頻脈を起こすおそれがあるため、授乳中の人は使用しないか、服用する場合は授乳を避ける。

b,d 正
c 複合体を形成している有効成分の分子は、薬物代謝酵素の作用で代謝されず、また、トランスポーターによって輸送されない。

問73　正答　3　★★☆

○循環血液中に移行した有効成分は、多くの場合、標的となる細胞に存在する受容体、酵素、トランスポーターなどのタンパク質と結合し、その機能を変化させることで薬効や副作用を現す。

問74　正答　3　★★★

1 正

> **関連**　経口液剤は、既に有効成分が液中に溶けたり分散したりしているため、服用後、比較的速やかに消化管から吸収される。

2,4 正
3 ○腸溶錠を含め、錠剤(内服)を服用するときは、適切な量の水(又はぬるま湯)とともに飲み込

まなければならない。

○腸溶錠は、腸内での溶解を目的として錠剤表面がコーティングされているため、噛み砕いて服用してはならない。

問75　正答　2　★★★

a, d　正

b ○中毒性表皮壊死融解症は、発症機序の詳細が不明で、発症の可能性がある医薬品の種類も多いため、発症の予測は困難である。

　　○中毒性表皮壊死融解症の発生頻度：人口100万人当たり年間0.4〜1.2人

　　○皮膚粘膜眼症候群の発生頻度：人口100万人当たり年間1〜6人

c 医薬品により生じる肝機能障害は、有効成分又はその代謝物の直接的肝毒性が原因で起きる中毒性のものと、有効成分に対する抗原抗体反応が原因で起きるアレルギー性のものに大別される。

問76　正答　4　★★☆

a 貼付剤により光線過敏症が現れた場合は、その貼付剤を剥がして皮膚に医薬品が残らないよう十分に患部を洗浄し、遮光して速やかに医師の診療を受ける。

b 薬疹は、あらゆる医薬品で起きる可能性があり、同じ医薬品でも生じる発疹の型は人によって様々である。

c, d　正

問77　正答　3　★★☆

1 ○精神神経症状(例：眠気)は、通常の用法・用量でも発生することがある。

　　○眠気を催すことが知られている医薬品を使用した後は、乗物や危険な機械類の運転操作に従事しないよう十分注意する必要がある。

2 医薬品の副作用が原因で生じる無菌性髄膜炎は、全身性エリテマトーデス、混合性結合組織病、関節リウマチ等の基礎疾患がある人で、発症リスクが高い。

3　正

問78　正答　2　★★☆

1, 3, 4　正

2 イレウス様症状は、医薬品の作用によって腸管運動が麻痺(まひ)した状態で、激しい腹痛や嘔吐、腹部膨満感を伴う著しい便秘が現れる。

問79　正答　5　★★★

○間質性肺炎は、肺の中で肺胞と毛細血管を取り囲んで支持している組織が炎症を起こしたものである。

○間質性肺炎を発症すると、肺胞と毛細血管の間のガス交換効率が低下して血液に酸素を十分取り込むことができず、体内は低酸素状態となる。

○医薬品の使用開始から1〜2週間程度で起きることが多く、悪化すると肺線維症(肺が線維化を起こして硬くなる状態)に移行することがある。

問80　正答　1　★★☆

a, c　正

b 重篤副作用疾患別対応マニュアルが対象とする重篤副作用疾患には、一般用医薬品によって発生する副作用も含まれている。

d 法第68条の10第2項の規定に基づき、登録販売者は、医薬品の副作用等を知った場合において、必要があると認めるときは、その旨を厚生労働大臣に報告しなければならない。

第4章　薬事関係の法規・制度

問81　正答　4　★★☆

a　正 ○販売従事登録の申請者が欠格事由(けっかくじゆう)(法第5条第3号)に該当する場合、その登録を受けることができない。〈法第36条の8第3項〉

　　○麻薬、大麻、あへん又は覚醒剤の中毒者は、法第5条第3号の欠格事由に該当する。

b 二つ以上の都道府県において販売従事登録を受けようと申請した者は、いずれか一つの都道府県知事の登録のみを受けることができる。

c 正

d ○登録販売者は、登録販売者名簿の登録事項に変更を生じたときは、30日以内に、その旨を届けなければならない。

○登録販売者の「住所」は、登録販売者名簿の登録事項でないため、変更の届出は必要ない。

問 82	正答 2	★★☆

a 正

b 人又は動物の疾病の診断、治療又は予防に使用されることが目的とされている物であって、機械器具等でないもの(医薬部外品及び再生医療等製品を除く)は、医薬品である。〈法第2条第1項第2号〉

c 正

> **関連** 不良医薬品(例：着色のみを目的として、厚生労働省令で定めるタール色素以外のタール色素が使用されている医薬品)は、販売等してはならない。〈法第56条〉

d 厚生労働大臣が基準を定めて指定する医薬品は、その製造販売について厚生労働大臣の承認を要さない。

問 83	正答 4	★★★

a 正

b 特定販売とは、その薬局又は店舗におけるその薬局又は店舗以外の場所にいる者に対する一般用医薬品又は薬局製造販売医薬品(毒薬及び劇薬であるものを除く)の販売又は授与をいう。

c 「登録販売者」ではなく、「薬剤師」

d 一般用医薬品又は要指導医薬品では、侵襲性の高い使用方法(例：注射)は用いられていない。

問 84	正答 2	★★★

a 要指導医薬品で劇薬に該当するものはある。

b,c 正

d 「赤地に白枠、白字」ではなく、「白地に赤枠、赤字」

問 85	正答 3	★★★

[P270 問44のd参照]

問 86	正答 1	★★☆

a,b 正

c 第三類医薬品である医薬品の分類が、第一類医薬品又は第二類医薬品に変更されることはある。

d 第一類医薬品には、その副作用等により日常生活に支障を来す程度の健康被害が生ずるおそれがある一般用医薬品のうち、その使用に関し特に注意が必要なものが指定される。

問 87	正答 4	★★☆

a 医薬部外品を販売する場合、許可は必要ない。

b 「指定医薬部外品」ではなく、「防除用医薬部外品」

c,d 正

問 88	正答 5	★★☆

a,c,d 正

b 正

> **関連** 条件付き特定保健用食品とは、限定的な科学的根拠である旨の表示を条件として許可された特定保健用食品をいう。

問 89	正答 2	★☆☆

1,3,4,5 正

2 「日やけによるシミ、ソバカスを薄くする」ではなく、「日やけによるシミ、ソバカスを防ぐ」

問 90	正答 4	★★☆

a 「薬剤師又は登録販売者」ではなく、「薬剤師」

b,c,d 正

問 91	正答 4	★★★

a ○店舗販売業では、(店舗管理者が薬剤師であろうとなかろうと、)調剤はできない。

○店舗販売業では、(店舗管理者が薬剤師であろ

うとなかろうと、薬剤師が従事していれば、）
要指導医薬品の販売等ができる。

> **関連** 要指導医薬品を販売等する店舗では薬
> 剤師が店舗管理者になる。ただし、（法改正に
> 伴う経過措置として、）当分の間は、薬剤師を
> 店舗管理者とすることができない場合、一定の
> 要件を満たした登録販売者を店舗管理者とす
> ることができる。

b, d 正

c ［P271 問 51 の b 参照］

| 問 92 | 正答 | 2 | ★★★ |

a （区域管理者が薬剤師であろうとなかろうと、）
配置販売業者は、一般用医薬品のうち経年変
化が起こりにくいこと等の基準（配置販売品
目基準）に適合するもの以外の医薬品を販売
等してはならない。

b, c 正

d 配置販売業者は、医薬品を開封して分割販売す
ることができない。

| 問 93 | 正答 | 2 | ★★☆ |

1, 3, 4 正

2 （薬効分類が同じであろうとなかろうと、）要
指導医薬品と一般用医薬品（例：第一類医薬品）
は、区別して陳列しなければならない。

| 問 94 | 正答 | 3 | ★★☆ |

○指定第二類医薬品は、薬局等構造設備規則に規定
する「情報提供を行うための設備」から 7 メート
ル以内の範囲に陳列しなければならない。ただし、
次の場合を除く。
①鍵をかけた陳列設備に陳列する場合
②指定第二類医薬品を陳列する陳列設備から 1.2
メートルの範囲に、医薬品を購入しようとする
者等が進入することができないよう必要な措置
が取られている場合

| 問 95 | 正答 | 3 | ★★☆ |

a 特定販売を行う場合は、当該薬局に貯蔵し、又

は陳列している一般用医薬品又は薬局製造販
売医薬品を販売等しなければならない。

b 「薬局の情報提供を行うための設備の写真」で
はなく、「薬局の主要な外観の写真」及び「薬
局製造販売医薬品又は一般用医薬品の陳列の
状況を示す写真」

c 正 ［P252 問 7 の d 参照］

d 正 ［P291 問 83 の b 参照］

| 問 96 | 正答 | 5 | ★★☆ |

a 漢方処方製剤の効能効果について、配合されて
いる個々の生薬成分の作用を個別に挙げて説
明することは不適当である。

b 正

c POP 広告は、医薬品の広告に該当する。

d 医薬品の効能効果又は安全性について、最大級
の表現を行うことは不適当である。

| 問 97 | 正答 | 3 | ★★★ |

［P253 問 15 の a, b 参照］

| 問 98 | 正答 | 1 | ★★★ |

1 効能効果が重複する組合せは不適当である。

2, 3, 4 正

| 問 99 | 正答 | 1 | ★★☆ |

1 都道府県知事は、医薬品を業務上取り扱う者
（例：医薬品の製造業者、薬局開設者、医薬品の
販売業者）に対し、不正表示医薬品等の廃棄、回
収等を命ずることができる。〈法第 70 条第 1 項／
廃棄・回収命令〉

2, 3, 4 正

| 問 100 | 正答 | 1 | ★★☆ |

a 正 〈法第 69 条第 2 項／遵守状況の確認のための
立入検査〉

b 正 〈法第 69 条第 6 項／無承認無許可医薬品等に
よる危害防止のための立入検査・収去〉

c 「店舗管理者に対して」ではなく、「店舗販売業
者に対して」

d （医薬品の販売業者に不利益になろうとなるま

いと、)薬剤師や登録販売者を含む従業員が、薬事監視員の質問に対して、正当な理由なしに答弁しなかった場合は、50万円以下の罰金に処される。

第5章 医薬品の適正使用・安全対策

問101　正答　4　★★★

a **正**

b 添付文書や製品表示に記載されている適正使用情報は、一般の生活者に理解しやすい平易な表現で記載されている。

c 個々の生活者の状況に応じて、添付文書に記載されている内容から、積極的な情報提供が必要と思われる事項に焦点を絞り、効果的かつ効率的な説明がなされることが重要である。

d **正**

> **参考**
> 「薬剤師、登録販売者その他の医薬関係者から提供された情報に基づき、一般の生活者が購入し、自己の判断で使用するもの」とは、一般用医薬品となるべき医薬品の基本的な性格をあらわしたものである。一般用医薬品となった医薬品の情報提供については、薬剤師又は登録販売者によって行われる。

問102　正答　3　★★★

1,2,4 **正**

3 医療機関で治療を受けている人が、治療のために処方された医薬品の使用を自己判断で控えることは適当でない。

問103　正答　2　★★☆

1,3,4 **正**

2 「次の人は使用(服用)しないこと」は、重篤な副作用を生じる危険性が特に高く、使用を避けるべき人について、生活者が自らの判断で認識できるよう記載されている。

問104　正答　2　★★☆

a,d **正**

b 外箱等の記載スペースが狭小な場合には、「使用が適さない場合があるので、使用前には必ず医師、歯科医師、薬剤師又は登録販売者に相談してください」等と記載されている。

c 添付文書の必読に関する事項は、封入されている添付文書が読まれないといったことのないように外箱等に記載されている。

問105　正答　4　★★☆

○一般用医薬品の添付文書において、以下の項目を記載することが求められている。

①改訂年月【必須】

②添付文書の必読及び保管に関する事項【必須】

③販売名、薬効名及びリスク区分【必須】

　※薬効名は省略できる場合がある。

④製品の特徴【必須】

⑤使用上の注意【必須】

⑥効能又は効果(一般用検査薬では「使用目的」)【必須】

⑦用法及び用量(一般用検査薬では「使用方法」)【必須】

⑧成分及び分量(一般用検査薬では「キットの内容及び成分・分量」)【必須】

⑨病気の予防・症状の改善につながる事項

⑩保管及び取扱い上の注意【必須】

⑪消費者相談窓口【必須】

⑫製造販売業者の名称及び所在地【必須】

問106　正答　4　★★☆

a **正**　理由：喘息発作を誘発するおそれがあるため

b **正**　理由：交感神経興奮作用により血圧を上昇させ、高血圧を悪化させるおそれがあるため

c **正**　理由：胃液の分泌が亢進し、胃潰瘍の症状を悪化させるおそれがあるため

d 前立腺肥大による排尿困難の症状がある人は、プソイドエフェドリン塩酸塩を「使用しないこと」

　理由：交感神経刺激作用により、尿の貯留・尿閉を生じるおそれがあるため

1 正

2 ○妊婦等は、ヒマシ油類を「使用しないこと」

理由：腸の急激な動きに刺激されて流産・早産を誘発するおそれがあるため

○妊婦等は、ビサコジルが配合された瀉下薬を使用する前に「相談すること」

理由：腸の急激な動きに刺激されて流産・早産を誘発するおそれがあるため

3 以下の成分は、「服用前後は飲酒しないこと」

ビスマスを含む成分(例：次硝酸ビスマス)	吸収増大による精神神経系障害が生じるおそれがあるため

4 透析療法を受けている人は、以下の薬効群を「使用しないこと」

アルミニウムを含む成分が配合された胃腸薬、胃腸鎮痛鎮痙薬	長期間服用した場合に、アルミニウム脳症及びアルミニウム骨症を発症したとの報告があるため

○妊婦又は妊娠していると思われる人は、以下の薬効群を使用する前に「相談すること」

ブロモバレリル尿素が配合された解熱鎮痛薬	胎児障害の可能性があり、使用を避けることが望ましいため

○高齢者は、以下の薬効群を使用する前に「相談すること」

解熱鎮痛薬	効き目が強すぎたり、副作用が現れやすいため

a,c 正

b 点眼薬は、使用に際して薬液に細菌汚染があった場合に、別の使用者に感染するおそれがあるため、他の人と共用してはならない。

d 消毒用アルコールでは、消防法に基づく注意事項をその容器に表示することが義務づけられているが、添付文書にも記載されている。

○安全性速報は、一般的な使用上の注意の改訂情報よりも迅速な注意喚起や適正使用のための対応の注意喚起が必要な状況にある場合に作成される。

○安全性速報は、A4サイズの青色地の印刷物で、ブルーレターとも呼ばれる。

a 「一般用医薬品」ではなく、「医療用医薬品」

b,c 正

d 一般用医薬品では、その医薬品を実際に使用する人(購入者本人とは限らない)における副作用の回避、早期発見につながる事項等が、積極的な情報提供のポイントとなる。

a 添付文書や外箱表示の記載内容が改訂された場合、それが反映された製品が流通し、購入者等の目に触れるようになるまでには、一定の期間を要する。

b,d 正

c 一般の生活者が接する医薬品の有効性や安全性等に関する情報は、断片的かつ正確でない情報として伝わっている場合も多い。

a,b,c 正

d 正 薬局開設者、医療施設の開設者、医薬品の販売業者又は医師、歯科医師、薬剤師その他の医薬関係者(登録販売者を含む)は、製造販売業者等が行う情報収集に協力するよう努めなければならない。

a,c 正

b 「独立行政法人医薬品医療機器総合機構」ではなく、「厚生労働大臣」

d 厚生労働省の健康危機管理に当たっては、科学的・客観的な評価を行うとともに、国民に対して情報の速やかな提供と公表を行うことを基

本としている。

問 115　　正答　3　　★★☆

a　医薬品等によるものと疑われる、身体の変調・不調、日常生活に支障を来す程度の健康被害(死亡を含む)について報告が求められている。

b　記入欄すべてに記入がなされる必要はない。

c,d　正

問 116　　正答　5　　★★★

[P249 問 116 参照]

問 117　　正答　3　　★★☆

1　○医療費：医療費の支給の対象となる費用の支払いが行われたときから 5 年以内

　○医療手当：請求に係る医療が行われた日の属する月の翌月の初日から 5 年以内

　○障害年金、障害児養育年金：請求期限なし

　○遺族年金、遺族一時金、葬祭料：死亡のときから 5 年以内

2　医薬品の不適正な使用による健康被害は、救済給付の対象とならない。

3　正

4　「製造業者」ではなく、「製造販売業者」

問 118　　正答　5　　★★★

○消費者が、医薬品又は医薬部外品に関する苦情(健康被害以外の損害も含まれる)について製造販売元の企業と交渉するに当たって、公平・中立な立場で申立ての相談を受け付け、交渉の仲介や調整・あっせんを行い、裁判によらずに迅速な解決に導くことを目的としている。

問 119　　正答　1　　★★★

a,b　正

c　「フェキソフェナジン」ではなく、「アミノピリン、スルピリン」

d　塩酸フェニルプロパノールアミン(PPA)は、鼻炎用内服薬、鎮咳去痰薬、かぜ薬等に配合されていたが、PPA が配合された一般用医薬品によ

る脳出血等の副作用症例が複数報告されたことなどから、厚生労働省はプソイドエフェドリン塩酸塩(PSE)への速やかな切替えを指示した。

問 120　　正答　2　　★☆☆

○医薬品の持つ特質及びその使用・取扱い等について正しい知識を広く生活者に浸透させることにより、保健衛生の維持向上に貢献することを目的とし、毎年 10 月 17 日～23 日の 1 週間を「薬と健康の週間」として、国、自治体、関係団体等による広報活動やイベント等が実施されている。

> 参考　薬祖神祭の日(10 月 17 日)を初日とする 1 週間が「薬と健康の週間」の実施期間となった。

○「6・26 国際麻薬乱用撲滅デー」を広く普及し、薬物乱用防止を一層推進するため、毎年 6 月 20 日～7 月 19 日までの 1 ヶ月間、国、自治体、関係団体等により、「ダメ。ゼッタイ。」普及運動が実施されている。

> 参考　昭和 62 年に開催された国際麻薬会議の終了日(6 月 26 日)を含む 1 ヶ月間(6 月 20 日～7 月 19 日)が「ダメ。ゼッタイ。」普及運動の実施期間となった。

短 評

全般的に標準的な難易度ですが、第 4 章はやや難しめです。

問 27 は、漢方処方製剤の不向きな病態を問うものです。当帰四逆加呉茱萸生姜湯が冷え症の改善に用いる漢方であることを知っていれば容易に解けますが、そうでなければ、なかなか難解な問題といえます。問 81 の a について、販売従事登録の拒否事由に、麻薬等の中毒者が該当するかどうかは、"出題範囲"外です。問 82、問 100 は、条文の一段深い理解が求められるため、正解できた方は優秀です。問 120 は、日付が虫くい箇所になっており、なんともいやらしい問題になっています。

奈良

| 合格基準 | 120問中84問以上を正解すること、かつ、各章の正解率が35%以上であること |

| 合格率 | 奈良 54.2% |

第1章 医薬品に共通する特性と基本的な知識

問1　正答　5　★★★

a 正

b 医薬品は、使用に際して保健衛生上のリスクを伴うものである。

c 検査薬の検査結果について、正しい解釈や判断がなされなければ、医療機関を受診して適切な治療を受ける機会を失うおそれがある。

d 一般用医薬品は、一般の生活者が自ら選択し、使用するものであるが、添付文書等を見ただけでは、効能効果や副作用等について誤解や認識不足を生じることもある。

問2　正答　2　★★★

a , c 正

b 医薬品は、食品よりもはるかに厳しい安全性基準が要求されている。

d 「無作用量」とは、薬物の効果が発現しない投与量のことである。

問3　正答　2　★★☆

a , c 正

b 特定保健用食品は、身体の生理機能などに影響を与える保健機能成分を含むもので、個別に（一部は規格基準に従って）特定の保健機能を示す有効性や安全性などに関して審査を受け、国の許可が必要である。

d 機能性表示食品は、疾病に罹患していない者の健康の維持及び増進に役立つ旨又は適する旨（疾病リスクの低減に係るものを除く）を表示するものである。〈令和4年3月以前の出題範囲〉

> **関連**　機能性表示食品は、事業者の責任で科学的根拠をもとに疾病に罹患していない者の健康維持及び増進に役立つ機能をパッケージに表示するものとして国に届出された商品である。

問4　正答　1　★★★

a 医薬品を使用した場合には、主作用以外の反応が現れることがあるが、主作用以外の反応であっても、特段の不都合を生じないものであれば、通常、副作用として扱われることはない。

b , c , d 正

問5　正答　4　★★★

a アレルギーは、内服薬だけでなく、外用薬によっても引き起こされることがある。

b , c , d 正

問6　正答　4　★★★

a 一般用医薬品には、習慣性・依存性がある成分を含んでいるものがある。

b 医薬品（一般用医薬品を含む）は、乱用の繰り返しによって、慢性的な臓器障害を生じるおそれがある。

c 一般的に小児への使用を避けるべき医薬品の場合、大人の用量の半分にして使用すると、副作用につながる危険性が高い。

d 正

問7　正答　1　★★★

a , b 正

c 複数の疾病を有する人では、疾病ごとにそれぞ

れ医薬品が使用されるが、医薬品同士の相互作用に関して、特に注意が必要となる。

d 医薬品の相互作用には、医薬品が吸収、分布、代謝又は排泄される過程で起こるものと、薬理作用をもたらす部位で起こるものがある。

問8　正答　1　★★★

a , b 正

c 酒類は、医薬品の吸収や代謝に影響を与えることがあり、例えば、肝臓で代謝されるアセトアミノフェンでは、通常より代謝されやすくなる。

d 外用薬であっても、食品の摂取によって、その作用や代謝に影響を受ける可能性がある。

問9　正答　5　★★☆

a 乳児向けの用法用量が設定されている医薬品であっても、乳児は医薬品の使用により状態が急変しやすい。

b 家庭内では、医薬品を、小児が容易に手に取れる場所や、小児の目につく場所に置かないようにすることが適切である。

c 一般用医薬品の誤飲・誤用事故の場合には、想定しがたい事態につながるおそれがある。

d 正

問10　正答　4　★★★

a , c , d 正

b 高齢者では、年齢のみからどの程度副作用を生じるリスクが増大しているかを判断することが難しいため、一般用医薬品の販売等に際しては、個々の状況に即して情報提供や相談対応することが重要である。

問11　正答　5　★★☆

a 妊娠の有無やその可能性については、購入者等にとって他人に知られたくない場合もあることから、一般用医薬品の販売等において専門家が情報提供や相談対応を行う際には、十分に配慮する必要がある。

b , c , d 正

問12　正答　5　★★☆

a , b , c 正

d 正

> **関連**　例えば、モノアミン酸化酵素阻害剤で治療を受けている可能性のある人が使用する場合には、プソイドエフェドリン塩酸塩の購入者に対して、治療を行っている医師又は処方薬の調剤を行った薬剤師に事前に確認するよう情報提供がなされることが重要である。

問13　正答　3　★★★

a 医薬品を使用したとき、結果的又は偶発的に薬理作用によらない作用を生じさせる効果をプラセボ効果という。

b 正

c プラセボ効果は、主観的な変化だけでなく、客観的に測定可能な変化として現れることもある。

d プラセボ効果によってもたらされる反応や変化には、望ましいものと不都合なものがある。

問14　正答　2　★★★

a , c 正

b 医薬品は、適切な保管・陳列がなされた場合であっても、経時変化による品質の劣化は避けられない。

d 医薬品は、適切な保管・陳列がなされない場合、効き目が低下したり、人体に好ましくない作用をもたらす物質を生じることがある。

問15　正答　5　★★★

a 症状が重いとき(例：高熱、激しい腹痛)に、一般用医薬品を使用することは、適切な対処とはいえない。

b , c , d 正

問16　正答　1　★★☆

a , b , c 正

d 購入者側に情報提供を受けようとする意識が乏しい場合であっても、可能な情報提供を行っ

ていくためのコミュニケーション技術を身に
つけるべきである。

問 17　正答　3　★★☆

a サリドマイド製剤やキノホルム製剤のように、一般用医薬品として販売されていたものが、国内における薬害の原因となったことがある。

b, d　正

c 薬害は、医薬品を十分注意して使用しても、起こり得る。

問 18　正答　3　★★★

a スモン訴訟の被告である国は、スモン患者の早期救済のためには、和解による解決が望ましいとの基本方針に立ち、1979 年 9 月に全面和解が成立した。

b, d　正

c 「鎮痛薬」ではなく、「整腸剤」

問 19　正答　3　★★★

○HIV 訴訟とは、血友病患者が、ヒト免疫不全ウイルス(HIV)が混入した原料血漿から製造された血液凝固因子製剤の投与を受けたことにより、HIVに感染したことに対する損害賠償訴訟である。

問 20　正答　2　★★★

a, c, d　正

b CJD は、細菌でもウイルスでもないタンパク質の一種であるプリオンが原因とされている。

第2章　人体の働きと医薬品

問 21　正答　1　★★★

a, b, c　正

d ○食道には、消化液の分泌腺はない。

　○食物は、重力の作用ではなく、食道の運動により、胃へと送られる。

問 22　正答　2　★★★

a, c　正

b 肝臓は、脂溶性ビタミン(ビタミン A、D 等)のほか、水溶性ビタミン(ビタミン B6、B12 等)の貯蔵臓器でもある。

d 消化管から吸収されたアルコールは、肝臓でアセトアルデヒドに代謝されたのち、さらに代謝されて酢酸となる。

> **参考**　酢酸は、有用物質であり、(腎臓から排泄されず、)エネルギー源として利用される。

問 23　正答　5　★★☆

a, b, d　正

c 「肛門平滑筋」ではなく、「肛門括約筋」

問 24　正答　1　★★★

a 心臓の右側部分(右心房、右心室)は、全身から集まってきた血液を肺へ送り出し、肺でガス交換が行われた血液は、心臓の左側部分(左心房、左心室)に入り、全身に送り出される。

b, c　正

d 毛細血管の薄い血管壁を通して、酸素と栄養分が血液中から組織へ運び込まれ、それと交換に二酸化炭素と老廃物が組織から血液中へ取り込まれる。

問 25　正答　3　★★☆

a 「平滑筋の収縮」ではなく、「骨格筋の収縮」

b, d　正

c 「肋骨の下」ではなく、「鎖骨の下」

問 26　正答　4　★★☆

a, c　正

b 「腎臓の下部」ではなく、「腎臓の上部」

d 「前立腺が萎縮」ではなく、「前立腺が肥大」

問 27　正答　4　★★☆

a 目の充血は、血管が拡張して赤く見える状態で

あるが、強膜が充血したときは、眼瞼の裏側は
赤くならず、白目の部分がピンク味を帯びる。
b 「網膜と水晶体」ではなく、「角膜と水晶体」
c,d 正

| 問 28 | 正答 2 | ★★★ |

a,c,d 正
b 「皮下組織の最下層」ではなく、「表皮の最下層」

| 問 29 | 正答 2 | ★★☆ |

a,d 正
b 脳において、血液の循環量は心拍出量の約
15%、酸素の消費量は全身の約20%、ブドウ
糖の消費量は全身の約25%と多い。
c 脳の血管は、末梢に比べて物質の透過に関する
選択性が高く、タンパク質などの大分子や、小
分子でもイオン化した物質は血液中から脳の
組織へ移行しにくい。

| 問 30 | 正答 4 | ★★☆ |

a,c,d 正
b 局所作用を目的とする医薬品によって、全身性
の副作用が生じることもある。

| 問 31 | 正答 3 | ★★★ |

a 一般に、消化管からの吸収は、濃度の高い方か
ら低い方へ受動的に拡散していく現象である。
b,d 正
c 坐剤の有効成分は、薄い直腸内壁の粘膜から吸
収され、容易に循環血液中に入り、初めに肝臓
で代謝を受けることなく全身に分布する。

| 問 32 | 正答 2 | ★★☆ |

a,c 正
b 医薬品の有効成分の多くは、血液中で血漿タン
パク質と結合して複合体を形成することによ
って、薬物代謝酵素による代謝を受けない。
d 小腸などの消化管粘膜には、代謝活性がある。

| 問 33 | 正答 2 | ★★☆ |

a,d 正
b 血中濃度はある時点でピークに達し、その後は
低下していくが、これは代謝・排泄の速度が吸
収・分布の速度を上回るためである。
c 医薬品を十分な間隔をあけずに追加摂取して
血中濃度を高くしても、ある濃度以上になると
より強い薬効は得られなくなり、一方、有害な
作用は現れやすくなる。

| 問 34 | 正答 2 | ★★☆ |

a,c 正
b ○腸溶錠は、腸内での溶解を目的として錠剤表
面をコーティングしているものであるため、
口中で噛み砕いて服用してはならない。
○チュアブル錠は、口の中で舐めたり噛み砕い
たりして服用する。
d ○カプセル剤は、カプセル内に散剤や顆粒剤、
液剤等を充填した剤形である。
○カプセルの原材料としてゼラチンが広く用い
られているため、ゼラチンに対してアレルギ
ーを持つ人は使用を避ける。

| 問 35 | 正答 4 | ★★☆ |

a,c 正
b 「使用を中止せず」ではなく、「使用を中止して」
d 皮膚粘膜眼症候群と中毒性表皮壊死融解症は、
いずれも原因医薬品の使用開始後2週間以内
に発症することが多いが、1ヶ月以上経ってか
ら発症することもある。

| 問 36 | 正答 4 | ★★★ |

a 偽アルドステロン症は、体内に塩分(ナトリウ
ム)と水が貯留し、体からカリウムが失われる
ことによって生じる病態である。
b 偽アルドステロン症は、副腎皮質からのアルド
ステロン分泌が増加していないにもかかわら
ず生じる。
c,d 正

問37　正答　2　★★☆

a,c 正

b 精神神経症状は、不適正な使用がなされた場合に限らず、通常の用法・用量でも発生することがある。

d 医薬品の副作用を原因とする無菌性髄膜炎について、過去に軽度の症状を経験した人の場合は、再度、同じ医薬品を使用すると再発し、急激に症状が進行することがある。

問38　正答　2　★★☆

a,b,c 正

d 医薬品の副作用を原因とする喘息ついて、軽症例は半日程度で回復するが、重症例では24時間以上持続し、窒息による意識消失から死に至る危険もある。

問39　正答　4　★★☆

a 「うっ血性心不全」ではなく、「不整脈」

b 「不整脈」ではなく、「うっ血性心不全」

c,d 正

問40　正答　5　★★☆

a,b,d 正

c 医薬品による排尿困難や尿閉は、前立腺肥大等の基礎疾患がない人でも現れる。

第4章　薬事関係の法規・制度

問41　正答　3　★★★

○この法律は、医薬品、医薬部外品、化粧品、医療機器及び再生医療等製品の品質、有効性及び安全性の確保並びにこれらの使用による保健衛生上の危害の発生及び拡大の防止のために必要な規制を行うとともに、指定薬物の規制に関する措置を講ずるほか、医療上特にその必要性が高い医薬品、医療機器及び再生医療等製品の研究開発の促進の

問42　正答　3　★★★

a 日本薬局方に収載されている医薬品の中には、一般用医薬品として販売されている、又は一般用医薬品の中に配合されているものも少なくない。

b 正

> **関連**　不良医薬品(例：日本薬局方に収められている医薬品であって、その性状、品質が日本薬局方で定める基準に適合しないもの)は、販売等してはならない。〈法第56条〉

c 日本薬局方は、保健医療上重要な医薬品について、必要な規格・基準及び標準的試験法(標準的な試験方法)等を定めたものである。

d 正

> **関連**　日本薬局方に収められている物は、医薬品である。〈法第2条第1項第1号〉

問43　正答　4　★★★

a ○一般用医薬品及び要指導医薬品は、その効能及び効果において、人体に対する作用が著しくないものである。

○医療用医薬品の効能効果は、診断疾患名(例：胃炎、胃・十二指腸潰瘍等)で示されている。

○一般用医薬品及び要指導医薬品の効能効果は、一般の生活者が判断できる症状(例：胃痛、胸やけ、むかつき)で示されている。

b ○医療用医薬品は、医師若しくは歯科医師によって使用され又はこれらの者の処方箋若しくは指示によって使用されることを目的として供給される医薬品である。

○一般用医薬品及び要指導医薬品は、薬剤師その他の医薬関係者から提供された情報に基づく需要者の選択により使用されることが目的とされている医薬品である。

c,d 正

問44　正答　1　★★☆

a 正　[P252 問 12 の d 参照]
b 正　毒薬又は劇薬は、14 歳未満の者その他安全な取扱いに不安のある者に交付することが禁止されている。
c 現在のところ、毒薬で一般用医薬品のものはなく、劇薬で一般用医薬品のものもない。
d [P270 問 44 の d 参照]

問45　正答　3　★★☆

a 生物由来製品は、人その他の生物(植物を除く)に由来するものを原料又は材料として製造される。
b,d 正
c 生物由来製品は、製品の使用による感染症の発生リスクに着目して指定される。

問46　正答　3　★★☆

a,b,c 正
d 正

> **関連**　厚生労働大臣は、第一類医薬品又は第二類医薬品の指定に資するよう医薬品に関する情報の収集に努めるとともに、必要に応じてこれらの指定を変更しなければならない。

問47　正答　1　★★★

[P245 問 87 の c,d 参照]

問48　正答　2　★★☆

a 正
b 医薬部外品には、人の疾病の診断、治療若しくは予防に使用されること、又は人の身体の構造若しくは機能に影響を及ぼすことを目的とする物のうち、厚生労働大臣が指定するものがある。
〈法第 2 条第 2 項第 3 号〉
c 正

> **関連**　かつては医薬品であったが、医薬部外品へ移行された製品群では、その直接の容器等に「指定医薬部外品」の表示がなされている。

d「「部外」の文字」ではなく、「「医薬部外品」の文字」

問49　正答　4　★★☆

特定保健用食品	特別用途食品(特定保健用食品を除く)
消費者庁許可 特定保健用食品	消費者庁許可 区分

問50　正答　4　★★★

a,b,c 正
d「地域連携薬局」ではなく、「専門医療機関連携薬局」

問51　正答　2　★★☆

a,b,d 正
c（薬剤師不在時間内であろうとなかろうと、）登録販売者が販売できる医薬品は、第二類医薬品又は第三類医薬品である。

問52　正答　5　★★★

a 店舗販売業では、（薬剤師が従事していようがいまいが、）調剤を行うことはできない。
b 正
c 店舗販売業では、（店舗管理者が薬剤師であろうがなかろうが、）その店舗に「薬局」の名称を付すことができない。

> **関連**　医薬品を取り扱う場所であって、薬局として開設の許可を受けていないものについては、病院又は診療所の調剤所を除き、薬局の名称を付してはならない。

d ○過去 5 年間のうち、「従事期間」が通算して 2 年以上である登録販売者は、第二類医薬品又は第三類医薬品を販売等する店舗の店舗管理者になることができる。[P245 問 89 の c 参照]
　○「従事期間」とは、以下の期間をいう。

①薬局、店舗販売業又は配置販売業において、一般従事者として、薬剤師又は登録販売者の管理及び指導の下に実務に従事した期間
②登録販売者として、業務(店舗管理者又は区域管理者としての業務を含む)に従事した期間

問53　正答　2　★★★

a,b,c 正
d 配置販売業者は、(特定の購入者の求めがあろうとなかろうと、)医薬品を開封して分割販売することができない。

問54　正答　2　★★☆

a,b,d 正
c 「勤務する薬剤師の薬剤師免許証」及び「登録販売者の販売従事登録証」は、店舗の法定掲示事項ではない。

問55　正答　1　★★☆

○店舗販売業者は、医薬品を購入等したとき及び許可業者に販売等したときは、以下の事項を書面に記載しなければならない。
①品名
②数量
③購入等の年月日
④購入者等(取引先)の、㈠氏名又は名称、㈡住所又は所在地、㈢電話番号その他の連絡先
　　※常時取引関係にある場合は、㈡と㈢を省略できる。
⑤ ④の事項を確認するために提示を受けた資料
　　※常時取引関係にある場合は省略できる。
⑥以下の場合にあっては、医薬品の取引の任に当たる自然人が、[購入者等と雇用関係にあること]、[購入者等から医薬品の取引の指示を受けたこと]を示す資料
　　㈠購入者等が自然人であり、かつ、購入者等以外の者が医薬品の取引の任に当たる場合
　　㈡購入者等が法人である場合

問56　正答　4　★★★

[P253 問15のa,b参照]

問57　正答　1　★★☆

a,b 正
c 漢方処方製剤の効能効果は、個々の生薬成分が相互に作用しているため、構成生薬の作用を個別に挙げて説明することは不適当である。
d 医薬品の使用前後の写真について、効能効果の保証表現となるものは認められない。

問58　正答　5　★★☆

a 生活者からの苦情等は、消費者団体等の民間団体にも寄せられており、これらの団体では生活者へのアドバイスを行っている。
b 「独立行政法人国民生活センター」ではなく、「薬事監視員を任命している行政庁の薬務主管課、保健所、薬事監視事務所等」
c 正
d 医薬品の販売関係の業界団体・職能団体は、様々な相談を購入者等から受けつける窓口を設置している。(窓口の設置にあたり、行政庁の許可は必要ない。)

問59　正答　3　★☆☆

1,2,4,5 正
3 「くせ毛、ちぢれ毛又はウェーブ毛髪をのばし、保つ」は、医薬部外品(パーマネント・ウェーブ用剤)の効能効果の範囲に含まれる。

問60　正答　4　★☆☆

栄養機能食品の栄養成分と栄養機能表示

亜鉛	・亜鉛は、味覚を正常に保つのに必要な栄養素です ・亜鉛は、皮膚や粘膜の健康維持を助ける栄養素です ・亜鉛は、たんぱく質・核酸の代謝に関与して、健康の維持に役立つ栄養素です
銅	・銅は、赤血球の形成を助ける栄養素です ・銅は、多くの体内酵素の正常な働きと骨の形成を助ける栄養素です
鉄	・鉄は、赤血球を作るのに必要な栄養素です
葉酸 (ようさん)	・葉酸は、赤血球の形成を助ける栄養素です ・葉酸は、胎児の正常な発育に寄与する栄養素です

第3章　主な医薬品とその作用

問61　正答　3　★★☆

a　アセトアミノフェン：発熱を鎮め、痛みを和らげる(解熱鎮痛成分)

b　**正**　トラネキサム酸：抗炎症成分

c　ブロムヘキシン塩酸塩：痰の切れを良くする(去痰成分)

d　**正**　サリチルアミド：解熱鎮痛成分

問62　正答　4　★★☆

a　○ジリュウ(地竜)：フトミミズ科の*Pheretima* フェレティマ *aspergillum* Perrier又はその近縁動物の内部を除いたもの／熱さまし(解熱) アスペルギルム ペリエール

○ボウイ(防己)：ツヅラフジ科のオオツヅラフジの蔓性の茎及び根茎を、通例、横切したもの／鎮痛、利尿 つる こんけい よこぎり

b　ショウキョウ(生姜)、ケイヒ(桂皮)は、発汗を促して解熱を助ける作用を期待して配合される。

c,d 正

問63　正答　2　★★☆

a,d 正

b　ブロモバレリル尿素は、胎児に障害を引き起こす可能性があるため、妊婦等では使用を避けるべきである。

c　入眠障害、熟眠障害、中途覚醒、早朝覚醒等の症状が慢性的に続いている不眠は、医療機関を受診させるなどの対応が必要である。

問64　正答　1　★★★

a　「カリウムイオン」ではなく、「ナトリウムイオン」

b,c 正

d　カフェインには、作用は弱いながら反復摂取により依存を形成するという性質があるため、「短期間の服用にとどめ、連用しないこと」という注意喚起がなされている。

問65　正答　2　★★★

a　**正**　ジフェニドール塩酸塩：抗めまい成分

b　**正**　メクリジン塩酸塩：抗ヒスタミン成分

c　○カフェイン、ジプロフィリン：脳に軽い興奮を起こさせて平衡感覚の混乱によるめまいを軽減させる(キサンチン系成分)

○ピリドキシン塩酸塩：吐きけの防止に働く(ビタミンB6)

d　「ジプロフィリン」ではなく、「ブロモバレリル尿素、アリルイソプロピルアセチル尿素」

問66　正答　4　★★☆

a　漢方処方製剤は、用法用量において適用年齢の下限が設けられていない場合にあっても、生後3ヶ月未満の乳児には使用しない。

b,c,d 正

問67　正答　5　★★☆

a　**正**　トリメトキノール塩酸塩水和物：気管支拡張成分(アドレナリン作動成分)

b　「視床下部」ではなく、「延髄」

c　「気管支が拡張」ではなく、「気管支が収縮」

d　**正**　コデインリン酸塩水和物、ジヒドロコデインリン酸塩：鎮咳成分

問68　正答　1　★★☆

a　噴射式の液剤は、軽く息を吐きながら噴射することが望ましい。

b　**正**

c　**正**　クロルヘキシジングルコン酸塩：殺菌消毒成分

d　○殺菌消毒成分：口腔内や喉に付着した細菌等の微生物を死滅させたり、その増殖を抑える

○グリチルリチン酸二カリウム：声がれ、喉の荒れ、喉の不快感、喉の痛み又は喉の腫れの症状を鎮める(抗炎症成分)

問69　正答　3　★★☆

a　○消化薬：炭水化物、脂質、タンパク質等の分解に働く酵素を補う等により、胃や腸の内容物の消化を助ける

○健胃薬：弱った胃の働きを高める

b, d 正

c 「働きを促進する」ではなく、「働きを抑える」

---

a 正　オウバク(黄柏)：苦味による健胃、止瀉、腸粘膜を保護する(収斂)、抗菌、抗炎症、血行促進

b 正　沈降炭酸カルシウム：吸着成分

c ピコスルファートナトリウム：大腸を刺激して排便を促す(大腸刺激性瀉下成分)

d ○止瀉成分(腸内殺菌成分)：細菌感染による下痢の症状を鎮める

○次硝酸ビスマス：腸粘膜のタンパク質と結合して不溶性の膜を形成し、腸粘膜をひきしめることにより、腸粘膜を保護する(止瀉成分(収斂成分))

---

a, d 正

b ○木クレオソート：過剰な腸管の蠕動運動を正常化し、あわせて水分や電解質の分泌も抑える

○カオリン：腸管内の異常発酵等によって生じた有害な物質を吸着させる

c タンニン酸アルブミンは、牛乳にアレルギーがある人では使用を避ける。

---

1 正　センノシド：大腸刺激性瀉下成分

2, 5 正

3 ○マルツエキスは、比較的作用が穏やかなため、主に乳幼児の便秘に用いられる。

○ヒマシ油は、急激で強い瀉下作用を示すため、3歳未満の乳幼児では使用を避ける。

4 正　カルメロースナトリウム：膨潤性瀉下成分

---

a 健胃薬、消化薬、整腸薬又はそれらの目的を併せ持つものには、医薬部外品として製造販売されている製品もある。

b ○ジメチルポリシロキサン：消化管内容物中に発生した気泡の分離を促す(消泡成分)

○アズレンスルホン酸ナトリウム：胃粘液の分泌を促す、胃粘膜を覆って胃液による消化から保護する、荒れた胃粘膜の修復を促す(胃粘膜保護・修復成分)

c 正

d 正　理由：スクラルファートは、アルミニウムを含む成分であるため

---

a 正

○エンゴサク(延胡索)：鎮痛鎮痙

○シャクヤク(芍薬)：鎮痛鎮痙、鎮静

b ○パパベリン塩酸塩は、消化管の平滑筋に直接働いて胃腸の痙攣を鎮める作用を示す。

○パパベリン塩酸塩は、抗コリン成分と異なり、胃液分泌を抑える作用はない。

○パパベリン塩酸塩は、抗コリン成分と異なり自律神経系を介した作用ではないが、眼圧を上昇させる作用がある。

c 正　アミノ安息香酸エチル：局所麻酔成分

d 正　オキセサゼイン：局所麻酔成分

---

a, c, d 正

b グリセリンが配合された浣腸薬は、肛門や直腸の粘膜に損傷があり出血しているときに使用されると、グリセリンが傷口から血管内に入って、赤血球の破壊(溶血)を引き起こす、また、腎不全を起こすおそれがある。

---

a 駆虫薬は、腸管内に生息する虫体のみに作用し、虫卵及び腸管内以外に潜伏した幼虫には駆虫作用を示さない。

b, d 正

c ○ピペラジンリン酸塩：アセチルコリン伝達を妨げて、回虫及び蟯虫の運動筋を麻痺させる作用を示す

○パモ酸ピルビニウム：蟯虫の呼吸や栄養分の代謝を抑えて殺虫作用を示す

問 77　正答　1　★★☆

a ○ゴオウ(牛黄)：ウシ科のウシの胆嚢中に生じた結石／強心、末梢血管の拡張による血圧降下、緊張や興奮を鎮める、血液の循環を促す、解熱
○ユウタン(熊胆)：クマ科の*Ursus arctos*等の胆汁を乾燥したもの／苦味による健胃、利胆

b 強心薬には、心筋に作用して、その収縮力を高めるとされる成分(強心成分)が配合される。

c 正

> **参考**　リュウノウは、本来、龍脳樹の幹の空隙にできた結晶(ほぼ純粋なボルネオールの結晶)を基原とする。しかし、ほとんど採れず希少であるため、龍脳樹の幹や枝の砕片を水蒸気蒸留して得られた結晶を基原とするものが、リュウノウとして流通している。

d 正

問 78　正答　4　★★☆

a パンテチン：LDL の異化排泄を促進し、リポタンパクリパーゼ活性を高めて、HDL の産生を高める

b 高コレステロール改善薬は、ウエスト周囲径(腹囲)を減少させるなどの痩身効果を目的とする医薬品ではない。

c,d 正

問 79　正答　1　★★☆

a,b 正

c 「アスコルビン酸」ではなく、「タンニン酸」

d ○ビタミン C：消化管内で鉄が吸収されやすい状態に保つ
○ビタミン B6：ヘモグロビン産生に必要

問 80　正答　1　★★☆

a 高血圧や心疾患に伴う諸症状を改善する一般用医薬品は、高血圧や心疾患そのものの治療を目的とするものではなく、体質の改善又は症状の緩和を目的とするものである。

b,c,d 正

問 81　正答　3　★★☆

a ○内痔核：歯状線より上部の、直腸粘膜にできた痔核
○外痔核：歯状線より下部の、肛門の出口側にできた痔核

b,d 正

c ○裂肛(切れ痔、裂け痔)：肛門の出口からやや内側の上皮に傷が生じた状態
○痔瘻：肛門内部に存在する肛門腺窩と呼ばれる小さなくぼみに糞便の滓が溜まって炎症・化膿を生じた状態

問 82　正答　4　★★☆

a,(d 正)
○ウワウルシ：ツツジ科のクマコケモモの葉／尿路の殺菌消毒、利尿
○日本薬局方収載のウワウルシは、煎薬として残尿感、排尿に際して不快感のあるものに用いられる。
○ブクリョウ(茯苓)：サルノコシカケ科のマツホドの菌核で、外層をほとんど除いたもの／利尿、健胃、鎮静

b 正

c 正

> **参考**　牛車腎気丸について、
> ○胃腸が弱く下痢しやすい人では、胃部不快感、腹痛の副作用が現れやすい。
> ○のぼせが強く赤ら顔で体力の充実している人では、のぼせ、動悸の副作用が現れやすい。

問 83　正答　5　★★☆

a,d 正

b ○モクツウ(木通)：婦人薬には、利尿作用を期待して配合される
○オウレン(黄連)：婦人薬には、胃腸症状に対する効果を期待して配合される

c 更年期における血の道症とは、臓器・組織の形態的異常がなく、精神神経症状(例：抑うつ、寝つきが悪くなる)が現れる病態のことである。

a, c, d 正

b 「アドレナリン抑制成分」ではなく、「アドレナリン作動成分」

a ○抗ヒスタミン成分：ヒスタミンの働きを抑える
○セチルピリジニウム塩化物：鼻粘膜を清潔に保ち、細菌による二次感染を防止する(殺菌消毒成分)

b 正　リドカイン塩酸塩：局所麻酔成分

c クロモグリク酸ナトリウムは、アレルギー性でない鼻炎や副鼻腔炎に対しては無効である。

d ベンザルコニウム塩化物は、黄色ブドウ球菌、溶血性連鎖球菌又は真菌類(例：カンジダ)に対する殺菌消毒作用を示すが、ウイルスや結核菌には効果がない。

a, d 正

b 一度に何滴も点眼しても効果が増すことはなく、むしろ副作用を起こしやすくなる。

c 点眼後は、しばらく眼瞼(がんけん)を閉じて、薬液を結膜嚢内に行き渡らせる。

a ○オキシドールは、一般細菌類の一部に対して殺菌消毒作用を示す。
○オキシドールは、真菌類、結核菌、ウイルスには効果がない。〈令和4年3月以前の出題範囲〉

b, c, d 正

a, b 正

c 「温感刺激成分」ではなく、「冷感刺激成分」

d 一般的に、じゅくじゅくと湿潤している患部には、軟膏が適している。

a, c 正

b 「深在性真菌感染症」ではなく、「表在性真菌感染症」

d ○ウンデシレン酸、ウンデシレン酸亜鉛：患部を酸性にすることで、皮膚糸状菌の発育を抑える
○ピロールニトリン：菌の呼吸や代謝を妨げることにより、皮膚糸状菌の増殖を抑える

a 正

b ○ビタミンE：歯周組織の血行を促す
○ミルラ(没薬)：咽頭粘膜をひきしめる(収斂)、抗菌

c ○カルバゾクロム、フィトナジオン：炎症を起こした歯周組織からの出血を抑える(止血成分)
○チモール：歯肉溝での細菌の繁殖を抑える(殺菌消毒成分)

d 正　カミツレ：抗炎症、抗菌、発汗

a 禁煙補助剤は、喫煙を完全に止めたうえで使用する。

b, d 正

c 妊婦等では、禁煙補助剤の使用を避ける必要がある。
理由：摂取されたニコチンにより胎児に影響が生じるおそれがあるため

a 正

b ○ビタミンB2：脂質の代謝に関与し、皮膚や粘膜の機能を正常に保つために重要な栄養素
○ビタミンB1：炭水化物からのエネルギー産生に不可欠な栄養素

c 正　ビタミンC：体内の脂質を酸化から守る作用(抗酸化作用)を示し、皮膚や粘膜の機能を正常に保つために重要な栄養素で、メラニンの産生を抑える働きもあるとされる

d ○ビタミンB12：赤血球の形成を助け、また、

神経機能を正常に保つために重要な栄養素

○ビタミンD：腸管でのカルシウム吸収及び尿細管でのカルシウム再吸収を促して、骨の形成を助ける栄養素

問93　正答　3　★★☆

a ○ガンマ－オリザノール：米油及び米胚芽油から見出された抗酸化作用を示す成分で、ビタミンE等と組み合わせて配合される

○ヘスペリジン：ビタミン様物質のひとつで、ビタミンCの吸収を助ける

b 正　システイン：髪や爪、肌などに存在するアミノ酸の一種で、①皮膚におけるメラニンの生成を抑えるとともに、皮膚の新陳代謝を活発にしてメラニンの排出を促す、②肝臓においてアルコールを分解する酵素の働きを助け、アセトアルデヒドの代謝を促す

c ○コンドロイチン硫酸：軟骨組織の主成分で、軟骨成分を形成及び修復する

○グルクロノラクトン：肝臓の働きを助け、肝血流を促進する

d 正

問94　正答　1　★★☆

a, b 正

c 漢方薬とは、漢方医学(古来に中国から伝わり、日本において発展してきた日本の伝統医学)で用いる薬剤全体を概念的に広く表現する時に用いる言葉である。

d 現代では、一般用医薬品の漢方処方製剤として、乾燥エキス製剤を散剤等に加工したもののほか、軟エキス剤、伝統的な煎剤用の刻み生薬の混合物、丸剤等が、市販されている。

問95　正答　3　★★☆

a 正　ブシ(附子)：心筋の収縮力を高めて血液循環の改善、血液循環が高まることによる利尿、鎮痛

b サンザシ(山査子)：健胃、消化促進

c 正　カッコン(葛根)：解熱、鎮痙

d 正　サイコ(柴胡)：抗炎症、鎮痛、解熱

問96　正答　2　★★☆

a 正

b 手指又は皮膚の殺菌・消毒を目的とする消毒薬のうち、配合成分やその濃度等があらかじめ定められた範囲内であるものは、医薬部外品としても流通している。

c 正　エタノールは、アルコール分が微生物のタンパク質を変性させ、結核菌を含む一般細菌類、真菌類、ウイルスに対する殺菌消毒作用を示す。

d 酸性やアルカリ性の消毒薬が目に入った場合は、中和剤は用いず、早期に十分な水洗を行う。

問97　正答　1　★★☆

a 「ヒョウヒダニ類」ではなく、「ツメダニ類」
○ヒョウヒダニ類がヒトを刺すことはない。

b, c 正

d ディートを含有する忌避剤は、生後6ヶ月未満の乳児への使用を避ける。

問98　正答　2　★★☆

1 トリクロルホン：有機リン系殺虫成分

2 正

3 メトキサジアゾン：オキサジアゾール系殺虫成分

4 メトプレン：昆虫成長阻害成分

問99　正答　3　★★☆

a いかなる検査薬においても、偽陰性・偽陽性を完全に排除することは困難である。

b, d 正

c 尿糖・尿タンパク同時検査の場合、早朝尿(起床直後の尿)を検体とする。

問100　正答　3　★★☆

a, c, d 正

b 妊娠検査薬の結果をもって、直ちに妊娠しているか否かを断定することはできない。妊娠の確定診断には、尿中のホルモン検査だけでなく、専門医による問診や超音波検査などの結果から、総合的に妊娠の成立を見極める必要がある。

問 101　正答　2　★★★

a 病気の予防・症状の改善につながる事項は、必須記載ではない。

b 添付文書の内容は、医薬品の有効性・安全性等に係る新たな知見、使用に係る情報に基づき、必要に応じて随時改訂がなされる。

c 要指導医薬品及び一般用医薬品の添付文書や製品表示に記載されている適正使用情報は、一般の生活者に理解しやすい平易な表現で記載されている。

d 副作用については、まず、一般的な副作用について関係部位別に症状が記載され、そのあとに続けて、まれに発生する重篤な副作用について副作用名ごとに症状が記載されている。

問 102　正答　3　★★☆

a 重篤な副作用として、ショック(アナフィラキシー)や喘息等が掲げられている医薬品では、「アレルギーの既往歴がある人等は使用しないこと」と記載されている。

b 正

c 添加物は、名称ではなく、用途名(例：香料、pH 調整剤、等張化剤)や「その他 n 成分」と記載される場合もある。(添加物の分量については記載されない。)

d 消費者相談窓口として、製造販売業者の窓口担当部門の名称、電話番号、受付時間等が記載されている。

問 103　正答　3　★★☆

a 令和 3 年 8 月 1 日から、医療用医薬品への紙の添付文書の同梱を廃止し、注意事項等情報は電子的な方法により提供されることとなった。一方、一般用医薬品では、引き続き、紙の添付文書が同梱されている。

b 正

c,d ［P293 問 105 参照］

問 104　正答　1　★★☆

a 表示された「使用期限」は、未開封状態で保管された場合に品質が保持される期限であるため、いったん開封されたものについては、その期日まで品質が保証されない場合がある。

b 正

c 適切な保存条件の下で製造後 3 年を超えて性状及び品質が安定であることが確認されている医薬品では、使用期限の法的な表示義務はない。

問 105　正答　3　★★☆

a,b,d 正

c ○錠剤、カプセル剤、散剤は、室温との急な温度差で湿気を帯びるおそれがあるため、冷蔵庫内での保管は不適当である。

　○シロップ剤は、変質しやすいため、開封後は冷蔵庫内での保管が望ましい。

問 106　正答　2　★☆☆

1,3,4,5 正

2 「患者氏名」ではなく、「患者イニシャル」

問 107　正答　4　★★☆

副作用報告の期限

医薬品によるものと疑われる副作用症例の発生		国内事例	外国事例
使用上の注意から予測できないもの	死亡	15 日以内	
	重篤(死亡を除く)	15 日以内	
	非重篤	定期報告	―
使用上の注意から予測できるもの	死亡	15 日以内	―
	重篤(死亡を除く)：新有効成分含有医薬品として承認後 2 年以内	15 日以内	―
	市販直後調査等によって得られたもの	15 日以内	―
	重篤(死亡を除く)：上記以外	30 日以内	―
	非重篤	―	―

問 108　正答　5　★★★

a 正
b 副作用による疾病のため、入院治療が必要と認められるが、やむをえず自宅療養を行った場合も、給付対象に含まれる。
c 給付請求は、健康被害を受けた本人(又は家族)が行う。
d 「給付費」ではなく、「事務費」

問 109　正答　4　★★★

a 遺族一時金：死亡のときから5年以内
b 葬祭料：死亡のときから5年以内
c,d 正

問 110　正答　4　★★★

[P262 問 107 参照]

問 111　正答　2　★★☆

a,c 正
b PMDAメディナビは、誰でも利用可能である。
d 医薬品の製造販売業者等は、医薬品の有効性及び安全性に関する事項その他医薬品の適正な使用のために必要な情報を収集し、検討するとともに、薬局開設者等及びそこに従事する薬剤師や登録販売者に対して、提供するよう努めなければならない。

問 112　正答　2　★★★

a,b,d 正
c 正

> **関連**　一般用医薬品においても、エフェドリン、コデイン、ジヒドロコデイン、ブロモバレリル尿素、プソイドエフェドリン及びメチルエフェドリンの水和物及びその塩類を有効成分として含有する製剤は、濫用等のおそれのある医薬品として指定されている。

問 113　正答　1　★★☆

a,b 正
c 「糖質吸収抑制剤」ではなく、「食欲抑制剤」
d ○平成15年(2003年)9月の医薬品・医療機器等安全性情報(No.193)に、「塩酸フェニルプロパノールアミンを含有する医薬品による脳出血に係る安全対策について」が掲載された。
　　○医薬品・医療機器等安全性情報は、厚生労働省がとりまとめ、情報提供している。

問 114　正答　1　★★★

a 正
b 「消費者の立場」ではなく、「公平・中立な立場」
c 医薬品PLセンターは、平成7年7月の製造物責任法(PL法)の施行と同時に、日本製薬団体連合会が開設した。
d 医薬品PLセンターでは、医薬品及び医薬部外品に関する苦情の相談を受け付けている。

問 115　正答　4　★★☆

○患部が化膿している人は、以下の薬効群を「使用しないこと」

ステロイド性抗炎症成分が配合された外用薬	細菌等の感染に対する抵抗力を弱めて、感染を増悪させる可能性があるため

問 116　正答　2　★★☆

a,c 正
b 喘息を起こしたことがある人は、以下が配合された外用鎮痛消炎薬を「使用しないこと」

・インドメタシン ・フェルビナク ・ケトプロフェン ・ピロキシカム	喘息発作を誘発するおそれがあるため

d 以下の薬効群は、「服用前後は飲酒しないこと」

・ブロモバレリル尿素又はアリルイソプロピルアセチル尿素が配合された解熱鎮痛薬、催眠鎮静薬、乗物酔い防止薬 ・抗ヒスタミン成分を主薬とする催眠鎮静薬	鎮静作用の増強が生じるおそれがあるため

正答 3 ★★☆

[P279 問 108 参照]

※抗ヒスタミン成分：ジフェンヒドラミン塩酸塩等

問 118 正答 1 ★★☆

○含有する成分によらず、以下の薬効群は、「長期連用しないこと」

・かぜ薬 ・解熱鎮痛薬 ・抗菌性点眼薬 ・鼻炎用内服薬 ・鎮静薬 ・アレルギー用薬	一定期間又は一定回数使用しても症状の改善がみられない場合は、他に原因がある可能性があるため
・鼻炎用点鼻薬	二次充血、鼻づまり等を生じるおそれがあるため

問 119 正答 1 ★★☆

○以下の診断を受けた人は、グリセリンが配合された浣腸薬を使用する前に「相談すること」

心臓病	排便直後に、急激な血圧低下等が現れることがあり、心臓病を悪化させるおそれがあるため

問 120 正答 3 ★★☆

○以下の診断を受けた人は、1 日用量がグリチルリチン酸として 40 mg 以上、又はカンゾウとして 1 g 以上を含有する医薬品を使用する前に「相談すること」

腎臓病	大量に使用するとナトリウム貯留、カリウム排泄促進が起こり、むくみ(浮腫)等の症状が現れ、腎臓病を悪化させるおそれがあるため

短 評

全般的に標準的な難易度です。

問 3 の d は、令和 4 年 3 月以前の出題範囲からの作問なので、令和 5 年度実施の登録販売者試験では、"出題範囲"外となります。問 58 の d について、医薬品の販売関係の業界団体・職能団体の相談窓口の設置が許可の対象であるかどうかは、"出題範囲"では触れられていないため、ある意味、"出題範囲"外であるともいえます。問 82 の c は、牛車腎気丸(ごしゃじんきがん)の不向きな病態を問うもので、なかなかやっかいな問題といえるでしょう。問 87 の a について、オキシドールの効果が及ばない病原微生物の種別は、令和 4 年 3 月以前の出題範囲になるため、令和 5 年度実施の登録販売者試験では、"出題範囲"外であるともいえます。問 113 の d は、登録販売者試験史上初の「PPA 関連の医薬品・医療機器等安全性情報」に言及した出題となりますが、別の箇所(当該情報を発出した機関名)に明確な誤りがあるため、正答を選ぶうえでの障害とはならないはずです。

関西広域連合・福井

| 合格基準 | 120問中84問以上を正解すること、かつ、各章の正解率が35%以上であること |

| 合格率 | 関西広域連合 34.4%　福井 33.8% |

第1章　医薬品に共通する特性と基本的な知識

問1　正答　3　★★★

a 正

> **関連**　不良医薬品(例：異物等の混入、変質等がある医薬品)は、販売等してはならない。〈法第56条〉

b 一般用医薬品の販売には専門家が関与し、専門用語を分かりやすい表現で伝えるなどの情報提供を行う必要がある。

c 正

d 医薬品は、その有用性が認められたものであるが、使用に際して保健衛生上のリスクを伴う。

問2　正答　1　★★★

a,b,c 正

d ○医薬品の製造販売後の調査及び試験の実施の基準：Good Post-marketing Study Practice (GPSP)
○医薬品の製造販売後安全管理の基準：Good Vigilance Practice (GVP)

問3　正答　4　★★★

a 特定保健用食品は、身体の生理機能などに影響を与える保健機能成分を含むもので、国の個別の(一部は規格基準に従って)許可を受けたものである。

b,d 正

c 機能性表示食品は、事業者の責任で科学的根拠をもとに疾病に罹患していない者の健康維持及び増進に役立つ機能をパッケージに表示す

るものとして国に届出された商品である。

問4　正答　4　★★★

a 「中程度の身体の不調」ではなく、「軽度な身体の不調」

b,c,d 正

問5　正答　4　★★★

a アレルギーは、内服薬だけでなく、外用薬によっても引き起こされることがある。

b 正

c アレルギーと体質的・遺伝的な要素は関連があるため、近い親族にアレルギー体質の人がいる場合には注意する必要がある。

d 正

> **関連**　タンニン酸アルブミンに含まれるアルブミンは、牛乳に含まれるカゼインから精製される成分であるため、牛乳にアレルギーがある人では使用を避ける。

問6　正答　5　★★☆

a,c,d 正

b 正

> **参考**　例えば、燻蒸剤による殺虫処理後、部屋の換気を十分に行わなかった場合は、健康被害を生じるおそれが高まることがある。

問7　正答　2　★★☆

a 正

> **関連**　歯痛薬(外用)を使用して、歯の痛みに漫然と対処しているうちに、歯の齲蝕が進行してしまうことがある。

b 指示どおりの使用量であっても、一般用医薬品を長期連用すれば、肝臓や腎臓などの医薬品を代謝する器官を傷めたりすることがある。

c, d 正

問8　正答　1　★★★

a 医薬品の相互作用は、医薬品が吸収、分布、代謝又は排泄される過程で起こるものと、医薬品が薬理作用をもたらす部位において起こるものがある。

b, c 正

d 複数の医薬品を併用した場合、医薬品の作用が増強したり、減弱したりすることがある。

問9　正答　3　★★☆

a カフェインを含む医薬品(例：総合感冒薬)と食品(例：コーヒー)を一緒に服用すると、カフェインの過剰摂取になることがある。

b, c, d 正

問10　正答　3　★★★

a, b, c 正

d 成人用の医薬品の量を減らして小児へ与えるようなことは避け、必ず年齢に応じた用法用量が定められている医薬品を使用するよう保護者等に説明すべきである。

問11　正答　4　★★★

a, d 正

b 高齢者は、持病(基礎疾患)を抱えていることが多く、一般用医薬品の使用によって基礎疾患の症状が悪化することがある。

c 高齢者は、生理機能の衰えの度合いに個人差が大きいため、年齢から副作用リスクがどの程度

問12　正答　1　★★★

a 正

> **関連**　コデインリン酸塩水和物では、母乳への移行により、乳児でモルヒネ中毒が生じたとの報告がある。

b 正

> **参考**　妊婦を被験者とする臨床試験は実施が容易でないため、胎児への安全性に関する評価が困難となっている。

c 正

> **関連**　刺激性瀉下成分が配合された瀉下薬は、一般に、腸の急激な動きに刺激されて流産・早産を誘発するおそれがある。

d 妊娠3ヶ月以内の妊婦等では、ビタミンA含有製剤の過剰摂取に留意する必要がある。

> **関連**　妊娠3ヶ月前から妊娠3ヶ月までの間にビタミンAを1日10000国際単位以上摂取した妊婦から生まれた新生児において先天異常の割合が上昇したとの報告がある。

問13　正答　5　★★★

a プラセボ効果は、医薬品を使用したこと自体による楽観的な結果への期待(暗示効果)等が関与して生じると考えられている。

b プラセボ効果によってもたらされる反応や変化には、望ましいものと不都合なものがある。

c 正

d 医薬品は、プラセボ効果を目的として使用されるべきではない。

問14　正答　3　★★★

a 医薬品の配合成分には、高温や多湿、紫外線によって品質の劣化を起こしやすいものが多い。

b, d 正

c 正

> **関連** 不良医薬品(例:品質が承認等された基準に適合しない医薬品、その全部又は一部が変質・変敗した物質から成っている医薬品)は、販売等してはならない。〈法第56条〉

問15　正答　5　★★★

a [P236 問15参照]

b 「生活習慣病の治療」ではなく、「生活習慣病に伴う症状発現の予防」

c, d 正

問16　正答　2　★★☆

a 一般用医薬品では、必ずしも情報提供を受けた当人が医薬品を使用するとは限らないことを踏まえ、販売時のコミュニケーションを考える。

b, c 正

d 情報提供は、単に専門用語を分かりやすい平易な表現で説明するだけでなく、購入者等にどう理解され、行動に反映されているか等の実情を把握しながら行う。

問17　正答　5　★★★

[P266 問16のb参照]

問18　正答　3　★☆☆

○HIV訴訟の和解を踏まえ、厚生大臣が出席し、関係患者団体等を招いて「誓いの碑」の竣工式が行われた。「誓いの碑」には、「命の尊さを心に刻みサリドマイド、スモン、HIV感染のような医薬品による悲惨な被害を再び発生させることのないよう医薬品の安全性・有効性の確保に最善の努力を重ねていくことをここに銘記する　千数百名もの感染者を出した『薬害エイズ』事件　このような事件の発生を反省しこの碑を建立した　平成11年8月　厚生省」と刻まれている。

問19　正答　4　★★★

a 「ウシ原料由来の人工硬膜」ではなく、「ヒト乾燥硬膜」

b 「細菌の一種」ではなく、「細菌でもウイルスでもないタンパク質の一種」

c CJD訴訟では、国、輸入販売業者及び製造業者を被告として提訴された。

d 正

問20　正答　4　★★☆

a C型肝炎訴訟とは、出産や手術での大量出血などの際に特定のフィブリノゲン製剤や血液凝固第IX因子製剤の投与を受けたことが原因で、C型肝炎ウイルスに感染したことに対する損害賠償訴訟である。

> **参考** C型肝炎ウイルスが潜伏している原料血液から製造された血液製剤によって健康被害を生じた。注射器がウイルスに汚染されていたわけではない。

b, c, d 正

第3章　主な医薬品とその作用

問21　正答　5　★★☆

a かぜであるからといって、かぜ薬(総合感冒薬)を選択することが最適とは限らない。例えば、咳の症状がはっきりしている場合は、かぜ薬ではなく、鎮咳去痰薬を選択することが望ましい。

b かぜ薬は、ウイルスの増殖を抑えたり、ウイルスを体内から除去するものではない。

c かぜの原因として、まれに冷気や乾燥、アレルギーのような非感染性の要因もある。

d かぜの約8割は、ウイルスの感染が原因であるが、細菌の感染による場合もある。

問22　正答　5　★★☆

a サリチルアミド:発熱を鎮め、痛みを和らげる(解熱鎮痛成分)

b 正　グアイフェネシン:去痰成分

c チペピジンヒベンズ酸塩:咳を抑える(鎮咳成分)

d 正　ベラドンナ総アルカロイド:抗コリン成分

b 正 「神経がたかぶり、怒りやすい」とあれば、よくかんさん
抑肝散

c 正 「心身が疲れ、精神不安」とあれば、さんそう
酸棗
にんとう
仁湯

d 「心身が疲れ、血色が悪く」とあれば、かみき
加味帰
ひとう
脾湯

問 23 　　正答 5 　　★★☆

a 柴胡桂枝湯：カンゾウを含む、マオウを含まない

b 麦門冬湯：カンゾウを含む、マオウを含まない

c 正 　小青竜湯：カンゾウ、マオウを含む

d 正 　葛根湯：カンゾウ、マオウを含む

問 24 　　正答 3 　　★★★

a アスピリン、サザピリン、イブプロフェン、ア
スピリンアルミニウム、サリチル酸ナトリウム
は、一般用医薬品では、小児に対していかなる
場合も使用してはならない。

> **参考** 　アセトアミノフェンは、小児用の解熱
> 鎮痛薬に配合されていることが多い。

b アスピリン喘息は、アスピリン特有の副作用で
はなく、他の解熱鎮痛成分でも生じる可能性が
ある。

c,d 正

問 25 　　正答 5 　　★★☆

a ○メトカルバモール：骨格筋の緊張を鎮める
○ケイヒ(桂皮)：①香りによる健胃、②発汗を促
し解熱を助ける

b 正 　水酸化アルミニウムゲル：制酸成分

c カフェイン類：①解熱鎮痛成分の鎮痛作用を増
強させる、②中枢神経系を刺激して頭をすっき
りさせる、③疲労感・倦怠感を和らげる

d 正

問 26 　　正答 2 　　★★☆

a 正

b 本剤には、血栓予防薬の成分としても用いられ
る成分(アスピリン)が含まれていない。

c アセトアミノフェンは、他の解熱鎮痛成分のよ
うな胃腸障害は少なく、空腹時に服用できる製
品もあるが、食後の服用が推奨されている。

d 正 　アリルイソプロピルアセチル尿素：鎮静成分

問 27 　　正答 2 　　★★☆

a 「精神不安があって」とあれば、さいこかりゅうこつぼ
柴胡加竜骨牡

問 28 　　正答 2 　　★★★

a,c 正

b カフェインは、胃液分泌の亢進作用があるため、
胃酸過多の人では服用を避ける。

d カフェインの一部は乳汁中に移行するため、授
乳中の女性は総摂取量が継続して多くならな
いよう留意する。

問 29 　　正答 3 　　★★★

a ジプロフィリン：脳に軽い興奮を起こさせて、
平衡感覚の混乱によるめまいを軽減させる(キ
サンチン系成分)

b メクリジン塩酸塩：延髄にある嘔吐中枢への刺
激や内耳の前庭における自律神経反射を抑え
る(抗ヒスタミン成分)

c 正 　スコポラミン臭化水素酸塩水和物：抗コリ
ン成分

d 正 　ジフェニドール塩酸塩：抗めまい成分

問 30 　　正答 5 　　★★☆

a ○ジンコウ(沈香)：①鎮静、②健胃、③強壮
○ゴオウ(牛黄)：①強心、②末梢血管の拡張によ
る血圧降下、③緊張や興奮を鎮める、④血液の
循環を促す、⑤解熱
○ジャコウ(麝香)：①強心、②呼吸中枢を刺激し
て呼吸機能を高める、③意識をはっきりさせる、
④緊張や興奮を鎮める、⑤血液の循環を促す

b 小児鎮静薬を保護者側の安眠等を図ることを
優先して使用することは適当でない。

c 漢方処方製剤は、用法用量において適用年齢の
下限が設けられていない場合にあっても、生後
3ヶ月未満の乳児には使用しない。

d 正 　小建中湯は、カンゾウを含み、①乳幼児

の体格の個人差から体重当たりのグリチルリチン酸の摂取量が多くなること、②比較的長期間服用することがあるので、特に留意する。

問31　　正答　5　　★★☆

a デキストロメトルファン臭化水素酸塩水和物：非麻薬性鎮咳成分

b メチルエフェドリン塩酸塩：交感神経系を刺激して気管支を拡張させる(アドレナリン作動成分)

c 正

> **関連**　キサンチン系成分は、自律神経系を介さずに、気管支の平滑筋に直接作用して弛緩させ、気管支を拡張させる。

d 抗ヒスタミン成分(例：クロルフェニラミンマレイン酸塩)は、気道粘膜からの粘液の分泌を抑制し、痰を出にくくすることがある。

問32　　正答　3　　★★☆

「のどのつかえ感」とあれば、半夏厚朴湯（はんげこうぼくとう）

問33　　正答　3　　★★☆

a 「マグネシウム」ではなく、「アルミニウム」

b セトラキサート塩酸塩は、体内で代謝されてトラネキサム酸を生じることから、血栓のある人等では、生じた血栓が分解されにくくなる。

c 正　ジメチルポリシロキサン：消泡成分

d 正

> **関連**　ウルソデオキシコール酸には、肝臓の働きを高める作用もある。

問34　　正答　3　　★★★

a,b,c 正

d ビスマスを含む成分は、海外において長期連用した場合に精神神経症状が現れたとの報告があるため、1週間以上継続して使用しない。

問35　　正答　3　　★★☆

a 無機塩類(例：酸化マグネシウム)は、腸内容物の浸透圧を高めることにより、糞便中の水分量

を増やし、また、大腸を刺激して排便を促す。

b 正　理由：腸の急激な動きに刺激されて、流産・早産を誘発するおそれがあるため

c,d 正

問36　　正答　4　　★★☆

「便が硬く塊状（かいじょう）」とあれば、麻子仁丸（ましにんがん）

問37　　正答　3　　★★☆

a 正　チキジウム臭化物：抗コリン成分

b 正

c 正　ロートエキス：抗コリン作用を示すアルカロイドを豊富に含む生薬成分

d パパベリン塩酸塩は、抗コリン成分と異なり自律神経系を介した作用ではないが、眼圧を上昇させる作用がある。

問38　　正答　4　　★★☆

a ロクジョウ(鹿茸)：①強心、②強壮、③血行促進

b 正　シンジュ(真珠)：鎮静

c センソ(蟾酥)：強心

d 正　ジンコウ(沈香)：①鎮静、②健胃、③強壮

問39　　正答　1　　★★☆

a 正　「ふらつき」とあれば、苓桂朮甘湯（りょうけいじゅつかんとう）

b,d 正

c 苓桂朮甘湯（りょうけいじゅつかんとう）は、強心作用が期待される生薬を含まない。

問40　　正答　1　　★★☆

a 正　大豆油不けん化物は、腸管におけるコレステロールの吸収を抑える。

b 正　トコフェロール酢酸エステル(ビタミンE)は、コレステロールからの過酸化脂質の生成を抑えるほか、末梢血管における血行を促進する。

c ビタミンB2(例：リボフラビン酪酸エステル)は尿を黄色くするが、当該高コレステロール改善薬には含まれていない。

d 生活習慣の改善を図りつつ、1～3ヶ月くらい

服用を続けても改善がみられない時には、使用を中止して医師の診療を受ける必要がある。

問41　正答　3　★★★

a ○コバルトは、赤血球ができる過程で必要不可欠なビタミンB12の構成成分である。
　○銅は、ヘモグロビンの産生過程で、鉄の代謝や輸送に重要な役割を持つ。
b 正
c 鉄製剤の服用後、便が黒くなることがあるが、使用の中止を要する副作用等の異常ではない。
d 貧血の症状がみられる以前から予防的に鉄製剤を使用することは適当でない。

問42　正答　1　★★☆

a,b 正
c アラントイン：痔による肛門部の創傷の治癒を促す(組織修復成分)
d トコフェロール酢酸エステル：肛門周囲の末梢血管の血行を改善する(ビタミンE)

問43　正答　4　★★☆

a 当帰芍薬散：カンゾウを含まない
b 正　加味逍遙散：カンゾウを含む
c 桂枝茯苓丸：カンゾウを含まない
d 正　桃核承気湯：カンゾウ、ダイオウを含む

問44　正答　1　★★☆

「のぼせて足冷え」とあれば、桂枝茯苓丸

問45　正答　4　★★☆

a 「抗コリン成分」ではなく、「アドレナリン作動成分」
b 正　ロラタジン：抗ヒスタミン成分
c 正　トラネキサム酸：抗炎症成分
d 正　理由：抗ヒスタミン成分のクレマスチンフマル酸塩によりヒスタミンの働きが抑えられると眠気が促されるため

問46　正答　4　★★★

a 「血管を拡張」ではなく、「血管を収縮」
　○ナファゾリン塩酸塩：アドレナリン作動成分
b 正　ケトチフェンフマル酸塩：抗ヒスタミン成分
c クロモグリク酸ナトリウムは、アレルギー性でない鼻炎や副鼻腔炎に対して無効である。
d 正　リドカイン：局所麻酔成分

問47　正答　2　★★☆

a 正
b 正　プラノプロフェン：抗炎症成分
c ホウ酸は、洗眼薬として用時、水に溶解し、結膜嚢の洗浄・消毒に用いられる。また、点眼薬の防腐剤として配合されていることもある。
d サルファ剤は、すべての細菌に対して効果があるというわけではなく、また、ウイルスや真菌の感染に対する効果はない。

問48　正答　2　★★☆

a 正　テトラヒドロゾリン塩酸塩：アドレナリン作動成分
b 正
c 正　理由：雑菌が薬液に混入して、点眼薬に汚染を生じる原因となるため
d 添加物(防腐剤)のベンザルコニウム塩化物がレンズに吸着されて、角膜に障害を引き起こす原因となるため、ソフトコンタクトレンズを装着したままの点眼は避ける。

> 関連　1回使い切りタイプとして防腐剤を含まない製品では、ソフトコンタクトレンズ装着時にも使用できるものがある。

問49　正答　5　★★★

a ベンザルコニウム塩化物は、石けんとの混合によって殺菌消毒効果が低下する。
b ○ポビドンヨード：ヨウ素をPVPに結合させて水溶性とし、徐々にヨウ素が遊離するようにさせたもの
　○ヨードチンキ：ヨウ素及びヨウ化カリウムをエタノールに溶解させたもの

c クロルヘキシジン塩酸塩は、一般細菌類、真菌類に対して比較的広い殺菌消毒作用を示すが、結核菌やウイルスに対する効果はない。

d 消毒用エタノールは、皮膚刺激性が強いため、脱脂綿やガーゼに浸して患部に貼付することは避ける。

問 50　正答　3　★★☆

a デキサメタゾン：ステロイド性抗炎症成分

b 正　ケトプロフェン：非ステロイド性抗炎症成分

c 正　フェルビナク：非ステロイド性抗炎症成分

d インドメタシンは、胎児への影響を考慮して、妊婦等では使用を避けるべきである。

問 51　正答　5　★★☆

a 「温感刺激成分」ではなく、「冷感刺激成分」

b ジフェンヒドラミン：肥満細胞から遊離したヒスタミンとその受容体タンパク質との結合を妨げることで、ヒスタミンの働きを抑え、湿疹、皮膚炎、かぶれ等による一時的かつ部分的な皮膚症状を緩和する(抗ヒスタミン成分)

c, d 正

問 52　正答　3　★★☆

a 効能・効果に「壮年性脱毛症（そうねんせい）」や「円形脱毛症」等の疾患名を掲げた製品は、医薬品のみに認められている。

b, c, d 正

問 53　正答　2　★★☆

a 正　ジブカイン塩酸塩：局所麻酔成分

b カルバゾクロム：炎症を起こした歯周組織からの出血を抑える(止血成分)

c 正　オイゲノール：殺菌消毒成分

d 正　銅クロロフィリンナトリウム：炎症を起こした歯周組織の修復を促すほか、歯肉炎に伴う口臭を抑える(組織修復成分)

問 54　正答　2　★★☆

a 正　習慣的な喫煙により、喫煙していないと血中ニコチン濃度の低下によって、イライラ感、集中困難、落ち着かない等のニコチン離脱症状が現れる。

b ニコチン置換療法は、ニコチンの摂取方法を喫煙以外に換えて、離脱症状の軽減を図りながら徐々に摂取量を減らし、最終的にニコチン摂取をゼロにする方法である。禁煙補助剤は、喫煙を完全に止めたうえで使用する。

c 口腔内が酸性になるとニコチンの吸収が低下するため、口腔内を酸性にする食品を摂取した後しばらくは使用を避ける。

d 正　高血圧の診断を受けた人は、禁煙補助剤を使用する前に医師等に相談する。

問 55　正答　5　★★★

a ○ビタミン B2 は、脂質の代謝に関与し、皮膚や粘膜の機能を正常に保つために重要である。

○ビタミン B6 は、タンパク質の代謝に関与し、皮膚や粘膜の健康維持、神経機能の維持に重要な栄養素である。

b ビタミン B1 は、炭水化物からのエネルギー産生に不可欠で、神経の正常な働きを維持する。また、腸管運動を促進する働きもある。

c ビタミン D の過剰症として、高カルシウム血症、異常石灰化が知られている。

d 正

問 56　正答　3　★★☆

a ○グルクロノラクトンは、肝臓の働きを助け、肝血流を促進する。

○コンドロイチン硫酸は、軟骨組織の主成分で、軟骨成分を形成及び修復する。

b 正

c ○ヘスペリジンは、ビタミン様物質のひとつで、ビタミン C の吸収を助ける。

○アスパラギン酸ナトリウムは、アスパラギン酸がエネルギーの産生効率を高めるとされ、骨格筋に溜まった乳酸の分解を促す。

d ○ビタミン E は、下垂体（かすいたい）や副腎系に作用してホ

ルモン分泌の調節に関与し、ときに生理が早く来たり、経血量が多くなったりする。

○ナイアシン(ニコチン酸アミド、ニコチン酸)は、皮膚や粘膜などの機能の維持を助ける。

問 57　正答　2　★★☆

a 「常習便秘」とあれば、大柴胡湯
b 防風通聖散：カンゾウ、マオウ、ダイオウを含む
c,d 正

問 58　正答　2　★★☆

a,c 正
b 消毒薬の効果は、殺菌消毒成分の種類、濃度、温度、時間、消毒対象物の汚染度、微生物の種類や状態による影響を受ける。
d 塩素系殺菌消毒成分(例：次亜塩素酸ナトリウム)は、皮膚刺激性が強いため、通常、人体の消毒に用いられない。

問 59　正答　1　★★☆

a,c 正
b ゴキブリの卵は、殺虫成分が浸透しない殻で覆われているため、燻蒸処理を行っても駆除できない。
d イカリジンは、年齢による使用制限がない成分で、蚊やマダニ等に対して忌避効果(吸血、病原細菌の媒介を防止する効果)を示す。

問 60　正答　3　★★☆

a 通常、尿は弱酸性であるが、食事その他の影響で中性～弱アルカリ性に傾くと、正確な検査結果が得られなくなる。
b 出始めの尿ではなく、中間尿を採取して検査することが望ましい。
c 正
d 尿タンパク検査に異常を生じる要因は、①腎臓機能障害によるものとして腎炎、ネフローゼ、②尿路に異常によるものとして尿路感染症、尿路結石、膀胱炎等がある。

第2章　人体の働きと医薬品

問 61　正答　2　★★★

a,d 正
b 「脂質を消化」ではなく、「タンパク質を消化」
c 小腸は全長 6～7mの管状の臓器で、十二指腸、空腸、回腸の 3 部分に分かれる。

問 62　正答　3　★★☆

a 「大腸で再吸収」ではなく、「小腸で再吸収」
b 「グロブリン」ではなく、「ヘモグロビン」
c,d 正

問 63　正答　3　★★☆

a ○上気道：鼻腔から咽頭、喉頭までの部分
○下気道：気管から気管支、肺までの部分
b 正
c 正

> **関連**　肺自体には、肺を動かす筋組織がない。

d 肺胞の壁を介して、二酸化炭素が肺胞気中に拡散し、酸素が血液中の赤血球に取り込まれる。

問 64　正答　4　★★☆

a 四肢を通る静脈には、内腔に向かう薄い帆状のひだ(静脈弁)が一定の間隔で存在する。
b,d 正
c 心室には、血液を取り込む側と送り出す側にそれぞれ弁がある。

問 65　正答　3　★★☆

a 「白血球の量」ではなく、「赤血球の量」
b 正
c 「約 10%」ではなく、「約 40%」
d 「リンパ球は」ではなく、「単球は」

問 66　正答　3　★★☆

a 眼瞼(がんけん)は、素早くまばたき運動ができるよう、皮下組織が少なく薄くできているため、内出血や裂傷を生じやすい。

b 正

c 「赤外線に」ではなく、「紫外線に」

d わずかな光でも敏感に反応する視細胞が、光を感じる反応にはビタミン A が不可欠であるため、ビタミンAが不足すると夜盲症を生じる。

問 67　正答　1　★★☆

a , b , c 正

d 内耳は、聴覚器官である蝸牛(かぎゅう)と、平衡器官である前庭(ぜんてい)の 2 つの部分からなり、いずれも内部はリンパ液で満たされている。

問 68　正答　4　★★☆

a , d 正

b ○皮下組織は、脂肪細胞が多く集まって皮下脂肪層となっている。

○表皮の角質層は、角質細胞と細胞間脂質で構成されている。

c 「真皮の最下層」ではなく、「表皮の最下層」

問 69　正答　1　★★☆

○骨吸収と骨形成が互いに密接な連絡を保ちながら進行し、これが繰り返されることで骨の新陳代謝が行われる。骨組織を構成する無機質は骨に硬さを与え、有機質は骨の強靭さを保つ。

問 70　正答　5　★★☆

a , b , d 正

c 正

> **関連**　概ね、交感神経系は体が緊張状態に対応した態勢をとるように働き、副交感神経系は体が安息状態となるように働く。

問 71　正答　2　★★★

a 「主に大腸で」ではなく、「主に小腸で」

b 消化管からの有効成分の吸収は、一般に、濃度の高い方から低い方へ受動的に拡散していく現象である。

c 正

d 正

> **関連**　例えば、駆虫薬は腸管内での局所作用を目的とするが、駆虫成分が消化管から吸収されると、好ましくない全身作用(例：頭痛、めまい)を生じる原因となる。

問 72　正答　1　★★☆

a , b , c 正

d 有効成分と血漿タンパク質との複合体は、腎臓で濾過されないため、有効成分が循環血液中に長くとどまる。

問 73　正答　2　★★☆

a , c 正

b 腸溶錠は、腸内での溶解を目的として錠剤表面をコーティングしているため、口中で噛み砕いて服用してはならない。

d カプセル剤は、水なしで服用すると喉や食道に貼り付くことがあるため、必ず水(又はぬるま湯)とともに服用する。

問 74　正答　4　★★★

a 「軟膏剤」ではなく、「クリーム剤」

b 「クリーム剤」ではなく、「軟膏剤」

c 「乾きにくい」ではなく、「乾きやすい」

d 正

問 75　正答　4　★★★

a 正

b 医薬品の副作用による肝機能障害は、①有効成分等の直接的肝毒性が原因で起きる中毒性のもの、②有効成分に対する抗原抗体反応が原因で起きるアレルギー性のものに大別される。

c 偽アルドステロン症は、体内に塩分(ナトリウム)と水が貯留し、体からカリウムが失われることによって生じる病態である。

d 正

> **参考** 易感染性とは、抵抗力が弱くなって、感染しやすい状態になること

a 医薬品の副作用による精神神経症状は、通常の用法・用量でも発生する。

b,d 正

c 医薬品の副作用による無菌性髄膜炎の場合、早期に原因医薬品の使用を中止すれば、予後は比較的良好となることがほとんどである。

| 問77 | 正答 3 | ★★☆ |

a 消化性潰瘍とは、胃や十二指腸の粘膜組織が傷害されて、粘膜組織の欠損が粘膜筋板を超えている状態をいう。

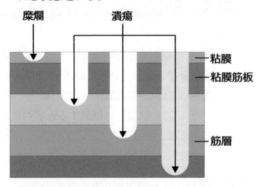

b 医薬品の副作用による消化性潰瘍は、自覚症状に乏しい場合もある。

c,d 正

| 問78 | 正答 4 | ★★☆ |

a ○通常の肺炎：気管支又は肺胞が細菌に感染して炎症を生じたもの
○間質性肺炎：肺胞と毛細血管を取り囲んで支持している組織(間質)が炎症を起こしたもの

b 医薬品の副作用による間質性肺炎は、医薬品の使用開始から1〜2週間で起きることが多い。

c 医薬品の副作用による間質性肺炎は、かぜや気管支炎の症状との区別が難しい。

d 正

| 問79 | 正答 3 | ★★☆ |

a ○不整脈：心筋の自動性や興奮伝導の異常が原因で心臓の拍動リズムが乱れる病態
○うっ血性心不全：全身が必要とする量の血液を心臓から送り出すことができなくなり、肺に血液が貯留して、種々の症状を示す疾患

b,c,d 正

| 問80 | 正答 4 | ★★☆ |

a 抗コリン作用がある成分(例：抗コリン成分)が配合された医薬品によって、眼圧が上昇することがある。

b 正

c 高眼圧を長時間放置すると、視神経が損傷して、視野欠損や失明といった不可逆的な視覚障害に至るおそれがある。

d 正

> **関連** 散瞳を生じる可能性のある成分として、例えば、抗コリン成分、ピレンゼピン塩酸塩水和物がある。

| 第4章 | 薬事関係の法規・制度 |

| 問81 | 正答 4 | ★☆☆ |

○医師、歯科医師、薬剤師、獣医師その他の医薬関係者は、医薬品等の有効性及び安全性その他これらの適正な使用に関する知識と理解を深めるとともに、これらの使用の対象者(略)及びこれらを購入し、又は譲り受けようとする者に対し、これらの適正な使用に関する事項に関する正確かつ適切な情報の提供に努めなければならない。〈法第1条の5〉

| 問82 | 正答 5 | ★★☆ |

a,b,d 正

c 正

> **関連** 同時に複数の都道府県で、販売従事登録を受けることはできない。

問83 正答 4 ★★★

a, c 正

b ○医療用医薬品の効能効果の表現は、診断疾患名(例：胃炎)で示されている。

○一般用医薬品及び要指導医薬品の効能効果の表現は、一般の生活者が判断できる症状(例：胃痛)で示されている。

d 要指導医薬品では、人体に直接使用されない検査薬において、検体の採取に身体への直接のリスクを伴うもの(例：血液を検体とするもの)は認められていない。

問84 正答 4 ★★★

a 毒薬又は劇薬は、14歳未満の者その他安全な取扱いに不安のある者に交付してはならない。

b 毒薬を貯蔵、陳列する場所には、かぎを施さなければならない。

c 正

d ［P270問44のd参照］

問85 正答 1 ★★☆

○生物由来製品は、人その他の生物(植物を除く。)に由来するものを原料又は材料として製造(小分けを含む。)をされる医薬品、医薬部外品、化粧品又は医療機器のうち、保健衛生上特別の注意を要するものとして、厚生労働大臣が薬事・食品衛生審議会の意見を聴いて指定するものと定義されている。〈法第2条第10項〉

○現在の科学的知見において、感染症の発生リスクの蓋然性(がいぜんせい)が極めて低いものについては、生物由来製品の指定の対象とならない。

問86 正答 1 ★★★

(a, b 正), c ［P245問87のc,d参照］

d 「及び電話番号」ではなく、「及び住所」

問87 正答 2 ★★☆

a, c, d 正

b 人又は動物の保健のために、ねずみ、はえ、蚊、のみその他これらに類する生物の防除の目的のために使用される物であって、機械器具等でないものは、医薬部外品に含まれる。〈法第2条第2項第2号〉

問88 正答 2 ★☆☆

a, b, d 正

c 「脱毛の防止」を目的とする外用剤は、化粧品ではなく、医薬品又は医薬部外品に該当する。
〈法第2条第1項第3号、第2条第2項第1号ハ〉

問89 正答 2 ★★☆

a, d 正

b 特定保健用食品、栄養機能食品、機能性表示食品を総称して、保健機能食品という。

c 正 特別用途食品には、①病者用食品、②妊産婦、授乳婦用食品、③乳児用食品、④えん下困難者用食品、⑤特定保健用食品がある。

問90 正答 解なし ★☆☆

(注)"出題範囲"には、食後の血中中性脂肪が上昇しにくい保健機能成分として「中性脂肪酸」の記載があるものの、当該成分は実在しない。誤っている選択肢が「4」と「5」になってしまうため、「解なし」となり、受験生全員に加点がなされた。

特定保健用食品の表示内容と保健機能成分

血圧が高めの方に適する	・ラクトトリペプチド ・カゼインドデカペプチド ・杜仲葉配糖体(ベニポシド酸)(とちゅうようはいとうたい) ・サーデンペプチド
カルシウム等の吸収を高める	・クエン酸リンゴ酸カルシウム ・カゼインホスホペプチド ・ヘム鉄 ・フラクトオリゴ糖
コレステロールが高めの方に適する	・キトサン ・大豆たんぱく質 ・低分子化アルギン酸ナトリウム
食後の血中中性脂肪が上昇しに	・中性脂肪酸 　※実在しない成分

くい、身体に脂肪がつきにくい	・難消化性デキストリン ※実在する成分の例
骨の健康維持に役立つ	・大豆イソフラボン ・MBP(乳塩基性たんぱく質)

問 91　　正答　1　　★★★

a, b 正

c 薬局の管理者は、薬剤師でなければならない。

d「地域連携薬局」ではなく、「専門医療機関連携薬局」

問 92　　正答　1　　★★★

a, c, d 正

b「薬剤師又は登録販売者」ではなく、「薬剤師」

問 93　　正答　2　　★★★

a, b 正

c 一般用医薬品は、(薬効群ごとに区別しているかどうかにかかわらず、)リスク区分ごとに陳列しなければならない。

d 正　指定第二類医薬品は、鍵をかけた陳列設備に陳列する場合等を除き、情報提供を行うための設備から 7 メートル以内の範囲に陳列しなければならない。

問 94　　正答　3　　★★☆

a「勤務する薬剤師の薬剤師免許証」は、薬局の法定掲示事項ではない。

b, c, d 正

問 95　　正答　5　　★★☆

a 薬局における特定販売とは、その薬局におけるその薬局以外の場所にいる者に対する一般用医薬品又は薬局製造販売医薬品(毒薬及び劇薬であるものを除く)の販売又は授与をいう。

b, d 正

c 薬局開設者は、特定販売を行う場合には、当該薬局に貯蔵し、又は陳列している医薬品を販売又は授与しなければならない。

参考　注文を受けた医薬品の在庫がないからといって、他店に貯蔵・陳列されている医薬品を直接発送させることはできない。他店から当該薬局に取り寄せ、いったん当該薬局の管理者の管理下に置いてから発送する必要がある。

問 96　　正答　4　　★★★

a, c 正

b「いずれかの要件」ではなく、「すべての要件」

d 何人(なんぴと)も、承認前の医薬品について、その名称、製造方法、効能、効果又は性能に関する広告をしてはならない。〈法第 68 条〉

[P272 問 58 の b 参照]

問 97　　正答　4　　★★☆

a 正

b 医薬品の使用前、使用後のいずれの写真も、効能効果の保証表現となるものは認められない。

c 漢方処方製剤の効能効果は、個々の生薬成分が相互に作用しているため、構成生薬の作用を個別に挙げて説明することは不適当である。

d 一般用医薬品について、同じ有効成分を含有する医療用医薬品の効能効果をそのまま標榜することは、承認されている内容を正確に反映した広告といえない。

問 98　　正答　3　　★★★

a, b 正

c 配置販売業において、医薬品を先用後利によらず現金売りを行うことは、配置による販売行為に当たらず、取締りの対象となる。

d 効能効果が重複する医薬品の組み合わせ販売は不適当である。また、在庫処分の目的で組み合わせを行うことは、厳に認められない。

問 99　　正答　5　　★★☆

a 正　立入検査等の妨害をした場合、50 万円以下の罰金に処される。

b「店舗管理者に対して」ではなく、「店舗販売業者に対して」

c ○「帳簿書類を収去」ではなく、「帳簿書類を検査」
　○「帳簿書類を収去」ではなく、「無承認無許可医薬品等の疑いのある物を収去」
d 「厚生労働大臣」ではなく、「都道府県知事」

問100　正答　2　★★☆

a,d 正
b 「独立行政法人国民生活センター」ではなく、「薬事監視員を任命している行政庁の薬務主管課、保健所、薬事監視事務所」
c 消費者団体等の民間団体では、生活者へのアドバイスを行っている。

第5章　医薬品の適正使用・安全対策

問101　正答　2　★★☆

a,b,c 正
d 令和3年8月1日から、医療用医薬品への紙の添付文書の同梱を廃止し、注意事項等情報は電子的な方法により提供されることとなった。一方、一般用医薬品では、引き続き、紙の添付文書が同梱されている。

問102　正答　5　★★☆

1,2,3,4 正
5 「服用後、乗物又は機械類の運転操作をしないこと」は、小児に通常当てはまらない内容であるが、その医薬品の配合成分に基づく一般的な注意事項として、小児に使用される医薬品においても記載されている。

問103　正答　2　★★★

1 錠剤では、取り出したときに室温との急な温度差で湿気を帯びるおそれがあるため、冷蔵庫内での保管は不適当である。
2 正
3 医薬品は、誤用の原因になったり品質が変わるため、他の容器に入れ替えてはならない。

4 点眼薬は、使用に際して薬液に細菌汚染があった場合に、別の使用者に感染するおそれがあるため、他の人と共用してはならない。
5 シロップ剤は変質しやすいため、開封後は冷蔵庫内に保管するのが望ましい。

問104　正答　3　★★☆

a 「製造後1年」ではなく、「製造後3年」
b,c 正
d 可燃性ガスを噴射剤としているエアゾール製品では、消防法や高圧ガス保安法に基づく注意事項をその容器に表示することが義務づけられているが、添付文書の「保管及び取扱い上の注意」にも当該注意事項が記載されている。

問105　正答　1　★★★

a,b 正
c 緊急安全性情報は、PMDAメディナビ、製造販売業者からの直接配布、ダイレクトメール、ファックス、電子メール等により伝達される。
d 緊急安全性情報は、厚生労働省からの命令や指示、又は製造販売業者の自主決定に基づいて作成される。

問106　正答　3　★★★

a,(b 正)　[P262問107参照]
c,d 正

問107　正答　3　★★☆

a 「全国の全ての医療機関」ではなく、「モニター施設に指定した約3000の医療機関」
b,c,d 正

問108　正答　3　★★☆

a 副作用報告の期限

医薬品によるものと疑われる副作用症例の発生		国内事例	外国事例
使用上の注意から予測できないもの	死亡	15日以内	
	重篤（死亡を除く）	15日以内	
	非重篤	定期報告	—

b 正　感染症報告の期限

医薬品によるものと疑われる感染症症例の発生		国内事例	外国事例
使用上の注意から予測できないもの	重篤(死亡を含む)	15日以内	
	非重篤	15日以内	―
使用上の注意から予測できるもの	重篤(死亡を含む)	15日以内	
	非重篤	―	―

c 正　[P249 問115のc参照]

d 正　副作用報告の期限

医薬品によるものと疑われる副作用症例の発生		国内事例	外国事例
発生傾向が使用上の注意等から予測できないもの	重篤(死亡含む)	15日以内	
発生傾向の変化が保健衛生上の危害の発生又は拡大のおそれを示すもの	重篤(死亡含む)	15日以内	

問 109　正答　4　★★☆

○サリドマイド事件、スモン事件等を踏まえ、1979年に薬事法が改正され、医薬品の市販後の安全対策の強化を図るため、①再審査・再評価制度の創設、②副作用等報告制度の整備、③保健衛生上の危害の発生又は拡大を防止するための緊急命令、廃棄・回収命令に関する法整備等がなされた。

問 110　正答　5　★★☆

a 医薬品の副作用による疾病のため、入院治療が必要と認められる場合であって、やむをえず自宅療養を行った場合は、給付の対象となる。
b 製薬企業に損害賠償責任がある場合は、救済制度の対象とならない。
c 給付請求は、健康被害を受けた本人(又は家族)が総合機構(PMDA)に行う。
d 救済給付業務に必要な費用のうち、事務費はその2分の1相当額が国庫補助により賄われる。

問 111　正答　4　★★☆

a 遺族年金：死亡のときから5年以内
b 葬祭料：死亡のときから5年以内
c,d 正

問 112　正答　2　★★★

[P249 問116 参照]

問 113　正答　1　★★☆

a,b,c 正
d 「肝機能障害」ではなく、「間質性肺炎」

問 114　正答　4　★★☆

○腎臓病の診断を受けた人は、以下の成分を使用する前に「相談すること」

・アスピリン ・アスピリンアルミニウム ・エテンザミド ・イブプロフェン ・アセトアミノフェン	むくみ(浮腫)、循環体液量の増加が起こり、腎臓病を悪化させるおそれがあるため

○肝臓病の診断を受けた人は、以下の成分を使用する前に「相談すること」

・アスピリン ・アスピリンアルミニウム ・エテンザミド ・イブプロフェン ・イソプロピルアンチピリン ・アセトアミノフェン	肝機能障害を悪化させるおそれがあるため

問 115　正答　3　★★★

○胃・十二指腸潰瘍の診断を受けた人は、以下の成分を使用する前に「相談すること」

ビスマスを含む成分(例：次硝酸ビスマス)	ビスマスの吸収が高まり、血中に移行する量が多くなり、ビスマスによる精神神経障害等が発現するおそれがあるため

問 116　正答　2　★★☆

○血栓のある人(脳血栓、心筋梗塞、血栓静脈炎等)、血栓症を起こすおそれのある人は、以下の成分を使用する前に「相談すること」

・トラネキサム酸(内服) ・セトラキサート塩酸塩	生じた血栓が分解されにくくなるため

問 117 　正答 　5 　★★★

a, b, d 正　以下の人は、プソイドエフェドリン塩酸塩を「使用しないこと」

糖尿病の診断を受けた人	肝臓でグリコーゲンを分解して血糖値を上昇させる作用があり、糖尿病を悪化させるおそれがあるため
心臓病の診断を受けた人	徐脈(じょみゃく)又は頻脈(ひんみゃく)を引き起こし、心臓病の症状を悪化させるおそれがあるため
前立腺肥大による排尿困難の症状がある人	交感神経刺激作用により、尿の貯留・尿閉(にょうへい)を生じるおそれがあるため

c　激しい腹痛又は吐き気・嘔吐の症状がある人は、以下の薬効群を「使用しないこと」

ヒマシ油が配合された瀉下薬	急性腹症(きゅうせいふくしょう)の症状である可能性があるため

問 118 　正答 　5 　★★★

○アルミニウムを含む成分(以下、例)が配合された胃腸薬は、「長期連用しないこと」

・スクラルファート ・水酸化アルミニウムゲル ・ケイ酸アルミン酸マグネシウム ・ケイ酸アルミニウム ・合成ヒドロタルサイト ・アルジオキサ	長期連用により、アルミニウム脳症及びアルミニウム骨症を生じるおそれがあるため

問 119 　正答 　2 　★★☆

a 正　[P324 問 114 参照]

b　腎臓病の診断を受けた人は、以下を使用する前に「相談すること」

アルミニウムを含む成分(例:スクラルファート)が配合された胃腸薬、胃腸鎮痛鎮痙薬	過剰のアルミニウムイオンが体内に貯留し、アルミニウム脳症、アルミニウム骨症を生じるおそれがあるため。また、使用する場合には、医療機関において定期的に血中アルミニウム、リン、カルシウム、アルカリフォスファターゼ等の測定を行う必要があるため

c 正　甲状腺機能障害の診断を受けた人は、アドレナリン作動成分(以下、例)を使用する前に「相談すること」

・メチルエフェドリン塩酸塩 ・トリメトキノール塩酸塩水和物 ・フェニレフリン塩酸塩 ・メトキシフェナミン塩酸塩	交感神経系を興奮させる成分は、症状を悪化させるおそれがあるため

d 正　腎臓病の診断を受けた人は、以下の成分が配合された瀉下薬を使用する前に「相談すること」

・マグネシウムを含む成分(例:酸化マグネシウム) ・硫酸ナトリウム	無機塩類の排泄遅延、体内貯留しやすいため

問 120 　正答 　1 　★★☆

○以下の成分は、「服用後、乗物又は機械類の運転操作をしないこと」

・スコポラミン臭化水素酸塩水和物 ・メチルオクタトロピン臭化物	①眠気、②目のかすみ、③異常なまぶしさを生じることがあるため

短 評

難問系の試験です。

問 12 の d は、第 1 章ではなく、第 3 章の"出題範囲"からの作問となります。問 18 は、登録販売者試験史上初の「誓いの碑」からの出題なので、正解できなくても仕方ないでしょう。問 85、問 99 は、条文の一段深い理解が求められるため、正解できた方は優秀といえます。

中国・四国

合格基準　120問中84問以上を正解すること、かつ、各章の正解率が40%以上であること

合格率　島根 28.2%　鳥取 26.3%　岡山 28.1%　広島 30.7%　山口 29.7%　香川 24.9%
愛媛 25.3%　高知 21.4%

第1章　医薬品に共通する特性と基本的な知識

問1　正答　2　★★★

a, b 正

c 眠気や口渇等の比較的よく見られる症状も、副作用である。

d 一般用医薬品の使用にあたっては、通常、その使用を中断することによる不利益よりも、重大な副作用を回避することが優先される。

問2　正答　1　★★★

a「罹患した者」ではなく、「罹患していない者」

b, d 正

c 健康食品は、安全性や効果を担保する科学的データの面でも医薬品と異なるものである。

問3　正答　5　★★★

a, d 正

b 相互作用は、医薬品が吸収、分布、代謝又は排泄される過程で起こるものと、医薬品が薬理作用をもたらす部位において起こるものがある。

c 酒類をよく摂取する者では、肝臓の代謝機能が高まっていることが多く、その結果、アセトアミノフェンが通常よりも代謝されやすくなる。

問4　正答　4　★★★

a ○医薬品の臨床試験の実施の基準：Good Clinical Practice（GCP）
グッド クリニカル プラクティス

○医薬品の製造販売後安全管理の基準：Good Vigilance Practice（GVP）
ヴィジランス

b, c 正

d「50%有効量」ではなく、「50%致死量（LD_{50}）」

問5　正答　1　★★★

a, b, c 正

d 医薬品は、人の疾病の診断、治療若しくは予防に使用されること、又は人の身体の構造や機能に影響を及ぼすことを目的とする。

問6　正答　5　★★★

a 小児：7歳以上、15歳未満

b 正

c 保護者等に対して、成人用の医薬品の量を減らして小児へ与えるような使用は避け、必ず年齢に応じた用法用量が定められているものを使用するよう説明することが重要である。

d 小児は、血液脳関門が未発達であるため、循環血液中に移行した医薬品の成分が脳の組織に達しやすい。

問7　正答　4　★★★

1 高齢者では、年齢のみから、どの程度副作用を生じるリスクが増大しているかを判断することが難しい。

2 一般に高齢者は生理機能が衰えつつあり、特に、肝臓や腎臓の機能が低下していると医薬品の作用が強く現れやすくなる。

3 高齢者が複数の医薬品を長期間使用すると、副作用を生じるリスクは高い。

4 正

問8　　正答　5　　★★★

a　「混合する仕組み」ではなく、「混ざらない仕組み」

b,d 正

c　一般用医薬品は、多くの場合、妊婦が使用した場合における安全性に関する評価が困難であるため、妊婦の使用について、「相談すること」としているものが多い。

問9　　正答　2　　★★★

a,c 正

b　プラセボ効果とは、医薬品を使用したとき、結果的又は偶発的に薬理作用によらない作用を生じることをいう。

d　プラセボ効果によってもたらされる反応や変化には、望ましいもの(効果)と不都合なもの(副作用)がある。

問10　　正答　1　　★★★

a,c 正

b　近年、専門家による適切なアドバイスの下で、身近にある一般用医薬品を利用する「セルフメディケーション」の考え方がみられる。

問11　　正答　3　　★★★

a,b,d 正

c　医薬品にアレルギーを起こしたことがない人でも、病気等に対する抵抗力が低下している状態では、アレルギーを起こすことがある。

問12　　正答　4　　★★★

a 正

b　医薬品は、適切な保管・陳列がなされ場合でも、経時変化による品質の劣化は避けられない。

c　医薬品は適切な保管・陳列がなされない場合、医薬品の効き目が低下したり、人体に好ましくない作用をもたらす物質を生じることがある。

d　表示されている「使用期限」は、未開封状態で保管された場合に品質が保持される期限である。

問13　　正答　5　　★★★

1,2,3,4 正　[P236 問15参照]

5　「重度な疾病」ではなく、「軽度な疾病」

問14　　正答　4　　★★★

○一般用医薬品とは、医薬品のうち、その効能及び効果において人体に対する作用が著しくないものであって、薬剤師その他の医薬関係者から提供された情報に基づく需要者の選択により使用されることが目的とされているもの(要指導医薬品を除く)」をいう。〈法第4条第5項第4号〉

問15　　正答　4　　★★☆

a,b 正

c　医療機関・薬局で交付された薬剤を使用している人については、登録販売者において一般用医薬品との併用の可否を判断することは困難なことが多く、その薬剤を処方した医師若しくは歯科医師又は調剤を行った薬剤師に相談するよう説明する必要がある。

問16　　正答　1　　★★☆

a,d 正

b　一般用医薬品には、使用すればドーピングに該当する成分を含んだものがある。

c　医薬品(一般用医薬品を含む)の乱用の繰り返しによって、慢性的な臓器障害を生じるおそれがある。

問17　　正答　1　　★★★

a　「解熱鎮痛薬」ではなく、「催眠鎮静剤等」

b　「血液脳関門」ではなく、「血液－胎盤関門」

c 正

d 正

> **関連**　血管新生を妨げる作用は、サリドマイドの一方の異性体(S体)のみにあり、もう一方の異性体(R体)にはない。

問 18	正答 5	★★☆

a, d 正

b ○医薬品副作用被害救済制度：サリドマイド訴訟、スモン訴訟を契機に創設
○生物由来製品による感染等被害救済制度：HIV 訴訟、CJD 訴訟を契機に創設

c HIV 訴訟の和解を踏まえ、製薬企業に対し、従来の副作用報告に加えて、感染症報告が義務づけられた。

問 19	正答 3	★★★

a, d 正

b 「リン脂質の一種」ではなく、「タンパク質の一種」

c ○スモン：初期には腹部の膨満感から激しい腹痛を伴う下痢を生じ、次第に下半身の痺れや脱力、歩行困難等が現れる
○CJD：次第に認知症に類似した症状が現れ、死に至る重篤な神経難病

問 20	正答 2	★★☆

a, c 正

b キノホルム製剤は、我が国では、1970 年 9 月に販売が停止されている。

d 「医薬品副作用モニター制度」ではなく、「医薬品副作用被害救済制度」

第2章	人体の働きと医薬品

問 21	正答 3	★★☆

1, 2, 4 正

3 「尿酸」ではなく、「尿素」

問 22	正答 4	★★☆

a 「ビタミン D」ではなく、「ビタミン K」

b, c 正

d 通常、糞便の成分の大半は水分で、そのほか、はがれ落ちた腸壁上皮細胞の残骸(15〜20%)や腸内細菌の死骸(10〜15%)が含まれる。食物の残滓は約 5%に過ぎない。

問 23	正答 1	★★☆

a, b, d 正

c 喉頭から肺へ向かう気道が左右の肺へ分岐するまでの部分を気管といい、そこから肺の中で複数に枝分かれする部分を気管支という。

問 24	正答 3	★★☆

1, 2, 4, 5 正

3 ○ヘモグロビンは、鉄分と結合したタンパク質である。
○血液中の二酸化炭素のほとんどは、ヘモグロビンと結合せず、血漿中に溶け込んで末梢組織から肺へ運ばれる。

問 25	正答 2	★★★

a, c 正

b 「白血球の産生」ではなく、「赤血球の産生」

d 副腎髄質では、自律神経系に作用するアドレナリン(エピネフリン)とノルアドレナリン(ノルエピネフリン)が産生・分泌される。

問 26	正答 5	★★☆

a 「ビタミン B6」ではなく、「ビタミン A」

b ○目の充血：血管が拡張して赤く見える状態
○結膜の充血では、白目の部分だけでなく、眼瞼の裏側も赤くなる。

c, d 正

問 27	正答 2	★★☆

a, c 正

b 「副鼻腔」ではなく、「鼻腔」

d 「蝸牛」ではなく、「鼓室」

問 28　正答　1　★★☆

○皮膚の色は、表皮や真皮に沈着したメラニン色素によるものである。

○メラニン色素は、表皮の最下層にあるメラニン産生細胞(メラノサイト)で産生され、太陽光に含まれる紫外線から皮膚組織を防護する役割がある。

問 29　正答　1　★★☆

1　正

2　「水酸化カルシウムや塩化カルシウム」ではなく、「炭酸カルシウムやリン酸カルシウム」

3　「靱帯(じんたい)を介して」ではなく、「腱(けん)を介して」

4　「乳糖が蓄積」ではなく、「乳酸が蓄積」

5　「比較的強い力」ではなく、「比較的弱い力」

問 30　正答　2　★★☆

1,3　正

2　脳の血管は末梢に比べて物質の透過に関する選択性が高く、小分子であってもイオン化した物質は血液中から脳の組織へ移行しにくい。

4,5　正

効果器	交感神経系	副交感神経系
腸	運動低下	運動亢進
膀胱	排尿筋の弛緩 (→排尿抑制)	排尿筋の収縮 (→排尿促進)

問 31　正答　5　★★☆

a　内服薬の有効成分は、主に小腸で吸収され、一般に、濃度の高い方から低い方へ受動的に拡散していく。

b　「小腸から吸収」ではなく、「口腔粘膜から吸収」

c　鼻腔の粘膜に適用する一般用医薬品は、いずれも局所への作用を目的として用いられるが、全身性の副作用を生じることがある。

d　咽頭の粘膜に適用する含嗽薬(がんそう)は、食道へ流れてしまうため、咽頭粘膜から吸収されることで全身的な副作用が起こることは少ない。

問 32　正答　3　★★☆

1　「脂溶性の物質」ではなく、「水溶性の物質」

2　体外への排出経路には、尿中、胆汁中、呼気中のほか、汗中や母乳中などがある。

3　正

4　「肝動脈」ではなく、「門脈」

5　循環血液中に存在する有効成分の多くは、未変化体のままで、あるいは代謝物の形で、腎臓から尿中などに排出される。

問 33　正答　4　★★★

○チュアブル錠は、口の中で舐めたり噛み砕いたりして服用する剤形であり、水なしでも服用できる。

問 34　正答　3　★★☆

a　「遅発型」ではなく、「即時型」

b,c　正

d　「見分けやすい」ではなく、「見分けにくい」

問 35　正答　4　★★☆

1,2,3,5　正

4　「遅れて生じる」ではなく、「先行して生じる」

問 36　正答　5　★★☆

a,d　正

b　医薬品の副作用としての眠気は、十分注意する必要がある。

　　理由:乗物や危険な機械類の運転操作中に眠気を生じると、重大な事故につながる可能性が高いため

c　「真菌が原因」ではなく、「ウイルスが原因」

問 37　正答　3　★★☆

a,d　正

b　消化性潰瘍は、胃のもたれ、食欲低下、胸やけ、吐きけ、胃痛、空腹時にみぞおちが痛くなる、消化管出血に伴って糞便が黒くなるなどの症状が現れるが、自覚症状が乏しい場合もある。

c　医薬品の作用によって腸管運動が麻痺して腸内容物の通過が妨げられることがあるが、腸管自体が閉塞していなくても、イレウス様症状を呈する。

a ○不整脈：心筋の自動性や興奮伝導の異常が原因で心臓の拍動リズムが乱れる病態

　○うっ血性心不全：全身が必要とする量の血液を心臓から送り出すことができなくなり、肺に血液が貯留して、種々の症状を示す疾患

b,d 正

c 心不全の既往(きおう)がある人は、薬剤による心不全を起こしやすい。

| 問 39 | 正答 1 | ★★☆ |

○眼球内の角膜と水晶体の間を満たしている眼房水が排出されにくくなると、眼圧が上昇して視覚障害を生じることがある。

○例えば、抗コリン作用がある成分が配合された医薬品によって眼圧が上昇し、眼痛や眼の充血に加え、急激な視力低下を来すことがある。特に眼房水の出口である隅角(ぐうかく)が狭くなっている閉塞隅角緑内障がある人では、厳重な注意が必要である。

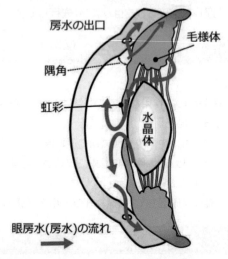

房水の出口

毛様体

隅角

虹彩

水晶体

眼房水(房水)の流れ

| 問 40 | 正答 2 | ★★☆ |

a,b 正

c 「1〜2ヶ月」ではなく、「1〜2週間」

| 第4章 | 薬事関係の法規・制度 |

| 問 41 | 正答 1 | ★★☆ |

a,b 正

c 医薬部外品を販売する場合、販売業の許可は必要ない。

d 正

> **関連** 薬局開設の許可を受けた者又は医薬品の販売業の許可を受けた者でなければ、業として、医薬品を販売等してはならない。〈法第24条第1項〉

| 問 42 | 正答 4 | ★★★ |

1 「白地に黒枠、黒字」ではなく、「黒地に白枠、白字」

2,5 「当該医薬品の品名、用法用量」ではなく、「当該医薬品の品名」

3 「赤地に白枠、白字」ではなく、「白地に赤枠、赤字」

4 正

| 問 43 | 正答 2 | ★★☆ |

1 医薬部外品に、化粧品的な効能効果を標榜することは、薬用化粧品類、薬用石けん、薬用歯みがき類等において認められている。

2 正

3 化粧品には、人の疾病の診断、治療若しくは予防に使用されること、又は人の身体の構造若しくは機能に影響を及ぼすことを目的とするものは含まれない。

4 医薬部外品を製造販売する場合には、厚生労働大臣が基準を定めて指定するものを除き、品目ごとに承認を得る必要がある。

5 化粧品は、医薬品の成分の配合が認められる場合にあっても、薬理作用が期待できない量以下に制限されている。

| 問 44 | 正答　4 | ★★★ |

1,2,3 正

4 店舗販売業の許可のみを受けた店舗では、(薬剤師が従事していようがいまいが、)調剤を行うことはできない。

| 問 45 | 正答　3 | ★★☆ |

a 登録販売者とは、法第 36 条の 8 第 2 項の登録(販売従事登録)を受けた者をいう。

> **関連**　一般用医薬品の販売又は授与に従事しようとする者がそれに必要な資質を有することを確認するために都道府県知事が行う試験に合格した者であって、医薬品の販売又は授与に従事しようとするものは、都道府県知事の登録を受けなければならない。〈法第 36 条の 8 第 2 項〉

b 同時に複数の都道府県で販売従事登録を受けることはできない。

c,d 正

| 問 46 | 正答　3 | ★★☆ |

1 正　店舗販売業者は、要指導医薬品(一部に劇薬のものがある)を販売することができる。

2 正　店舗販売業者は、要指導医薬品又は一般用医薬品以外の医薬品の販売は認められていない。

3 (薬剤師が管理者であろうとなかろうと、)配置販売業者は、要指導医薬品を販売することができない。

> **関連**　配置販売業者は、一般用医薬品のうち経年変化が起こりにくいことその他の厚生労働大臣の定める基準に適合するもの以外の医薬品を販売してはならない。〈法第 31 条〉

4 正

| 問 47 | 正答　2 | ★★☆ |

a,d 正

b 正　化粧品としての使用目的を有する医薬部外品として、例えば、薬用化粧品類、薬用石けん、薬用歯みがき類がある。

c 「防虫防鼠用医薬部外品」ではなく、「防除用医薬部外品」

| 問 48 | 正答　3 | ★★★ |

○毒薬又は劇薬を、14 歳未満の者その他安全な取扱いに不安のある者に交付することは禁止されている。

○毒薬又は劇薬を、一般の生活者に対して販売又は譲渡する際には、当該医薬品を譲り受ける者から、品名、数量、使用目的、譲渡年月日、譲受人の氏名、住所及び職業が記入され、署名又は記名押印された文書の交付を受けなければならない。

| 問 49 | 正答　4 | ★★★ |

[P245 問 87 の c,d 参照]

| 問 50 | 正答　1 | ★★☆ |

1 一般用医薬品又は要指導医薬品において、生物由来の原材料が用いられているものはあるが、現在のところ、生物由来製品として指定されたものはない。

2,4 正

3 正　[P252 問 12 の d 参照]

| 問 51 | 正答　2 | ★★★ |

1,3,4 正

2 ○特定保健用食品は、個別に生理的機能や特定の保健機能を示す有効性や安全性等に関する審査を受け、許可又は承認を取得する必要がある。

　○機能性表示食品は、販売前に安全性及び機能性の根拠に関する情報などを消費者庁長官へ届け出る必要がある。

| 問 52 | 正答　3 | ★★★ |

1,2,(3 正) 薬局、店舗販売業及び卸売販売業では、特定の購入者の求めに応じて医薬品の包装を開封して分割販売することができる。

4 配置販売業者は、(特定の購入者の求めがあろうとなかろうと、)医薬品を開封して分割販売することができない。

問 53　正答　1　★★★

［P253 問 15 の a , b 参照］

問 54　正答　1　★★★

1 薬局開設者が、配置による販売又は授与の方法で医薬品を販売等しようとする場合には、別途、配置販売業の許可を受ける必要がある。

2,3,4,5 正

問 55　正答　4　★★☆

［P251 問 5 参照］

問 56　正答　4　★★★

1,2,3 正

4「いずれかの要件」ではなく、「すべての要件」

問 57　正答　5　★★☆

1,2,3,4 正

5 漢方処方製剤では、使用する人の体質等を限定した上で、特定の症状等に対する改善を目的として、効能効果に一定の前提条件を付すことが多い。そうした前提条件を省いて広告することは、原則として認められていない。

問 58　正答　5　★★☆

a ○①緊急時の在宅対応、②急遽日程の決まった退院時カンファレンスへの参加により、一時的に薬剤師が不在となる時間は、薬剤師不在時間として認められる。

○③学校薬剤師の業務、④あらかじめ予定されている定期的な業務により、恒常的に薬剤師が不在となる時間は、薬剤師不在時間として認められない。

b 正

c 薬剤師不在時間内に、第二類医薬品又は第三類医薬品を販売することは、登録販売者が当該薬局に従事していれば認められる。

関連　薬剤師不在時間内であっても、登録販売者が販売できる医薬品は、第二類医薬品又は第三類医薬品である。

d 薬剤師不在時間内は、調剤に従事する薬剤師が不在のため調剤に応じることができない旨等を当該薬局内の見やすい場所及び当該薬局の外側の見やすい場所に掲示しなければならない。

問 59　正答　5　★★☆

a「勤務する者の薬剤師免許番号又は販売従事登録番号」は、店舗の法定掲示事項ではない。

b「販売を行う医薬品(要指導医薬品を含む)の名称及び使用期限」は、店舗の法定掲示事項ではない。

c,d 正

問 60　正答　3　★★☆

1 要指導医薬品と一般用医薬品は、区別して陳列しなければならない。

2 指定第二類医薬品は、鍵をかけた陳列設備に陳列する場合等を除き、情報提供を行うための設備から 7 メートル以内の範囲に陳列しなければならない。

3 正

4 医薬品は、他の物(例：食品)と区別して陳列しなければならない。

第3章　主な医薬品とその作用

問 61　正答　4　★★☆

1,2,3 正

4「発汗を抑制」ではなく、「発汗を促進」

問 62　正答　2　★★☆

a,c 正

b　［P303 問 62 の a 参照］

d シャクヤク(芍薬)：ボタン科のシャクヤクの根／鎮痛鎮痙(内臓の痛みにも用いられる)、鎮静

問63　正答　1　★★☆

a 正　エテンザミド：サリチル酸系解熱鎮痛成分

b 正　d-クロルフェニラミンマレイン酸塩：抗ヒスタミン成分

c アセトアミノフェンは、主として中枢における解熱・鎮痛作用をもたらし、末梢における抗炎症作用は期待できない。

d ○無水カフェイン：鎮咳去痰薬では、自律神経系を介さずに気管支の平滑筋に直接作用して弛緩させ、気管支を拡張させる(キサンチン系成分)

　○dl-メチルエフェドリン塩酸塩：自律神経系を介して(交感神経系の刺激)、鼻粘膜の充血を和らげ、気管・気管支を拡げる(アドレナリン作動成分)

問64　正答　2　★★☆

a,c,d 正

b ブロモバレリル尿素は、脳の興奮を抑え、痛覚を鈍くする作用があり、かつては不眠症や不安緊張状態の鎮静を目的に頻繁に用いられていたが、近年は使用量が減少している。

問65　正答　4　★★☆

「眼精疲労」とあれば、桂枝加竜骨牡蛎湯（けいしかりゅうこつぼれいとう）

問66　正答　4　★★☆

1,2,3 正

4 「ジフェニドール塩酸塩」ではなく、「プロメタジンを含む成分(例：プロメタジン塩酸塩)」

問67　正答　2　★★☆

a 正　ノスカピン：鎮咳成分

b ジメモルファンリン酸塩：中枢神経系に作用して咳を抑える(鎮咳成分)

c 正　カルボシステイン：去痰成分

d ブロムヘキシン塩酸塩：痰の切れを良くする(去痰成分)

問68　正答　3　★★☆

1 オウヒ(桜皮)：去痰

2 ダイオウ(大黄)：大腸刺激による瀉下

3 正　マオウ(麻黄)：気管支拡張、発汗促進、利尿

4 オウバク(黄柏)：苦味による健胃、止瀉、収斂、抗菌、抗炎症、血行促進

問69　正答　1　★★☆

a,c 正

b 口腔咽喉薬・含嗽薬は、口腔内や咽頭における局所的な作用を目的とする医薬品であるが、全身的な影響を生じることがある。

d 含嗽薬の使用後すぐに食事をすると、殺菌消毒効果が薄れやすい。

問70　正答　1　★★☆

a ○アズレンスルホン酸ナトリウム：炎症を生じた粘膜組織の修復を促す

　○グリセリン：喉の粘膜を刺激から保護する

b,d 正

c クロルヘキシジングルコン酸塩が配合された含嗽薬は、口腔内に傷やひどいただれのある人では、使用を避ける。

　理由：強い刺激を生じるおそれがあるため、

問71　正答　5　★★☆

a 「マグネシウム」ではなく、「アルミニウム」

b ○ジメチルポリシロキサン：消化管内容物中に発生した気泡の分離を促す(消泡成分)

　○ロートエキス：副交感神経の伝達物質であるアセチルコリンの働きを抑え、過剰な胃液の分泌を抑える(胃液分泌抑制成分)

c 正　ピレンゼピン塩酸塩：胃液分泌抑制成分

d 正　セトラキサート塩酸塩：胃粘膜保護・修復成分

問 72 　　正答　4　　★★☆

1 猪苓湯（ちょれいとう）：泌尿器の症状に用いる漢方処方製剤
2 大黄甘草湯（だいおうかんぞうとう）：腸の不調に用いる漢方処方製剤
3 麻杏甘石湯（まきょうかんせきとう）：咳・痰に用いる漢方処方製剤
4 正　六君子湯（りっくんしとう）：胃の不調に用いる漢方処方製剤

問 73 　　正答　3　　★★☆

1 正　ベルベリン塩化物：止瀉成分（腸内殺菌成分）
2 正　ロペラミド塩酸塩：止瀉成分
3 ○木（もく）クレオソート：過剰な腸管の蠕動（ぜんどう）運動を正常化し、あわせて水分や電解質の分泌も抑える
　○ゴバイシ（五倍子）：収斂作用による止瀉
4 正　次没食子酸ビスマス、次硝酸ビスマス：止瀉成分（収斂成分）

問 74 　　正答　5　　★★☆

○刺激性瀉下成分：腸管を刺激して反射的な腸の運動を引き起こす

a ジオクチルソジウムスルホサクシネート：腸内容物に水分が浸透しやすくする作用があり、糞便中の水分量を増して柔らかくする
b 正　ビサコジル：大腸刺激性瀉下成分
c カルメロースナトリウム：腸管内で水分を吸収して腸内容物に浸透し、糞便のかさを増やすとともに糞便を柔らかくする（膨潤性瀉下成分）
d 正　センノシド：大腸刺激性瀉下成分

問 75 　　正答　2　　★★☆

1 正　パパベリン塩酸塩は、抗コリン成分と異なり自律神経系を介したものではないが、眼圧を上昇させる作用を示す。
2 パパベリン塩酸塩は、散瞳による目のかすみを生じない。
3,4 正
　○ジサイクロミン塩酸塩：抗コリン成分
　○抗コリン成分は、その副交感神経系の働きを抑える作用が消化管に限定されないため、散瞳による目のかすみや異常な眩（まぶ）しさ、顔のほてり、頭痛、眠気、口渇（こうかつ）、便秘、排尿困難を

生じる。

問 76 　　正答　1　　★★☆

a, b, c 正
d 注入剤を使用した後、すぐに排便を試みると、効果が十分得られない。便意が強まるまでしばらく我慢する。

問 77 　　正答　2　　★★☆

a 正

> **関連**　○条虫（じょうちゅう）や吸虫（きゅうちゅう）、鉤虫、旋毛虫、鞭虫等の駆除を目的とする一般用医薬品はない。
> ○一般用医薬品の駆虫薬が対象とする寄生虫は、回虫（かいちゅう）と蟯虫（ぎょうちゅう）である。

b 駆虫薬は、空腹時に使用するものが多い。
　理由：消化管からの駆虫成分の吸収は、頭痛、めまい等の副作用を生じる原因となるため
c 正
d ○ピペラジンリン酸塩：アセチルコリン伝達を妨げて、回虫及び蟯虫の運動筋を麻痺させる
　○カイニン酸：回虫に痙攣を起こさせる

問 78 　　正答　4　　★★★

1 ○ゴオウ（牛黄）：ウシ科のウシの胆嚢中に生じた結石（けっせき）
　○ロクジョウ（鹿茸）：シカ科の*Cervus nippon*（セルブス　ニッポン）Temminck（テミンク）、*Cervus elaphus*（セルブス　エラフス）Linné（リンネ）、*Cervus canadensis*（セルブス　カナデンシス）Erxleben（エルクスレーベン）又はその他同属動物の雄鹿の角化（かくか）していない幼角（ようかく）
2 「50 mg 以下」ではなく、「5 mg 以下」
3 ○ジャコウ（麝香）：強心、呼吸中枢を刺激して呼吸機能を高める、意識をはっきりさせる、緊張や興奮を鎮める、血液の循環を促す
　○ロクジョウ（鹿茸）：強心、強壮、血行促進
4 正

問79	正答 5	★★☆

a 「脾臓」ではなく、「肝臓」

b 正

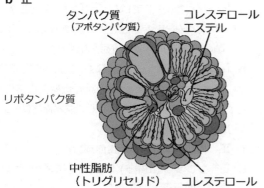

タンパク質（アポタンパク質）
コレステロールエステル
リポタンパク質
中性脂肪（トリグリセリド）
コレステロール

c,d 正

問80	正答 2	★★☆

a,b,c 正

d ○コバルトは、赤血球ができる過程で必要不可欠なビタミンB12の構成成分であり、骨髄での造血機能を高める目的で、硫酸コバルトが配合されている場合がある。

○マンガンは、糖質・脂質・タンパク質の代謝をする際に働く酵素の構成物質であり、エネルギー合成を促進する目的で、硫酸マンガンが配合されている場合がある。

問81	正答 2	★★☆

a,c 正

b イソプロピルメチルフェノール：痔疾患に伴う局所の感染を防止する（殺菌消毒成分）

d ナファゾリン塩酸塩：肛門周囲の末梢血管を収縮する作用による止血効果（アドレナリン作動成分）

問82	正答 4	★★☆

1 正 「尿量減少」「多尿」とあれば、六味丸

2 正 「四肢が冷え」「尿量減少」とあれば、牛車腎気丸

3 正 「四肢が冷え」「尿量減少」「多尿」とあれば、八味地黄丸

4 「排尿異常」とあれば、猪苓湯

問83	正答 5	★★☆

a ○婦人薬：月経及び月経周期に伴って起こる症状を中心として、女性に現れる特有な諸症状の緩和と、保健を主たる目的とする医薬品

○婦人薬は、血の道症、更年期障害、月経異常及びそれらに随伴する症状（例：冷え症、月経痛、腰痛、頭痛、のぼせ）に用いられる。

b,c,d 正

問84	正答 2	★★☆

a,d 正

b トラネキサム酸：抗炎症成分

c ピリドキシン塩酸塩：ビタミンB6

問85	正答 4	★★☆

a 「鼻に密着させて使用」ではなく、「鼻に触れないように使用」

b 正

c 正 グリチルリチン酸二カリウム：抗炎症成分

d クロモグリク酸ナトリウムは、アレルギー性でない鼻炎や副鼻腔炎に対しては無効である。

問86	正答 3	★★☆

a,c,d 正

b 「目尻」ではなく、「目頭」

問87	正答 1	★★☆

a 正 スルファメトキサゾール：抗菌成分（サルファ剤）

b 正 クロルフェニラミンマレイン酸塩：抗ヒスタミン成分

c アズレンスルホン酸ナトリウム：炎症を生じた眼粘膜の組織修復を促す（組織修復成分）

d ○硫酸亜鉛水和物：眼粘膜のタンパク質と結合して皮膜を形成し、外部の刺激から保護する（収斂成分）

○コンドロイチン硫酸ナトリウム：角膜の乾燥を防ぐ

問 88 　正答 　5 　★★☆

a オキシドールは、一般細菌類の一部に対する殺菌消毒作用を示す。その作用は、持続性に乏しく、組織への浸透性も低い。

b エタノールは、手指・皮膚の消毒、器具類の消毒のほか、創傷面の殺菌・消毒にも用いられる。皮膚刺激性が強いため、患部表面を軽く清拭するにとどめ、口唇や目の周りへの使用は避ける。

c,d 正

問 89 　正答 　2 　★★☆

a,c 正

b ○フェルビナク：筋肉痛、関節痛、打撲、捻挫等の鎮痛(非ステロイド性抗炎症成分)
　○フェルビナクは、殺菌作用がないため、皮膚感染症に対して効果がない。

d ヘパリン類似物質は、患部局所の血行を促すほか、抗炎症作用や保湿作用も期待できる。

問 90 　正答 　1 　★★☆

a 正　オキシコナゾール硝酸塩：イミダゾール系抗真菌成分

b ○ウンデシレン酸、ウンデシレン酸亜鉛：患部を酸性にすることで、皮膚糸状菌の発育を抑える
　○ピロールニトリン：菌の呼吸や代謝を妨げることにより、皮膚糸状菌の増殖を抑える

c ○シクロピロクスオラミン：皮膚糸状菌の細胞膜に作用して、その増殖・生存に必要な物質の輸送機能を妨げ、その増殖を抑える
　○ブテナフィン塩酸塩：皮膚糸状菌の細胞膜を構成する成分の産生を妨げ、その増殖を抑える

d 正

問 91 　正答 　3 　★★☆

a 正

b カルプロニウム塩化物は、コリン作用を示し、発毛効果が期待される。コリンエステラーゼによる分解を受けにくいため、作用が持続する。

c カシュウ(何首烏)：頭皮の脂質代謝を高めて余分な皮脂を取り除く、強壮

問 92 　正答 　4 　★★☆

a 「オイゲノール」ではなく、「局所麻酔成分」
　○オイゲノール：齲蝕を生じた部分における細菌の繁殖を抑える(殺菌消毒成分)

b 「フィトナジオン」ではなく、「組織修復成分」
　○フィトナジオン：血液の凝固機能を正常に保つ働きがあり、炎症を起こした歯周組織からの出血を抑える(止血成分)

c 正　カルバゾクロム：止血成分

d 正　サンシシ(山梔子)：アカネ科のクチナシの果実／血行促進、抗炎症

問 93 　正答 　5 　★★☆

a 口内炎は、栄養摂取の偏りやストレスなどが要因となって生じることが多いが、疱疹ウイルスの口腔内感染等によって生じる場合もある。

b 正

c 正　アクリノール：殺菌消毒成分

d 茵蔯蒿湯：体力中等度以上で、口渇があり、尿量少なく、便秘するものの蕁麻疹、口内炎、湿疹・皮膚炎、皮膚のかゆみに適す／体の虚弱な人、胃腸が弱く下痢しやすい人には不向き

問 94 　正答 　2 　★★☆

1 「吸収が上昇」ではなく、「吸収が低下」

2 正

3 母乳を与えている女性では、摂取されたニコチンにより乳児に影響が生じるおそれがあるため、禁煙補助剤の使用を避ける。

4 ○咀嚼剤は、菓子のガムのように噛むと唾液が多く分泌され、ニコチンが唾液とともに飲み込まれてしまい、吐きけや腹痛等の副作用が現れやすくなる。
　○咀嚼剤は、ゆっくりと断続的に噛むこととされている。

問95　正答　3　★★☆

a「トコフェロール」ではなく、「ビタミンD」
　　○トコフェロール：体内の脂質を酸化から守り、細胞の活動を助ける栄養素で、血流を改善させる作用もある(ビタミンE)

b 正

c 正　システイン：髪や爪、肌などに存在するアミノ酸の一種で、①皮膚におけるメラニンの生成を抑えるとともに、皮膚の新陳代謝を活発にしてメラニンの排出を促す、②肝臓においてアルコールを分解する酵素の働きを助け、アセトアルデヒドの代謝を促す

d「ガンマ−オリザノール」ではなく、「グルクロノラクトン」
　　○ガンマ−オリザノール：米油及び米胚芽油から見出された抗酸化作用を示す成分で、ビタミンE等と組み合わせて配合される

問96　正答　3　★★☆

a 正

> **参考**　かぜ薬には、独立した一つの有効成分として、漢方処方が配合されている製品もある。
> 例：ヘルビックS顆粒の配合成分
> ・アセトアミノフェン
> ・クロルフェニラミンマレイン酸塩
> ・ジヒドロコデインリン酸塩
> ・dl-メチルエフェドリン塩酸塩
> ・アイフェネシン
> ・無水カフェイン
> ・小柴胡湯エキス末

b,d 正

c 用法用量において適用年齢の下限が設けられていない漢方処方製剤であっても、生後3ヶ月未満の乳児には使用できない。

問97　正答　5　★★☆

a 消毒薬が誤って皮膚に付着した場合は、流水をかけながら着衣を取り、石けんを用いて流水で皮膚を十分に水洗(特にアルカリ性の場合は念入りに水洗)する。中和剤は用いない。

b イソプロパノール：アルコール分が微生物のタンパク質を変性させ、結核菌を含む一般細菌類、真菌類、ウイルスに対する殺菌消毒作用を示す。

c,d 正

問98　正答　1　★★☆

a「ノミの一種」ではなく、「ダニの一種」

b,d 正

c ○フェノトリンは、シラミの防除を目的として、シャンプーやてんか粉に配合されている。
　　○フェノトリンには、シラミの刺咬による痒みや腫れ等の症状を和らげる作用がない。

問99　正答　4　★★☆

○ペルメトリン：ピレスロイド系殺虫成分
○フェンチオン：有機リン系殺虫成分
○有機リン系殺虫成分の殺虫作用は、アセチルコリンエステラーゼと不可逆的に結合してその働きを阻害することによる。
○有機リン系殺虫成分は、ほ乳類や鳥類では、毒性は比較的低いが、高濃度又は多量に曝露した場合、神経の異常な興奮が起こり、縮瞳（しゅくどう）、呼吸困難、筋肉麻痺等の症状が現れるおそれがある。

問100　正答　3　★★☆

a,d 正

b 妊娠検査薬は、妊娠の早期判定の補助として尿中のhCGの有無を調べるものであり、その結果をもって直ちに妊娠しているか否かを断定することはできない。

c 早朝尿は、尿中hCGが検出されやすいため、妊娠検査薬の検体として向いている。

問 101　　正答　3　　★★★

a 医薬品の販売等に従事する専門家が購入者等へ情報提供を行う際は、個々の生活者の状況に応じて、添付文書に記載されている内容から、必要と思われる事項に焦点を絞り、効果的かつ効率的に説明することが重要である。

b 正

c ○薬効名：医薬品の薬効又は性質が簡潔な分かりやすい表現で示されたもの
　○販売名に薬効名が含まれる場合(例：▲胃腸薬)には、薬効名の記載が省略されることがある。

d 副作用については、まず、一般的な副作用について関係部位別に症状が記載され、そのあとに続けて、まれに発生する重篤な副作用について副作用名ごとに症状が記載される。

問 102　　正答　4　　★★☆

[P293 問 105 参照]

問 103　　正答　1　　★★☆

a,b 正

c 「注意して使用すること」ではなく、「使用しないこと」

d 摂取されたアルコールによって、作用の増強、副作用を生じる危険性の増大等が予測される医薬品では、「してはいけないこと」の項に「服用前後は飲酒しないこと」と記載されている。

問 104　　正答　2　　★★☆

a,d 正

b 添加物として配合されている成分は、現在のところ、製薬業界の自主申し合わせに基づいて、添付文書及び外箱への記載がなされている。

c 添加物として配合されている成分は、用途名(例：香料、pH 調整剤)で記載されることもある。

問 105　　正答　1　　★★☆

a ○錠剤、カプセル剤、散剤は、室温との急な温度差で湿気を帯びるおそれがあるため、冷蔵庫内での保管は不適当である。
　○シロップ剤は、変質しやすいため、開封後は冷蔵庫内での保管が望ましい。

b,c 正

d 正　危険物に該当する製品(例：消毒用アルコール)における消防法に基づく注意事項(例：火気厳禁)は、その容器への表示が義務づけられているが、添付文書においても「保管及び取扱い上の注意」として記載されている。

問 106　　正答　3　　★★☆

a 正　標識的マーク(以下、例示)

⚠ 使用上の注意　⊗ してはいけないこと　■ 相談すること

b,c 正

問 107　　正答　4　　★★☆

a 医薬品・医療機器等安全性情報報告制度に基づく報告をしなければならない医薬関係者には、登録販売者も含まれている。

b,d 正

c ○既存の医薬品と明らかに異なる有効成分が配合されたものでは、概ね 8 年、承認後の使用成績等を集積し、厚生労働省へ提出する制度(再審査制度)が適用される。
　○医療用医薬品で使用されていた有効成分を一般用医薬品で初めて配合したものでは、概ね 3 年、安全性に関する使用成績の調査及び調査結果の報告が求められる。

問 108　　正答　3　　★★☆

a,d 正

b 「医療審議会」ではなく、「薬事・食品衛生審議会」

c 医薬品(要指導医薬品及び一般用医薬品を含む)を適正に使用したにもかかわらず、副作用による一定の健康被害が生じた場合に、医療費

等の給付を行い、これにより被害者の迅速な救済を図ろうというのが、医薬品副作用被害救済制度である。

問109　正答　1　★★☆

1 正

2 医療費：医薬品の副作用による疾病の治療に要した費用を実費補償するもの

3 ○医療費：医療費の支給の対象となる費用の支払いが行われたときから5年以内

○医療手当：請求に係る医療が行われた日の属する月の翌月の初日から5年以内

○障害年金：請求期限なし

○遺族年金：死亡のときから5年以内

4 「通院治療を必要とする程度」ではなく、「入院治療を必要とする程度」

問110　正答　3　★★☆

1,2,4 正

3 医薬品の副作用であるかどうか判断がつきかねる場合でも、給付請求を行うことはできる。

問111　正答　4　★★☆

a 「間質性肺炎」ではなく、「ショック」

b,c 正

d 現在、かぜ薬のほか、解熱鎮痛薬、鎮咳去痰薬、胃腸薬、瀉下薬、鎮暈薬、眼科用薬、ビタミン主薬製剤、浣腸薬、駆虫薬、鼻炎用点鼻薬、鼻炎用内服薬、外用痔疾用薬、みずむし・たむし用薬、鎮痒消炎薬について、承認基準が制定されている。

問112　正答　2　★★★

1,3,4 正

2 PPA含有医薬品について、米国では、自主的な販売中止が要請されたが、日本では食欲抑制剤としての承認がないことなどから、販売中止の措置はとらず、心臓病の人や脳出血の既往がある人等は使用しないよう、注意喚起が行われた。

問113　正答　3　★★★

○小柴胡湯による間質性肺炎については、1991年4月以降、使用上の注意に記載されていたが、その後、小柴胡湯とインターフェロン製剤の併用例による間質性肺炎が報告されたことから、1994年1月、インターフェロン製剤との併用を禁忌とする旨の使用上の注意の改訂がなされた。

○それ以降も慢性肝炎患者が小柴胡湯を使用して間質性肺炎が発症し、死亡を含む重篤な転帰に至った例もあったことから、1996年3月、厚生省(当時)より関係製薬企業に対して緊急安全性情報の配布が指示された。

問114　正答　5　★★☆

[P279 問108 参照]

※コデイン類：コデインリン酸塩水和物又はジヒドロコデインリン酸塩

問115　正答　1　★★☆

1 正

2 6歳未満の小児は、アミノ安息香酸エチルを「使用しないこと」

理由：メトヘモグロビン血症を起こすおそれがあるため

3 15歳未満の小児は、オキセサゼインを「使用しないこと」

理由：一般用医薬品では、小児向けの製品はないため

4 15歳未満の小児は、サリチル酸ナトリウムを「使用しないこと」

理由：外国において、ライ症候群の発症との関連性が示唆されているため

問116　正答　5　★★☆

○出産予定日12週以内の妊婦は、以下の成分を「使用しないこと」

・アスピリン ・アスピリンアルミニウム ・イブプロフェン	妊娠期間の延長、胎児の動脈管の収縮・早期閉鎖、子宮収縮の抑制、分娩時出血の増加のおそれがあるため

問 117　正答 3 ★★☆

a,d 正

b 前立腺肥大による排尿困難の症状がある人は、以下の成分を「使用しないこと」

プソイドエフェドリン塩酸塩	交感神経刺激作用により、尿の貯留・尿閉を生じるおそれがあるため

c 胃潰瘍の診断を受けた人は、以下の成分を主薬とする眠気防止薬を「使用しないこと」

カフェインを含む成分(例：無水カフェイン)	胃液の分泌が亢進し、胃潰瘍の症状を悪化させるおそれがあるため

問 118　正答 2 ★★☆

○モノアミン酸化酵素阻害剤(例：セレギリン塩酸塩)で治療を受けている人は、以下の成分を使用する前に「相談すること」

プソイドエフェドリン塩酸塩	モノアミン酸化酵素阻害剤との相互作用によって、血圧を上昇させるおそれがあるため

問 119　正答 3 ★★☆

1,2,4 正

3 血栓のある人(脳血栓、心筋梗塞、血栓静脈炎等)、血栓症を起こすおそれのある人は、以下の成分を使用する前に「相談すること」

・トラネキサム酸(内服) ・セトラキサート塩酸塩	生じた血栓が分解されにくくなるため

問 120　正答 2 ★★★

a 青少年では、薬物乱用の危険性に関する認識や理解が必ずしも十分でなく、好奇心から身近に入手できる薬物を興味本位で乱用することがあるため、医薬品の適正使用の重要性等に関して、小中学生のうちからの啓発が重要である。

b,d 正

c 薬物乱用は、乱用者自身の健康を害するだけでなく、社会的な弊害を生じるおそれが大きい。

短 評

難問系の試験です。

第 1 章は標準的な難易度ですが、第 2 章は微妙に難しくなっています。第 4 章は、クセの強い問題がズラリとならび、難しいです。第 3 章と第 5 章も難しめです。

問 29 の「2」は、カルシウム類の種別が問われており、かなりいやらしい問題になっています。問 93 の d は、茵蔯蒿湯の適する病態と不向きな病態の両方を問うもので、なかなか難解な問題といえます。問 111 の d は、承認基準の用語解説から作問されています。あまりに稀少な問題であるため、正解できなくても仕方ないでしょう。

九州・沖縄

合格基準 120問中84問以上を正解すること、かつ、各章の正解率が35%以上であること

合格率 福岡 53.4%　大分 54.9%　宮崎 46.0%　鹿児島 45.1%　熊本 48.8%　佐賀 45.9%
　　　　　長崎 47.0%　沖縄 39.5%

第1章　医薬品に共通する特性と基本的な知識

問1　正答 2　★★★

ア,ウ 正
イ 一般的に、一般用医薬品は、医療用医薬品と比べて保健衛生上のリスクが相対的に低い。
エ 一般の生活者においては、添付文書や製品表示の内容を見ただけでは、効能効果や副作用等について誤解や認識不足を生じることもある。

問2　正答 4　★★★

1,2,3 正
4 一般用医薬品として販売される製品は、製造物責任法(PL法)の対象である。

問3　正答 2　★★★

ア,ウ 正
イ Good Clinical Practice (GCP)：医薬品の臨床試験の実施の基準
エ Good Vigilance Practice (GVP)：医薬品の製造販売後安全管理の基準

問4　正答 1　★★★

ア,イ 正
ウ 機能性表示食品は、事業者の責任で科学的根拠をもとに疾病に罹患していない者の健康維持及び増進に役立つ機能を商品のパッケージに表示するものとして、国に届出されたものである。国の個別の許可を受けたものではない。
エ 健康食品の多くは、錠剤やカプセル等の医薬品に類似した形状で販売されている。

問5　正答 2　★★★

ア,イ,エ 正
ウ スイッチOTC医薬品以外にも、腰痛や肩こり、風邪やアレルギーの諸症状に対応する一般用医薬品は、セルフメディケーション税制の対象である。

問6　正答 3　★★★

ア 通常、薬物は複数の薬理作用を併せ持つため、医薬品を使用した場合には、期待される有益な反応以外の反応が現れることがある。
イ,エ 正
ウ 副作用は、容易に異変を自覚できるものばかりでなく、血液や内臓機能への影響のように、明確な自覚症状として現れないこともある。

問7　正答 1　★★☆

ア,イ 正
ウ 正 便秘薬や総合感冒薬等を長期連用すると、不快な症状(例：便秘、不眠、頭痛)を抑えることで重篤な疾患の発見が遅れることがある。
エ 人体に直接使用されない医薬品についても、使用する人の誤解や認識不足によって使い方や判断を誤り、副作用につながることがある。

問8　正答 2　★★★

ア,イ,エ 正
ウ 医療機関で治療を受け、処方された医薬品を使用している人は、その治療が優先されることが望ましく、一般用医薬品を併用しても問題ないかどうかについて、治療を行っている医師等又

は調剤した薬剤師に確認する必要がある。

1, 2, 3 正

4 外用薬であっても、食品の摂取によって、その作用や代謝に影響を受ける可能性がある。

ア, エ 正

イ 成人用の医薬品の量を減らして小児へ与えることは避け、必ず、年齢に応じた用法用量が定められている医薬品を使用するように保護者に対して説明がなされることが重要である。

ウ 一般に高齢者は生理機能が衰えつつあり、特に、肝臓や腎臓の機能が低下していると医薬品の作用が強く現れやすくなる。

ア, イ 正

ウ 「ビタミンB2含有製剤」ではなく、「ビタミンA含有製剤」

エ 授乳婦が使用した医薬品の成分の一部は、乳汁中に移行することが知られているが、乳児に好ましくない影響が及ぶこともある。

○医薬品を使用したとき、結果的又は偶発的に薬理作用によらない作用を生じることをプラセボ効果(偽薬効果)という。

○プラセボ効果は、医薬品を使用したこと自体による楽観的な結果への期待や、条件付けによる生体反応、時間経過による自然発生的な変化等が関与して生じると考えられている。

○プラセボ効果は、主観的な変化だけでなく、客観的に測定可能な変化として現れることがあるが、不確実であり、それを目的として医薬品が使用されるべきではない。

ア 医薬品に配合されている成分(有効成分及び添加物成分)には、高温や多湿、紫外線等によって品質の劣化を起こしやすいものが多い。

イ ○表示されている使用期限は、未開封状態で保管された場合に品質が保持される期限である。

○医薬品は、高温、多湿、直射日光等の下に置かれることがないよう留意する。

ウ, エ 正

ア, エ 正

イ 正 ［P236 問15 参照］

ウ ○一般用医薬品の販売等に従事する専門家は、購入者等に対して常に科学的な根拠に基づいた正確な情報提供を行い、セルフメディケーションを適切に支援していくことが期待されている。

○その情報提供は、必ずしも医薬品の販売に結びつけるのでなく、医療機関の受診を勧めたり、医薬品の使用によらない対処を勧めることが適切な場合もある。

1 購入者等があらかじめ購入する医薬品を決めている場合は、宣伝広告や販売価格等に基づいて漠然と選択していることが少なくないため、登録販売者が購入者等の状況を確認したり、情報提供を行う必要がある。

2 一般用医薬品の場合、必ずしも情報提供を受けた当人が医薬品を使用するとは限らないものと考えて、販売時のコミュニケーションを考える必要がある。

3 正

4 すべての一般用医薬品において、購入者側に情報提供を受けようとする意識が乏しく、コミュニケーションが成立しがたい場合であっても、可能な情報提供を行う必要がある。

［P266 問16のb参照］

問 17　正答　2　★★☆

1 正　理由：妊婦への使用が望ましくない配合成分として、鎮咳成分のコデインリン酸塩水和物、ジヒドロコデインリン酸塩があり、これらは、血液－胎盤関門を通過して胎児へ移行することが知られているため

2 ○必要以上の大量購入や頻回購入などを試みる場合は、積極的に事情を尋ねる、状況によっては販売を差し控える等の対応を図ることが望ましい。

○コデインリン酸塩水和物、ジヒドロコデインリン酸塩が配合された鎮咳去痰薬(内服液剤)は、「過量服用・長期連用しないこと」

理由：倦怠感や虚脱感等が現れることがあるため。また、依存性・習慣性がある成分が配合されており、乱用事例が報告されているため

○グリチルリチン酸を含む成分(1 日用量がグリチルリチン酸として 40 mg 以上、又はカンゾウとして 1 g 以上を含有する場合)が配合された鎮咳去痰薬は、「長期連用しないこと」

理由：偽アルドステロン症を生じるおそれがあるため

3 正　理由：複数の医薬品を併用した場合、又は特定の食品と一緒に摂取した場合に、相互作用を生じ、医薬品の作用が増強したり、減弱したりすることがあるため

4 正　理由：一定期間又は一定回数使用しても症状の改善がみられない場合は、医療機関を受診して医師の診療を受ける必要があるため

問 18　正答　5　★★★

○サリドマイド訴訟は、催眠鎮静剤等として販売されたサリドマイド製剤を妊娠している女性が使用したことにより、出生児に四肢欠損、耳の障害等の先天異常(サリドマイド胎芽症)が発生したことに対する損害賠償訴訟である。

○妊娠している女性が摂取した場合、サリドマイドは血液－胎盤関門を通過して胎児に移行する。

○サリドマイドの副作用により胎児の血管新生が妨げられると細胞分裂が正常に行われず、器官が十

分に成長しないことから、四肢欠損、視聴覚等の感覚器や心肺機能の障害等の先天異常が発生する。

問 19　正答　1　★★☆

○サリドマイド製剤、キノホルム製剤については、過去に一般用医薬品として販売されていたこともあった。

問 20　正答　4　★★★

ア スモン訴訟：キノホルム製剤を使用したことにより、亜急性脊髄視神経症(スモン)に罹患したことに対する損害賠償訴訟

イ 正　HIV 訴訟：血友病患者が血液凝固因子製剤の投与を受けたことにより、HIV に感染したことに対する損害賠償訴訟

ウ CJD 訴訟：ヒト乾燥硬膜を介してクロイツフェルト・ヤコブ病(CJD)に罹患したことに対する損害賠償訴訟

エ C 型肝炎訴訟：特定のフィブリノゲン製剤や血液凝固第Ⅸ因子製剤の投与を受けたことにより、C 型肝炎ウイルスに感染したことに対する損害賠償訴訟

第2章　人体の働きと医薬品

問 21　正答　2　★★★

ア 正　唾液には、デンプンをデキストリンや麦芽糖に分解する消化酵素として、プチアリン(唾液アミラーゼ)が含まれている。

イ,エ 正

ウ 膵臓は、炭水化物、タンパク質、脂質のそれぞれを消化する全ての酵素の供給を担っている。

問 22　正答　1　★★☆

ア,イ 正

ウ 肝臓は、脂溶性ビタミン(ビタミン A、D 等)のほか、水溶性ビタミン(ビタミン B6、B12 等)の貯蔵臓器である。

エ 肝臓は、必須アミノ酸以外のアミノ酸を生合成している。

> **関連** ヒトでは、トリプトファン、リジン、メチオニン、フェニルアラニン、スレオニン、バリン、ロイシン、イソロイシン、ヒスチジンが必須アミノ酸となる。

問 23　正答　2　★★☆

1 ○肺は、胸部の左右両側に 1 対ある。
　○肺自体には肺を動かす筋組織がないため、横隔膜や肋間筋によって拡張・収縮することにより呼吸運動が行われる。
2 正
3 「非常に厚く」ではなく、「非常に薄く」
4 肺胞の壁を介して、心臓から送られてくる血液から二酸化炭素が肺胞気中に拡散し、代わりに酸素が血液中の赤血球に取り込まれる。

問 24　正答　1　★★☆

○赤血球は、中央部がくぼんだ円盤状の細胞で、血液全体の約 40%を占めている。
○赤血球は、骨髄で産生されるが、赤血球の数が少なすぎたり、赤血球中のヘモグロビン量が欠乏すると、血液は酸素を十分に供給できず、疲労や血色不良などの貧血症状が現れる。

> **関連** 心臓機能や自律神経系の障害による立ちくらみ、めまいの症状は、俗に"貧血"と呼ばれることもあるが、貧血ではない。

問 25　正答　3　★★☆

1,2,4 正
3 膀胱括約筋が緩むと、同時に排尿筋が収縮し、尿が尿道へと押し出される。

問 26　正答　3　★★☆

ア 「ビタミン C」ではなく、「ビタミン A」
　※2 か所とも
イ,ウ,エ 正

問 27　正答　2　★★☆

ア,エ 正
イ ○メラニン色素の防護能力を超える紫外線に曝（さら）されると、皮膚組織が損傷を受け、炎症を生じて発熱や水疱（すいほう）、痛み等の症状が起きる。
　○皮膚に物理的な刺激が繰り返されると、角質層が肥厚して、たこやうおのめができる。
ウ 「表皮」ではなく、「真皮（しんぴ）」

問 28　正答　1　★★☆

1 正
2 骨格筋の疲労は、酸素や栄養分の供給不足が起こるとともに、グリコーゲンの代謝に伴って生成する乳酸が蓄積して生じる。
3 「平滑筋及び心筋」ではなく、「平滑筋」
　○心筋は、筋線維に骨格筋のような横縞模様があり、強い収縮力と持久力を兼ね備えている。
4 骨格筋は体性神経系で支配されるのに対し、平滑筋及び心筋は自律神経系に支配されている。

問 29　正答　4　★★☆

ア 脳の下部には、自律神経系、ホルモン分泌の調節機能を担う視床下部がある。
　[P241 問 54 の d 参照]
イ 「達しにくい」ではなく、「達しやすい」
ウ,エ 正

問 30　正答　4　★★★

自律神経系の働き

効果器	交感神経系	副交感神経系
目	瞳孔散大	瞳孔収縮
心臓	心拍数増加	心拍数減少
腸	運動低下	運動亢進
膀胱	排尿筋の弛緩（→排尿抑制）	排尿筋の収縮（→排尿促進）

問 31　正答　2　★★☆

ア,ウ 正
イ 「薄い小腸内壁」ではなく、「薄い直腸内壁」
エ 有効成分と血漿タンパク質との複合体は、腎臓で濾過されないため、尿中に排泄されない。

問 32　正答　4　★★☆

1, 2, 3 正

4 一度に大量の医薬品を摂取し、血中濃度を高くしても薬効は頭打ちとなるが、有害な作用(副作用や毒性)は現れやすくなる。

問 33　正答　3　★★☆

ア 正

イ 口腔内崩壊錠は、水なしで服用できるため、水分摂取が制限されている患者にも適している。

ウ 経口液剤は、比較的速やかに消化管から吸収されるため、有効成分の血中濃度が上昇しやすい。

エ 軟膏剤は、油性の基剤で皮膚への刺激が弱い。患部が乾燥していても、じゅくじゅくと浸潤している場合でも使用できる。

問 34　正答　2　★★★

ア, ウ 正

イ 皮膚粘膜眼症候群の発症機序の詳細は不明であり、発症の可能性がある医薬品の種類も多いため、発症の予測は極めて困難である。

エ 皮膚粘膜眼症候群は、原因医薬品の使用開始後2週間以内に発症することが多いが、1ヶ月以上経過した後で発症することもある。

問 35　正答　4　★★☆

1, 2, 3 正

4 肝機能障害が疑われた時点で、原因と考えられる医薬品の使用を中止し、医師の診療を受けることが重要である。

問 36　正答　2　★★☆

1, 3, 4 正

2 精神神経症状(例:眠気)は、不適正な使用がなされた場合に限らず、通常の用法・用量でも発生することがある。

問 37　正答　5　★★☆

○医薬品の作用によって腸管運動が麻痺して腸内容物の通過が妨げられると、激しい腹痛、おならの停止、嘔吐、腹部膨満感を伴う著しい便秘が現れる。

○悪化すると、腸内容物の逆流による嘔吐が原因で脱水症状を呈したり、腸内細菌の異常増殖によって全身状態の衰弱が急激に進行する可能性がある。

○小児や高齢者のほか、普段から便秘傾向のある人は、イレウス様症状の発症のリスクが高い。

問 38　正答　1　★★☆

ア, イ, エ 正

ウ 正

> **関連**　喘息の軽症例は半日程度で回復するが、重症例は 24 時間以上持続し、窒息による意識消失から死に至る危険もある。

問 39　正答　1　★★☆

1 うっ血性心不全とは、全身に必要とされる量の血液を心臓から送り出すことができず、肺に血液が貯留して、種々の症状を示す疾患である。

2, 3, 4 正

問 40　正答　1　★★☆

ア, イ 正

ウ 以前に薬疹を起こしたことがある人は、再び薬疹を生じやすい。

エ 薬疹の痒みの症状に対して、一般の生活者が自己判断で対症療法を行うことは、避けるべきである。

第5章　医薬品の適正使用・安全対策

問 41　正答　3　★★★

1, 2, 4 正

3 要指導医薬品又は一般用医薬品の添付文書や製品表示に記載されている適正使用情報は、一般の生活者に理解しやすい平易な表現でなされている。

1 添付文書の内容は、医薬品の有効性・安全性等に係る新たな知見、使用に係る情報に基づき、必要に応じて随時改訂がなされている。

2, 3, 4 正

ア, イ 正

ウ「してはいけないこと」には、一般用検査薬では、その検査結果のみで確定診断はできないので、判定が陽性であれば速やかに医師の診断を受ける旨が記載されている。

エ「注意して使用すること」ではなく、「使用しないこと」

○透析療法を受けている人は、以下の成分が配合された胃腸薬、胃腸鎮痛鎮痙薬を「使用しないこと」

アルミニウムを含む成分(例：スクラルファート)	長期間服用した場合に、アルミニウム脳症及びアルミニウム骨症を発症したとの報告があるため

○喘息を起こしたことがある人は、以下の成分が配合された外用鎮痛消炎薬を「使用しないこと」

・インドメタシン ・フェルビナク ・ケトプロフェン ・ピロキシカム	喘息発作を誘発するおそれがあるため

1, 3, 4 正

2 ○妊婦等は、以下の薬効群を「使用しないこと」

ジフェンヒドラミン塩酸塩を主薬とする催眠鎮静薬	妊娠に伴う不眠は、睡眠改善薬の適用症状でないため

○出産予定日 12 週以内の妊婦は、以下の成分を「使用しないこと」

・アスピリン ・アスピリンアルミニウム ・イブプロフェン	妊娠期間の延長、胎児の動脈管の収縮・早期閉鎖、子宮収縮の抑制、分娩時出血の増加のおそれがあるため

○胃・十二指腸潰瘍の診断を受けた人は、以下の成分を使用する前に「相談すること」

・アスピリン ・アスピリンアルミニウム ・エテンザミド ・イソプロピルアンチピリン ・アセトアミノフェン ・サリチルアミド	胃・十二指腸潰瘍を悪化させるおそれがあるため
ビスマスを含む成分(例：次硝酸ビスマス)	ビスマスの吸収が高まり、血中に移行する量が多くなり、ビスマスによる精神神経障害等が発現するおそれがあるため

1「してはいけないこと」には、小児では通常当てはまらない内容(例：服用前後は飲酒しないこと)もあるが、小児に使用される医薬品においても、その医薬品の配合成分に基づく一般的な注意事項として記載されている。

2, 3, 4 正

ア シロップ剤は変質しやすいため、開封後は冷蔵庫内に保管されるのが望ましい。

イ, ウ, エ 正

ア, ウ 正

イ 緊急安全性情報は、厚生労働省からの命令、指示、製造販売業者の自主決定等に基づいて作成される。

エ 緊急安全性情報は、一般用医薬品にも関係する
もの(例：小柴胡湯による間質性肺炎)が発出さ
れたこともある。

問 51　　**正答　3**　　★★★

ア 「独立行政法人医薬品医療機器総合機構」では
なく、「厚生労働省」

イ,ウ 正

エ PMDAメディナビは、誰でも利用可能である。

問 52　　**正答　4**　　★★★

[P262 問 107 参照]

問 53　　**正答　5**　　★★☆

ア 「都道府県知事」ではなく、「厚生労働大臣」

イ (入院治療の必要性にかかわらず、)医薬品によ
るものと疑われる、身体の変調・不調、日常生
活に支障を来す程度の健康被害(死亡を含む)
が報告の対象となる。

ウ 健康被害と医薬品との因果関係が明確でない
場合であっても、報告の対象となり得る。

エ 正

問 54　　**正答　1**　　★★☆

ア,イ,ウ 正

エ 副作用報告の期限

医薬品によるものと疑われる 副作用症例の発生		国内 事例	外国 事例
使用上の注意か ら予測できない もの	死亡	15 日以内	
	重篤(死亡を除く)	15 日以内	
	非重篤	定期 報告	―

問 55　　**正答　5**　　★★★

ア 救済給付業務に必要な費用のうち、給付費には、
製造販売業者から年度ごとに納付される拠出
金が充てられるほか、事務費については、その
2 分の 1 相当額が国庫補助により賄われる。

イ 医薬品の不適正な使用による健康被害は、救済
給付の対象とならない。

ウ 医療機関での治療を要さずに寛解したような

軽度の健康被害は、給付対象とならない。

エ 正　[P249 問 116 参照]

問 56　　**正答　1**　　★★★

ア 正　医療費：医療費の支給の対象となる費用の
支払いが行われたときから 5 年以内

イ 正　医療手当：請求に係る医療が行われた日の
属する月の翌月の初日から 5 年以内

ウ,エ　障害年金、障害児養育年金：請求期限なし

問 57　　**正答　2**　　★★★

[P249 問 116 参照]

問 58　　**正答　3**　　★★★

ア 医薬品 PL センターでは、医薬品又は医薬部外
品に関する苦情の相談を受け付けている。

イ,ウ,エ 正

問 59　　**正答　2**　　★★★

ア,エ 正

イ 塩酸フェニルプロパノールアミン(PPA)は、鼻
炎用内服薬、鎮咳去痰薬、かぜ薬等に配合され
ていたが、2003 年 8 月までに脳出血等の副作
用症例が複数報告されたことから、プソイドエ
フェドリン塩酸塩等への切替えが行われた。

ウ 解熱鎮痛成分としてアミノピリン、スルピリン
が配合されたアンプル入りかぜ薬の使用によ
る重篤な副作用(ショック)で死亡例が発生し、
1965 年、厚生省(当時)は関係製薬企業に対し、
製品の回収を要請した。

問 60　　**正答　2**　　★★★

1 医薬品の適正使用の重要性に関する啓発は、小
中学生のうちから行うべきである。

2 正

3 薬物依存は、違法薬物によるものばかりでなく、
一般用医薬品でも生じ得る。

4 薬物乱用は、乱用者自身の健康を害するだけで
なく、社会的な弊害を生じるおそれが大きい。

問 61　　正答　4　　★★☆

ア かぜ薬には、ウイルスの増殖を抑えたり、ウイルスを体内から除去する働きはない。

イ,ウ,エ 正

問 62　　正答　5　　★★☆

「ふしぶしが痛く」とあれば、麻黄湯(まおうとう)

問 63　　正答　2　　★★☆

ア,エ 正

イ 「サリチル酸ナトリウム」ではなく、「アセトアミノフェン」

○サリチル酸ナトリウムは、一般用医薬品として、15 歳未満の小児に使用してはならない。

ウ ○桂枝加朮附湯(けいしかじゅつぶとう)、桂枝加苓朮附湯(けいしかりょうじゅつぶとう)：動悸、のぼせ、ほてり等の副作用が現れやすい等の理由で、のぼせが強く赤ら顔で体力が充実している人には不向き

○薏苡仁湯(よくいにんとう)、麻杏薏甘湯(まきょうよくかんとう)：悪心・嘔吐、胃部不快感等の副作用が現れやすい等の理由で、体の虚弱な人、胃腸の弱い人、発汗傾向の著しい人には不向き

問 64　　正答　5　　★★☆

ア 小児及び若年者では、抗ヒスタミン成分により眠気とは反対の神経過敏や中枢興奮などが現れることがある。15 歳未満の小児では、そうした副作用が起きやすいため、抗ヒスタミン成分を含有する睡眠改善薬の使用は避ける。

イ かつては不眠症や不安緊張状態の鎮静を目的にブロモバレリル尿素が頻繁に用いられていたが、大量摂取による自殺が日本で社会問題になったことや、ベンゾジアゼピン系成分にその役割が取って代わられたことから、近年はブロモバレリル尿素の使用量が減少している。

ウ 正　「心身が疲れ、血色が悪く」とあれば、加味帰脾湯(かみきひとう)

問 65　　正答　2　　★★☆

ア 正

イ 眠気を抑える成分ではないが、眠気による倦怠感を和らげる補助成分として、ビタミン B12 が眠気防止薬に配合されている場合がある。

ウ かぜ薬やアレルギー用薬などを使用したことによる眠気を抑えるために、眠気防止薬を使用することは適切でない。

エ 正　理由：成長期の小児の発育には睡眠が重要であるため

問 66　　正答　3　　★★☆

ア 正

イ スコポラミン臭化水素酸塩水和物は、乗物酔い防止に古くから用いられている抗コリン成分で、消化管からよく吸収され、他の抗コリン成分と比べて脳内に移行しやすいとされるが、肝臓で速やかに代謝されてしまうため、抗ヒスタミン成分等と比べて作用の持続時間は短い。

ウ ○脳に軽い興奮を起こさせて平衡感覚の混乱によるめまいを軽減させることを目的として、カフェインやジプロフィリンなどのキサンチン系と呼ばれる成分が鎮暈薬に配合される。

○カフェインが鎮暈薬に配合されているからといって、抗めまい成分、抗ヒスタミン成分、抗コリン成分又は鎮静成分の作用による眠気が解消されるわけではない。

エ 3 歳未満の乳幼児が乗物で移動中に機嫌が悪くなるような場合には、気圧変化による耳の痛みなどの要因が考慮されるべきであり、乗物酔い防止薬を安易に使用しない。

問 67　　正答　2　　★★☆

ア,イ,ウ 正

エ 柴胡加竜骨牡蛎湯(さいこかりゅうこつぼれいとう)を小児の夜泣きに用いる場合、1 週間位服用しても症状の改善がみられないときには、いったん服用を中止して、専門家に相談する。

問68　　正答　1　　★★☆

ア　正　トラネキサム酸：抗炎症成分
イ　正　メチルエフェドリン塩酸塩：気管支拡張成分(アドレナリン作動成分)
ウ　セチルピリジニウム塩化物：口腔内及び咽頭部を殺菌消毒する(殺菌消毒成分)
エ　クレゾールスルホン酸カリウム：気道粘膜からの粘液の分泌を促進する(去痰成分)

問69　　正答　4　　★★☆

ア　メチルエフェドリン塩酸塩、メチルエフェドリンサッカリン塩、マオウは、中枢神経系に対する作用が他の成分に比べて強いとされ、依存性がある。
イ　正　甘草湯：構成生薬がカンゾウのみからなる漢方処方製剤
ウ　ゴミシ(五味子)：マツブサ科のチョウセンゴミシの果実／鎮咳、強壮
エ　正

> **関連**　鎮咳去痰薬には、鎮咳成分、気管支拡張成分、去痰成分、抗炎症成分等が組み合わせて配合されている。

問70　　正答　3　　★★☆

ア　水で用時希釈して使用する含嗽薬は、調製した濃度が濃すぎても薄すぎても効果が十分に得られない。
イ,エ　正
ウ　「ときに咳がでる」とあれば、桔梗湯

問71　　正答　1　　★★☆

ア,イ,エ　正
ウ　ウルソデオキシコール酸は、利胆作用があるとされ、消化を助ける効果を期待して用いられる。また、肝臓の働きを高める作用もあるとされるが、肝臓病の診断を受けた人では、かえって症状を悪化させるおそれがある。

問72　　正答　5　　★★☆

○ヒマシ油は、腸管内の物質をすみやかに体外に排除させなければならない場合に用いられるが、脂溶性の物質による中毒には使用を避ける。
○刺激性瀉下成分(例：センノシド)は、一般に、腸の急激な動きに刺激されて流産・早産を誘発するおそれがある。
○ピコスルファートナトリウムは、胃や小腸で分解されないが、腸内細菌によって分解されて、大腸への刺激作用を示すようになる。
○硫酸ナトリウムは、血液中の電解質のバランスが損なわれ、心臓の負担が増加し、心臓病を悪化させるおそれがある。

問73　　正答　3　　★★☆

ア　ケツメイシ(決明子)：整腸
イ　正
ウ　「中枢抑制作用が減弱」ではなく、「中枢抑制作用が増強」
エ　正　「しぶり腹」とあれば、桂枝加芍薬湯

問74　　正答　3　　★★☆

ア,ウ　正
イ　パパベリン塩酸塩は、自律神経系を介した作用ではないが、眼圧を上昇させる作用を示す。
エ　痛みが次第に強くなる等の場合、医師の診療を受けるまでの当座の対処として一般用医薬品を使用することは好ましくない。
　　理由：痛みの発生部位が不明確となり、原因の特定を困難にすることがあるため

問75　　正答　2　　★★☆

ア,ウ,エ　正
イ　「小腸粘膜」ではなく、「直腸粘膜」

問76　　正答　3　　★★☆

ア○センソ(蟾酥)：ヒキガエル科のアジアヒキガエル等の耳腺の分泌物を集めたもの
　　○ゴオウ(牛黄)：ウシ科のウシの胆嚢中に生じた結石
イ,ウ　正
エ　苓桂朮甘湯には強心作用が期待される生薬

(例：ゴオウ)は含まれず、主に利尿作用により、水毒の排出を促すことを主眼とする。

問77　正答　4　★★☆

ア LDL は、コレステロールを肝臓から末梢組織へと運ぶリポタンパク質であり、HDL は、末梢組織のコレステロールを取り込んで肝臓へと運ぶリポタンパク質である。

イ 次のいずれかである状態を、脂質異常症という。
①LDL が 140 mg/dL 以上
②HDL が 40 mg/dL 未満
③中性脂肪が 150 mg/dL 以上

ウ 正

エ 高コレステロール改善薬は、ウエスト周囲径(腹囲)を減少させるなどの痩身(そうしん)効果を目的とする医薬品ではない。

問78　正答　3　★★☆

1,2,4 正
3 鉄製剤の服用の前後 30 分にタンニン酸を含む飲食物を摂取すると、鉄の吸収が悪くなることがあるため、服用前後はそれらの摂取を控える。

問79　正答　3　★★☆

1,2,4 正
3 三黄瀉心湯(さんおうしゃしんとう)を使用している間は、瀉下薬の使用を避ける。
理由：激しい腹痛を伴う下痢等の副作用が現れやすくなるため

問80　正答　2　★★☆

ア,ウ 正
イ 「不可逆的に遮断」ではなく、「可逆的に遮断」
エ○芎帰膠艾湯(きゅうききょうがいとう)は、体力中等度以下で、冷え症で、出血傾向があり胃腸障害のないものの痔出血、貧血、月経異常・月経過多・不正出血、皮下出血に適すとされる。
　○芎帰膠艾湯は、胃腸が弱く下痢しやすい人では、胃部不快感、腹痛、下痢等の副作用が現れやすい等、不向きとされる。

問81　正答　5　★★☆

ア 「血管を弛緩」ではなく、「血管を収縮」
　○ナファゾリン塩酸塩：アドレナリン作動成分
イ 「遊離を促進し」ではなく、「遊離を抑え」
　○クロモグリク酸ナトリウム：抗アレルギー成分
ウ ベンザルコニウム塩化物は、陽性界面活性成分で、黄色ブドウ球菌、溶血性連鎖球菌又は真菌類(例：カンジダ)に対する殺菌消毒作用を示すが、結核菌やウイルスには効果がない。
エ 正

問82　正答　3　★★☆

ア 鼻茸(はなたけ)となっている場合には、一般用医薬品により対処を図ることは適当でなく、医療機関における治療が必要となる。
イ,エ 正
ウ 一般用医薬品の鼻炎用点鼻薬の対応範囲は、急性又はアレルギー性の鼻炎及びそれに伴う副鼻腔炎であり、蓄膿症などの慢性のものは対象となっていない。

問83　正答　2　★★☆

ア,ウ,エ 正
イ ソフトコンタクトレンズを装着したままの点眼は避けることとされている点眼薬が多いが、1 回使い切りタイプとして防腐剤(例：ベンザルコニウム塩化物)を含まない製品では、装着時にも使用できるものがある。

問84　正答　3　★★☆

ア サルファ剤は、ウイルスや真菌の感染に対する効果はない。
イ,エ 正
ウ○アスパラギン酸カリウム、アスパラギン酸マグネシウム：新陳代謝を促し、目の疲れを改善する(アミノ酸成分)
　○ベルベリン硫酸塩：抗炎症成分

問85　正答　4　★★☆

ア グリチルリチン酸二カリウム：抗炎症成分

イ,ウ 正

エ 〇硫酸亜鉛水和物：眼粘膜のタンパク質と結合して皮膜を形成し、外部の刺激から保護する（収斂成分）

〇プラノプロフェン：炎症の原因となる物質の生成を抑える作用を示し、目の炎症を改善する（非ステロイド性抗炎症成分）

問86　正答　2　★★☆

ア,ウ 正

イ 火傷や化膿した創傷面の消毒、口腔内の殺菌・消毒等を併せて目的とする製品は、医薬品のみに認められている。

エ スプレー剤やエアゾール剤を使用する場合、患部から十分離して噴霧し、また、連続して噴霧する時間は3秒以内とすることが望ましい。

問87　正答　4　★★☆

ア オキシドールの殺菌消毒作用は、持続性が乏しく、組織への浸透性も低い。

イ,ウ 正

エ 陽性界面活性成分（例：ベンザルコニウム塩化物）は、石けんとの混合によって殺菌消毒効果が低下する。

問88　正答　2　★★☆

1,3,4 正

2 酸化亜鉛は、患部が浸潤又は化膿している場合には使用を避ける。

理由：表面だけを乾燥させてかえって症状を悪化させるおそれがあるため

問89　正答　3　★★☆

ア,ウ 正

イ スルファジアジン：細菌のDNA合成を阻害する（サルファ剤）

エ ピロールニトリン：菌の呼吸や代謝を妨げることにより、皮膚糸状菌の増殖を抑える。

問90　正答　3　★★☆

ア カルプロニウム塩化物は、コリン作用を示し、頭皮の血管を拡張し、毛根への血行を促すことによる発毛効果を期待して用いられる。

イ,エ 正

ウ エストラジオール安息香酸エステル（女性ホルモン成分の一種）は、頭皮から吸収されて循環血流中に入る可能性を考慮し、妊婦等では使用を避けるべきである。

問91　正答　3　★★☆

ア アラントイン：炎症を起こした歯周組織の修復を促す（組織修復成分）

イ,エ 正

ウ 口腔内に適用するステロイド性抗炎症成分を含有する歯槽膿漏薬は、その含有量によらず長期連用を避ける。

問92　正答　4　★★★

ア 禁煙補助剤である咀嚼剤は、ゆっくりと断続的に噛むこととされている。

イ 正

ウ 正

> **関連**　心筋梗塞、狭心症、不整脈の診断を受けた人では、その治療薬の効果に影響を生じたり、症状を悪化させる可能性があるため、禁煙補助剤を使用する前に医師等に相談する。

エ 「吸収が増加」ではなく、「吸収が低下」

問93　正答　2　★★☆

1 〇医薬部外品の保健薬に配合される成分や分量は、人体に対する作用が緩和なものに限られる。

〇カシュウ、ゴオウ、ゴミシ、ジオウ、ロクジョウの配合は、医薬品のみに認められている。

2 正

> **関連**　医薬部外品の保健薬の効能・効果の範囲は、滋養強壮、虚弱体質の改善、病中・病後の栄養補給等に限定されている。

3 「400 国際単位」ではなく、「4000 国際単位」

4 滋養強壮を目的とする薬用酒は、アルコールを含有するため、服用後、乗物又は機械類の運転操作等を避ける必要がある。

ア○ビタミン D：腸管でのカルシウム吸収及び尿細管でのカルシウム再吸収を促して、骨の形成を助ける

　　○ビタミン C：抗酸化作用を示し、皮膚や粘膜の機能を正常に保ち、また、メラニンの産生を抑える

イ ビタミン A：夜間視力を維持し、皮膚や粘膜の機能を正常に保つ

ウ ビタミン E：体内の脂質を酸化から守り、細胞の活動を助け、また、血流を改善させる

エ○ビタミン B12：赤血球の形成を助け、神経機能を正常に保つ

　　○ビタミン B1：炭水化物からのエネルギー産生に不可欠で、神経の正常な働きを維持する

ア,ウ 正

イ 「6 ヶ月未満」ではなく、「3 ヶ月未満」

エ 一般の生活者においては、「漢方薬はすべからく作用が穏やかで、副作用が少ない」という誤った認識がなされていることがある。

ア 正　「腹部に皮下脂肪」とあれば、防風通聖散

イ 「赤鼻」とあれば、清上防風湯

ウ 正　「常習便秘」とあれば、大柴胡湯

エ 「汗のかきやすい」とあれば、防已黄耆湯

ア 正　ブシ(附子)：心筋の収縮力を高めて血液循環の改善、血液循環が高まることによる利尿、鎮痛

イ 正　ブクリョウ(茯苓)：利尿、健胃、鎮静

ウ カッコン(葛根)：解熱、鎮痙

エ サンザシ(山査子)：健胃、消化促進

ア,イ 正

ウ ジクロロイソシアヌル酸ナトリウム：有機塩素系殺菌消毒成分／塩素臭や刺激性、金属腐食性が比較的抑えられている

エ 消毒薬が目に入った場合は、中和剤は用いず、早期に十分な水洗を行う。

○有機リン系殺虫成分(例：ジクロルボス)は、アセチルコリンエステラーゼと不可逆的に結合して、その働きを阻害する。高濃度又は多量に曝露した場合には、神経の異常な興奮が起こり、縮瞳、呼吸困難、筋肉麻痺等の症状が現れるおそれがある。

○カーバメイト系殺虫成分(例：プロポクスル)は、アセチルコリンエステラーゼの阻害によって殺虫作用を示すが、アセチルコリンエステラーゼとの結合は可逆的である。

ア 「夜」ではなく、「早朝(起床直後)」

イ 採尿後数時間経過した検体を用いて検査を行うと、雑菌の繁殖等によって尿中の成分の分解が進み、検査結果に影響を与えるおそれがある。

ウ 妊娠検査薬の結果をもって、直ちに妊娠しているか否かを断定することはできない。

エ 正

第 4 章　薬事関係の法規・制度

○この法律は、医薬品、医薬部外品、化粧品、医療機器及び再生医療等製品の品質、有効性及び安全性の確保並びにこれらの使用による保健衛生上の危害の発生及び拡大の防止のために必要な規制を行うとともに、指定薬物の規制に関する措置を講ずるほか、医療上特にその必要性が高い医薬品、

医療機器及び再生医療等製品の研究開発の促進のために必要な措置を講ずることにより、保健衛生の向上を図ることを目的とする。〈法第1条〉

問102　正答　2　★★☆

1 要指導医薬品は、医師等の診療によらなければ一般に治癒が期待できない疾患(例：がん、心臓病)に対する効能効果が認められていない。

2 正

3 「要指導医薬品」ではなく、「医療用医薬品」

4 卸売販売業者は、配置販売業者に対し、一般用医薬品以外の医薬品を販売してはならない。

問103　正答　4　★★★

ア 「18歳未満」ではなく、「14歳未満」

イ 正

> **参考** 通常、毒薬又は劇薬を販売する者が、当該医薬品を譲り受ける者に書面を手渡し、その空欄に法定事項を記入してもらった後、当該書面を回収することによって、毒薬又は劇薬の譲渡手続が完了する。

ウ 「白地に赤枠、赤字」ではなく、「黒地に白枠、白字」

エ 正

問104　正答　4　★★☆

ア 第三類医薬品に分類されている医薬品について、日常生活に支障を来す程度の副作用を生じるおそれがあることが明らかとなった場合には、第一類医薬品又は第二類医薬品に分類が変更されることもある。

イ,ウ 正

エ 第一類医薬品には、その副作用等により日常生活に支障を来す程度の健康被害が生ずるおそれがある一般用医薬品のうち、その使用に関し特に注意が必要なものが指定される。

問105　正答　1　★★★

1 「製造業者」ではなく、「製造販売業者等」

2,3,4,5 正　[P245問87のc,d参照]

問106　正答　4　★★☆

ア 医薬部外品を販売する場合、許可は必要ない。

イ,ウ,エ 正

問107　正答　3　★★☆

ア 化粧品において、医薬品的な効能効果を表示・標榜することは、一切認められていない。

イ 正　①人の疾病の診断、治療又は予防に使用されること、②人の身体の構造又は機能に影響を及ぼすことを目的とするものは、化粧品に含まれない。

ウ 正

エ 化粧品の直接の容器等には、「化粧品」の文字の表示が義務付けられていない。

問108　正答　2　★☆☆

栄養機能食品の栄養成分と栄養機能表示

銅	・赤血球の形成を助ける栄養素です。 ・多くの体内酵素の正常な働きと骨の形成を助ける栄養素です
ビタミンD	・腸管のカルシウムの吸収を促進し、骨の形成を助ける栄養素です
マグネシウム	・骨の形成や歯の形成に必要な栄養素です ・多くの体内酵素の正常な働きとエネルギー産生を助けるとともに、血液循環を正常に保つのに必要な栄養素です
パントテン酸	・皮膚や粘膜の健康維持を助ける栄養素です
亜鉛	・味覚を正常に保つのに必要な栄養素です ・皮膚や粘膜の健康維持を助ける栄養素です ・たんぱく質・核酸の代謝に関与して、健康の維持に役立つ栄養素です

特定保健用食品の表示内容と保健機能成分

おなかの調子を整える	・各種オリゴ糖 ・ラクチュロース ・ビフィズス菌 ・各種乳酸菌 ・食物繊維(例:ポリデキストロース)
カルシウム等の吸収を高める	・クエン酸リンゴ酸カルシウム ・カゼインホスホペプチド ・ヘム鉄 ・フラクトオリゴ糖
骨の健康維持に役立つ	・大豆イソフラボン ・MBP(乳塩基性たんぱく質)
歯の健康維持に役立つ	・パラチノース ・マルチトール ・エリスリトール

1 ○薬局開設の許可を受けた者は、一般の生活者に対して医薬品を販売することができる。

○店舗販売業の許可又は配置販売業の許可を受けた者は、一般の生活者に対して医薬品を販売することができる。

○卸売販売業の許可では、直接、一般の生活者に対して医薬品の販売することは認められない。

2,3,4 正

ア,イ,ウ 正

エ「地域連携薬局」ではなく、「健康サポート薬局」

1,2,3 正

4 ○学校薬剤師の業務やあらかじめ予定されている定期的な業務によって恒常的に薬剤師が不在となる時間は、薬剤師不在時間として認められない。

○薬剤師不在時間内は、薬剤師不在時間に係る掲示事項を、当該薬局内の見やすい場所及び当該薬局の外側の見やすい場所に掲示しなければならない。

ア「薬剤師又は登録販売者」ではなく、「薬剤師」

イ,ウ 正

エ 店舗販売業では、(薬剤師が従事していようがいまいが、)調剤を行うことはできない。

1 配置販売業者は、一般用医薬品のうち経年変化（けいねん）が起こりにくいこと等の基準(配置販売品目基準)に適合するもの以外の医薬品を販売してはならない。

2 配置販売業者又はその配置員は、その住所地の都道府県知事が発行する身分証明書の交付を受け、かつ、これを携帯しなければ、医薬品の配置販売に従事してはならない。

3 薬局開設者が、配置による販売又は授与の方法で医薬品を販売等しようとする場合には、別途、配置販売業の許可を受ける必要がある。

4 正

ア ○配置販売業者は、(配置箱のなかで、)医薬品を他の物と区別して貯蔵し、又は陳列しなければならない。

○配置販売業者は、(配置箱のなかで、) 第一類医薬品、第二類医薬品、第三類医薬品の区分ごとに陳列しなければならない。

イ 指定第二類医薬品は、鍵をかけた陳列設備に陳列する場合等を除き、「情報提供を行うための設備」から 7 メートル以内の範囲に陳列しなければならない。

ウ 正

エ 正　第一類医薬品は、鍵をかけた陳列設備に陳列する場合等を除き、第一類医薬品陳列区画の内部の陳列設備に陳列しなければならない。

ア,ウ 正

イ「店舗の平面図」は、法定掲示事項ではない。

エ「取り扱う要指導医薬品の品名」ではなく、「取

り扱う要指導医薬品及び一般用医薬品の区分」

問 117　正答　4　★★★

[P253 問 15 の a , b 参照]

問 118　正答　3　★★☆

1 , 2 正

3 特定販売を行う場合には、当該薬局又は店舗に
貯蔵し、又は陳列している一般用医薬品又は薬
局製造販売医薬品を販売し、又は授与しなけれ
ばならない。

4 正　特定販売とは、その薬局又は店舗における
その薬局又は店舗以外の場所にいる者に対す
る一般用医薬品又は薬局製造販売医薬品(毒薬
及び劇薬であるものを除く)の販売又は授与を
いう。

問 119　正答　1　★★☆

ア , ウ 正

イ 何人も、承認前の医薬品について、その名称、
製造方法、効能、効果又は性能に関する広告を
してはならない。〈法第 68 条〉

エ 漢方処方製剤の効能効果は、個々の生薬成分が
相互に作用しているため、構成生薬の作用を個
別に挙げて説明することは不適当である。

問 120　正答　2　★★☆

ア , エ 正

イ (独)国民生活センター、各地区の消費生活セン
ター又は消費者団体等の民間団体には、一般用
医薬品等に関して、生活者からの苦情や相談が
寄せられている。

ウ (独)国民生活センター、各地区の消費生活セン
ター又は消費者団体等の民間団体では、生活者
へのアドバイスのほか、必要に応じて行政庁へ
の通報や問題提起を行っている。

短 評

　全体的に標準的な難易度ですが、第 3 章は難しめ
になっています。

　問 17 は、第 1 章のみならず、第 3 章や第 5 章の
出題範囲も混ざっている応用問題です。問 63 の「ウ」
では、薏苡仁湯の不向きな病態について問われてい
ますが、消去法により、正答することができます。
問 67 の「エ」では、柴胡加竜骨牡蛎湯の使用期間
について問われており、難しい問題といえます。問
80 の「エ」では、芎帰膠艾湯の不向きな病態につ
いて問われていますが、消去法により、正答にたど
りつくでしょう。問 107 の「エ」の「化粧品」の
文字に関する事項は、"出題範囲"では触れられてい
ないものの、しばしば出題される問題です。

別 冊

令和 6 年版 全国登録販売者試験過去問正解

ISBN978-4-8408-1633-5 C3047

← 矢印の方向に引くと、取り外すことができます。

別 冊

登録販売者試験テキスト 要点ブック付

手引き(令和5年4月)対応

ISBN978-4-8408-1615-1 C3047

← 矢印の方向に引くと、取り外すことができます。

登録販売者試験テキスト
別冊
手引き(令和5年4月)対応

要点ブック

DOMO

要点の一覧

有効成分のまとめ

ごろ合わせ

矢印の方向に引くと、取り外すことができます。　➡

要点の一覧

●第1章　医薬品に共通する特性と基本的な知識

医薬品の本質		医薬品が人体に及ぼす作用は、すべては解明されていない
		人体に使用されない殺虫剤や検査薬でも、人の健康に影響を与える
		一般用医薬品は、医療用医薬品よりもリスクが相対的に低い
		市販後にも、医薬品の有効性及び安全性の確認が行われる
		健康被害の発生の可能性の有無にかかわらず、異物の混入、変質がある医薬品を販売してはならない
投与量と効果・毒性		無作用量→最小有効量→治療量→中毒量→最小致死量→致死量
医薬品の基準	GLP	医薬品の安全性に関する非臨床試験の基準(動物実験)
	GCP	ヒトを対象とした臨床試験の実施の基準
	GPSP	医薬品の製造販売後の調査及び試験の実施の基準
	GVP	医薬品の製造販売後安全管理の基準
副作用の定義		疾病の予防、診断、治療のため、又は身体の機能を正常化するために、人に通常用いられる量で発現する医薬品の有害かつ意図しない反応(WHO)
アレルギー		あらゆる物質によって起こり得る
		医薬品の薬理作用と関係なく起こり得る
		内服薬だけでなく、外用薬でも起こり得る
		有効成分だけでなく、添加物(タートラジン、カゼイン)でも起こり得る
		体質的・遺伝的な要素がある
不適正な使用		一般用医薬品で一時的に緩和するだけの対処を漫然と続ける場合
		「多く飲めば早く効く」と考えて使用する場合
		「子供だから大人用のものを半分にして飲ませればよい」と考えて使用する場合
		医薬品の乱用により、急性中毒、慢性的な臓器障害を生じる
		一般用医薬品にも習慣性・依存性がある成分を含むものがある
相互作用		相互作用により、医薬品の作用が増強したり、減弱したりする
		医薬品が吸収、分布、代謝、排泄される過程で起こる
		医薬品が薬理作用をもたらす部位において起こる
		酒類を摂取する者では、肝臓の代謝機能が高まっているため、アセトアミノフェンが代謝されやすくなり、体内から速く消失して十分な薬効が得られなくなる
		食品(ハーブ等)として流通している生薬成分もある
		外用薬や注射薬であっても、食品によって作用や代謝に影響を受ける
年齢区分		新生児：生後4週未満／乳児：生後4週以上1歳未満／幼児：1歳以上7歳未満／小児：7歳以上15歳未満／高齢者：65歳以上
	小児	腸が長く、服用した医薬品の吸収率が相対的に高い
		血液脳関門が未発達で、医薬品の成分が脳に達しやすい
		肝臓の機能が未発達で、医薬品の成分の代謝に時間がかかる

		腎臓の機能が未発達で、医薬品の成分の排泄に時間がかかる
		5歳未満の幼児は、服用時に錠剤やカプセル剤が喉につかえやすい
		乳児の場合、医師の診療が優先され、一般用医薬品による対処は最小限にとどめる
	高齢者	生理機能が衰えつつあり、若年時より副作用を生じるリスクが高い
		衰えの度合いは個人差が大きく、年齢のみからリスクを判断できない
		嚥下障害や誤嚥を起こしやすい
		持病(基礎疾患)を抱えていることが多い
妊婦		医薬品の成分について血液-胎盤関門の移行性は未解明のことが多い
		使用にあたって「相談すること」としている一般用医薬品が多い
		ビタミンAには胎児に先天異常を起こすリスク
		腸刺激性の便秘薬には流産や早産を起こすリスク
授乳婦		医薬品の成分の一部が乳汁中に移行し、乳児が摂取することになる場合がある
プラセボ効果(偽薬効果)		結果的又は偶発的に生じた薬理作用によらない作用
		暗示効果や、条件付けによる生体反応、自然緩解等が関与して生じる
		望ましいものと不都合なものがある
		不確実であり、プラセボ効果を目的として医薬品を使用するべきではない
医薬品の品質		適切な保管・陳列がなされなければ、品質の劣化が起こる
		適切な保管・陳列がなされていても、経時変化による品質の劣化は避けられない
一般用医薬品の対処範囲		セルフメディケーションの主役は一般の生活者(専門家による適切なアドバイスの下、身近にある一般用医薬品を利用する考え方)
		症状が重い場合は、一般用医薬品の役割ではない
		一般用医薬品を一定期間・一定回数使用しても症状の改善がみられない場合は、医療機関を受診する
		乳幼児や妊婦では、一般用医薬品で対処可能な範囲は、通常の成人に比べて限られたものとなる
サリドマイド訴訟		催眠鎮静剤等として販売されたサリドマイド製剤を妊娠している女性が使用したことにより、出生児に四肢欠損、耳の障害等の先天異常が発生したことに対する損害賠償訴訟
スモン訴訟		整腸剤として販売されていたキノホルム製剤を使用したことにより、亜急性脊髄視神経症(スモン)に罹患したことに対する損害賠償訴訟
HIV訴訟		血友病患者が、HIV(ヒト免疫不全ウイルス)が混入した原料血漿から製造された血液凝固因子製剤の投与を受けたことにより、HIVに感染したことに対する損害賠償訴訟
CJD訴訟		脳外科手術等に用いられていたヒト乾燥硬膜を介してCJD(クロイツフェルト・ヤコブ病)に罹患したことに対する損害賠償訴訟
C型肝炎訴訟		出産や手術での大量出血などの際に特定のフィブリノゲン製剤や血液凝固第Ⅸ因子製剤の投与を受けたことにより、C型肝炎ウイルスに感染したことに対する損害賠償訴訟

●第2章　人体の働きと医薬品

消化器系	口腔	歯の齲蝕が象牙質に達すると、歯がしみたり痛みを感じる
		唾液によって口腔内はpHがほぼ中性に保たれる
	咽頭	嚥下が起きるときには、喉頭蓋が反射的に閉じる
	食道	消化液の分泌腺はない
		嚥下された飲食物は重力ではなく、食道の運動によって胃に送られる
		食道の上端と下端には括約筋がある
	胃	胃酸は、ペプシノーゲンをペプシンにする
		ペプシンは、タンパク質を半消化した状態(ペプトン)にする
		胃粘液は、胃液による消化作用から胃自体を保護する
		胃粘液に含まれる成分は、小腸でのビタミンB12の吸収に関与する
		脂質分の多い食品の場合、胃内の滞留時間は比較的長い
	小腸	十二指腸、空腸、回腸の3部分に分けられる
		トリプシノーゲンがトリプシンになると、ペプトンをさらに分解する
		内壁は絨毛に覆われ、絨毛を構成する細胞表面には微絨毛が密生している
		脂溶性ビタミンは、脂質の吸収の際に一緒に取り込まれる
	膵臓	膵液は弱アルカリ性で、胃で酸性となった内容物を中和する
		炭水化物、タンパク質、脂質を分解するすべての酵素を供給する
		消化腺であるとともに内分泌腺でもあり、血糖値を調節するホルモン(インスリン、グルカゴン)等を血液中に分泌する
	胆嚢	肝臓で産生された胆汁を濃縮して蓄える
		胆汁酸塩は、脂質の消化を容易にし、脂溶性ビタミンの吸収を助ける
		胆汁酸塩の多くは、小腸で再吸収されて肝臓に戻される(腸肝循環)
	肝臓	小腸で吸収されたブドウ糖をグリコーゲンとして蓄え、必要に応じてブドウ糖に分解して血液中に放出する
		脂質をエネルギー源として利用可能な形に代謝する
		脂溶性のビタミンA、D、水溶性のビタミンB6、B12を貯蔵する
		有害物質を無毒化し、又は体外排出しやすい形に代謝する
		アルコールからアセトアルデヒドに、さらに酢酸に代謝する
		有害なアンモニアを尿素に代謝する
		ビリルビンを代謝して胆汁の成分にする
		コレステロール、血液凝固因子(フィブリノゲン等)、アルブミン、必須アミノ酸以外のアミノ酸を生合成する
	大腸	腸内細菌はビタミンKを産生する
		糞便の成分の大半は水分で、食物残渣は約5%に過ぎない
		S状結腸に溜まった糞便が直腸へ送られてくると便意を生じる
	肛門	肛門周囲には静脈が細かい網目状に通っている

呼吸器系	鼻腔	鼻汁にはリゾチームが含まれる
	咽頭	後壁には扁桃があり、免疫反応が行われる
	喉頭	発声器としての役割もあり、呼気で声帯を振動させて声を発する
	気管・	喉頭から左右の肺へ分岐するまでの部分を気管という
	気管支	喉頭の多くと気管から気管支までの粘膜は線毛上皮で覆われている
	肺	肺自体には肺を動かす筋組織がない
		肺胞は、粘液層や線毛によって保護されていない
循環器系	心臓	血液の流れ［全身→右心房→右心室→肺→左心房→左心室→全身］
	血管	動脈の多くは、体の深部を通っている
		心臓が収縮したときの血圧を最大血圧という
		四肢を通る静脈では、静脈弁が発達して血液の逆流を防いでいる
		消化管壁を通る毛細血管の大部分は、門脈に集まって肝臓に入る
	血液	アルブミンは、血液の浸透圧を保持する
		抗体の役割を担うグロブリンは、免疫グロブリンとも呼ばれる
		血中脂質量は、血液の粘稠性にほとんど影響を与えない
		赤血球は骨髄で産生される
		好中球は、白血球の中で最も数が多い
		T細胞リンパ球は異物を認識し、B細胞リンパ球は抗体を産生する
		単球は、白血球の中で最も大きく、組織の中ではマクロファージ(貪食細胞)と呼ばれる
		フィブリノゲンが傷口で重合してフィブリンとなり、フィブリン線維に赤血球や血小板等が絡まり合って血餅となる
	脾臓	古くなった赤血球は、脾臓内のマクロファージによって処理される
	リンパ	リンパ液の流れは、主に骨格筋の収縮によるものである
		リンパ管には弁があり、リンパ液は一定の方向に流れる
		リンパ節にはリンパ球やマクロファージが密集している
泌尿器系	腎臓	ネフロンは、腎小体(糸球体とボウマン嚢)と尿細管で構成される
		腎小体で血液が濾過されて原尿となり、尿細管を通過して尿となる
		赤血球の産生を促進するホルモンを分泌する
		ビタミンDを活性型ビタミンDに転換する
	副腎	副腎皮質では、アルドステロンが産生される
		副腎髄質では、アドレナリンとノルアドレナリンが産生される
	尿路	尿路とは、腎臓から膀胱を経て、尿道に至る尿の通り道をいう
		左右の腎臓と膀胱は、尿管でつながっている
		女性は、尿道が短いため、膀胱まで感染を生じやすい
		男性には、膀胱の真下に尿道を取り囲むように前立腺がある

感覚器官	目	黒目の部分は透明な角膜が覆い、黒目以外の部分は強膜という乳白色の結合組織が覆っている
		角膜と水晶体には血管が通っておらず、房水によって栄養分や酸素が供給される
		虹彩は、瞳孔を散大・縮小させて眼球内に入る光の量を調節している
		光の透過［角膜→房水→水晶体→硝子体→網膜］
		水晶体は、毛様体の収縮・弛緩により、近くを見るときには丸く厚みが増し、遠くを見るときは扁平になる
		光に敏感な視細胞が光を感じる反応にはビタミン A が不可欠
		結膜の充血では、白目の部分だけでなく眼瞼の裏側も赤くなる
		強膜の充血では、眼瞼の裏側は赤くならず、白目の部分がピンク味を帯びる
		涙腺は、血漿から涙液を産生する
	鼻	鼻腔と副鼻腔は、線毛を有し粘液を分泌する細胞粘膜で覆われている
		鼻中隔は、薄い板状の軟骨と骨でできている
		副鼻腔は、細い管で鼻腔とつながっている
	耳	鼓室は、耳管で鼻腔や咽頭と通じている
		小さな子供では、耳管が太く短くて、走行が水平に近い
		蝸牛(聴覚器官)と前庭(平衡器官)の内部はリンパ液で満たされている
		耳石器官は、水平・垂直方向の加速度を感知する
		半規管は、体の回転や傾きを感知する
外皮系	皮膚	メラニン色素は、表皮の最下層にあるメラノサイトで産生される
		真皮には、毛細血管や知覚神経の末端が通っている
		皮下組織は、脂肪細胞が多く集まって皮下脂肪層となっている
	毛	毛球の下端のへこんでいる部分を毛乳頭という
		毛包には、立毛筋と皮脂腺がつながっている
	汗腺	アポクリン腺は、腋窩等の毛根部に分布する
		エクリン腺は、全身に分布する
骨格系	骨	骨は生きた組織であり、一生を通じて骨吸収と骨形成が行われる
		無機質は骨に硬さを与え、有機質は骨の強靱さを保つ
	関節	滑膜は軟骨の働きを助け、靱帯は骨を連結する
	筋組織	骨格筋は、随意筋で、収縮力は強いが、疲労しやすい
		平滑筋は、不随意筋で、比較的弱い力で持続的に収縮する
		心筋は、不随意筋で、強い収縮力と持久力を兼ね備えている
		腱は、結合組織のみでできているため、伸縮性はあまりない
		随意筋は体性神経系に支配され、不随意筋は自律神経系に支配される
		骨格筋の疲労は、乳酸が蓄積して筋組織の収縮性が低下する現象

神経系	中枢神経系	脳の毛細血管が、血液内の組成変動から中枢神経の間質液環境を保護するように働く機能を血液脳関門という
		延髄には、心臓中枢と呼吸中枢がある
		脊髄が、脳を介さずに末梢からの刺激を返すことを脊髄反射という
	末梢神経系	交感神経系は、緊張状態に対応した態勢をとるように働く (瞳孔散大／心拍数増加／血圧上昇／気管拡張／腸運動低下／グリコーゲン分解／立毛筋収縮／発汗亢進／排尿抑制)
		副交感神経系は、体が安息状態となるように働く (瞳孔収縮／唾液分泌亢進／心拍数減少／血圧降下／気管収縮／胃液分泌亢進／腸運動亢進／グリコーゲン合成／排尿促進)
		交感神経の節後線維からは、ノルアドレナリンが放出される
		副交感神経の節後線維からは、アセチルコリンが放出される
		エクリン腺の交感神経の節後線維からは、例外的にアセチルコリンが放出される
薬の生体内運命		固形剤の内服薬の多くは胃で有効成分が溶出し、有効成分は主に小腸で吸収される
		肝初回通過効果あり［ほとんどの内服薬］／肝初回通過効果なし［坐剤、点鼻薬、点眼薬、含嗽薬、塗り薬、貼り薬］
		肝機能が低下した人は、全身循環に到達する有効成分の量が多くなる
		腎機能が低下した人は、有効成分の血中濃度が下がりにくい
		血液中の有効成分の多くは、血漿タンパク質と速やかかつ可逆的に結合し、複合体を形成する
薬の体内での働き		血中濃度が最小有効濃度(閾値)を超えたとき、薬効が発現する
		有効成分の代謝・排泄の速度が、吸収・分布の速度を上回るようになったとき、最高血中濃度に達する
剤形	錠剤(内服)	噛み砕いて服用してはならず、水なしで服用しない
	口腔内崩壊錠	水なしで服用できる
	チュアブル錠	噛み砕いてもよく、水なしで服用できる
	トローチ・ドロップ	薬効を期待する部位が口中や喉であるものが多く、飲み込まずに舐めて使用する
	散剤、顆粒剤	苦みを感じやすい／顆粒剤は、噛み砕かない
	経口液剤、シロップ剤	有効成分の血中濃度が上昇しやすい
		経口液剤では苦味が強く、小児ではシロップ剤とすることが多い
	カプセル剤	ゼラチンが用いられるため、ゼラチンアレルギーの人は使用を避ける
		水なしで服用すると、ゼラチンが喉や食道に貼り付く
	軟膏剤	適用部位を水から遮断したい場合に用いることが多い
	クリーム剤	皮膚への刺激が強い／患部を水で洗い流したい場合に用いる
	外用液剤	患部が乾きやすく、適用部位に直接的な刺激感を与える
	貼付剤	薬効の持続が期待できる／適用部位にかぶれを起こす
	スプレー剤	手指では塗りにくい部位や、広範囲に適用する場合に適する

ショック(アナフィラキシー)	即時型のアレルギー反応の一種	
	発症後の進行は、非常に速やか(通常、2時間以内に急変)である	
	適切な対応が遅れると、死に至ることがある	
皮膚粘膜眼症候群(SJS)	発生頻度は100万人当たり年間1～6人	▶発症機序の詳細は不明 ▶発症の予測は極めて困難
中毒性表皮壊死融解症(TEN)	発生頻度は100万人当たり年間0.4～1.2人	▶致命的な転帰をたどることがある ▶原因医薬品の使用開始後2週間以内に発症することが多いが、1ヶ月以上経ってから起こることもある
	TENの多くはSJSの進展型	
肝機能障害	軽度の肝機能障害のときは自覚症状がない	
	黄疸を生じる	
	原因医薬品の使用を継続すると、肝不全を生じ、死に至ることもある	
偽アルドステロン症	副腎皮質からのアルドステロン分泌が増加していないにもかかわらず、体内に塩分(ナトリウム)と水が貯留し、体からカリウムが失われることによって生じる	
	手足の脱力、血圧上昇等の症状が現れる	
	低身長、低体重など体表面積が小さい者や高齢者で生じやすい	
精神神経障害	運転操作中に眠気を生じると重大な事故につながる	
	通常の用法・用量でも生じる	
無菌性髄膜炎	全身性エリテマトーデス、混合性結合組織病、関節リウマチ等の基礎疾患がある人で発症リスクが高い	
	発症は急性で、首筋のつっぱりを伴った激しい頭痛等の症状が現れる	
消化性潰瘍	消化管出血に伴って糞便が黒くなる	
イレウス様症状	小児、高齢者、便秘傾向の人は、発症のリスクが高い	
間質性肺炎	呼吸困難、空咳(痰の出ない咳)、発熱等の症状が現れる	
	かぜや気管支炎の症状と区別が難しい	
喘息	内服薬のほか坐薬や外用薬でも誘発される	
	以前に医薬品(内服薬に限らない)で喘息発作を起こしたことがある人は重症化しやすい	
排尿困難、尿閉	副交感神経系を抑制する成分により生じる	
眼圧上昇	抗コリン作用がある成分(例：抗コリン成分、ロートエキス、抗ヒスタミン成分、ジフェニドール)により生じる	
	閉塞隅角緑内障がある人では厳重な注意が必要である	
接触皮膚炎	医薬品が触れた皮膚の部分にのみ生じ、境界がはっきりしている	
光線過敏症	医薬品が触れた部分だけでなく、全身へ広がり重篤化することもある	
薬疹	あらゆる医薬品で生じ、同じ医薬品でも発疹の型は様々である	
	薬疹を経験したことがある人が、再度、同種の医薬品を使用すると、重篤なアレルギー反応を生じる	

かぜ薬	かぜの諸症状の緩和を目的とする	
	ウイルスの増殖を抑えたり、ウイルスを除去するものではない	
	かぜ薬の服用期間中は飲酒を控える	
	かぜ	通常、数日〜1週間程度で自然寛解する
		原因の8割はウイルス(200種類超)の感染による
		冬場に消化器症状が現れた場合はウイルス性胃腸炎である場合が多い
		インフルエンザは、重症化しやすいため、かぜとは区別して扱われる
		小児のかぜでは急性中耳炎を併発しやすい
	かぜ薬の成分等	15歳未満の小児は、一般用医薬品において、アスピリン、アスピリンアルミニウム、サザピリン、サリチル酸ナトリウム、イブプロフェンを使用しない
		水痘又はインフルエンザにかかっている15歳未満の小児は、サリチルアミド、エテンザミドを使用する前に相談する
		インフルエンザの流行期には、解熱鎮痛成分がアセトアミノフェンや生薬成分のみからなる製品を提案する
		血栓のある人は、トラネキサム酸を使用する前に相談する
		むくみ、心臓病、腎臓病、高血圧のある人、高齢者は、グリチルリチン酸として40mg以上(カンゾウとして1g以上)の製品を使用する前に相談する
		どのような人でも、グリチルリチン酸として40mg以上(カンゾウとして1g以上)となる製品を長期連用しない
		かぜ薬に制酸成分が配合されていても、胃腸症状に対する薬効は標榜できない
		かぜ薬にカフェインが配合されていても、抗ヒスタミン成分や鎮静成分による眠気は解消されない

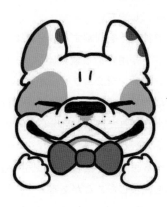

かぜ薬にはたくさんの種類の有効成分が配合されているんだ

だから注意事項がいっぱいあるんだ

登録販売者試験の出題ポイントもいっぱいだよ

解熱鎮痛薬	発熱や痛みの緩和を目的とする(内服薬)	
	月経痛は効能・効果に含まれる	
	痙攣性の内臓痛に効果は期待できない	
	頭痛の症状が現れないうちから予防的に使用しない	
	化学的に合成された解熱鎮痛成分	プロスタグランジンの産生を抑制する
		心臓・腎機能に障害がある場合は、その症状が悪化する
		胃・十二指腸潰瘍がある場合は、その症状が悪化する
		アレルギー性の肝機能障害を誘発させる
		なるべく空腹時を避けて服用し、長期連用しない
	サリチル酸系	アスピリンは、他の解熱鎮痛成分に比較して胃腸障害を起こしやすい
		医療用医薬品のアスピリンは、血栓予防薬としても用いられる
		アスピリン喘息は、アスピリン以外の解熱鎮痛成分でも生じる
		エテンザミドは、痛みの伝わりを抑える働きが強い
		ACE 処方は、アセトアミノフェン・カフェイン・エテンザミドの組合せ
		妊婦は、出産予定日 12 週間以内にアスピリンを使用しない
		妊婦等は、アスピリン、アスピリンアルミニウム、サザピリン、エテンザミド、サリチルアミドを使用する前に相談する
		アスピリン、アスピリンアルミニウムは、肝機能障害を生じる
	アセトアミノフェン	主に中枢作用によって解熱・鎮痛をもたらす
		末梢における抗炎症作用は期待できない
		胃腸障害が少なく、空腹時に服用できる製品もある
		日頃から酒類をよく摂取する人では重篤な副作用が起こりやすい
		妊婦等は、使用する前に相談する
	イブプロフェン	アスピリンと比べて胃腸への悪影響が少なく、抗炎症作用も示す
		胃・十二指腸潰瘍、潰瘍性大腸炎、クローン氏病にかかったことがある人では、再発のおそれがある
		妊婦等は、使用する前に相談する
		妊婦は、出産予定日 12 週間以内に使用しない
		全身性エリテマトーデス、混合性結合組織病のある人は、使用する前に相談する
	イソプロピルアンチピリン	解熱作用と鎮痛作用は比較的強いものの、抗炎症作用が弱い
		アスピリンやサザピリンは、"〜ピリン"であっても非ピリン系成分
		薬疹等のアレルギー症状を起こしたことがある人は使用しない
		妊婦等は、使用する前に相談する
	留意事項	アルコールは、アスピリン、アセトアミノフェン、イブプロフェン、イソプロピルアンチピリン等による胃腸障害を増強する
		アルコールは、アセトアミノフェンによる肝機能障害を起こりやすくする

眠気を促す薬	催眠鎮静薬	睡眠を促したり、精神のたかぶりを鎮めることを目的とする
	抗ヒスタミン成分	一時的な睡眠障害の緩和に用いられる
		慢性的な不眠症状、不眠症の診断を受けた人、妊娠中の睡眠障害には、使用しない
		15歳未満の小児は使用しない
		服用後、乗物類の運転操作をしない
	鎮静成分	ブロモバレリル尿素、アリルイソプロピルアセチル尿素は、反復して摂取すると依存を生じる
		かつてブロムワレリル尿素の大量摂取による自殺が社会問題となった
		妊婦等はブロモバレリル尿素を使用する前に相談する
		服用後、乗物類の運転操作をしない／服用時は飲酒をしない
眠気を防ぐ薬	眠気防止薬	眠気や倦怠感を除去することを目的とする
	カフェイン	脳に軽い興奮状態を引き起こし、一時的に眠気や倦怠感を抑える
		胃酸過多の人、胃潰瘍のある人、心臓病のある人は使用しない
		弱いながら反復摂取により依存を生じる／連用しない
		腎臓で、ナトリウムイオンと水分の再吸収を抑制し、利尿をもたらす
		一部は、血液－胎盤関門を通過して胎児に到達する
		授乳婦が大量に摂取すると、乳児の頻脈、不眠の原因となる
		カフェインの1回摂取量は200mg、1日摂取量は500mgが上限
		眠気防止薬は、疲労を解消したり、睡眠を不要にするものではない
		15歳未満の小児に使用しない
鎮暈薬	鎮暈薬 （乗物酔い防止薬）	乗物酔いによるめまい、吐きけ等の緩和を目的とする
		つわりに伴う吐きけに使用しない
		3歳未満の乳幼児向けの乗物酔い防止薬はない
	抗めまい成分	ジフェニドール塩酸塩は、前庭神経の調節作用のほか、内耳への血流を改善する
		抗ヒスタミン成分や抗コリン成分と同様の副作用が現れる
		服用後、乗物類の運転操作をしない
		排尿困難の症状がある人、緑内障の診断を受けた人は、ジフェニドール塩酸塩を使用する前に相談する
	抗ヒスタミン成分	延髄にある嘔吐中枢への刺激や前庭における自律神経反射を抑える
		ジメンヒドリナートは、ジフェンヒドラミンテオクル酸塩の一般名
		メクリジン塩酸塩は、他の抗ヒスタミン成分と比べて作用が現れるのが遅く、持続時間が長い
		15歳未満の小児は、プロメタジンを使用しない
	抗コリン成分	中枢に作用して自律神経系の混乱を軽減させるとともに、末梢では消化管の緊張を低下させる
		スコポラミン臭化水素酸塩は、他の抗コリン成分と比べて脳内に移行しやすいが、抗ヒスタミン成分等と比べて作用の持続時間は短い
	キサンチン系成分	脳に軽い興奮を起こさせ、平衡感覚の混乱によるめまいを軽減させる

小児鎮静薬	小児の疳の症状を鎮め、虚弱体質等の改善を目的とする	
	鎮静作用のほか、血液の循環を促す作用の期待できる生薬成分を中心に配合される	
	漢方処方製剤は、用法用量において適用年齢の下限が設けられていない場合にあっても、生後3ヶ月未満の乳児には使用しない	
	乳幼児に使用する場合、体格の個人差から体重当たりのグリチルリチン酸の摂取量が多くなることがある	
鎮咳去痰薬	咳を鎮め、痰切れを良くし、喘息症状を和らげることを目的とする	
	鎮咳去痰薬には、解熱成分が配合されていないため、発熱を鎮める効果は期待できない	
	痰を伴わない乾いた咳が続く場合は、間質性肺炎の初期症状で、その原因が医薬品の副作用による可能性がある	
	喫煙に伴う咳、痰に対して鎮咳去痰薬を長期間使用しない	
	コデインリン酸塩水和物、ジヒドロコデインリン酸塩	モルヒネと同じ基本構造を持ち、依存性がある
		成分の一部が血液−胎盤関門を通過して胎児へ移行する
		分娩時服用により新生児に呼吸抑制が現れる
		母乳移行により乳児にモルヒネ中毒が生じる
		胃腸の運動を低下させ、便秘を生じる
		小児の呼吸抑制発生リスク
		12歳未満の小児には使用禁忌
	アドレナリン作動成分、マオウ	アドレナリン作動成分は、交感神経系を刺激して気管支を拡張させる
		マオウは、気管支拡張のほか、発汗促進、利尿等の作用も期待される
		心臓病、高血圧、糖尿病又は甲状腺機能亢進症の診断を受けた人、高齢者は、アドレナリン作動成分及びマオウを使用する前に相談する
		メチルエフェドリン塩酸塩、メチルエフェドリンサッカリン塩、マオウは、中枢神経系に対する作用が他の成分に比べ強く、依存性がある
		メチルエフェドリン塩酸塩、メチルエフェドリンサッカリン塩は、成分の一部が乳汁中に移行する
	キサンチン系成分（ジプロフィリン）	キサンチン系成分は、自律神経系を介さずに気管支の平滑筋に直接作用して弛緩させ、気管支を拡張させる
		甲状腺機能障害、てんかんの診断を受けた人は、キサンチン系成分を使用する前に相談する
		キサンチン系成分は心臓刺激作用を示し、動悸を生じる
	去痰成分	グアイフェネシン、グアヤコールスルホン酸カリウム、クレゾールスルホン酸カリウムは、気道粘膜からの粘液の分泌促進
		エチルシステイン塩酸塩、メチルシステイン塩酸塩、カルボシステインは、痰の粘性を減少
		カルボシステインは、粘液成分の含量比調整
		ブロムヘキシン塩酸塩は、線毛運動促進等

口腔咽喉薬／含嗽薬	口腔咽喉薬 （こうくういんこう）	口腔内又は咽頭部の粘膜に局所的に作用して、炎症による痛み、腫れ等の症状の緩和を目的とする
		鎮咳成分や気管支拡張成分、去痰成分は配合されていない
	含嗽薬 （がんそう）	口腔及び咽頭の殺菌・消毒等のため、うがいに用いる外用液剤
		調製した濃度が濃すぎても薄すぎても効果が十分得られない
		使用後すぐに食事を摂ると、殺菌消毒効果が薄れやすい
	口腔咽喉薬、含嗽薬の成分	ヨウ素系殺菌消毒成分は、口腔内に使用する場合でも、甲状腺におけるホルモン産生に影響を及ぼす可能性がある
		甲状腺疾患の診断を受けた人は、ヨウ素系殺菌消毒成分を使用する前に相談する
		ヨウ素の一部は、血液－胎盤関門を通過して胎児に到達する
		ヨウ素の一部は、乳汁中に移行して乳児に到達する
		ポビドンヨードによって銀を含有する歯科材料が変色する
		ヨウ素は、ビタミンCと反応すると脱色して殺菌作用が失われる
		口腔内に傷、ひどいただれのある人は、クロルヘキシジングルコン酸塩を使用しない
胃の薬	制酸薬	胃液の分泌亢進による胃酸過多等の緩和を目的とする
	健胃薬	健胃(弱った胃の働きを高めること)を目的とする
	消化薬	酵素を補う等により、消化を助けることを目的とする
	制酸成分	酸度の高い食品(例：炭酸飲料)と一緒に使用しない
		透析療法（とうせき）を受けている人は、アルミニウムを含む成分を使用しない
		透析治療を受けていない人であっても、長期連用しない
		腎臓病の診断を受けた人は、使用する前に相談する
		カルシウム、アルミニウムを含む成分は、便秘を生じる
		マグネシウムを含む成分は、下痢を生じる
	健胃成分 （けんい）	オブラートで包んで服用すると効果が期待できない
	利胆成分 （りたん）	肝臓病の診断を受けた人は、使用する前に相談する
	胃粘膜保護修復成分	透析療法を受けている人は、アルジオキサ、スクラルファートを使用しない／透析治療を受けていない人であっても、長期連用しない
		腎臓病の診断を受けた人は、アルジオキサ、スクラルファートを使用する前に相談する
		肝臓病の診断を受けた人は、ソファルコン、テプレノンを使用する前に相談する
		血栓（けっせん）のある人は、セトラキサート塩酸塩を使用する前に相談する
	胃液分泌抑制成分	排尿困難の症状がある人、緑内障の診断を受けた人は、使用する前に相談する
		ピレンゼピン塩酸塩は、消化管の運動にほとんど影響を与えない／服用後、乗物類の運転操作をしない／アナフィラキシーを生じる

腸の薬	整腸薬	整腸、腹部膨満感、軟便、便秘に用いられることを目的とする
	止瀉薬	下痢、食あたり、水あたり等に用いられること(止瀉)を目的とする
	瀉下薬	便秘症状等又は腸内容物の排除に用いられること(瀉下)を目的とする
	整腸成分	肝臓病の診断を受けた人は、トリメブチンマレイン酸塩を使用する前に相談する
	止瀉成分 (収斂成分)	急性の激しい下痢、腹痛・腹部膨満・吐きけの症状を伴う人は、使用する前に相談する
		ビスマスを含む成分を1週間以上継続して使用しない
		ビスマスを含む成分の服用時は飲酒をしない
		胃・十二指腸潰瘍の診断を受けた人は、ビスマスを含む成分を使用する前に相談する
		ビスマスの一部は、血液－胎盤関門を通過して胎児に到達する
		牛乳アレルギーの人は、タンニン酸アルブミンを使用しない
	止瀉成分 (ロペラミド塩酸塩)	食べすぎによる下痢、寝冷えによる下痢の症状に用いられる
		食あたり、水あたりによる下痢には、使用しない
		発熱を伴う下痢、血便、粘液便の続く人は、使用する前に相談する
		小児は、使用しない
		短期間の使用にとどめる／胃腸鎮痛鎮痙薬と併用しない
		便秘を避けなければならない肛門疾患がある人は、使用しない
		ショック(アナフィラキシー)、皮膚粘膜眼症候群、中毒性表皮壊死融解症を生じる
		服用後、乗物類の運転操作をしない／服用時は飲酒をしない
		授乳婦は、使用する前に相談する
	止瀉成分 (腸内殺菌成分)	ベルベリンは、抗菌作用のほか、抗炎症作用も期待できる
		下痢の予防のために使用しない
	瀉下成分 (小腸刺激性)	大量にヒマシ油を使用しない
		激しい腹痛の症状がある人、悪心・嘔吐の症状がある人、3歳未満の乳幼児は、ヒマシ油を使用しない
		脂溶性の物質による中毒の場合は、ヒマシ油を使用しない
		妊婦等は、ヒマシ油を使用しない
		授乳婦は、ヒマシ油を使用してはならず、使用する場合は授乳しない
		ヒマシ油は、駆虫薬と併用しない
	瀉下成分 (大腸刺激性)	大量に使用しない
		妊婦等は、使用する前に相談する
		授乳婦は、センナ、センノシド、ダイオウを使用してはならず、使用する場合は授乳しない
		ビサコジルの腸溶性製剤の服用前後1時間以内は、制酸成分を含む胃腸薬や牛乳を摂取しない
	瀉下成分 (無機塩類)	腎臓病の診断を受けた人は、マグネシウムを使用する前に相談する
		心臓病の診断を受けた人は、硫酸ナトリウムを使用する前に相談する

胃腸鎮痛鎮痙薬	抗コリン成分	作用は消化管に限定されないため、目のかすみや異常なまぶしさ、頭痛、眠気、口渇、便秘、排尿困難等を生じる
		服用後、乗物類の運転操作をしない
		排尿困難の症状がある人、心臓病又は緑内障の診断を受けた人は、使用する前に相談する
		ブチルスコポラミン臭化物は、ショック(アナフィラキシー)を生じる
		授乳婦は、メチルオクタトロピン臭化物を使用する前に相談する
	パパベリン塩酸塩	胃液分泌を抑える作用はない
		緑内障の診断を受けた人は、使用する前に相談する
	局所麻酔成分	オキセサゼインは、局所麻酔作用のほか、胃液分泌を抑える作用も期待できる
		6歳未満の小児は、アミノ安息香酸エチルを使用しない
		妊婦等、15歳未満の小児は、オキセサゼインを使用しない
浣腸薬	便秘の場合に排便を促すことを目的として、直腸内に適用されるもの	
	繰り返し使用すると直腸の感受性の低下を生じる	
	妊婦等は、使用する前に相談する	
	高齢者、心臓病の診断を受けた人は、グリセリンの浣腸薬を使用する前に相談する	
	痔出血の症状がある人は、グリセリンの浣腸薬を使用する前に相談する	
	炭酸水素ナトリウムの坐剤は、ショックを生じる	
駆虫薬	腸管内の寄生虫(回虫と蟯虫)を駆除するために用いられる	
	条虫や吸虫、鉤虫、鞭虫等の駆除を目的とする一般用医薬品はない	
	空腹時に服用する	
	サントニン	回虫の駆除
		肝臓病の診断を受けた人は、使用する前に相談する
		服用後、一時的に物が黄色く見える
	カイニン酸	回虫の駆除
	ピペラジンリン酸塩	回虫、蟯虫の駆除
		痙攣の症状がある人、貧血、著しい栄養障害、肝臓病、腎臓病の診断を受けた人は、使用する前に相談する
	パモ酸ピルビニウム	蟯虫の駆除
		尿や糞便を赤く着色する
強心薬	軽度の心臓の働きの乱れを整え、動悸や息切れ等の改善を目的とする	
	1日用量中センソ5mgを超えて含有する医薬品は劇薬に指定される	

高コレステロール改善薬	血中コレステロール異常の改善、血中コレステロール異常に伴う末梢血行障害の緩和等を目的とする	
	薬による対処は、食事療法、運動療法の補助的な位置づけ	
	痩身(そうしん)効果を目的とするものではない	
	コレステロール	コレステロールの産生及び代謝は、主として肝臓で行われる
	リポタンパク質	LDL は、コレステロールを肝臓から末梢組織に運ぶ
		HDL は、コレステロールを末梢組織から肝臓に運ぶ
		血液中の LDL が多く、HDL が少ないと、心臓病や肥満、動脈硬化症等の生活習慣病につながるリスクが高まる
	高コレステロール改善成分	大豆油不(ふ)けん化物(かぶつ)(ソイステロール)は、腸管におけるコレステロールの吸収を抑える
		リノール酸、ポリエンホスファチジルコリンは、肝臓におけるコレステロールの代謝を促す
		パンテチンは、LDL 等の異化(いか)排泄を促進し、HDL 産生を高める
貧血用薬	貧血用薬(鉄製剤)	鉄欠乏性貧血に対して鉄分を補充し、造血機能の回復を図る
		食後に服用する
		服用前後 30 分にタンニン酸を含む飲食物を摂取しない
		貧血の症状がみられる前から予防的に使用しない
	鉄	ヘモグロビンの産生に不可欠
		便が黒くなる
	銅	ヘモグロビンの産生過程で、鉄の代謝や輸送に重要
	コバルト	赤血球ができる過程で必要不可欠なビタミン B12 の構成成分
	マンガン	糖質・脂質・タンパク質の代謝をする際に働く酵素の構成物質で、エネルギー合成を促進する
ユビデカレノン (コエンザイム Q10)		ビタミン B 群とともに働く
		15 歳未満の小児向けの製品はない
		高血圧症、呼吸器疾患、腎臓病、甲状腺機能の異常、貧血の基礎疾患がある人は、使用する前に相談する
痔の薬	痔	主な病態は、痔核(じかく)、裂肛(れっこう)、痔瘻(じろう)
	外用痔疾用薬	痔核又は裂肛による痛み、痒(かゆ)み、腫(は)れ、出血等の緩和、患部の消毒を目的とし、肛門部又は直腸内に適用される
		リドカイン、リドカイン塩酸塩、アミノ安息香酸エチル、ジブカイン塩酸塩を含む坐剤及び注入軟膏は、ショック(アナフィラキシー)を生じる
		ステロイド性抗炎症成分を含む坐剤及び注入軟膏は、その含有量によらず、長期連用しない
		心臓病、高血圧、糖尿病又は甲状腺機能障害の診断を受けた人、高齢者は、メチルエフェドリン塩酸塩が配合された坐剤及び注入軟膏を使用する前に相談する
	内用痔疾用薬	外用痔疾用薬と併用すると効果的

婦人薬	女性ホルモン成分（エチニルエストラジオール、エストラジオール）	血の道症、更年期障害、月経異常及びそれらの随伴症状に用いられる
		人工的に合成された女性ホルモンを補充するもので、膣粘膜又は外陰部に適用される
		妊婦等は、使用しない
		授乳婦は、使用する前に相談する
		長期連用により、血栓症や乳癌、脳卒中のリスクが高まる
アレルギー用薬	内服アレルギー用薬	蕁麻疹や湿疹等又は鼻炎に用いられる内服薬の総称で、抗ヒスタミン成分を主体としたもの
	鼻炎用内服薬	抗ヒスタミン成分に、アドレナリン作動成分や抗コリン成分等を組み合わせて配合している
	抗ヒスタミン成分	メキタジンは、ショック（アナフィラキシー）、肝機能障害、血小板減少を生じる
		服用後、乗物類の運転操作をしない
		授乳婦は、ジフェンヒドラミンを含む成分を使用してはならず、使用する場合は授乳しない
		ヒスタミンの働きを抑える作用以外に抗コリン作用も示す
		排尿困難の症状がある人、緑内障の診断を受けた人は、使用する前に相談する
	プソイドエフェドリン塩酸塩	他のアドレナリン作動成分に比べて中枢神経系に対する作用が強く、不眠や神経過敏を生じる
		心臓病、高血圧、糖尿病又は甲状腺機能障害の診断を受けた人、前立腺肥大による排尿困難の症状がある人は、使用しない
		セレギリン塩酸塩等のモノアミン酸化酵素阻害剤で治療を受けている人は、使用する前に相談する
		依存性がある
鼻に用いる薬	鼻炎用点鼻薬	急性鼻炎、アレルギー性鼻炎又は副鼻腔炎による諸症状のうち、鼻づまり、鼻みず等の緩和を目的として、鼻腔内に適用される外用液剤
		一般用医薬品では、慢性の副鼻腔炎（蓄膿症）に使用しない
		配合成分によらず、長期連用しない
	アドレナリン作動成分	交感神経系を刺激し、鼻粘膜を通っている血管を収縮させる
		過度に使用すると、逆に血管が拡張して二次充血を招く
		鼻粘膜から循環血液中に入りやすく、全身的な影響を生じる
	抗ヒスタミン成分	肥満細胞から遊離したヒスタミンと受容体の反応を妨げる
	抗アレルギー成分（クロモグリク酸ナトリウム）	肥満細胞からヒスタミンの遊離を抑える
		アレルギー性でない鼻炎・副鼻腔炎に対して無効である
		医療機関で減感作療法等のアレルギーの治療を受けている人は、使用する前に相談する
		アナフィラキシーを生じる

眼科用薬		目の疲れやかすみ、痒み等の緩和を目的として、結膜嚢に適用する外用薬(点眼薬、洗眼薬、コンタクトレンズ装着液)
		点眼薬は、通常、無菌的に製造されている
		容器の先端が眼瞼や睫毛に触れないよう点眼する
		1滴の薬液量が約50μLであるのに対し、結膜嚢の容積は約30μL
		開封してから長期間を経過した点眼薬は使用しない
		添付文書に記載のない限り、コンタクトレンズを装着したまま点眼しない
		一般用医薬品の点眼薬に、緑内障の症状を改善できるものはない
	眼科用薬の成分	ネオスチグミンメチル硫酸塩は、コリンエステラーゼの働きを抑える作用を示し、毛様体におけるアセチルコリンの働きを助ける
		緑内障の診断を受けた人は、アドレナリン作動成分を使用する前に相談する
		クロモグリク酸ナトリウムは、アレルギー性でない結膜炎に対して無効である
皮膚に用いる薬	外皮用薬	皮膚表面に生じた創傷や症状、又は皮膚の下にある毛根、血管、筋組織、関節等の症状を改善・緩和するため、外用局所に直接適用される
	殺菌消毒成分	細菌に有効なのは、アクリノール、オキシドール、マーキュロクロム
		細菌・真菌に有効なのは、陽性界面活性成分、クロルヘキシジン類、フェノール、チモール、レゾルシン
		細菌・真菌・結核菌・ウイルスに有効なのは、ポビドンヨード、ヨードチンキ、エタノール、イソプロパノール
		アクリノールは、黄色の色素で、比較的刺激性が低い
		オキシドール(過酸化水素水)は、持続性が乏しく、組織への浸透性も低い／刺激性があるため目の周りに使用しない
		ヨウ素の殺菌力は、アルカリ性になると低下する
		ヨウ素は、外用薬として使用する場合でも、ショック(アナフィラキシー)を生じる
		ヨウ素に対するアレルギーの既往がある人は、使用しない
		ポビドンヨードは、ヨウ素をポリビニルピロリドン(PVP)に結合させて水溶性とし、徐々にヨウ素が遊離するようにしたもの
		ヨードチンキは、ヨウ素とヨウ化カリウムをエタノールに溶解させたもの／刺激性が強く、粘膜や目の周りに使用しない
		陽性界面活性成分(ベンザルコニウム塩化物、ベンゼトニウム塩化物、セチルピリジニウム塩化物、セトリミド)は、石けんとの混合により殺菌消毒効果が低下する
		エタノールは、刺激性が強く、粘膜や目の周りに使用しない

皮膚に用いる薬	ステロイド性抗炎症成分	末梢組織の免疫機能を低下させる
		広範囲の皮膚症状、慢性の湿疹・皮膚炎には、使用しない
		コルチゾンに換算して 1 g 又は 1mL 中 0.025mg を超える製品は、長期連用しない
	非ステロイド性抗炎症成分	インドメタシン、ケトプロフェン、フェルビナク、ピロキシカム、ジクロフェナクナトリウムは、長期連用しない、みずむし、たむし、化膿（か）（のう）している患部に使用しない
		喘息を起こしたことがある人、妊婦等は、インドメタシン、ケトプロフェン、フェルビナク、ピロキシカム、ジクロフェナクナトリウムを使用しない
		11 歳未満の小児は、インドメタシンを使用しない
		15 歳未満の小児は、ケトプロフェン、フェルビナク、ピロキシカム、ジクロフェナクナトリウムを使用しない
		チアプロフェン酸、スプロフェン、フェノフィブラート、オキシベンゾン、オクトクリレンでアレルギー症状を起こしたことがある人は、ケトプロフェンを使用しない
		ケトプロフェンは、アナフィラキシー、接触皮膚炎、光線過敏症を生じる
		ピロキシカムは、光線過敏症を生じる
		サリチル酸メチル、サリチル酸グリコールは、局所刺激により患部の血行を促し、軽い麻痺（まひ）を起こすことにより鎮痛作用をもたらす
		イブプロフェンピコノールは、にきび治療薬として用いられ、外用の場合、鎮痛作用はほとんど期待できない
	アンモニア	刺激性が強く、粘膜や目の周りに使用しない
	局所刺激成分	刺激性が強く、粘膜や目の周りに使用しない
		温感刺激成分は、入浴前後に使用しない
	収斂・皮膚保護成分	患部が浸潤（しんじゅん）又は化膿している場合、深い傷の場合は、酸化亜鉛、ピロキシリン(ニトロセルロース)を使用しない
	血行促進成分	出血しやすい人、出血が止まりにくい人、出血性血液疾患の診断を受けた人は、ヘパリン類似物質（るいじぶっしつ）、ポリエチレンスルホン酸ナトリウムを使用しない
	角質軟化成分	サリチル酸は、角質軟化作用を示し、抗菌作用、抗真菌作用、抗炎症作用、頭皮のふけを抑える効果も期待できる
		イオウは、角質軟化作用を示し、抗菌作用、抗真菌作用も期待できる
	抗菌成分	サルファ剤は、細菌の DNA 合成を阻害する
		バシトラシンは、細菌の細胞壁（へき）合成を阻害する
		フラジオマイシン硫酸塩、クロラムフェニコールは、細菌のタンパク質合成を阻害する

皮膚に用いる薬	抗真菌薬	腟、陰嚢、外陰部等、湿疹、湿潤、ただれ、亀裂や外傷のひどい患部、化膿している患部には、使用しない
		イミダゾール系抗真菌成分は、皮膚糸状菌の細胞膜を構成する成分の産生を妨げたり、細胞膜の透過性を変化させる
		アモロルフィン塩酸塩、ブテナフィン塩酸塩、テルビナフィン塩酸塩は、皮膚糸状菌の細胞膜を構成する成分の産生を妨げる
		シクロピロクスオラミンは、皮膚糸状菌の細胞膜に作用して、その増殖・生存に必要な物質の輸送機能を妨げる
		ウンデシレン酸、ウンデシレン酸亜鉛は、患部を酸性にする
		ピロールニトリンは、単独での抗真菌作用は弱く、他の抗真菌成分と組み合わせて配合される
	毛髪用薬の成分	カルプロニウム塩化物は、コリン作用を示し、頭皮の血管を拡張、毛根への血行を促す
		エストラジオール安息香酸エステルは、女性ホルモン成分の一種
		妊婦等は、エストラジオール安息香酸エステルの使用を避けるべき
歯や口の薬	歯痛薬	歯の齲蝕による歯痛を応急的に鎮めることを目的とする
		歯の齲蝕が修復されることはない
	歯槽膿漏薬	歯肉炎、歯槽膿漏の諸症状の緩和を目的とする
		内服薬と外用薬を併用すると効果的
	口内炎用薬	口内炎、舌炎の緩和を目的として口腔内の局所に適用される外用薬
		口腔咽喉薬、含嗽薬を使用する場合は、十分な間隔を置く
禁煙補助剤	ニコチン置換療法に使用される医薬品(咀嚼剤とパッチ製剤)	
	大量に使用しない	
	喫煙を完全に止めたうえで使用する	
	脳梗塞、脳出血、重い心臓病の基礎疾患がある人は、使用しない	
	うつ病の人、妊婦等、授乳婦、非喫煙者は、使用しない	
	ニコチンは、交感神経系を興奮させる	
	重い心臓病の人、急性期脳血管障害の診断を受けた人は使用しない	
	心臓疾患、脳血管障害、末梢血管障害、高血圧、甲状腺機能障害、褐色細胞腫、糖尿病、咽頭炎、食道炎、胃・十二指腸潰瘍、肝臓病又は腎臓病の診断を受けた人は、使用する前に相談する	
	咀嚼剤	ゆっくりと断続的に噛む
		顎の関節に障害がある人は、使用しない
		口腔内が酸性になると、ニコチンの吸収が低下する

滋養強壮保健薬	体調の不調を生じやすい状態や体質の改善、特定の栄養素の不足による症状の改善又は予防等を目的とする	
	脂溶性ビタミンを過剰摂取すると、過剰症を生じる	
	ビタミンA (レチノール)	夜間視力を維持し、皮膚や粘膜の機能を正常に保つ
		一般用医薬品における1日分量は、4,000国際単位が上限
		妊娠3ヶ月以内の妊婦等は、使用する前に相談する
	ビタミンD (カルシフェロール)	腸管でのカルシウム吸収や尿細管でのカルシウム再吸収を促し、骨の形成を助ける
		過剰症は、高カルシウム血症、異常石灰化
	ビタミンE (トコフェロール)	体内の脂質を酸化から守り、細胞の活動を助け、血流を改善させる
		下垂体や副腎系に作用してホルモン分泌の調節に関与し、生理が早く来たり、経血量が多くなったりすることがある
	ビタミンB1 (チアミン)	炭水化物からのエネルギー産生に不可欠
		神経の正常な働きを維持すし、腸管運動を促進する
		手足のしびれの症状の緩和、脚気等
	ビタミンB2 (リボフラビン)	脂質の代謝に関与し、皮膚や粘膜の機能を正常に保つ
		赤ら顔に伴う顔のほてり等の症状の緩和
		尿が黄色くなる
	ビタミンB6 (ピリドキシン)	タンパク質の代謝に関与し、皮膚や粘膜の健康、神経機能を維持する
		口角炎、口唇炎、口内炎等の症状の緩和
	ビタミンB12 (コバラミン)	赤血球の形成を助け、神経機能を正常に保つ
	ビタミンC (アスコルビン酸)	抗酸化作用を示し、皮膚や粘膜の機能を正常に保つ
		メラニンの産生を抑える
		しみ、そばかす等の症状の緩和、歯ぐきからの出血等の予防
	カルシウム	骨や歯の形成に必要／筋肉の収縮、血液凝固、神経機能に関与する
	システイン	メラニンの生成を抑え、メラニンの排出を促す／アルコールを分解する酵素の働きを助け、アセトアルデヒドの代謝を促す
	アミノエチルスルホン酸(タウリン)	細胞の機能が正常に働くために重要な物質
		肝臓機能を改善する
	アスパラギン酸ナトリウム	エネルギーの産生効率を高め、骨格筋に溜まった乳酸の分解を促す
	ヘスペリジン	ビタミンCの吸収を助ける
	コンドロイチン硫酸ナトリウム	軟骨成分を形成及び修復する
		ビタミンB1と組み合わせて配合される
	グルクロノラクトン	肝臓の働きを助け、肝血流を促進する
	ガンマ−オリザノール	抗酸化作用を示す
		ビタミンEと組み合わせて配合される
	カルニチン塩化物	胃液分泌を促す、胃の運動を高める、胃壁の循環血流を増やす

消毒薬		消毒薬の溶液中で生存・増殖する微生物も存在する
	クレゾール石鹸液	手指・皮膚の消毒にも用いられるが、刺激性が強い
		大部分のウイルスに対する殺菌消毒作用はない
	エタノール、イソプロパノール	手指・皮膚の消毒にも用いられるが、脱脂による肌あれを起こしやすい
		イソプロパノールによるウイルスの不活性効果は、エタノールより低い
		揮発性で引火しやすく、蒸気の吸引にも注意する
	クロルヘキシジングルコン酸塩	手指・皮膚の消毒にも用いられる
		結核菌やウイルスに対する殺菌消毒作用はない
	塩素系殺菌消毒成分（次亜塩素酸ナトリウム、サラシ粉）	刺激性が強く、人体の消毒には用いられない
		強い酸化力により、細菌、真菌、ウイルスに対する殺菌消毒作用を示す
		金属腐食性
		漂白作用
		プラスチックやゴム製品を劣化させる
		酸性の洗剤・洗浄剤と反応して、有毒な塩素ガスが発生する
		有機物の影響を受けやすい
	有機塩素系殺菌消毒成分	塩素臭や刺激性、金属腐食性が比較的抑えられており、プール等の大型設備の殺菌・消毒に用いられる
	誤用事故への対処	【飲み込んだ場合】数分以内に多量の牛乳、水を飲ませる／自己判断で安易に吐き出させない
		【目に入った場合】流水で十分に洗眼する／中和処置は適切ではない
		【皮膚に付着した場合】石鹸を用いて流水で十分に水洗する／中和処置は適切ではない
		【吸入して意識がない場合】新鮮な空気の所で人工呼吸等をする
殺虫剤／忌避剤	ハエ	赤痢菌、チフス菌、コレラ菌、O-157大腸菌や皮膚疾患、赤痢アメーバ、寄生虫卵、ポリオウイルスの媒介、ハエ蛆症
		ウジの防除には、通常、有機リン系殺虫成分が用いられる
	蚊	日本脳炎、マラリア、黄熱、デング熱の媒介、発疹や痒み
		ボウフラの防除では、水系に殺虫剤を投入する
	ゴキブリ	サルモネラ菌、ブドウ球菌、腸炎ビブリオ菌、ボツリヌス菌、O-157大腸菌の媒介／アメーバ赤痢の中間宿主
		燻蒸処理を行う場合、ゴキブリの卵には殺虫効果を示さない
	シラミ	日本紅斑熱や発疹チフス等の病原細菌であるリケッチアの媒介、激しい痒み
		シラミの種類ごとに寄生対象となる動物が決まっている
		防除法は、フェノトリンが配合されたシャンプー、てんか粉
	トコジラミ（ナンキンムシ）	ペスト、再帰熱、発疹チフスの媒介、激しい痒痛、アレルギー反応による全身の発熱、睡眠不足、神経性の消化不良
		防除法は、電気掃除機による吸引、殺虫剤の使用

殺虫剤／忌避剤	ノミ	ペストの媒介、痒み
		宿主を厳密に選択しない
		ノミの幼虫の防除法は、電気掃除機による吸引、殺虫剤の使用
		ペットについたノミの防除法は、ノミ取りシャンプー、忌避剤
	イエダニ	発疹熱等のリケッチア、ペストの病原細菌の媒介、激しい痒み
		防除法は、宿主動物であるネズミの駆除
		イエダニの防除には、殺虫剤による燻蒸処理
	ツツガムシ	ツツガムシ病リケッチアの媒介
		防除法は、忌避剤の使用
	屋内塵性ダニ	【ツメダニ類】刺された部位が赤く腫れ、痒みを生じる
		【ヒョウヒダニ類、ケナガコナダニ】ダニの糞や死骸が気管支喘息、アトピー性皮膚炎のアレルゲンとなる
	有機リン系	アセチルコリンエステラーゼと不可逆的に結合する
		誤飲した場合には、縮瞳、呼吸困難、筋肉麻痺を生じる
	ピレスロイド系	神経細胞に直接作用して神経伝達を阻害する
		残効性が低く、家庭用殺虫剤として用いられる
		フェノトリンは、人体に直接適用される唯一の殺虫成分
	カーバメイト系、オキサジアゾール系	【カーバメイト系】プロポクスル
		【オキサジアゾール系】メトキサジアゾン
		アセチルコリンエステラーゼとの結合は可逆的
		有機リン系殺虫成分に比べて毒性は低い
	有機塩素系殺虫成分	現在ではオルトジクロロベンゼンがウジ、ボウフラの防除の目的で用いられるのみ
	昆虫成長阻害成分	メトプレン、ピリプロキシフェンは、幼虫が蛹になるのを妨げる
		ジフルベンズロンは、幼虫の正常な脱皮を妨げる
	忌避剤	人体に直接使用され、蚊、ツツガムシ、トコジラミ、ノミ等による吸血、病原細菌等の媒介を防止する
		虫さされによる痒みや腫れの症状を和らげる効果はない
		ディートが最も効果的で、効果の持続性が高い
		皮膚にひどい湿疹やただれを起こしている人は、使用しない
		合成繊維やプラスチック製品に腐食を生じる
		生後6ヶ月未満の乳児は、ディートを使用しない
		イカリジンは、年齢による使用制限がない

一般用検査薬	一般の生活者が正しく用いて健康状態を把握し、速やかな受診につなげることで疾病を早期発見するためのもの	
	検体は採取に際して侵襲(採血、穿刺)のないもの	
	検査結果は専門的診断に置き換わるものでない	
	偽陰性・偽陽性を完全に排除することは困難である	
	尿糖・尿タンパク検査薬	尿糖検査の場合、食後1〜2時間等、検査薬の使用方法に従って採尿を行う
		尿タンパクの場合、早朝尿を検体とし、激しい運動の直後は避ける
		尿糖・尿タンパク同時検査の場合、早朝尿を検体とする／尿糖が検出された場合には、食後の尿で改めて検査する
		尿は弱酸性／中性〜弱アルカリ性に傾くと正確な結果が得られない
		尿中の糖やタンパク質の有無を調べるもので、その結果をもって直ちに疾患の有無や種類を判断することはできない
	妊娠検査薬	妊娠が成立してから4週目前後の尿中hCG濃度を検出感度とする
		月経予定日が過ぎて1週目以降の検査が推奨される
		検体には、早朝尿が向いている
		尿中hCGの検出反応は、温度の影響を受ける
		ホルモン剤を使用している場合、妊娠していない人や閉経期に入っている人でも、陽性の結果となることがある
		妊娠の早期判定の補助として尿中のhCGの有無を調べるもので、その結果をもって直ちに妊娠しているか否かは断定できない

●第４章　薬事関係の法規・制度

＜医薬品医療機器等法の目的と医薬品の分類＞

医薬品医療機器等法の目的		【規制対象】医薬品、医薬部外品、化粧品、医療機器及び再生医療等製品の品質、有効性及び安全性／指定薬物
		【研究開発の促進対象】医薬品、医療機器及び再生医療等製品
医薬関係者等の責務		【関連事業者等の責務対象】品質、有効性及び安全性
		【医薬関係者の責務対象】有効性及び安全性
登録販売者		都道府県知事が行う試験に合格した者であって、都道府県知事の登録(販売従事登録)を受けた者
		【登録販売者研修】薬局開設者、店舗販売業者又は配置販売業者は、研修実施機関が行う研修を、毎年度、登録販売者に受講させなければならない
医薬品の分類	医薬品	日本薬局方(医薬品の性状及び品質の適正を図るための規格・基準)に収められている物
		人又は動物に用いられる物
		疾病の診断、治療又は予防に使用される物で、機械器具等でないもの
		身体の構造又は機能に影響を及ぼす物で、機械器具等でないもの
		医薬部外品、化粧品及び再生医療等製品は除外される
	一般用医薬品	人体に対する作用が著しくない医薬品
		薬剤師その他の医薬関係者から提供された情報に基づく需要者(じゅようしゃ)の選択により使用される医薬品
		要指導医薬品でない医薬品
	要指導医薬品	本来、一般用医薬品に相当する医薬品
		薬剤師の対面による情報の提供及び薬学的知見に基づく指導が行われることが必要であるとして、厚生労働大臣が薬事・食品衛生審議会の意見を聴いて指定する医薬品
		承認後、厚生労働省令で定める期間を経過しない新医薬品
		毒薬・劇薬に該当する医薬品
	医療用医薬品	医師又は歯科医師によって使用される医薬品
		医師又は歯科医師の処方箋(しょほうせん)・指示によって使用される医薬品
	毒薬	毒性が強いとして、厚生労働大臣が薬事・食品衛生審議会の意見を聴いて指定する医薬品
	劇薬	劇性が強いとして、厚生労働大臣が薬事・食品衛生審議会の意見を聴いて指定する医薬品
	第一類医薬品	日常生活に支障を来す程度の健康被害が生ずるため、特に注意が必要なものとして、厚生労働大臣が指定する一般用医薬品
		承認後、厚生労働省令で定める期間を経過しない新一般用医薬品 ・医薬品として初めての有効成分を配合したもの(いわゆるダイレクトOTC医薬品) ・医療用医薬品にはあるが、一般用医薬品として初めての有効成分を配合したもの(いわゆるスイッチOTC医薬品)

医薬品の分類	第二類医薬品	日常生活に支障を来す程度の健康被害が生ずるものとして、厚生労働大臣が指定する一般用医薬品(第一類医薬品を除く)
		第二類医薬品のうち、特別の注意を要するものとして厚生労働大臣が指定するものを指定第二類医薬品という ・注意事項に該当する使用がなされた場合に危険性が高まる成分が配合されたもの ・依存性・習慣性がある成分が配合されたもの
	第三類医薬品	第一類医薬品及び第二類医薬品以外の一般用医薬品
	不良医薬品	基準に適合しない医薬品
		承認の内容と異なる医薬品／認証の内容と異なる体外診断用医薬品
		不潔な物質又は変質・変敗した物質からなる医薬品
		異物が混入・付着している医薬品
		病原微生物等により汚染されている医薬品
		着色目的で、指定外のタール色素が使用されている医薬品
		容器等が不良の医薬品
	不正表示医薬品	直接の容器等・外箱等に法定表示事項が記載されていない医薬品
		添付する文書等に法定記載事項が記載されていない一般用医薬品等
		法定表示事項・法定記載事項が、見やすい場所でなく、正確でなく、明瞭でなく、邦文でされていない医薬品
		記載禁止事項が記載されている医薬品
医薬部外品の分類	医薬部外品	人体に対する作用が緩和な物
		吐きけ、口臭、体臭、あせも、ただれ等の防止の目的で使用される物で、機械器具等でないもの
		脱毛の防止、育毛又は除毛の目的で使用される物で、機械器具等でないもの
		ねずみ、はえ、蚊、のみ等の防除の目的で使用される物で、機械器具等でないもの
		医薬品に該当する物のうち、厚生労働大臣が指定するもの
	防除用医薬部外品	衛生害虫類の防除のため使用される医薬部外品
	指定医薬部外品	かつては医薬品であった医薬部外品
化粧品		人体に対する作用が緩和な物
		身体を清潔にし、美化し、魅力を増し、容貌を変え、又は皮膚・毛髪を健やかに保つ目的で使用される物
		身体に塗擦、散布等する方法で使用される物
生物由来製品		人その他の生物(植物を除く)に由来するものを原料又は材料とする医薬品、医薬部外品、化粧品又は医療機器のうち、厚生労働大臣が薬事・食品衛生審議会の意見を聴いて指定するもの
		感染症の発生リスクが極めて低いものは、指定の対象とならない
		現在のところ、生物由来製品として指定された一般用医薬品、要指導医薬品、医薬部外品、化粧品はない

＜法定表示事項・法定記載事項・記載禁止事項＞

法定表示事項	【表示場所】直接の容器等 （直接の容器等が包装されている場合は、直接の容器等及び外箱等）
	【表示事項】 ・製造販売業者等の氏名又は名称及び住所 ・名称 ・製造番号又は製造記号 ・重量、容量又は個数等の内容量 ・「日本薬局方」の文字　※日本薬局方収載品のみ ・要指導医薬品である旨を示す識別表示　※要指導医薬品のみ ・一般用医薬品のリスク区分を示す識別表示　※一般用医薬品のみ ・有効成分の名称及びその分量　※日本薬局方収載品を除く ・「注意－人体に使用しないこと」の文字　※殺虫剤等のみ ・使用の期限　※3年超の安定性が確認できないもの等のみ ・「店舗専用」の文字　※配置販売品目基準に適合しない一般用医薬品のみ ・枠の中に「2」の数字　※指定第二類医薬品のみ
法定記載事項	【記載場所】一般用医薬品等に添付する文書、容器等、外箱等のいずれか
	【記載事項】用法用量その他使用及び取扱い上必要な注意等
記載禁止事項	【禁止場所】添付する文書、容器等、外箱等のいずれも
	【禁止事項】 ・虚偽又は誤解を招くおそれのある事項 ・承認を受けていない効能、効果又は性能 ・保健衛生上危険がある用法、用量又は使用期間

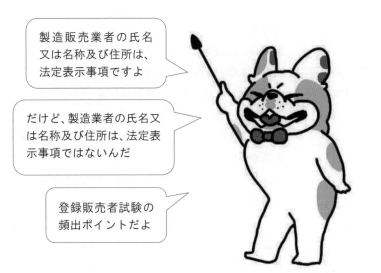

製造販売業者の氏名又は名称及び住所は、法定表示事項ですよ

だけど、製造業者の氏名又は名称及び住所は、法定表示事項ではないんだ

登録販売者試験の頻出ポイントだよ

＜許可と承認＞

医薬品	製造業の許可を受けなければ製造できない
	製造販売業の許可を受けなければ製造販売できない
	製造販売するときは、製造販売業の許可を受けた者が、品目ごとに、原則、承認を受けなければならない
	薬局開設の許可又は医薬品の販売業の許可を受けなければ販売できない
医薬部外品	製造業の許可を受けなければ製造できない
	製造販売業の許可を受けなければ製造販売できない
	製造販売するときは、製造販売業の許可を受けた者が、品目ごとに、原則、承認を受けなければならない
	販売にあたって許可等は必要ない
	あらかじめ定められた範囲内で、医薬品的な効能効果を表示できる
	薬用化粧品類は、化粧品ではなく、医薬部外品として承認される
	直接の容器等には、「医薬部外品」の文字等を表示しなければならない
化粧品	製造業の許可を受けなければ製造できない
	製造販売業の許可を受けなければ製造販売できない
	製造販売するときは、製造販売業の許可を受けた者が、品目ごとに、原則、あらかじめ届け出なければならない
	販売にあたって許可等は必要ない
	原則、医薬品の成分は配合できない
	医薬品的な効能効果は、一切表示できない

＜食品＞

食品	医薬品、医薬部外品及び再生医療等製品以外のすべての飲食物
	専ら安全性の確保のために必要な規制
	※医薬品の場合は、品質、有効性及び安全性の確保のために必要な規制
食薬区分	次の食品は、医薬品に該当するとみなされ、無承認無許可医薬品として取締りの対象となる
	・専ら医薬品として使用される成分本質を含む食品、又は(実際には含んでいなくても)成分本質を含む旨を標榜した食品
	・医薬品的な効能効果を標榜した食品
	・アンプル剤、舌下錠、口腔用スプレー剤など医薬品的な形状をした食品(錠剤、丸剤、カプセル剤、顆粒剤、散剤の形状を除く)
	・医薬品的な用法用量の記載がある食品(調理のための使用方法・使用量を定める場合を除く)
特定保健用食品	【根拠法令】健康増進法
	特定の保健の目的が期待できる旨を表示できる
	健康増進法に基づく許可又は承認が必要
	消費者庁の許可等のマークが付される
	限定的な科学的根拠である旨を表示することを条件として許可された特定保健用食品を、条件付き特定保健用食品という
栄養機能食品	【根拠法令】食品表示法基づく食品表示基準
	栄養成分の機能を表示できる
	表示にあたって許可は必要ない
	個別の審査を受けたものではない旨を表示しなければならない
機能性表示食品	【根拠法令】食品表示法に基づく食品表示基準
	特定の保健の目的が期待できるという食品の機能性を表示できる
	販売前に消費者庁長官に届け出ることが必要
	表示にあたって許可は必要ない
特別用途食品	【根拠法令】健康増進法
	特別の用途に適する旨を表示できる
	健康増進法に基づく許可又は承認が必要
	消費者庁の許可等のマークが付される
	特定保健用食品は特別用途食品に含まれる
いわゆる健康食品	【根拠法令】なし　※法令で定義された用語ではない
	医薬品的な効能効果を標榜した場合は、無承認無許可医薬品として取締りの対象となる
保健機能食品	特定保健用食品、栄養機能食品及び機能性表示食品の総称

＜薬局と医薬品の販売業＞

許可行為	薬局開設の許可又は医薬品の販売業の許可を受けない限り、業として、以下の行為をしてはならない 　•医薬品を販売すること 　•医薬品の授与すること 　•医薬品を販売・授与の目的で貯蔵すること 　•医薬品を販売・授与の目的で陳列(配置を含む)すること
	許可は、6年ごとの更新制
	製薬企業(製造業、製造販売業の許可を受けた者)が、自社製品を他の許可業者に販売等する場合は、あらためて販売業の許可を受ける必要はない
薬局開設の許可	【許可権者】都道府県知事等
	【許可単位】薬局ごと
	【許可要件】構造設備及び業務体制の基準に適合していること
	【申請者の資格要件】、薬事に関する法令等に違反していないこと 　※薬局開設者は、薬剤師である必要はない
	店舗による販売に限られ、配置販売はできない
	調剤ができる
	医療用医薬品、要指導医薬品及び一般用医薬品を販売できる
	薬局製造販売医薬品を製造し、直接、消費者に販売できる
	薬局のみが「薬局」の名称を使用できる 　※例外的に、病院又は診療所の調剤所については「薬局」の名称を使用することが認められている
	薬局の管理者は、薬剤師でなければならない
	薬局開設者は、薬局の管理者の意見を尊重するとともに、法令遵守措置を講じ、その措置の内容を記録・保存しなければならない
	【地域連携薬局】 他の医療提供施設と連携する機能を有するものとして、都道府県知事の認定を受けた薬局
	【専門医療機関連携薬局】 他の医療提供施設と連携し、専門的な薬学的知見に基づく指導を実施する機能を有するものとして、傷病の区分ごとに都道府県知事の認定を受けた薬局
	【健康サポート薬局】 患者が継続して利用するために必要な機能及び個人の主体的な健康の保持増進への取組を積極的に支援する機能を有する薬局
	開店時間のうち、当該薬局において調剤に従事する薬剤師が当該薬局以外の場所においてその業務を行うため、やむを得ず、かつ、一時的に当該薬局において薬剤師が不在となる時間を、薬剤師不在時間という
	薬剤師不在時間は、調剤室を閉鎖し、調剤に応じることができない旨を当該薬局内外の見やすい場所に掲示する

店舗販売業の許可	【許可権者】都道府県知事等
	【許可単位】店舗ごと
	【許可要件】構造設備及び業務体制の基準に適合していること
	【申請者の資格要件】薬事に関する法令等に違反していないこと ※店舗販売業者は、薬剤師又は登録販売者である必要はない
	店舗による販売に限られ、配置販売はできない
	薬剤師が従事していても、調剤はできない
	要指導医薬品及び一般用医薬品を販売できる
	店舗管理者は、薬剤師又は登録販売者でなければならない ・要指導医薬品を販売する店舗の場合は、薬剤師 ・第一類医薬品を販売する店舗の場合は、薬剤師 　※過去5年間のうち従事した期間が3年以上の登録販売者でもよいが、その場合は薬剤師の補佐が必要 ・第二類医薬品又は第三類医薬品を販売する店舗では、①薬剤師、②過去5年間のうち従事期間が2年以上の登録販売者、③過去5年間のうち従事期間が1年以上であり、かつ、継続的研修と追加的研修を修了している登録販売者、④従事期間が1年以上かつ管理者経験のある登録販売者
	店舗販売業者は、店舗管理者の意見を尊重するとともに、法令遵守措置を講じ、その措置の内容を記録・保存しなければならない
配置販売業の許可	【許可権者】都道府県知事のみ
	【許可単位】配置しようとする区域をその区域に含む都道府県ごと
	【許可要件】業務体制の基準に適合していること
	【申請者の資格要件】薬事に関する法令等に違反していないこと ※配置販売業者は、薬剤師又は登録販売者である必要はない
	配置販売に限られ、店舗による販売はできない
	一般用医薬品(配置販売品目基準に適合するものに限る)を販売できる
	区域管理者は、薬剤師又は登録販売者でなければならない ・第一類医薬品を販売する区域の場合は、薬剤師 　※過去5年間のうち従事した期間が3年以上の登録販売者でもよいが、その場合は薬剤師の補佐が必要 ・第二類医薬品又は第三類医薬品を販売する区域では、①薬剤師、②過去5年間のうち従事期間が2年以上の登録販売者、③過去5年間のうち従事期間が1年以上であり、かつ、継続的研修と追加的研修を修了している登録販売者、④従事期間が1年以上かつ管理者経験のある登録販売者
	配置販売業者は、区域管理者の意見を尊重するとともに、法令遵守措置を講じ、その措置の内容を記録・保存しなければならない
	配置販売業者又はその配置員は、配置販売を始める前に、あらかじめ、配置販売に従事しようとする区域の都道府県知事に届け出なければならない
	配置販売業者又はその配置員は、その住所地の都道府県知事が発行する身分証明書の交付を受けて携帯しなければ、配置販売に従事してはならない

卸売販売業の許可	一般の生活者に対して医薬品を販売できない
	医療用医薬品、要指導医薬品及び一般用医薬品を販売できる
	店舗販売業者に対しては、一般用医薬品と要指導医薬品のみ販売できる
	配置販売業者に対しては、一般用医薬品のみ販売できる
分割販売	薬局開設者、店舗販売業者及び卸売販売業者は、特定の購入者の求めに応じて医薬品の分割販売をすることができる
	配置販売業者は、医薬品の分割販売をすることができない
	分割販売される医薬品の表示・記載事項 ‣ 直接の容器等・外箱等の法定表示事項(法第50条等) ‣ 一般用医薬品等に添付する文書等の法定記載事項(法第52条第2項) ‣ 分割販売を行う者の氏名又は名称(規則第210条) ‣ 分割販売を行う薬局、店舗又は営業所の名称及び所在地(規則第210条)

＜医薬品の販売方法＞

要指導医薬品	販売従事者	薬剤師
	販売相手	当該医薬品を使用しようとする者以外の者に対して、正当な理由なく、販売できない ※使用しようとする者以外の者が薬剤師等である場合は、正当な理由なく、販売できる
	販売方法 (義務)	購入者が、当該医薬品を使用しようとする者であることを確認すること ※使用しようとする者以外の者である場合は、正当な理由の有無の確認が必要。ただし、使用しようとする者以外の者が薬剤師等である場合は、正当な理由の有無の確認は不要
		他店での当該医薬品の購入状況を確認し、必要数量のみを販売すること
		情報の提供等の内容を理解したこと・質問がないことの確認後に販売すること
		相談があった場合には、情報の提供等を行った後に販売すること
		販売した薬剤師の氏名、店の名称・電話番号を購入者に伝えること ※薬剤師の電話番号を伝える必要はない
第一類	販売従事者	薬剤師
	販売方法 (義務)	情報の提供の内容を理解したこと・質問がないことの確認後に販売すること
		相談があった場合には、情報の提供を行った後に販売すること
		販売した薬剤師の氏名、店の名称・電話番号を購入者に伝えること
第二／三類	販売従事者	薬剤師又は登録販売者
	販売方法 (義務)	相談があった場合には、情報の提供を行った後に販売すること
		販売した薬剤師又は登録販売者の氏名、店の名称・電話番号を購入者に伝えること

＜医薬品情報と購入者情報の記録＞　※一般の生活者に販売した場合

医薬品情報 （義務）	薬局医薬品、要指導医薬品又は第一類医薬品を販売したときは、2年間、書面を保存すること 【書面の記載事項】 ◆品名 ◆数量 ◆販売・授与・配置した日時 ◆販売・授与・配置した薬剤師の氏名、情報提供等を行った薬剤師の氏名 ◆購入者が情報提供等の内容を理解したことの確認の結果
医薬品情報 （努力義務）	第二類医薬品又は第三類医薬品を販売したときは、2年間、書面を保存するよう努めること 【書面の記載事項】 ◆品名 ◆数量 ◆販売・授与・配置した日時 ◆販売・授与・配置した薬剤師又は登録販売者の氏名、情報提供を行った薬剤師又は登録販売者の氏名 ◆第二類医薬品の購入者が情報提供の内容を理解したことの確認の結果
購入者情報 （努力義務）	医薬品を販売したときは、購入者の連絡先を書面に記載し、保存するよう努めること

＜医薬品情報と取引先情報の記録＞　※取引先から購入した場合・取引先に販売した場合

医薬品情報と仕入先・販売先情報（義務）	医薬品を購入したとき及び販売したときは、3年間、書面を保存すること ※配置販売業者の場合は、取引先から医薬品を購入したときのみ適用される 【書面の記載事項】 ◆品名 ◆数量 ◆取引の年月日 ◆取引先の(i)氏名又は名称、(ii)住所又は所在地(常時取引関係にある場合を除く)、(iii)電話番号等の連絡先(常時取引関係にある場合を除く) ◆取引先の情報を確認するために提示を受けた資料(常時取引関係にある場合を除く) ◆(i)取引先が自然人であり、かつ、取引先の従業者が取引の任にあたる場合、(ii)取引先が法人である場合は、取引の任に当たる従業者が、取引先と雇用関係にあること又は取引先から取引の指示を受けたことを示す資料
	書面に記載する際には、許可証の写し等の提示を受け、取引先の住所又は所在地、電話番号等の連絡先を確認しなければならない(常時取引関係にある場合を除く) ※この確認ができない場合は、取引を行ってはならない

＜医薬品の情報提供の方法＞

<table>
<tr>
<td rowspan="2">要指導医薬品</td>
<td colspan="2">販売時には、薬剤師が、対面により、書面を用いて必要な情報を提供し、指導を行わなければならない

※情報提供又は指導ができないときは、販売してはならない

【書面の記載事項】
・当該医薬品の名称、有効成分の名称・分量、用法用量、効能効果
・使用上の注意のうち、保健衛生上の危害の発生を防止するために必要な事項
・その他薬剤師が必要と判断する事項</td>
</tr>
<tr>
<td>情報提供等の方法
（義務）</td>
<td>店内の情報提供及び指導を行う場所で行うこと

適正な使用のために必要な情報を、使用者の状況に応じて個別に提供し、必要な指導を行うこと

お薬手帳の所持を勧奨し、これを活用した情報の提供・指導及び記録をすること

副作用が発生した場合の対応を説明すること

情報の提供等の内容を理解したこと及び質問の有無を確認すること

必要に応じて、当該医薬品に代えて他の医薬品の使用を勧めること

必要に応じて、医師の診断を受けることを勧めること

情報の提供等を行った薬剤師の氏名を伝えること</td>
</tr>
<tr>
<td></td>
<td>情報提供等を行う
前の確認
（義務）</td>
<td>情報の提供及び指導を行うときは、薬剤師が、あらかじめ、所定の事項を確認すること
【確認事項】
・年齢
・他の医薬品等の使用状況
・性別
・症状(医師の診断を受けたか否かの別、診断を受けたことがある場合にはその診断の内容)
・現にかかっている他の疾病がある場合は、その病名
・妊娠しているか否か(妊娠中である場合は妊娠週数)
・授乳しているか否か
・当該医薬品の使用経験等の有無
・医薬品等の副作用によると疑われる疾病にかかったことがあるか否か(かかったことがある場合はその症状、その時期、当該医薬品等の名称・有効成分・服用した量・服用の状況)
・その他必要な事項</td>
</tr>
<tr>
<td></td>
<td>相談応需
（義務）</td>
<td>購入者から相談があった場合には、薬剤師が、必要な情報を提供し、又は必要な指導を行うこと</td>
</tr>
</table>

第一類医薬品	販売時には、薬剤師が、書面を用いて、必要な情報を提供しなければならない(購入者から説明を要しない旨の意思の表明があり、薬剤師が適正に使用されると判断した場合を除く) ※薬局開設者又は店舗販売業者だけではなく、配置販売業者にも適用される 【書面の記載事項】 ・当該医薬品の名称、有効成分の名称・分量、用法用量、効能効果 ・使用上の注意のうち、保健衛生上の危害の発生を防止するために必要な事項 ・その他薬剤師が必要と判断する事項	
	情報提供の方法 (義務)	店内の情報提供を行う場所で行うこと
		適正な使用のために必要な情報を、使用者の状況に応じて個別に提供すること
		お薬手帳を活用した情報の提供及び記録をすること
		副作用が発生した場合の対応を説明すること
		情報の提供の内容を理解したこと及び質問の有無を確認すること
		必要に応じて、医師の診断を受けることを勧めること
		情報の提供を行った薬剤師の氏名を伝えること
	情報提供を行う前の確認(義務)	情報の提供を行うときは、薬剤師が、あらかじめ、所定の事項を確認すること 【確認事項】要指導医薬品の場合と同じ
	相談応需(義務)	購入者から相談があった場合には、薬剤師が、必要な情報を提供すること
第二類医薬品	販売時には、薬剤師又は登録販売者が、必要な情報を提供するよう努めなければならない ※薬局開設者又は店舗販売業者だけではなく、配置販売業者にも適用される	
	情報提供の方法 (努力義務)	店内の情報提供を行う場所で行うよう努めること
		所定の事項を説明するよう努めること 【説明事項】 ・当該医薬品の名称、有効成分の名称・分量、用法用量、効能効果 ・使用上の注意のうち、保健衛生上の危害の発生を防止するために必要な事項 ・その他薬剤師又は登録販売者が必要と判断する事項
		適正な使用のために必要な情報を、使用者の状況に応じて個別に提供するよう努めること
		お薬手帳を活用した情報の提供及び記録に努めること
		副作用が発生した場合の対応を説明するよう努めること
		情報の提供の内容を理解したこと及び質問の有無を確認するよう努めること
		必要に応じて、医師の診断を受けることを勧めるよう努めること
		情報の提供を行った薬剤師又は登録販売者の氏名を伝えるよう努めること
	情報提供を行う前の確認 (努力義務)	情報の提供を行うときは、薬剤師又は登録販売者が、あらかじめ、所定の事項を確認するよう努めること 【確認事項】要指導医薬品の場合と同じ

	相談応需 (義務)	購入者から相談があった場合には、薬剤師又は登録販売者が、必要な情報を提供すること
第 三 類	法的な定めはないが、販売時には、薬剤師又は登録販売者が、必要な情報を提供することが望ましい	
	相談応需 (義務)	購入者から相談があった場合には、薬剤師又は登録販売者が、必要な情報を提供すること

＜広告規制＞

広告の該当性	顧客を誘引する意図が明確であり、商品名が明らかにされており、一般人が認知できる状態である場合、広告に該当する
広告規制の対象	広告に関与するすべての者が対象となる
	チラシ、ダイレクトメール、電子メール、POP広告も対象となる
虚偽誇大広告	何人も、医薬品等の名称、製造方法、効能、効果又は性能に関して、明示的・暗示的であるとを問わず、虚偽・誇大な記事を広告し、記述し、又は流布してはならない
課徴金制度	厚生労働大臣は、虚偽・誇大な広告を行った者に対し、違反を行っていた期間中における対象商品の売上額×4.5%の課徴金を納付させる命令を行う
保証表現等	医師が効能、効果等を保証したものと誤解されるおそれがある記事を広告し、記述し、又は流布することは虚偽誇大広告に該当し、また、何人も、堕胎を暗示し、又はわいせつにわたる文書・図画を用いてはならない
承認前医薬品	何人も、承認を受けていない医薬品等の名称、製造方法、効能、効果又は性能に関する広告をしてはならない

＜立入検査＞

遵守事項の確認のための立入検査	都道府県知事等は、薬局開設者又は医薬品の販売業者に対して必要な報告をさせることができる
	都道府県知事等は、当該職員(薬事監視員)に、薬局開設者又は医薬品の販売業者が、医薬品を業務上取り扱う場所に立ち入り、その構造設備・帳簿書類を検査させ、従業員に質問させることができる
無承認無許可医薬品等による危害防止の立入検査・収去	都道府県知事等は、薬局開設者又は医薬品の販売業者に対して必要な報告をさせることができる
	都道府県知事等は、当該職員(薬事監視員)に、薬局開設者又は医薬品の販売業者が、医薬品を業務上取り扱う場所に立ち入り、その構造設備・帳簿書類を検査させ、従業員に質問させ、無承認無許可医薬品等の疑いのある物品を、試験のため必要な最少分量に限り収去させることができる

＜許可権者に発動権がある行政処分＞

構造設備の改善命令、施設の使用禁止処分	都道府県知事等は、薬局開設者又は医薬品の販売業者（配置販売業者を除く）に対し、その構造設備が基準に適合せず、又はその構造設備によって不良医薬品を生じるおそれがある場合は、その構造設備の改善を命じ、又は当該施設の全部・一部の使用を禁止することができる
業務体制の整備命令	都道府県知事等は、薬局開設者又は医薬品の販売業者に対し、業務体制が基準に適合しなくなった場合は、その業務体制の整備を命ずることができる
法令遵守体制の改善措置命令	都道府県知事等は、薬局開設者又は医薬品の販売業者に対し、法令の遵守を確保するため措置が不十分である場合は、その改善に必要な措置を命ずることができる
措置の実施命令	都道府県知事等は、薬局開設者又は医薬品の販売業者に薬事に関する法令に違反する行為があった場合、保健衛生上の危害の発生又は拡大を防止するため必要があるときは、その業務の運営の改善に必要な措置を採るべきことを命ずることができる
条件違反の改善措置命令	都道府県知事等は、薬局開設者又は医薬品の販売業者に、その許可の際に付された条件に違反する行為があったときは、条件に対する違反を是正するために必要な措置を採るべきことを命ずることができる
管理者の変更命令	都道府県知事等は、薬局の管理者又は店舗管理者もしくは区域管理者に薬事に関する法令等に違反する行為があったとき、又はその者が管理者として不適当であると認めるときは、薬局開設者又は医薬品の販売業者に対して管理者の変更を命ずることができる
配置停止命令	都道府県知事は、配置販売業の配置員が、その業務に関して医薬品医療機器等法に違反する行為があったときは、その配置販売業者に対し、その配置員による配置販売の業務の停止を命ずることができる。必要があるときは、その配置員に対しても、その業務の停止を命ずることができる
許可の取消	都道府県知事等は、薬局開設者又は医薬品の販売業者に薬事に関する法令等に違反する行為があったとき、又はその許可の基準として求めている事項に反する状態に至ったときは、その許可を取り消し、又はその業務の全部・一部の停止を命ずることができる

＜大臣に発動権がある行政処分＞

緊急命令	厚生労働大臣は、医薬品による保健衛生上の危害の発生・拡大を防止する必要があるときは、薬局開設者又は医薬品の販売業者に対し、危害の発生・拡大を防止するための応急措置を採るべきことを命ずることができる

＜大臣と許可権者の2者に重複して発動権がある行政処分＞

廃棄・回収命令	厚生労働大臣又は都道府県知事等は、薬局開設者又は医薬品の販売業者に対し、無承認無許可医薬品等の廃棄・回収を命ずることができる

＜大臣と知事と市長（又は区長）の3者に重複して発動権がある行政処分＞

廃棄・回収の執行	厚生労働大臣、都道府県知事、保健所設置市の市長又は特別区の区長は、薬局開設者又は医薬品の販売業者が廃棄・回収の命令に従わないとき、又は緊急の必要があるときは、その職員(薬事監視員)に、廃棄・回収させることができる

＜一般用医薬品の添付文書の記載事項＞

改訂年月	必要に応じて随時改訂される
	改訂時には、改訂年月と改訂箇所が明示される
必読・保管に関する事項	必ず読むこと／大切に保存すること
販売名、薬効名及びリスク区分	通常、承認を受けた販売名が記載される
	販売名に薬効名が含まれている場合(例：△△胃腸薬)、薬効名の記載は省略されることがある／リスク区分が記載される
製品の特徴	製品の概要を分かりやすく説明するため、簡潔に記載される
してはいけないこと	守らないと症状が悪化する事項、副作用・事故が起こりやすくなる事項が記載される
	次の人は使用しないこと ： アレルギーの既往歴、症状や状態、基礎疾患、年齢、妊娠の可能性の有無、授乳の有無からみて、使用を避けるべき人
	改善が期待できない症状、使用によって状態が悪化する疾病等で、誤って使用されやすいもの
	次の部位には使用しないこと ： 局所に適用する医薬品は、患部の状態によっては症状を悪化させたり、誤った部位に使用すると有害事象を生じたりする
	本剤を使用している間は、次の医薬品を使用しないこと ： 併用すると作用の増強、リスクの増大が予測されるものについて注意を喚起し、使用を避ける等の対応が図られるよう記載される
	医療用医薬品との併用については、「相談すること」の項において、「医師の治療を受けている人」等と記載される
	その他「してはいけないこと」 ： 小児では通常当てはまらない内容もあるが、小児に使用される医薬品においても、一般的な注意事項として記載される

その他「してはいけないこと」
- 「服用後、乗物又は機械類の運転操作をしないこと」
- 「授乳中の人は本剤を服用しないか、本剤を服用する場合は授乳を避けること」
- 「服用前後は飲酒しないこと」
- 「長期連用しないこと」

使用前に相談すること	医薬品の使用の適否を専門家に相談した上で、適切な判断がなされるべき場合に記載される	
	医師の治療を受けている人	自己判断で使用されると、治療の妨げとなったり、医療用医薬品と同種の有効成分の重複や相互作用を生じる場合に記載される
	妊婦又は妊娠していると思われる人	「してはいけないこと」の項に記載されている場合と異なり、必ずしもヒトにおける具体的な悪影響が判明しているものでない
	授乳中の人	「してはいけないこと」の項に記載するほどでない場合に記載される
	高齢者	年齢のみから一概にリスクを判断することは難しい
	薬などによりアレルギー症状を起こしたことがある人	他の医薬品でアレルギーの既往歴がある人や、アレルギー体質の人は、一般にアレルギー性の副作用を生じるリスクが高く、慎重な判断がなされるべきであるため記載される
	次の症状がある人	軽率な使用がなされると状態の悪化や副作用等を招きやすい症状、その状態によっては医療機関の受診が適当である場合に記載される
	次の診断を受けた人	現に医師の治療を受けているか否かによらず、その医薬品が使用されると状態の悪化や副作用等を招きやすい基礎疾患が記載される
使用後に相談すること	医薬品の使用後に、副作用と考えられる症状を生じた場合、症状の改善がみられない場合には、いったん使用を中止した上で適切な対応が円滑に図られるよう記載される	
	副作用と考えられる症状を生じた場合に関する記載	まず、一般的な副作用が関係部位別に症状が記載される。その後に、まれに発生する重篤な副作用が副作用名ごとに症状が記載される
		一般的な副作用(例：発疹、発赤)であっても、重篤な副作用の初期症状である可能性があるため記載される
		重篤な副作用は、その初期段階において速やかに対処する必要があるため記載される
	発現が予測される軽微な症状がみられた場合	容認される軽微な症状(例：抗ヒスタミン薬による眠気)であっても、症状の持続又は増強がみられた場合には、いったん使用を中止した上で専門家に相談する旨が記載される
	一定期間使用しても改善が見られない場合	その医薬品の適用範囲でない場合、合併症が生じている場合、その医薬品の対処範囲を超えている場合に記載される
		漢方処方製剤を長期連用する場合に記載される
		一般用検査薬による検査結果が陰性であっても何らかの症状がある場合に記載される
効能又は効果(適応症)	一般の生活者が自ら判断できる症状、用途等が示される	
用法及び用量	年齢区分、1回用量、1日の使用回数が、表形式などで記載される	
成分及び分量	有効成分の名称及び分量が記載される	
	配合成分に関連した使用上の注意事項(例：尿や便が着色することがある、尿や便の検査値に影響を与えることがある旨の注意)がある場合は、「成分及び分量」の項目に続けて、これと区別して記載される	
	有効成分と併せて、添加物も記載される	
病気の予防・症状の改善につながる事項(養生訓)	必須記載ではない	

保管及び取扱い上の注意	保管に関する注意	シロップ剤の開封後は、冷蔵庫に保管することが望ましい
		錠剤、カプセル剤、散剤を、冷蔵庫で保管することは不適当である
	小児の手の届かないところに保管すること	小児が容易に手に取れる場所(例：病人の枕元)や、目につく場所に医薬品が置かれていた場合に、誤飲事故が多く報告されている
	他の容器に入れ替えないこと	医薬品を別の容器に移し替えると誤用の原因となる
		適切な品質を保持できなくなる
	他の人と共用しないこと	点眼薬の使用中に薬液に細菌汚染があった場合、別の使用者に感染するおそれがある
消費者相談窓口		製造販売業者の窓口担当部門の名称、電話番号、受付時間が記載される
製造販売業者の名称及び所在地		製造販売業の許可を受け、その医薬品について製造責任を有する製薬企業の名称及び所在地が記載される

＜製品表示の記載事項＞

法定表示事項	毒薬又は劇薬の表示
	要指導医薬品の表示／一般用医薬品のリスク区分等の表示
法定記載事項	医薬品によっては、用法、用量その他使用及び取扱い上必要な注意を、添付文書ではなく、外箱等に記載している場合がある
医薬品の適切な選択に資する事項	購入後に製品を開封して添付文書を取り出し、適当な製品でなかったという事態を防ぐため、添付文書の内容のうち、効能・効果、用法・用量、添加物等のほか、以下の事項が表示される ◂副作用等を回避するための事項 　・次の人は使用しないこと 　・次の部位には使用しないこと 　・授乳中は使用しないこと(使用する場合は授乳を避けること) 　・服用後、乗物又は機械類の運転操作をしないこと ◂添付文書の必読に関する事項 ◂専門家への相談勧奨に関する事項 ◂医薬品の保管に関する事項
使用期限	製造後3年を超えて性状・品質が安定である医薬品の場合、使用期限の法的な表示義務はない
	配置販売される医薬品の場合、「配置期限」と表示される場合がある
	使用期限は、未開封の状態で保管された場合に品質が保持される期限である

医薬品医療機器等法以外の法令に基づく事項	可燃性ガスを噴射剤とするエアゾール製品、消毒用アルコールには、消防法に基づく注意事項(例:「火気厳禁」の文字)が表示される
	エアゾール製品には、高圧ガス保安法に基づく注意事項(例:「高温に注意」の文字、使用ガスの名称)が表示される
	資源の有効な利用の促進に関する法律に基づき、容器包装の識別マークが表示される

＜安全性情報等＞

緊急安全性情報 (イエローレター)	【対象】医薬品(一般用医薬品を含む)、医療機器、再生医療等製品
	A4サイズの黄色地の印刷物／イエローレター
	緊急かつ重大な注意喚起等が必要な状況にある場合に、厚生労働省からの命令等、製造販売業者の自主決定等に基づいて作成される
	報道発表、医薬品医療機器情報配信サービス、製造販売業者からの直接配布、ダイレクトメール、ファックス、電子メール等により、1ヶ月以内に情報伝達される
安全性速報 (ブルーレター)	【対象】医薬品(一般用医薬品を含む)、医療機器、再生医療等製品
	A4サイズの青色地の印刷物／ブルーレター
	一般的な使用上の注意の改訂情報よりも迅速な注意喚起等が必要な状況にある場合に、厚生労働省からの命令等、製造販売業者の自主決定等に基づいて作成される
	医薬品医療機器情報配信サービス、製造販売業者からの直接配布、ダイレクトメール、ファクシミリ、電子メール等により、1ヶ月以内に情報伝達される
医薬品・医療機器等安全性情報	医薬品(一般用医薬品を含む)等による重要な副作用等に関する情報を厚生労働省がとりまとめたもの
	医薬品の安全性に関する解説記事、使用上の注意の改訂内容、主な対象品目、参考文献が掲載される
	各都道府県等へ冊子にして送付されるほか、厚生労働省ホームページ、総合機構ホームページ及び専門誌に転載される
総合機構ホームページ	添付文書情報、医薬品・医療機器等安全性情報等が掲載される
医薬品医療機器情報配信サービス(PMDAメディナビ)	電子メールによる特に重要な安全性情報のタイムリーな配信サービス
	総合機構が行っている
	誰でも利用可能である

＜医薬品の安全対策＞

<table>
<tr><td rowspan="4">副作用情報の収集</td><td colspan="2">サリドマイド薬害事件を契機として、WHO 国際医薬品モニタリング制度が確立された</td></tr>
<tr><td>医薬品・医療機器等安全性情報報告制度</td><td>薬局開設者等又は医薬関係者(登録販売者を含む)は、医薬品の副作用等によるものと疑われる健康被害の発生を知った場合において、保健衛生上の危害の発生・拡大を防止する必要があるときは、厚生労働大臣に報告しなければならない
　※実務上、総合機構に報告書を提出する
【報告の対象】
・医薬部外品又は化粧品による健康被害は、報告対象ではないが、自発的な報告が要請される
・無承認無許可医薬品又は健康食品による健康被害は、報告対象でないため、最寄りの保健所に連絡する
・日常生活に支障を来す程度の健康被害が報告対象となる
・医薬品との因果関係が必ずしも明確でない場合であっても報告対象となり得る
・過量使用や誤用による健康被害も報告の対象となり得る
【報告の方法】
・報告様式は、総合機構ホームページ及び専門誌に掲載されている
・記入欄すべてに記入がなされる必要はない
・複数の専門家が携わっている場合でも、健康被害の情報に直接接した専門家1名から報告されれば十分である
・報告期限は特に定められていない
・報告者には、安全性情報受領確認書が交付される</td></tr>
<tr><td>副作用・感染症報告制度</td><td>製造販売業者等は、その製造販売をした医薬品の副作用等によるものと疑われる健康被害の発生等を知ったときは、その旨を定められた期限までに厚生労働大臣に報告しなければならない
　※実務上、総合機構に報告書を提出する<hr>薬局開設者等又は医薬関係者(登録販売者を含む)は、製造販売業者等が行う情報収集に協力するよう努めなければならない</td></tr>
<tr><td>感染症定期報告制度</td><td>生物由来製品を製造販売する企業は、当該製品の原料・材料による感染症に関する最新の論文や知見に基づいて安全性について評価し、その成果を定期的に国に報告しなければならない</td></tr>
<tr><td colspan="2">副作用情報の評価及び措置</td><td>製造販売業者等において、副作用等の情報が評価・検討され、必要な安全対策が図られる<hr>総合機構において専門委員の意見を聴きながら、副作用等の情報の調査検討が行われ、その結果に基づき、厚生労働大臣は、薬事・食品衛生審議会の意見を聴いて、安全対策上必要な行政措置を講じている</td></tr>
</table>

市販後調査	再審査制度	いわゆるダイレクト OTC 医薬品が対象
		10 年を超えない範囲で承認後の一定期間(概ね 8 年)、使用成績等を製造販売業者等が集積し、厚生労働省に提出する制度
	承認条件に基づく安全性調査	いわゆるスイッチ OTC 医薬品が対象
		承認後の一定期間(概ね 3 年)、承認条件となる安全性に関する調査及び調査結果を厚生労働省に提出する制度

<医薬品副作用被害救済制度>

制度運営	製薬企業の社会的責任に基づく公的制度として運営されている	
	給付費は、製造販売業者から年度ごとに納付される拠出金が充てられる	
	事務費の 2 分の 1 相当額は、国庫補助により 賄 われている	
給付の手順	健康被害を受けた本人(又は家族)が、総合機構に対して給付請求を行う	
	給付請求があった場合、薬事・食品衛生審議会の答申を経て、厚生労働大臣が判定した結果に基づいて各種給付が行われる	
給付の請求に必要な書類	医師の診断書/要した医療費を証明する書類(受診証明書)/薬局開設者等が作成した販売証明書	
救済給付の支給対象とならないケース	医薬品の不適正な使用による健康被害	
	軽度の健康被害	
	殺虫剤・殺鼠剤、人体に直接使用しない殺菌消毒剤、一般用検査薬、一部の日局収載医薬品(精製水、ワセリン等)の使用による健康被害	
	製薬企業に損害賠償責任がある場合	
	無承認無許可医薬品(いわゆる健康食品、個人輸入された医薬品を含む)の使用による健康被害	
給付の種類	医療費	治療費の実費補償	5 年以内
	医療手当	医療費以外の治療費に着目したもの(定額)	5 年以内
	障害年金	18 歳以上の人の生活補償費(定額)	請求期限なし
	障害児養育年金	18 歳未満の人の養育費(定額)	請求期限なし
	遺族年金	生計維持者が死亡した場合の遺族の生活の立て直しのためのお金 (定額/10 年間を限度)	5 年以内
	遺族一時金	生計維持者以外の人が死亡した場合の遺族への見舞金(定額)	5 年以内
	葬祭料	死亡した人の葬祭費(定額)	5 年以内

＜一般用医薬品に関する主な安全対策＞

アンプル入りかぜ薬	アンプル入りかぜ薬に配合された解熱鎮痛成分(アミノピリン、スルピリンの使用によるショックが原因で、計38名の死亡例が発生した
	アンプル剤は錠剤、散剤に比べて吸収が速く、血中濃度が急速に高値に達するため、通常用量でも副作用を生じやすいことが確認された
	関係製薬企業に対し、アンプル入りかぜ薬の製品の回収が要請された
	アンプル剤以外の一般用かぜ薬について、承認基準が制定された
小柴胡湯による間質性肺炎	小柴胡湯による間質性肺炎が使用上の注意に記載されていたが、その後も小柴胡湯とインターフェロン製剤の併用例による間質性肺炎が報告された
	インターフェロン製剤との併用を禁忌とする旨の使用上の注意の改訂が行われたが、その後も慢性肝炎患者が小柴胡湯を使用して間質性肺炎が発症し、死亡を含む重篤な転帰に至った例もあった
	関係製薬企業に対し、緊急安全性情報の配布が指示された
一般用かぜ薬による間質性肺炎	一般用かぜ薬の使用によると疑われる間質性肺炎の発生が計26例報告された(死亡例はなく、いずれも回復又は軽快)
	間質性肺炎の初期症状はかぜの諸症状と区別が難しいこと等から、一般用かぜ薬全般につき使用上の注意の改訂が指示された
PPA含有医薬品	PPA(塩酸フェニルプロパノールアミン)は、鼻炎用内服薬、鎮咳去痰薬、かぜ薬等に配合されていた
	米国において、食欲抑制剤(日本での配合量よりも高用量)として使用した場合に、出血性脳卒中の発生リスクとの関連性が高いとの報告がなされ、米国内ではPPA含有医薬品の自主的な販売中止が要請された
	日本で食欲抑制剤として承認されていないこと等を踏まえ、心臓病の人や脳出血の既往がある人は使用しないよう注意喚起が行われた
	PPAが配合された一般用医薬品による脳出血等の副作用症例が複数報告された(症例の多くは、用法・用量の範囲を超えた使用、禁忌とされている高血圧症患者の使用によるもの)
	使用上の注意の改訂のほか、PPAの代替成分としてPSE(プソイドエフェドリン塩酸塩)等への速やかな切替えが指示された

有効成分のまとめ

●漢方処方製剤　　　　　　　　　　　　　〔★　頻出　　★★　最頻出〕

あんちゅうさん 安中散 ★★	［胃の不調］【向】体力中等度以下／腹部は力がなくて　　【備考】カンゾウ
いんちんこうとう 茵蔯蒿湯 ★	［皮膚の症状／口内炎］【向】体力中等度以上／口渇があり、尿量少なく 【不向】体が虚弱／胃腸が弱く下痢しやすい　　【重副】肝機能障害 【備考】ダイオウ
うんけいとう 温経湯 ★	［女性特有の症状］【向】体力中等度以下／唇が乾く　　【不向】胃腸が弱い 【備考】カンゾウ
うんせいいん 温清飲 ★	［女性特有の症状］【向】体力中等度／皮膚はかさかさ／のぼせる 【不向】胃腸が弱く下痢しやすい　　【重副】肝機能障害
おうれんげどくとう 黄連解毒湯 ★★	［ほてりの症状］【向】体力中等度以上／のぼせぎみで顔色が赤い／落ち着かない　　【不向】体の虚弱な人 【重副】肝機能障害／間質性肺炎／腸間膜静脈硬化症
おつじとう 乙字湯 ★	［痔の症状］【向】体力中等度以上／大便がかたく／便秘傾向　　【不向】体が虚弱／胃腸が弱く下痢しやすい　　【重副】肝機能障害／間質性肺炎 【備考】カンゾウ／通常はダイオウを含む
かっこんとう 葛根湯 ★★	［かぜの諸症状］【向】体力中等度以上／感冒の初期(汗をかいていない) 【不向】体が虚弱／胃腸が弱い／発汗傾向が著しい 【重副】肝機能障害／偽アルドステロン症　　【備考】カンゾウ／マオウ
かっこんとうかせんきゅうしんい 葛根湯加川芎辛夷 ★	［鼻の症状］【向】比較的体力があるものの鼻づまり　　【不向】体が虚弱／胃腸が弱い／発汗傾向が著しい　　【備考】カンゾウ／マオウ
かみきひとう 加味帰脾湯 ★	［精神不安・不眠］【向】体力中等度以下／心身が疲れ、血色が悪く 【備考】カンゾウ
かみしょうようさん 加味逍遙散 ★★	［女性特有の症状］【向】体力中等度以下／のぼせ感／いらだち 【不向】胃腸が弱い　　【重副】肝機能障害／腸間膜静脈硬化症 【備考】カンゾウ
かんぞうとう 甘草湯	［咳・痰］【向】体力に関わらない／激しい咳　　【備考】連用しない／カンゾウ
ききょうとう 桔梗湯	［喉の痛み］【向】体力に関わらない／ときに咳がでる 【不向】胃腸が弱く下痢しやすい　　【備考】カンゾウ
きゅうききょうがいとう 芎帰膠艾湯	［痔の症状］【向】体力中等度以下／冷え症／出血傾向 【不向】胃腸が弱く下痢しやすい　　【備考】カンゾウ
きょうせいはてきがん 響声破笛丸	［喉の痛み］【向】体力に関わらない／咽喉不快　　【不向】胃腸が弱く下痢しやすい　　【備考】カンゾウ／ダイオウを含む場合がある
くふうげどくさん 駆風解毒散／ くふうげどくとう 駆風解毒湯	［喉の痛み］【向】体力に関わらない／喉が腫れて痛む 【不向】体が虚弱／胃腸が弱く下痢しやすい　　【備考】カンゾウ
けいがいれんぎょうとう 荊芥連翹湯 ★	［鼻の症状］【向】体力中等度以上／皮膚の色が浅黒い／手足の裏に脂汗 【不向】胃腸が弱い　　【重副】肝機能障害／間質性肺炎　　【備考】カンゾウ

桂枝加芍薬湯 ★ <small>けいしかしゃくやくとう</small>	[腸の不調]　【向】体力中等度以下／腹部膨満感／しぶり腹　【備考】カンゾウ
桂枝加朮附湯 <small>けいしかじゅつぶとう</small>	[鎮痛]　【向】体力虚弱／汗／手足が冷える／ときに尿量が少ない 【不向】のぼせが強く赤ら顔／体力充実　【備考】カンゾウ
桂枝加竜骨牡蛎湯 <small>けいしかりゅうこつぼれいとう</small>　★	[精神不安・不眠／小児の疳]　【向】体力中等度以下／疲れやすい／小児夜なき／眼精疲労　【備考】カンゾウ
桂枝加苓朮附湯 ★ <small>けいしかりょうじゅつぶとう</small>	[鎮痛]　【向】体力虚弱／手足が冷える／尿量が少ない／筋肉のぴくつき 【不向】のぼせが強く赤ら顔／体力充実　【備考】カンゾウ
桂枝湯 ★ <small>けいしとう</small>	[かぜの諸症状]　【向】体力虚弱／汗／かぜの初期　【備考】カンゾウ
桂枝茯苓丸 ★★ <small>けいしぶくりょうがん</small>	[女性特有の症状]　【向】比較的体力がある／のぼせて足冷え 【不向】体が虚弱　【重副】肝機能障害
香蘇散 ★ <small>こうそさん</small>	[かぜの諸症状]【向】体力虚弱／神経過敏／胃腸が弱い／かぜの初期／血の道症<small>みちしょう</small>　【備考】カンゾウ
五虎湯 ★ <small>ごことう</small>	[咳・痰]　【向】体力中等度以上／咳が強くでる 【不向】胃腸が弱い／発汗傾向が著しい　【備考】カンゾウ／マオウ
五積散 ★ <small>ごしゃくさん</small>	[女性特有の症状]　【向】体力中等度／やや虚弱で、冷え　【不向】体が虚弱／胃腸が弱い／発汗傾向が著しい　【備考】カンゾウ／マオウ
牛車腎気丸 ★ <small>ごしゃじんきがん</small>	[泌尿器の症状]　【向】体力中等度以下／疲れやすい／四肢に冷え／尿量減少／下肢痛<small>かしつう</small>　【不向】胃腸が弱く下痢しやすい／のぼせが強く赤ら顔／体力充実　【重副】肝機能障害／間質性肺炎
呉茱萸湯 ★ <small>ごしゅゆとう</small>	[鎮痛]　【向】体力中等度以下／手足に冷え／しゃっくり
柴胡加竜骨牡蛎湯 <small>さいこかりゅうこつぼれいとう</small>　★	[精神不安・不眠／小児の疳]　【向】体力中等度以上／精神不安があって／高血圧の随伴症状／小児夜なき　【不向】体が虚弱／胃腸が弱く下痢しやすい／瀉下薬を服用中　【重副】肝機能障害／間質性肺炎　【備考】ダイオウ
柴胡桂枝乾姜湯 ★ <small>さいこけいしかんきょうとう</small>	[女性特有の症状]　【向】体力中等度以下／頭部の発汗／口の渇き 【重副】間質性肺炎／肝機能障害　【備考】カンゾウ
柴胡桂枝湯 ★ <small>さいこけいしとう</small>	[かぜの諸症状]　【向】体力中等度又はやや虚弱／かぜの中期から後期 【重副】間質性肺炎／肝機能障害　【備考】カンゾウ
柴朴湯 ★ <small>さいぼくとう</small>	[咳・痰]　【向】体力中等度／食道部に異物感／かぜをひきやすく 【不向】むくみのある人　【重副】間質性肺炎／肝機能障害 【備考】カンゾウ／別名：小柴胡合半夏厚朴湯<small>しょうさいこごうはんげこうぼくとう</small>
三黄瀉心湯 <small>さんおうしゃしんとう</small>	[高血圧の随伴症状]　【向】体力中等度以上／のぼせ気味／顔面紅潮／高血圧の随伴症状　【不向】体が虚弱／胃腸が弱く下痢しやすい／だらだら出血が長引く　【備考】ダイオウ
酸棗仁湯 ★ <small>さんそうにんとう</small>	[精神不安・不眠]　【向】体力中等度以下／心身が疲れ、精神不安 【不向】胃腸が弱い／下痢又は下痢傾向がある　【備考】カンゾウ
紫雲膏 <small>しうんこう</small>	[外用]　【向】ひび、あかぎれ　【不向】湿潤、ただれ、火傷又は外傷のひどい場合／傷口が化膿している場合／患部が広範囲の場合
七物降下湯 <small>しちもつこうかとう</small>	[高血圧の随伴症状]　【向】体力中等度以下／顔色が悪くて／疲れやすい／高血圧の随伴症状 【不向】胃腸が弱く下痢しやすい　【備考】小児は使用しない

四物湯 ★ しもつとう	[女性特有の症状]　【向】体力虚弱／冷え症／色つやの悪い体質 【不向】体が虚弱／胃腸が弱い人／下痢しやすい
芍薬甘草湯 ★★ しゃくやくかんぞうとう	[鎮痛]　【向】体力に関わらない／こむらがえり 【重副】肝機能障害／間質性肺炎／うっ血性心不全／心室頻拍 【備考】連用しない／心臓病の診断を受けた人は使用しない／カンゾウ
十全大補湯 ★ じゅうぜんたいほとう	[滋養強壮]　【向】体力虚弱／病後・術後の体力低下　【不向】胃腸が弱い 【重副】肝機能障害　【備考】カンゾウ
十味敗毒湯 ★ じゅうみはいどくとう	[皮膚の症状]　【向】体力中等度／発赤／化膿性皮膚疾患・急性皮膚疾患の初期　【不向】体が虚弱／胃腸が弱い　【備考】カンゾウ
小建中湯 ★ しょうけんちゅうとう	[小児の疳]　【向】体力虚弱／疲労しやすい／血色がすぐれない／冷え／小児虚弱体質　【備考】乳幼児に使用する場合、体格の個人差から体重当たりのグリチルリチン酸の摂取量が多くなることがある／カンゾウ
小柴胡湯 ★★ しょうさいことう	[かぜの諸症状]　【向】体力中等度／かぜの後期／舌に白苔（はくたい） 【不向】体が虚弱　【重副】間質性肺炎／肝機能障害 【備考】インターフェロン製剤で治療を受けている人は使用しない／肝臓病の診断を受けた人は使用する前に相談する／カンゾウ
小青竜湯 ★★ しょうせいりゅうとう	[かぜの諸症状／鼻の症状]　【向】体力中等度又はやや虚弱／うすい水様（すいよう）の痰　【不向】体が虚弱／胃腸が弱い／発汗傾向が著しい　【重副】肝機能障害／間質性肺炎／偽アルドステロン症　【備考】カンゾウ／マオウ
消風散 しょうふうさん	[皮膚の症状]　【向】体力中等度以上／痒みが強い／分泌物が多く 【不向】体が虚弱／胃腸が弱く下痢をしやすい　【備考】カンゾウ
辛夷清肺湯 ★ しんいせいはいとう	[鼻の症状]　【向】体力中等度以上／濃い鼻汁　【不向】体が虚弱／胃腸虚弱／冷え症　【重副】肝機能障害／間質性肺炎／腸間膜静脈硬化症
神秘湯 しんぴとう	[咳・痰]　【向】体力中等度／咳、喘鳴／痰が少ない 【不向】胃腸が弱い／発汗傾向が著しい　【備考】カンゾウ／マオウ
清上防風湯 ★ せいじょうぼうふうとう	[にきび]　【向】体力中等度以上／赤ら顔／ときにのぼせ／赤鼻（あかはな） 【不向】胃腸が弱い　【重副】肝機能障害／偽アルドステロン症／腸間膜静脈硬化症　【備考】カンゾウ
疎経活血湯 ★ そけいかっけつとう	[鎮痛]　【向】体力中等度／ときにしびれ　【不向】胃腸が弱く下痢しやすい 【備考】カンゾウ
大黄甘草湯 ★★ だいおうかんぞうとう	[腸の不調]　【向】体力に関わらない／腸内異常発酵 【不向】体が虚弱／胃腸が弱く下痢しやすい 【備考】他の瀉下薬と併用しない／カンゾウ／ダイオウ
大黄牡丹皮湯 ★ だいおうぼたんぴとう	[腸の不調]　【向】体力中等度以上／下腹部痛があって、便秘 【不向】体が虚弱／胃腸が弱く下痢しやすい 【備考】他の瀉下薬と併用しない／ダイオウ
大柴胡湯 ★ だいさいことう	[肥満症]　【向】体力充実／常習便秘　【不向】体が虚弱／胃腸が弱く下痢しやすい　【重副】肝機能障害／間質性肺炎　【備考】ダイオウ

中黄膏 （ちゅうおうこう）	［外用］【向】急性化膿性皮膚疾患　【不向】湿潤、ただれ、火傷又は外傷のひどい場合／傷口が化膿している場合／患部が広範囲の場合 【備考】貼り薬の製品もある
釣藤散 （ちょうとうさん）	［鎮痛］【向】体力中等度／慢性に経過する頭痛／慢性頭痛 【不向】胃腸虚弱／冷え症　【備考】カンゾウ
猪苓湯 ★ （ちょれいとう）	［泌尿器の症状］【向】体力に関わらない／排尿異常／ときに口が渇く
桃核承気湯 ★ （とうかくじょうきとう）	［女性特有の症状］【向】体力中等度以上／のぼせて便秘 【不向】体が虚弱／胃腸が弱く下痢しやすい　【備考】カンゾウ／ダイオウ
当帰飲子 （とうきいんし）	［皮膚の症状］【向】体力中等度以下／冷え症／分泌物の少ない 【不向】胃腸が弱く下痢をしやすい　【備考】カンゾウ
当帰四逆加呉茱萸 生姜湯 （とうきしぎゃくかごしゅゆしょうきょうとう）	［鎮痛］【向】体力中等度以下／手足に冷え／下肢の冷えが強い／冷え症 【不向】胃腸が弱い　【備考】カンゾウ
当帰芍薬散 ★ （とうきしゃくやくさん）	［女性特有の症状］【向】体力虚弱／冷え症／貧血の傾向／疲労しやすい 【不向】胃腸が弱い
人参湯 ★ （にんじんとう）	［胃の不調］【向】体力虚弱／疲れやすい／冷えやすい／胃腸虚弱 【備考】カンゾウ／別名：理中丸（りちゅうがん）
麦門冬湯 ★★ （ばくもんどうとう）	［かぜの諸症状／咳・痰］【向】体力中等度以下／痰が切れにくく 【不向】水様痰（すいようたん）が多い　【重副】間質性肺炎／肝機能障害　【備考】カンゾウ
八味地黄丸 ★ （はちみじおうがん）	［泌尿器の症状］【向】体力中等度以下／疲れやすい／四肢が冷えやすい／尿量減少／多尿／下肢痛　【不向】胃腸が弱い／下痢しやすい／のぼせが強く赤ら顔／体力充実
半夏厚朴湯 ★★ （はんげこうぼくとう）	［かぜの諸症状／咳・痰］【向】体力中等度／のどのつかえ感
白虎加人参湯 ★ （びゃっこかにんじんとう）	［喉の痛み］【向】体力中等度以上／熱感と口渇 【不向】体が虚弱／胃腸虚弱／冷え症　【備考】カンゾウ
平胃散 ★ （へいいさん）	［胃の不調］【向】体力中等度以上／食べすぎ／胃もたれ　【備考】カンゾウ
防已黄耆湯 ★ （ぼういおうぎとう）	［肥満症］【向】体力中等度以下／疲れやすい／汗のかきやすい 【重副】肝機能障害／間質性肺炎／偽アルドステロン症　【備考】カンゾウ
防風通聖散 ★ （ぼうふうつうしょうさん）	［肥満症］【向】体力充実／腹部に皮下脂肪／便秘がち　【不向】体が虚弱／胃腸が弱く下痢しやすい／発汗傾向が著しい　【重副】肝機能障害／間質性肺炎／偽アルドステロン症／腸間膜静脈硬化症　【備考】小児は使用しない／他の瀉下薬と併用しない／カンゾウ／マオウ／ダイオウ
補中益気湯 （ほちゅうえっきとう）	［滋養強壮］【向】体力虚弱／胃腸の働きが衰えて疲れやすい／病後・術後の衰弱　【重副】間質性肺炎／肝機能障害　【備考】カンゾウ
麻黄湯 ★★ （まおうとう）	［かぜの諸症状］【向】体力充実／かぜのひきはじめ／ふしぶしが痛く 【不向】胃腸が弱い／発汗傾向が著しい　【備考】カンゾウ／マオウ
麻杏甘石湯 ★ （まきょうかんせきとう）	［咳・痰］【向】体力中等度以上／ときにのどが渇く 【不向】胃腸が弱い／発汗傾向が著しい　【備考】カンゾウ／マオウ
麻杏薏甘湯 （まきょうよくかんとう）	［鎮痛］【向】体力中等度／いぼ、手足のあれ　【不向】体が虚弱／胃腸が弱い／発汗傾向が著しい　【備考】カンゾウ／マオウ

麻子仁丸 ★ <small>ましにんがん</small>	[腸の不調] 【向】体力中等度以下／便が硬く塊状<small>かいじょう</small>　【不向】胃腸が弱く下痢しやすい　【備考】他の瀉下薬と併用しない／ダイオウ
薏苡仁湯 ★ <small>よくいにんとう</small>	[鎮痛] 【向】体力中等度／関節や筋肉のはれ・痛み　【不向】体が虚弱／胃腸が弱い／発汗傾向が著しい　【備考】カンゾウ／マオウ
抑肝散 ★ <small>よくかんさん</small>	[精神不安・不眠／小児の疳] 【向】体力中等度／神経がたかぶり、怒りやすい／イライラ／小児夜なき 【備考】動くと息が苦しい、疲れやすい、足がむくむ、急に体重が増えた場合は、心不全を引き起こす可能性があるため、直ちに医療機関を受診する／カンゾウ
抑肝散加陳皮半夏 <small>よくかんさんかちんぴはんげ</small>	[精神不安・不眠／小児の疳] 【向】体力中等度／やや消化器が弱く、神経がたかぶり／イライラ／小児夜なき 【備考】カンゾウ／やや消化器が弱い人にも適用できる
六君子湯 ★ <small>りっくんしとう</small>	[胃の不調] 【向】体力中等度以下／胃腸が弱い／疲れやすい／胃下垂<small>いかすい</small> 【重副】肝機能障害　【備考】カンゾウ
竜胆瀉肝湯 <small>りゅうたんしゃかんとう</small>	[泌尿器の症状] 【向】体力中等度以上／下腹部に熱感・痛み／尿の濁り 【不向】胃腸が弱く下痢しやすい　【備考】カンゾウ
苓桂朮甘湯 ★ <small>りょうけいじゅつかんとう</small>	[動悸・息切れ] 【向】体力中等度以下／ふらつき 【重副】偽アルドステロン症 【備考】主に利尿作用により水毒の排出を促すことを主眼とする／高血圧、心臓病、腎臓病の診断を受けた人は偽アルドステロン症を生じやすい／カンゾウ
六味丸 <small>ろくみがん</small>	[泌尿器の症状] 【向】体力中等度以下／疲れやすい／尿量減少／多尿 【不向】胃腸が弱く下痢しやすい

●生薬成分

アカメガシワ(赤芽槲)	【基原】トウダイグサ科のアカメガシワの樹皮　【作用】胃粘膜保護
アセンヤク(阿仙薬)	【基原】アカネ科の*Uncaria gambir*の葉等から得た水製乾燥エキス 【作用】整腸
アルニカ	【基原】キク科のアルニカ　【作用】血行促進／抗炎症
アロエ	【基原】ユリ科の*Aloe ferox* Miller等の葉から得た液汁を乾燥したもの 【作用】大腸刺激による瀉下　【備考】センノシドに類似の物質を含む
インヨウカク(淫羊霍) ★	【基原】メギ科のキバナイカリソウ、イカリソウ等の地上部 【作用】強壮／血行促進／強精(性機能の亢進)
ウイキョウ(茴香)	【基原】セリ科のウイキョウの果実　【作用】香りによる健胃 【作用】ウイキョウ油：芳香による清涼感
ウワウルシ ★	【基原】ツツジ科のクマコケモモの葉　【作用】尿路の殺菌消毒／利尿
エンゴサク(延胡索) ★	【基原】ケシ科の*Corydalis turtschaninovii*の塊茎を湯通ししたもの 【作用】鎮痛鎮痙
オウギ(黄耆) ★	【基原】マメ科のキバナオウギ等の根　【作用】強壮
オウゴン(黄芩)	【基原】シソ科のコガネバナの周皮を除いた根 【作用】香りによる健胃／抗炎症
オウバク(黄柏) ★★	【基原】ミカン科のキハダ等の周皮を除いた樹皮 【作用】苦味による健胃／止瀉／収斂／抗菌／抗炎症／血行促進 【備考】ベルベリン、タンニン酸を含む
オウヒ(桜皮) ★	【基原】バラ科のヤマザクラ等の樹皮　【作用】去痰
オウレン(黄連) ★	【基原】キンポウゲ科のオウレン等の根をほとんど除いた根茎 【作用】苦味による健胃／止瀉／収斂／抗菌／抗炎症 【備考】ベルベリン、タンニン酸を含む
オリブ油 ★	【基原】モクセイ科の*Olea europaea*の果実を圧搾して得た脂肪油 【作用】角質層の水分保持量を高め、皮膚の乾燥を改善する
オンジ(遠志) ★	【基原】ヒメハギ科のイトヒメハギの根及び根皮　【作用】去痰 【備考】糖尿病の検査値に影響する
カイカ(槐花)	【基原】マメ科のエンジュの蕾　【作用】止血
カイカク(槐角)	【基原】マメ科のエンジュの成熟果実　【作用】止血
カオリン	【基原】カオリナイト等からなる粘土　【作用】有害物質の吸着による止瀉
カゴソウ(夏枯草) ★	【基原】シソ科のウツボグサの花穂　【作用】利尿
カシュウ(何首烏) ★★	【基原】タデ科のツルドクダミの塊根 【作用】頭皮の脂質代謝を高めて余分な皮脂を取り除く／強壮
カッコン(葛根) ★★	【基原】マメ科のクズの周皮を除いた根　【作用】解熱／鎮痙
カノコソウ(鹿子草)	【基原】オミナエシ科のカノコソウの根及び根茎 【作用】鎮静(神経の興奮や緊張の緩和)　【備考】別名：キッソウコン
カミツレ	【基原】キク科のカミツレの頭花　【作用】抗炎症／抗菌／発汗 【備考】アズレンを含む

カンゾウ(甘草) ★★	【基原】マメ科のGlycyrrhiza uralensis等の根及びストロン 【作用】抗炎症／気道粘膜からの粘液分泌を促す／小児の疳を適応症とする生薬製剤では健胃　【備考】グリチルリチン酸を含む
キキョウ(桔梗) ★	【基原】キキョウ科のキキョウの根　【作用】痰／痰を伴う咳
キササゲ(木大角豆)	【基原】ノウゼンカズラ科のキササゲ等の果実　【作用】利尿
キョウニン(杏仁) ★	【基原】バラ科のホンアンズ、アンズ等の種子 【作用】呼吸中枢・咳嗽中枢の鎮静
ケイガイ(荊芥) ★	【基原】シソ科のケイガイの花穂　【作用】発汗／解熱／鎮痛／鼻閉への効果
ケイヒ(桂皮) ★	【基原】クスノキ科のCinnamomum cassiaの樹皮又は周皮の一部を除いた樹皮　【作用】香りによる健胃／発汗を促し解熱を助ける
ケツメイシ(決明子)	【基原】マメ科のエビスグサ等の種子　【作用】整腸
ケンゴシ(牽牛子) ★	【基原】ヒルガオ科のアサガオの種子　【作用】大腸刺激による瀉下
ゲンチアナ	【基原】リンドウ科のGentiana luteaの根及び根茎 【作用】苦味による健胃
ゲンノショウコ (現の証拠)	【基原】フウロソウ科のゲンノショウコの地上部 【作用】整腸
コウカ(紅花) ★	【基原】キク科のベニバナの管状花 【作用】末梢の血行を促してうっ血を除く　【備考】日本薬局方収載のコウカを煎じて服用する製品は、冷え症及び血色不良に用いられる
コウブシ(香附子) ★	【基原】カヤツリグサ科のハマスゲの根茎 【作用】鎮静／鎮痛／女性の滞っている月経を促す
コウボク(厚朴)	【基原】モクレン科のホオノキ等の樹皮　【作用】香りによる健胃
ゴオウ(牛黄) ★★	【基原】ウシ科のウシの胆嚢中に生じた結石　【作用】強心／末梢血管の拡張による血圧降下／緊張や興奮を鎮める／血液の循環を促す／解熱
ゴバイシ(五倍子) ★	【基原】ウルシ科のヌルデの若芽や葉上にアブラムシ科のヌルデシロアブラムシが寄生し、葉上に生成した嚢状虫こぶ 【作用】収斂作用による止瀉 【備考】タンニン酸を含む
ゴミシ(五味子) ★	【基原】マツブサ科のチョウセンゴミシの果実　【作用】鎮咳／強壮
サイコ(柴胡) ★★	【基原】セリ科のミシマサイコの根　【作用】抗炎症／鎮痛／解熱
サイシン(細辛) ★	【基原】ウマノスズクサ科のケイリンサイシン等の根及び根茎 【作用】鎮痛／鎮咳／利尿／鼻閉への効果 【備考】地上部には腎障害を引き起こすアリストロキア酸を含む
サフラン ★	【基原】アヤメ科のサフランの柱頭 【作用】鎮静／鎮痛／女性の滞っている月経を促す 【備考】日本薬局方収載のサフランを煎じて服用する製品は、冷え症及び血色不良に用いられる
サンキライ(山帰来)	【基原】ユリ科のSmilax glabraの塊茎　【作用】利尿
サンザシ(山査子) ★	【基原】バラ科のサンザシ等の偽果　【作用】健胃／消化促進 【備考】同属植物であるセイヨウサンザシの葉は、血行促進、強心

サンシシ(山梔子) ★	【基原】アカネ科のクチナシの果実　【作用】血行促進／抗炎症
サンシュユ(山茱萸) ★	【基原】ミズキ科のサンシュユの偽果の果肉　【作用】強壮
サンソウニン(酸棗仁) ★	【基原】クロウメモドキ科のサネブトナツメの種子 【作用】鎮静(神経の興奮や緊張の緩和)
サンヤク(山薬)	【基原】ヤマノイモ科のヤマノイモ等の周皮を除いた根茎　【作用】強壮
ジオウ(地黄) ★	【基原】ゴマノハグサ科のアカヤジオウ等の根又はそれを蒸したもの 【作用】血行を改善して血色不良や冷えの緩和／強壮／鎮静／鎮痛
シコン(紫根) ★	【基原】ムラサキ科のムラサキの根 【作用】組織修復の促進／新陳代謝の促進／抗菌・殺菌／抗炎症
シャクヤク(芍薬) ★	【基原】ボタン科のシャクヤクの根　【作用】鎮痛鎮痙／鎮静 【備考】内臓の痛みにも用いられる
ジャコウ(麝香) ★★	【基原】シカ科のジャコウジカの雄の麝香腺分泌物 【作用】強心／呼吸中枢を刺激して呼吸機能を高める／意識をはっきりさせる／緊張や興奮を鎮める／血液の循環を促す
シャゼンソウ (車前草) ★★	【基原】オオバコ科のオオバコの花期の全草　【作用】去痰 【備考】種子のみを用いたものはシャゼンシと呼ばれる／日本薬局方収載のシャゼンソウは、煎薬として咳に対して用いられる
ジュウヤク(十薬) ★	【基原】ドクダミ科のドクダミの花期の地上部　【作用】大腸刺激による瀉下
ショウキョウ(生姜) ★	【基原】ショウガ科のショウガの根茎 【作用】香りによる健胃／発汗を促し解熱を助ける
ショウマ(升麻) ★	【基原】キンポウゲ科のサラシナショウマ等の根茎 【作用】発汗／解熱／解毒／消炎
ジリュウ(地竜) ★★	【基原】フトミミズ科の内部を除いたもの　【作用】解熱
シンイ(辛夷)	【基原】モクレン科のコブシ等の蕾　【作用】鎮静／鎮痛
ジンコウ(沈香)	【基原】ジンチョウゲ科のジンコウ等の材　【作用】鎮静／健胃／強壮
シンジュ(真珠) ★	【基原】ウグイスガイ科のアコヤガイ等の外套膜組成中に病的に形成された顆粒状物質　【作用】鎮静
セイヨウトチノミ	【基原】トチノキ科のセイヨウトチノキ(マロニエ)の種子 【作用】血行促進／抗炎症
セキサン(石蒜) ★	【基原】ヒガンバナ科のヒガンバナ鱗茎　【作用】去痰 【備考】セキサンのエキスは、白色濃厚セキサノールとも呼ばれる
セネガ ★★	【基原】ヒメハギ科のセネガ等の根　【作用】去痰 【備考】糖尿病の検査値に影響する
センキュウ(川芎) ★	【基原】セリ科のセンキュウの根茎を湯通ししたもの 【作用】血行を改善して血色不良や冷えの緩和／強壮／鎮静／鎮痛
センソ(蟾酥) ★★	【基原】ヒキガエル科のアジアヒキガエル等の耳腺の分泌物を集めたもの 【作用】微量で強い強心　【備考】局所麻酔作用を示すため噛まずに服用する／1日用量5mg超は劇薬／一般用医薬品では1日用量が5mg以下
センナ ★★	【基原】マメ科の*Cassia angustifolia*等の小葉 【作用】大腸刺激による瀉下　【備考】センノシドを含む

センブリ(千振)★★	【基原】リンドウ科のセンブリの開花期の全草 【作用】苦味による健胃／止瀉
ソウジュツ(蒼朮)	【基原】キク科のホソバオケラ等の根茎　【作用】香りによる健胃
ソウハクヒ(桑白皮)	【基原】クワ科のマグワの根皮　【作用】利尿
ダイオウ(大黄)★★	【基原】タデ科の*Rheum palmatum*等の根茎 【作用】大腸刺激による瀉下　【備考】センノシドを含む
タイソウ(大棗)	【基原】クロウメモドキ科のナツメの果実　【作用】強壮
チクセツニンジン (竹節人参)★	【基原】ウコギ科のトチバニンジンの根茎を湯通ししたもの 【作用】強壮／血行促進／抗炎症
チャボトケイソウ	【基原】南米原産のトケイソウ科の開花期における茎及び葉 【作用】神経の興奮や緊張の緩和　【備考】別名：パッシフローラ
チョウジ(丁子)	【基原】フトモモ科のチョウジの蕾 【作用】香りによる健胃 【作用】チョウジ油：芳香による清涼感／殺菌消毒／抗炎症
チョウトウコウ (釣藤鈎)★	【基原】アカネ科のカギカズラ等の通例とげ 【作用】神経の興奮や緊張の緩和
チンピ(陳皮)	【基原】ミカン科のウンシュウミカンの成熟した果皮 【作用】香りによる健胃
トウガラシ(唐辛子)	【基原】ナス科のトウガラシの果実 【作用】皮膚に温感刺激を与え、末梢血管を拡張させて患部の血行を促す 【備考】カプサイシンを含む
トウキ(当帰)	【基原】セリ科のトウキ等の根を湯通ししたもの 【作用】血行を改善して血色不良や冷えの緩和／強壮／鎮静／鎮痛
動物胆	【基原】ウシ等の胆汁を乾燥したもの　【作用】苦味による健胃／利胆
ナンテンジツ(南天実)	【基原】メギ科のシロミナンテン又はナンテンの果実 【作用】咳止め
ニンジン(人参)★	【基原】ウコギ科のオタネニンジンの細根を除いた根 【作用】神経系の興奮や副腎皮質の機能亢進等の作用により、外界からのストレス刺激に対する抵抗力や新陳代謝を高める／滋養強壮 【備考】別名：高麗人参、朝鮮人参／オタネニンジンの根を蒸したものを基原とする生薬をコウジンという場合もある
バクモンドウ(麦門冬) ★	【基原】ユリ科のジャノヒゲの根の膨大部　【作用】鎮咳／去痰／滋養強壮
ハッカ(薄荷)★	【基原】シソ科のハッカの地上部 【作用】ハッカ油：芳香による清涼感／冷感刺激による鎮痛・鎮痒／冷感刺激で軽い炎症を起こし反射的な血管拡張による血行促進
ハンゲ(半夏)★	【基原】サトイモ科のカラスビシャクのコルク層を除いた塊茎 【作用】鎮咳(中枢性の鎮咳作用)
ハンピ(反鼻)	【基原】ニホンマムシ等の皮及び内臓を取り除いたもの 【作用】強壮／血行促進／強精(性機能の亢進)

ヒノキチオール ★★	【基原】ヒノキ科のタイワンヒノキ等から得られた精油成分 【作用】抗菌・殺菌消毒／抗炎症
ヒマシ油 （蓖麻子油）★★	【基原】トウダイグサ科のトウゴマの種子（ヒマシ）を圧搾して得られた脂肪油　【作用】リパーゼ分解物の小腸刺激による瀉下
ビャクジュツ（白朮）	【基原】キク科のオケラの根茎等　【作用】香りによる健胃
ブクリョウ（茯苓）★★	【基原】サルノコシカケ科のマツホドの菌核で、外層をほとんど除いたもの 【作用】利尿／健胃／鎮静
ブシ（附子）★★	【基原】キンポウゲ科のハナトリカブト等の塊根を減毒加工したもの 【作用】心筋の収縮力を高め、血液循環の改善／血液循環が高まることによる利尿／鎮痛　【備考】鎮痛作用を示すが、プロスタグランジンを抑えないことから、胃腸障害等の副作用はない
プランタゴ・オバタ	【基原】オオバコ科のプランタゴ・オバタの種子又は種皮 【作用】糞便の膨潤による瀉下
ボウイ（防己）★	【基原】ツヅラフジ科のオオツヅラフジの蔓性の茎及び根茎 【作用】鎮痛／利尿
ボウフウ（防風）★	【基原】セリ科の_Saposhnikovia divaricata_の根及び根茎 【作用】発汗／解熱／鎮痛／鎮痙
ボタンピ（牡丹皮）	【基原】ボタン科のボタンの根皮　【作用】鎮痛鎮痙／鎮静 【備考】内臓の痛みにも用いられる
ホップ	【基原】アサ科のホップの成熟した球果状の果穂 【作用】神経の興奮や緊張の緩和
ボレイ（牡蛎）	【基原】イタボガキ科のカキの貝殻　【作用】制酸 【備考】炭酸カルシウムを含む
マオウ（麻黄）★★	【基原】マオウ科の_Ephedra sinica_等の地上茎 【作用】気管支拡張／発汗促進／利尿　【備考】エフェドリンを含む
マクリ ★	【基原】フジマツモ科のマクリの全藻 【作用】回虫の駆虫　【備考】カイニン酸を含む
ミルラ（没薬）	【基原】カンラン科のミルラノキ等の植物の皮部の傷口から流出して凝固した樹脂　【作用】咽頭粘膜をひきしめる（収斂）／抗菌
モクキンピ（木槿皮）	【基原】アオイ科のムクゲの幹皮　【作用】皮膚糸状菌の増殖を抑える
木クレオソート ★★	【基原】木材 【作用】蠕動運動の正常化／水分や電解質の分泌を抑える／局所麻酔 【備考】石炭クレオソートは医薬品として使用できない
モクツウ（木通）★	【基原】アケビ科のアケビ等の蔓性の茎を横切りしたもの　【作用】利尿 【備考】中国では、アリストロキア酸を含むキダチウマノスズクサを基原とするものがモクツウとして流通していることがある
薬用炭	【基原】活性炭　【作用】有害物質の吸着による止瀉
ユーカリ	【基原】フトモモ科のユーカリノキ等の葉 【作用】ユーカリ油：芳香による清涼感／冷感刺激による鎮痛・鎮痒／冷感刺激で軽い炎症を起こし反射的な血管拡張による血行促進

ユウタン(熊胆) ★	【基原】クマ科の*Ursus arctos*等の胆汁を乾燥したもの 【作用】苦味による健胃／利胆
ヨクイニン(薏苡仁) ★	【基原】イネ科のハトムギの種皮を除いた種子　【作用】肌荒れ、いぼ
ラタニア ★	【基原】クラメリア科のクラメリア・トリアンドラ等の根 【作用】咽頭粘膜をひきしめる(収斂)作用による炎症の寛解
リュウタン(竜胆) ★	【基原】リンドウ科のトウリンドウ等の根及び根茎　【作用】苦味による健胃
リュウノウ(竜脳) ★	【作用】中枢神経系の刺激作用による気つけ　【備考】ボルネオールを含む
レイヨウカク （羚羊角）★	【基原】ウシ科のサイカレイヨウ等の角　【作用】緊張や興奮を鎮める
レンギョウ(連翹) ★	【基原】モクセイ科のレンギョウの果実　【作用】鎮痛／抗菌
ロートコン ★★	【基原】ナス科のハシリドコロ等の根茎及び根 【作用】ロートエキス：鎮暈／胃液の分泌抑制／鎮痛鎮痙 【備考】抗コリン作用を示すアルカロイド(例：スコポラミン)を含む
ロクジョウ(鹿茸) ★★	【基原】シカ科の*Cervus nippon*等の雄鹿の角化していない幼角 【作用】強心／強壮／血行促進

●主な有効成分

＜アドレナリン作動成分＞

	作用	薬効	主な薬効群
エフェドリン塩酸塩	血管収縮	止血	外用痔疾用薬
		充血緩和	眼科用薬
メチルエフェドリン塩酸塩	血管収縮	充血緩和	かぜ薬／アレルギー用薬
		止血	外用痔疾用薬
	気管拡張	鎮咳	かぜ薬／鎮咳去痰薬
メチルエフェドリンサッカリン塩	血管収縮	充血緩和	かぜ薬
	気管拡張	鎮咳	かぜ薬／鎮咳去痰薬
プソイドエフェドリン塩酸塩	血管収縮	充血緩和	かぜ薬／アレルギー用薬
	気管拡張	鎮咳	かぜ薬
トリメトキノール塩酸塩水和物	気管拡張	鎮咳	鎮咳去痰薬
メトキシフェナミン塩酸塩	気管拡張	鎮咳	鎮咳去痰薬
テトラヒドロゾリン塩酸塩	血管収縮	充血緩和	鼻炎用点鼻薬／眼科用薬
		止血	外用痔疾用薬
ナファゾリン塩酸塩	血管収縮	充血緩和	鼻炎用点鼻薬／眼科用薬
		止血	外用痔疾用薬／外皮用薬
ナファゾリン硝酸塩	血管収縮	充血緩和	眼科用薬
フェニレフリン塩酸塩	血管収縮	充血緩和	アレルギー用薬／鼻炎用点鼻薬

＜抗コリン成分＞

	作用	薬効	主な薬効群
ベラドンナ総アルカロイド	神経興奮の抑制	くしゃみ	かぜ薬／アレルギー用薬
	鼻水の分泌抑制	鼻水	かぜ薬／アレルギー用薬
ヨウ化イソプロパミド	神経興奮の抑制	くしゃみ	かぜ薬／アレルギー用薬
	鼻水の分泌抑制	鼻水	かぜ薬／アレルギー用薬
スコポラミン臭化水素酸塩水和物	神経興奮の抑制	鎮暈（ちんうん）	乗物酔い防止薬
メチルベナクチジウム臭化物	腸管運動の抑制	鎮痙（ちんけい）	胃腸鎮痛鎮痙薬
ブチルスコポラミン臭化物	腸管運動の抑制	鎮痙	胃腸鎮痛鎮痙薬
メチルオクタトロピン臭化物	腸管運動の抑制	鎮痙	胃腸鎮痛鎮痙薬
ジサイクロミン塩酸塩	腸管運動の抑制	鎮痙	胃腸鎮痛鎮痙薬
オキシフェンサイクリミン塩酸塩	腸管運動の抑制	鎮痙	胃腸鎮痛鎮痙薬
チキジウム臭化物	腸管運動の抑制	鎮痙	胃腸鎮痛鎮痙薬

＜局所麻酔成分＞

	作用部位	薬効	主な薬効群
アミノ安息香酸エチル	胃粘膜	制吐（せいと）	乗物酔い防止薬
	消化管	鎮痙	胃腸鎮痛鎮痙薬
	患部	鎮痛／止痒（しよう）	外用痔疾用薬／外皮用薬
	患部	鎮痛	歯痛薬
オキセサゼイン	胃	制酸	制酸薬
	消化管	鎮痙	胃腸鎮痛鎮痙薬
ジブカイン塩酸塩	患部	鎮痛／止痒	外用痔疾用薬／外皮用薬
	患部	鎮痛	歯痛薬
プロカイン塩酸塩	患部	鎮痛／止痒	外用痔疾用薬
リドカイン	患部	鎮痛／止痒	外用痔疾用薬／鼻炎用点鼻薬／外皮用薬
リドカイン塩酸塩	患部	鎮痛／止痒	外用痔疾用薬／鼻炎用点鼻薬
テシットデシチン	患部	鎮痛／止痒	外皮用薬
テーカイン	患部	鎮痛	歯痛薬

＜抗ヒスタミン成分＞

	作用	薬効	主な薬効群
クロルフェニラミンマレイン酸塩	神経興奮の抑制	くしゃみ	かぜ薬
		止痒	外用痔疾用薬／眼科用薬／外皮用薬
	血漿漏出の抑制	鼻水	かぜ薬
	神経興奮の抑制	鎮暈	乗物酔い防止薬
	アレルギー症状の緩和		口腔咽喉薬・含嗽薬／アレルギー用薬／鼻炎用点鼻薬
	鎮咳補助		鎮咳去痰薬
カルビノキサミンマレイン酸塩	神経興奮の抑制	くしゃみ	かぜ薬
	血漿漏出の抑制	鼻水	かぜ薬
	アレルギー症状の緩和		アレルギー用薬
	鎮咳補助		鎮咳去痰薬
メキタジン	神経興奮の抑制	くしゃみ	かぜ薬
	血漿漏出の抑制	鼻水	かぜ薬
	アレルギー症状の緩和		アレルギー用薬
クレマスチンフマル酸塩	神経興奮の抑制	くしゃみ	かぜ薬
	血漿漏出の抑制	鼻水	かぜ薬
	アレルギー症状の緩和		アレルギー用薬
	鎮咳補助		鎮咳去痰薬

ジフェンヒドラミン	神経興奮の抑制	止痒	外用痔疾用薬／外皮用薬
ジフェンヒドラミン塩酸塩	神経興奮の抑制	くしゃみ	かぜ薬
		止痒	外用痔疾用薬／眼科用薬／外皮用薬
	血漿漏出の抑制	鼻水	かぜ薬
	神経興奮の抑制	催眠	催眠鎮静薬
	アレルギー症状の緩和		アレルギー用薬
ジフェンヒドラミンサリチル酸塩	神経興奮の抑制	鎮暈	乗物酔い防止薬
ジメンヒドリナート（ジフェンヒドラミンテオクル酸塩）	神経興奮の抑制	鎮暈	乗物酔い防止薬
メクリジン塩酸塩	神経興奮の抑制	鎮暈	乗物酔い防止薬
プロメタジン塩酸塩	神経興奮の抑制	鎮暈	乗物酔い防止薬
ジフェニルイミダゾール	神経興奮の抑制	止痒	外皮用薬
イソチペンジル塩酸塩	神経興奮の抑制	止痒	外皮用薬
ジフェニルピラリン塩酸塩	アレルギー症状の緩和		アレルギー用薬
ジフェニルピラリンテオクル酸塩	アレルギー症状の緩和		アレルギー用薬
トリプロリジン塩酸塩	アレルギー症状の緩和		アレルギー用薬
アゼラスチン	アレルギー症状の緩和		アレルギー用薬
エメダスチン	アレルギー症状の緩和		アレルギー用薬
ケトチフェンフマル酸塩	神経興奮の抑制	止痒	眼科用薬
	アレルギー症状の緩和		アレルギー用薬／鼻炎用点鼻薬
エピナスチン塩酸塩	アレルギー症状の緩和		アレルギー用薬
フェキソフェナジン塩酸塩	アレルギー症状の緩和		アレルギー用薬
ロラタジン	アレルギー症状の緩和		アレルギー用薬

＜収斂成分＞

	作用	薬効	主な薬効群
次没食子酸ビスマス	皮膜の形成	腸粘膜の保護／有毒物質の分解	止瀉薬
次硝酸ビスマス	皮膜の形成	腸粘膜の保護／有毒物質の分解	止瀉薬
タンニン酸アルブミン	皮膜の形成	腸粘膜の保護	止瀉薬
タンニン酸	皮膜の形成	患部の保護／止血	外用痔疾用薬
酸化亜鉛	皮膜の形成	患部の保護／止血	外用痔疾用薬
		患部の保護	外皮用薬
硫酸アルミニウムカリウム	皮膜の形成	患部の保護／止血	外用痔疾用薬
卵黄油	皮膜の形成	患部の保護／止血	外用痔疾用薬

ピロキシリン (ニトロセルロース)	皮膜の形成	患部の保護	外皮用薬
硫酸亜鉛水和物	皮膜の形成	眼粘膜の保護	眼科用薬

＜刺激成分＞

	作用	薬効	主な薬効群
ヒマシ油	小腸の刺激		瀉下薬
センノシド	大腸の刺激		瀉下薬
ビサコジル	大腸の刺激／水分の腸管吸収の抑制		瀉下薬
	直腸の刺激		浣腸薬
ピコスルファートナトリウム	大腸の刺激		瀉下薬
クロタミトン	温感刺激	鎮痒	外用痔疾用薬／外皮用薬
カプサイシン	温感刺激	血行促進	外皮用薬
ノニル酸ワニリルアミド	温感刺激	血行促進	外皮用薬
ニコチン酸ベンジルエステル	温感刺激	血行促進	外皮用薬
カンフル	冷感刺激	鎮痛	外皮用薬／歯痛薬
		鎮痒	外用痔疾用薬／外皮用薬／歯痛薬
		血行促進	外皮用薬
ハッカ油	冷感刺激	鎮痛	外皮用薬／歯痛薬
		鎮痒	外用痔疾用薬／外皮用薬／歯痛薬
		血行促進	外皮用薬
ユーカリ油	冷感刺激	鎮痛	外皮用薬／歯痛薬
		鎮痒	外皮用薬／歯痛薬
		血行促進	外皮用薬
メントール	冷感刺激	鎮痛	外皮用薬／歯痛薬
		鎮痒	外用痔疾用薬／外皮用薬／歯痛薬
		血行促進	外皮用薬

ごろ合わせ

●漢方処方製剤

1　ダイオウを含む漢方（１１処方）

大王の桃の大王冠は、普通の磁製。その皇都は最下流にあり、山央の大王墓はマジでダサい。

ダイオウを含む漢方の桃核承気湯の大黄甘草湯は、防風通聖散の乙字湯・響声破笛丸。その茵蔯蒿湯は柴胡加竜骨牡蛎湯にあり、三黄瀉心湯の大黄牡丹皮湯は麻子仁丸で大柴胡湯。

《ダイオウを含む》桃核承気湯　大黄甘草湯　防風通聖散　乙字湯(通常はダイオウを含む)
響声破笛丸(ダイオウを含む場合もある)　茵蔯蒿湯　柴胡加竜骨牡蛎湯　三黄瀉心湯
大黄牡丹皮湯　麻子仁丸　大柴胡湯

2　カンゾウを含まない漢方（２１処方）

　カンゾウを含む漢方はあまりに多いので、カンゾウを含まない漢方を押さえましょう。

関内の勢威は、半減に希釈し、折れんばかりに降下した。しかし、伏龍、牛、猪、鹿、蜂の五種を成敗したことによって、最下流にある皇都は、良好で、まっとうになった。ただし、山央にある大王墓は、マジでダサい。

カンゾウを含まない漢方の温清飲は、半夏厚朴湯に当帰芍薬散し、黄連解毒湯ばかりに七物降下湯した。しかし、桂枝茯苓丸、牛車腎気丸、猪苓湯、六味丸、八味地黄丸の呉茱萸湯を辛夷清肺湯したことによって、柴胡加竜骨牡蛎湯にある茵蔯蒿湯は、両方の膏(紫雲膏、中黄膏)で、四物湯になった。ただし、三黄瀉心湯にある大黄牡丹皮湯は、麻子仁丸で大柴胡湯。

《カンゾウを含まない》温清飲　半夏厚朴湯　当帰芍薬散　黄連解毒湯　七物降下湯
桂枝茯苓丸　牛車腎気丸　猪苓湯　六味丸　八味地黄丸　呉茱萸湯　辛夷清肺湯
柴胡加竜骨牡蛎湯　茵蔯蒿湯　紫雲膏　中黄膏　四物湯　三黄瀉心湯
大黄牡丹皮湯　麻子仁丸　大柴胡湯

3　マオウを含む漢方（１１処方）

魔王は、いつもいつもカツカツの状態だが、浅き青の石神とよくよく呼ばれ、これが通称になっている。

マオウを含む漢方は、五虎湯も五積散も葛根湯・葛根湯加川芎辛夷の状態だが、麻黄湯・小青竜湯の麻杏甘石湯・神秘湯と麻杏薏甘湯・薏苡仁湯呼ばれ、これが防風通聖散になっている。

《マオウを含む》五虎湯　五積散　葛根湯　葛根湯加川芎辛夷　麻黄湯　小青竜湯
麻杏甘石湯　神秘湯　麻杏薏甘湯　薏苡仁湯　防風通聖散

4　体力充実に用いられる漢方（５処方）

体術は大体のところ普通だが、魔法は伏霊の歌仙級。

体力充実に用いられる漢方は大柴胡湯のところ防風通聖散だが、麻黄湯は桂枝茯苓丸の葛根湯加川芎辛夷。

《体力充実》大柴胡湯　防風通聖散　麻黄湯　桂枝茯苓丸(比較的体力がある、と表現される)
葛根湯加川芎辛夷(比較的体力がある、と表現される)

5　体力虚弱に用いられる漢方（１０処方）

侠者は、陣頭で舞踏のように武闘したが、闘気綽々の高僧と警視等に逮捕され、駅で小剣による仕物にかけられ殺された。

体力虚弱に用いられる漢方は、人参湯で桂枝加朮附湯のように桂枝加苓朮附湯したが、当帰芍薬散の香蘇散と桂枝湯に十全大補湯され、補中益気湯で小建中湯による四物湯にかけられ殺された。

《体力虚弱》人参湯　桂枝加朮附湯　桂枝加苓朮附湯　当帰芍薬散　香蘇散　桂枝湯
十全大補湯　補中益気湯　小建中湯　四物湯

6　体力にかかわらず用いられる漢方（8処方）

カズは、全ての感情と憎しみの冷凍を教頭に強制された。

体力にかかわらず用いられる漢方は、全ての甘草（甘草湯、芍薬甘草湯、大黄甘草湯）と二つの駆（駆風解毒散、駆風解毒湯）しみの猪苓湯を桔梗湯に響声破笛丸された。

《体力にかかわらず》甘草湯　芍薬甘草湯　大黄甘草湯　駆風解毒散　駆風解毒湯
　猪苓湯　桔梗湯　響声破笛丸

7　偽アルドステロン症を生じる漢方（6処方）

ギルドは、昏倒していた小生を参謀にすえ、良計を求めた。

偽アルドステロン症を生じる漢方は、葛根湯していた小青竜湯を三つの防（清上防風湯、防已黄耆湯、防風通聖散）にすえ、苓桂朮甘湯を求めた。

《偽アルドステロン症》葛根湯　小青竜湯　清上防風湯　防已黄耆湯　防風通聖散
　苓桂朮甘湯

8　腸間膜静脈硬化症を生じる漢方（5処方）

政情により通商産業省の長官は、王令を紙書にして廃刀を布告した。

清上防風湯により防風通聖散業省の腸間膜静脈硬化症を生じる漢方は、黄連解毒湯を加味逍遙散にして辛夷清肺湯を布告した。

《腸間膜静脈硬化症》清上防風湯　防風通聖散　黄連解毒湯　加味逍遙散　辛夷清肺湯

9 皮膚炎に用いられる漢方（4処方）

皮膚と鼻のどちらの症状に用いる漢方かの問いに対処するための語呂合わせです。

火風（ひふう）による風災（ふうさい）によって、拝読（はいどく）に必要な登記印紙（とうきいんし）の値段が高騰（こうとう）した。

皮膚（ひふう）の症状に用いられる漢方による消風散（ふうさい）によって、十味敗毒湯（はいどく）に必要な当帰飲子（とうきいんし）の値段が茵蔯蒿湯（こうとう）した。

《皮膚炎》消風散　十味敗毒湯　当帰飲子　茵蔯蒿湯

10 鼻炎に用いられる漢方（4処方）

鼻と皮膚のどちらの症状に用いる漢方かの問いに対処するための語呂合わせです。

花（はな）から聖杯（せいはい）にしたたり、清流（せいりゅう）、さらには河川（かせん）、その系外（けいがい）へと流れていった。

鼻（はな）の症状に用いられる漢方から辛夷清肺湯（せいはい）にしたたり、小青竜湯（せいりゅう）、さらには葛根湯加川芎辛夷（かせん）、その荊芥連翹湯（けいがい）へと流れていった。

《鼻炎》辛夷清肺湯　小青竜湯　葛根湯加川芎辛夷　荊芥連翹湯

●生薬成分

　　生薬成分の基原と作用に関する知識の習得には大変な労力を要しますが、その配点が少ないため、試験対策上、"得意"な生薬成分を着実に増やし、選択肢を絞り込めるようにすることが重要になります。以下は、"得意"な生薬成分を一つでも増やすための語呂合わせです。

1　アセンヤク（阿仙薬）

斡旋屋の開かねー缶ビールは、清澄です。

アセンヤクのアカネ科ーの*gambir*の葉、整腸です。

《アセンヤク》アカネ科の*Uncaria gambir*の葉等から得た水製乾燥エキス／整腸

2　インヨウカク（淫羊霍）

妖廓の女狐は、いかにも理想どおりの痩身性でした。

インヨウカクのメギ科ツネは、イカにもリソウどおりの強壮、血行促進、強精でした。

《インヨウカク》メギ科のイカリソウ等の地上部／強壮、血行促進、強精

3　ウワウルシ

ウルシ塗りの筒を包むため、桃の葉をさっき利用した。

ウワウルシ塗りのツツジ科を包むため、クマコケモモの葉を尿路の殺菌消毒・利尿した。

《ウワウルシ》ツツジ科のクマコケモモの葉／尿路の殺菌消毒、利尿

4 オウゴン（黄岑）

王子の始祖は、小金で、姉のカオリを後援した。

オウゴンのシソ科は、コガネバナで、根の香りを抗炎症した。

《オウゴン》シソ科のコガネバナの周皮を除いた根／香りによる健胃、抗炎症

5 オウヒ（桜皮）

王妃は、腹の山のような皮をつまんで嘆じた。

オウヒは、バラ科の山ザクラのような樹皮をつまんで去痰じた。

《オウヒ》バラ科のヤマザクラ等の樹皮／去痰

6 オンジ（遠志）

恩人の姫はね、キョトンとしながら豆乳を飲んでた。

オンジンのヒメハギ科の根、去痰としながら糖尿病を飲んでた。

《オンジ》ヒメハギ科のイトヒメハギの根及び根皮／去痰／糖尿病の検査値に影響する

7 カイカ（槐花）

買いかは、まめに円熟した蕾で試験した。

カイカは、マメ科にエンジュくした蕾で止血した。

《カイカ》マメ科のエンジュの蕾／止血

8　カシュウ（何首烏）

歌手は、田で、独断で解雇する秘書と協奏した。

カシュウは、タデ科、ツルドクダミで塊根する皮脂と強壮した。

《カシュウ》タデ科のツルドクダミの塊根／頭皮の脂質代謝を高めて余分な皮脂を取り除く、強壮

9　カッコン（葛根）

恰好は真面目ですが、クズで、根は下劣でチンケだった。

カッコンはマメ科ですが、クズで、根は解熱で鎮痙だった。

《カッコン》マメ科のクズの周皮を除いた根／解熱、鎮痙

10　ケンゴシ（牽牛子）

剣豪は昼の顔、朝は大地で射撃している。

ケンゴシはヒルガオ科、アサガオは大腸で瀉下している。

《ケンゴシ》ヒルガオ科のアサガオの種子／大腸刺激による瀉下

１１　ゴバイシ（五倍子）

御賠償の油で蒸した昆布を、舟で支社に送った。

ゴバイシのアブラムシ科で虫こぶを、収斂で止瀉に送った。

《ゴバイシ》ウルシ科のヌルデの若芽や葉上にアブラムシ科のヌルデシロアブラムシ
　が寄生し、葉上に生成した嚢状虫こぶ／収斂作用による止瀉

１２　サンキライ（山帰来）

太陽嫌いでも、スマイルクラブを会計で利用しよう。

サンキライでも、*Smilax glabra*を塊茎で利尿しよう。

《サンキライ》ユリ科の*Smilax glabra*の塊茎／利尿

１３　サンシシ（山梔子）

三振に食い扶持無し。過日はけっこう援助した。

サンシシにクチナシ。果実は血行促進、抗炎症した。

《サンシシ》アカネ科のクチナシの果実／血行促進、抗炎症

１４　サンソウニン（酸棗仁）

山荘で苦労し、懐メロを手書して賃銭をもらった。

サンソウニンでクロウメモドキ科し、サネブトナツメロを種子して鎮静をもらった。

《サンソウニン》クロウメモドキ科のサネブトナツメの種子／鎮静

１５　シンイ（辛夷）

針医は、黙礼した古武士のツボ診に精通している。

シンイは、モクレン科したコブシの蕾に鎮静、鎮痛している。

《シンイ》モクレン科のコブシ等の蕾／鎮静、鎮痛

１６　タイソウ（大棗）

大層な苦労をしながら、懐メロを過日に協奏した。

タイソウなクロウメモドキ科をしながら、ナツメロを果実に強壮した。

《タイソウ》クロウメモドキ科のナツメの果実／強壮

１７　シャゼンソウ（車前草）

舎禅僧は、大馬の仔の前走を見て驚嘆した。

シャゼンソウは、オオバコ科の全草を見て去痰した。

《シャゼンソウ》オオバコ科のオオバコの花期の全草／去痰

18　セキサン（石蒜）

積算された悲願によって、隣家を拠点にできた。

セキサンされたヒガンバナ科によって、鱗茎を去痰にできた。

《セキサン》ヒガンバナ科のヒガンバナ鱗茎／去痰

19　チクセツニンジン（竹節人参）

苦節人の千葉人の婚家は、今日そういえばけっこう遅くまで講演ショーをしていた。

チクセツニンジンのトチバニンジンの根茎は、強壮いえば血行促進まで抗炎症をしていた。

《チクセツニンジン》ウコギ科のトチバニンジンの根茎を湯通ししたもの／強壮、血行促進、抗炎症

20　ニンジン（人参）

忍者は公儀のお尋ね人ゆえ、光神の光来をたのんで挑戦し、ストに抵抗して、大赦で自由教祖になった。

ニンジンはウコギ科のオタネニンジンゆえ、コウジンの高麗人参をたのんで朝鮮人参し、ストレス刺激に抵抗力して、新陳代謝で滋養強壮になった。

《ニンジン》ウコギ科のオタネニンジンの細根を除いた根／オタネニンジンの根を蒸したものを基原とする生薬をコウジンという場合もある／別名：高麗人参、朝鮮人参／神経系の興奮や副腎皮質の機能亢進等の作用により外界からのストレス刺激に対する抵抗力や新陳代謝を高める、滋養強壮

２１　バクモンドウ（麦門冬）

縛問答では、棍棒と石炭が使用される。

バクモンドウでは、根の膨大部と鎮咳・去痰が滋養される。

《バクモンドウ》ユリ科のジャノヒゲの根の膨大部／鎮咳、去痰、滋養強壮

２２　ブクリョウ（茯苓）

副料理長は、猿松と呼ばれるが、金柑の利用に関して鎮西では権威です。

ブクリョウ理長は、サルノコシカケ科のマツホドと呼ばれるが、菌核の利尿に関して鎮静では健胃です。

《ブクリョウ》サルノコシカケ科のマツホドの菌核で、外層をほとんど除いたもの／利尿、鎮静、健胃

２３　ブシ（附子）

武士は、錦袍と兜の箱を開梱し、火口と信金の間を巡回するうちに理に通じた。

ブシは、キンポウゲ科とハナトリカブトの箱を塊根し、減毒加工と心筋の間を血液循環するうちに利尿・鎮痛じた。

《ブシ》キンポウゲ科のハナトリカブト等の塊根を減毒加工したもの／心筋の収縮力を高めて血液循環を改善、血液循環が高まることによる利尿、鎮痛

２４　ボウイ（防己）

ボウイのヅラは滑稽で、傷みのためにリニューアルした。

ボウイのツヅラフジ科は根茎で、鎮痛のために利尿アルした。

《ボウイ》ツヅラフジ科のオオツヅラフジの蔓性の茎及び根茎／鎮痛、利尿

２５　モクキンピ（木槿皮）

木金に青烏賊を剥くと、甘美な詩情が抑えらる。

モクキンピにアオイ科をムクゲと、幹皮な皮膚糸状菌が抑えられる。

《モクキンピ》アオイ科のムクゲの幹皮／皮膚糸状菌の増殖を抑える

２６　ヨクイニン（薏苡仁）

「浴衣がいーね♡」と異母に言うと、「あなたは誰？」といわれた。

「ヨクイニンがイネ科ハトムギ」と疣贅に言うと、「あなた肌あれ？」といわれた。

《ヨクイニン》イネ科のハトムギの種皮を除いた種子／疣贅、肌あれ

２７　ロクジョウ（鹿茸）

六条通りの歯科を推す、酔う客は、狂信の京僧に決行を促進した。

ロクジョウ通りのシカ科を雄、幼角は、強心の強壮に血行促進した。

《ロクジョウ》シカ科の*Cervus nippon*等の雄鹿の角化していない幼角／強心、強壮、
　血行促進